Holistic Integrative Hepato-Gastroenterology

整合消化病学

整合胃病学

总 主 编　樊代明

副总主编　吴开春　赵青川

主　　编　时永全　聂勇战

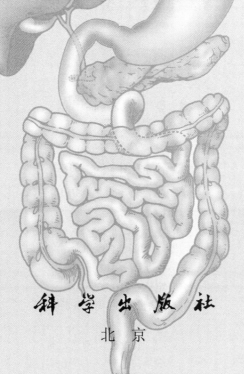

科学出版社

北　京

内 容 简 介

整合医学是从人的整体出发，将医学相关领域最先进的理论知识和临床各专科最有效的实践经验加以有机整合形成的更加符合人体健康和疾病预防与诊疗的新的医学知识体系。《整合消化病学》在整合医学理念指导下编写，共分五卷，即《整合食管病学》《整合胃病学》《整合胆胰病学》《整合肠道病学》和《整合肝病学》。《整合胃病学》用全新的医学认识论讨论了胃病学相关的科学知识，力求完成三大任务，即研究胃病学知识的本质特征、形成方法和价值取向；探索消化科医师合理应用消化病学知识正确诊治（防）胃病的方法和路径；通过整合融汇已知的一系列学科，以形成更高层次的胃病学认识论。

本书将相关医学知识做了有机融合，涵盖许多新见解、新方法、新认识，不仅体量大，且思路新颖，内容深广。可供临床医务工作者，特别是消化专科临床医师、全科医师和护理人员参考阅读。

图书在版编目（CIP）数据

整合消化病学 . 整合胃病学 / 樊代明总主编；时永全，聂勇战本册主编 . — 北京：科学出版社，2022.8
ISBN 978-7-03-072510-3

Ⅰ . ①整… Ⅱ . ①樊… ②时… ③聂… Ⅲ . ①胃疾病—诊疗 Ⅳ . ① R57

中国版本图书馆 CIP 数据核字（2022）第 101754 号

责任编辑：郝文娜 / 责任校对：张 娟
责任印制：赵 博 / 封面设计：吴朝洪

科 学 出 版 社 出版
北京东黄城根北街 16 号
邮政编码：100717
http://www.sciencep.com

北京画中画印刷有限公司印刷
科学出版社发行　各地新华书店经销
*

2022 年 8 月第 一 版　开本：889×1194　1/16
2022 年 8 月第一次印刷　印张：21
字数：578 000

定价：210.00 元
（如有印装质量问题，我社负责调换）

编者名单

总 主 编　樊代明

副总主编　吴开春　赵青川

主　　编　时永全　聂勇战

副 主 编　刘志国

编　　者　（以姓氏笔画为序）

于红刚	卫江鹏	王　楠	王　新	王伟东
王亚云	王蔚虹	田苗苗	史　妮	付　欣
宁晓暄	邢金良	成　虹	曲晓东	朱玲玲
乔　庆	刘　坤	刘　浩	刘亚莉	刘志国
闫君雅	苏　松	牟方宏	李　平	李　翠
李　娟	李子禹	李孟彬	李剑平	李晓东
杨　莹	杨　璐	杨学文	杨桂彬	肖海娟
时永全	时艳婷	吴　琼	吴　键	吴舟桥
吴斯然	何显力	沃龙飞	沈红梅	张　进
张　欢	张小田	张文尧	张存正	张庄宜
张劲松	张路遥	陈　玲	陈　洁	陈　烨
陈　晨	陈　敏	陈小兵	陈起跃	范阿慧
林天雨	季　刚	周　耀	周岩冰	郑朝辉
赵行雨	赵娓娓	赵曙光	胡映旸	胡伏莲
段汝乔	段丽萍	秦鸿雁	聂勇战	贾　新
顾　南	晏　阳	徐灿霞	高　文	高　鹏
高小亮	高先春	郭　钒	郭海涛	陶河清
黄昌明	曹田宇	崔梅花	康　飞	梁　寒
彭　正	韩　宁	韩　伟	储　屹	谢建伟
谭煌英	樊　蕊	潘　妍	薛　侃	戴　菲

前　言

医学发展至今，为人类的生存、繁衍乃至健康做出了巨大贡献。但随着社会进步，工业化进程加快，居住地城镇化发展，老龄化时代提前到来，特别是自然环境恶化及生活方式改变，医学面临着严峻的挑战：一方面，人类疾病谱正在发生根本性的变化，特别是人类对健康的需求日益提高，人们对医学发展的方向产生了质疑。另一方面，医学发展中呈现的专业过度分化、专科过度细化、医学知识碎片化，对医学理论和技术本身的发展形成了障碍。世界医学界曾先后提出转化医学、循证医学、精准医学等理念，试图解决上述难题，但最终均遭遇到了难以克服的困难。特别是这次新型冠状病毒肺炎（简称新冠肺炎）疫情大范围地损害了人类健康。传染病一次又一次像潮水般不断袭来，慢性病一个又一个呈爆炸式增长，对人类健康已形成了双重威胁。目前的状况提醒人类，克服这些困难单靠某个国家或某些地区的力量是不够的，单靠某个专业或某些专家的力量是不够的，单靠某项技术或某些方法、药品的简单使用也是不够的，甚至单靠医学界和医师的努力也是不够的。人类只有创建整合型的医学研究体系、医学教育体系、医疗服务体系、医学预防体系、医学管理体系等，然后将之有机融合，形成整合型的健康服务体系，才能在未来世界里"任凭风浪起，稳坐钓鱼船"。要创建整合型的健康服务体系，就必须有先进、科学且适时的医学理念引导，因此整合医学理念应运而生。

整体整合医学（holistic integrative medicine, HIM）简称整合医学，是从人的整体出发，将医学相关领域最先进的理论知识和临床各专科最有效的实践经验分别加以有机整合，并根据社会、环境、心理等的现实进行修正、调整，使之成为更加符合人体健康和疾病预防与诊疗的新的医学知识体系。从根本上讲，整合医学不是一门具体的医学专业，也不是一个局限的医学专科。但它适用于所有医学专业，也适用于所有医学专科。近期编者写过一篇3万多字的论文并已发表，题目是《整合医学——从医学知识到医学知识论》，再次阐明整合医学是知识论和方法学。关于医学知识，从事医学的人员都懂很多，不从医者也懂不少，但整合医学作为医学知识论则不然，它是研究医学知识的本质特征、形成方法和价值取向的认识论和方法学；是指导医师合理应用医学知识、正确诊治（防）疾病的认识论和方法学；也是利用现有普通医学知识凝聚、创造更高层次医学知识的认识论和方法学。

《整合消化病学》的撰写和出版是在整合医学理念指导下的又一次具体实践。全书共分《整合食管病学》《整合胃病学》《整合胆胰病学》《整合肠道病学》和《整合肝病学》五卷，共计300余万字，是目前中国乃至世界该领域大型的新版消化病学巨著。本书不仅体量大，且书中内容具有深而广的显著创新性。参加编写的200余位学者以整合医学作为医学知识论的理念，力求完成医学知识论要求的三大任务，即研究消化病学知识的本质特征、形成方法和价值取向；指导消化科医师合理应用消化病学知识来正确诊治（防）

消化系统疾病；在写作实践中学习整合消化病学相关内容，以形成更高层次的消化病学知识。由此提出了许多新见解、新方法、新认识，凸显出本书众多的新特点。以《整合胆胰病学》为例，至少可以总结出如下 10 个特点。

1. 胆胰与进化发育的整合思考　以人为最高级动物，以倒叙方法，追溯并整合生物界从单细胞生物到不同代表性物种，再到人类，在数亿年进化过程中胆胰的结构和功能的形成与变迁，从而认识人类胚胎在母体子宫内仅用 10 个月便从一个受精卵发育成一个胆胰结构和功能完整的个体的过程。在此过程中对整体基因调控、发育分化基因的开放与关闭做出整合思考，为出生后整个生命周期中胆胰病的发生发展机制提供分子水平的理论基础。

2. 胆胰与生命周期的整合思考　将胎儿、儿童、成年、老年四个阶段中胆胰的结构和功能变化与疾病的发生相联系、比较，整合思考其与健康维护和疾病诊治（防）关系的理论、策略及方法。

3. 胆胰与生化过程的整合思考　将胆胰的结构和功能与人体重要生化过程，即甲基化、乙酰化、泛素化、糖基化、磷酸化五大生化过程相联系，整合思考胆胰病发生发展的分子机制，为胆胰病的诊断和治疗寻找生物学靶标奠定基础。

4. 胆胰与其他器官的整合思考　本书整合分析了胆胰与皮肤、神经、肺、胃、肝、肠之间的关系，还整合分析了胆胰两者间的关系，为消化病今后在多学科整合诊治即 MDT（多学科会诊）to HIM 方面提供理论基础。用整合思维组建多学科整合诊治团队；制订个体化整合诊治方案；实现最优（大）化整合诊治效果。

5. 胆胰结构功能与胆胰病发生机制的整合思考　本书在介绍胆胰的正常结构及功能的同时，对比介绍各种胆胰病所致胆胰结构及功能的改变，整合思考各种胆胰病的发生机制，以利于临床医师对胆胰病发生发展全程全貌的理解。

6. 胆胰病诊断与治疗方法的整合思考　本书强调诊治（防）结合，诊治（防）并举。整合思考其相互关系，以便相得益彰。如对某一个胆胰病的外科治疗，既要考虑切除（resection）、修复（repairment）、移植（replacement），又要考虑该病的再生（regeneration）、康复（rehabilitation）和"返老还童"（rejuvenation）。

7. 胆胰病的中西医整合思考　对每种胆胰病，充分展示中医和西医对其的不同认识和相同认识，且在诊断、治疗和预防上分别叙述，互为补充，整合思考实现中西医并重。

8. 不同胆胰病发生机制及治疗原则的整合　胆胰病性质虽有不同，但可能有相互联系，都是从正常胆胰结构和功能出现变化开始，循序渐进，从量变到质变的过程。如从良性→恶性，功能→结构，急性→慢性，儿童→成人，成人→老年人，诊断→治疗，治疗→预防等，这些都应整合思考，做到同病异治、异病同治和防患于未然。

9. 首章设整合思考高度　首章作为《整合胆胰病学》的概论，不仅从胆胰器官，而且从消化系统乃至全身整体角度，对近十年全球对胆胰病的研究成果进行整合分析，提倡观察问题要"连横"，横向扩展，即从观察→兴趣→分析→整合。首章不仅为读者提供前瞻性指引，而且为读者展现一个消化病学学术发展的新视野和新境界，实现整合医学知识论中的第一条和第二条功能，即研究医学知识的本质特征、形成方法和价值取向，从而指导医师合理应用医学知识，正确诊治（防）胆胰病。

10. 末章设整合思考前瞻　末章作为《整合胆胰病学》的展望部分对书中各章提出的挑战性问题进行整合思考，对比分析，并根据医学未来发展的方向，提出可能的解决办法，提倡展望未来要"合纵"，即纵深到底，要从思考→思路→思维→思想，为读者未来开展整合胆胰病学的研究提供宝贵建议。实现整合医学知识论中的第一条和第三条功能，即研究医学知识的本质特征、形成方法和价值取向；从而利用普通医学知识创造更高层次的医学知识。

　　总之，整合是时代发展的特征，是解决划时代难题的法宝，医学同然。

　　最近国际医学界提出，疾病的整合诊治是未来医学发展的方向，不是之一，而是唯一。我曾在几年前说过，整合医学是未来医学发展的必然方向、必由之路和必定选择。但整合医学发展不会一蹴而就，这是一个需要不断总结，循序渐进，追求高度但又永远达不到最高点的永恒过程。作为主编，2020 年我曾组织全国近 1000 名学者撰写出版了中国乃至世界肿瘤领域大型的《整合肿瘤学》专著，共 6 册近 600 万字，受到广泛好评。《整合消化病学》是又一次对整合医学理念的具体实践。由我主编的《整合医学——理论与实践》已陆续出版至 9 卷。近期又有第 10 卷写成付梓，总计 10 卷，共 1083 万余字。尽管做出上述努力，但整合医学无论是理论研究还是实践探索只是开头，仍需要国内外医学同道群策群力，心往一处想，劲往一处使，这是世界、历史、人类赋予当代医务工作者的艰巨任务。当然在上述过程中尚有很多不完全、不完善，甚至不正确的地方，这也是本书不完美的地方，祈望广大读者给予批评指正，使整合医学沿着正确、健康的方向发展前行。

中国工程院院士

美国医学科学院外籍院士

法国医学科学院外籍院士

2021 年 11 月 11 日

目　录

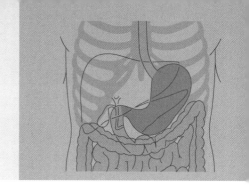

第1章　整合胃病学概论

中国人向来信奉"民以食为天"，对"吃"极为看重。对于咿呀学语的儿童，眼中所见的物品无非是可以吃的和不可以吃的，所以都要放入口中鉴别一下。对于重病卧床者，吃又与"补"密切联系在一起。饮食补充和调理，很多患者和家属笃信可以帮助祛病与康复。中国人的食谱广泛，很多动植物都可以作为食物或药物。而且，中国人对调味的香料极为看重，饮食味道之丰富令西方相形见绌。此外，中国人追求"食不厌精，脍不厌细"，烹调方法复杂且精细，多数菜系重油重盐。然而，这样的饮食特点也造成了中国人消化系统疾病高发和常见的现况。例如，慢性萎缩性胃炎，我国成年人的患病率超过了30%。再如胃癌，我国每年新发病例数占全球的40%以上。

胃是人体受纳食物的第一个器官，负责研磨食物，使之变成食糜并进行初步消化。在主观感觉上，饥饿感和饱腹感都由"胃部"感知，为开始和停止进食提供了依据，更为享受食物的美好感觉奠定了基础。从这个角度看，胃是沟通食物与大脑，甚至是自然界与人体的重要桥梁。中国人在健康上讲究"天人合一"，其内容包括天人同构、天人同象、天人同类和天人同数，是将生命过程及其运动方式与自然规律进行类比，进而指导养生与医疗。这种立足于宏观和整体的朴素观点主导了传统医学的发展。西方现代医学则从微观入手，在解剖学上不断深入直至细胞和分子水平。中医学认为胃属腑，称胃脘，主受纳、腐熟水谷，又主通降，以降为和。西方医学把胃作为上消化道的一个器官，并认为胃与肠道一起构成了人类的"第二个大脑"，通过肠脑互作接受

精神心理的影响，并能在很大程度上调节精神和情绪。然而，我们对食物和消化过程的了解仍不充分，对胃和胃病的认识仍然肤浅。例如，慢性胃炎，为什么有的患者有症状而有的患者无症状？为什么有的患者逐步演变为胃癌，而有的患者终身只是停留在慢性萎缩性胃炎和肠化生阶段？再如功能性消化不良治疗药物包括抑酸剂、促动力药物、消化酶制剂、益生菌制剂和抗抑郁药物等，似乎每一种药物都有一些效果，但没有任何一种药物能取得完全的效果。

整合医学为我们认识机体和疾病提供了新的方法和手段。整合医学是将医学各领域最先进的知识理论和临床各专科最有效的实践经验分别加以有机整合，并根据社会、环境、心理的现实，以人体全身状况为根本，进行修整、调整，使之成为更加符合，也更加适合人体健康和疾病治疗的新的医学体系。将整合医学应用于胃病的研究、诊断和治疗，将会引领我们在更高层次上深入了解胃和胃病。正是基于这样的考虑，本书对胃和胃病学的内容进行了梳理，努力在胃和胃病学领域践行整合医学。

胃是怎么来的？在漫长的生物进化过程中，从最初的细胞吞噬到细胞外消化，从消化循环腔到完整的消化系统，从动态酸化到消化道的分化，直至有颌类脊椎动物出现了真正的"胃"。胃和消化系统存在的意义是摄取外界物质，帮助细胞和机体获得生存与发展所需的能量。胃和消化系统的进化显然是为了满足复杂生物体对能量的更高需求。当然，胃和消化系统也在不断适应生物体所在环境的变化。例如，胃酸的存在，一方面是为了消化肉类食物，另一方面是为了阻止肉类

食物中富集的微生物进入机体。当胃的酸分泌功能下降，或胃因手术而缺失时，人体对肉食的消化能力降低，对食物所含微生物的敏感度增强。显而易见的是，这样的人既要注意减少肉食或改为进食半消化的肉糜，又要注意饮食卫生。在某些地方，有的老年人习惯于饭后一口醋，这对于因慢性萎缩性胃炎而致胃酸分泌减少的老年人是有益的。

人是杂食性动物，但人胃内的酸度却与腐食性动物相似。从进化上来看，人胃内酸度增高主要是为了防止病原体的入侵。在很长时间内，医师认为胃内是无菌的。这一观念严重制约了慢性胃炎的研究发展。由于找不到相应的病原体，慢性胃炎，尤其是慢性萎缩性胃炎起初被认为是一种自身免疫性疾病。幽门螺杆菌的发现打破了这一陈旧观念，为慢性萎缩性胃炎的防治带来了革命性的突破。近20年的研究更是发现，如同大肠一样，人的胃内也生存着丰富的微生物。虽然丰富度远低于肠道微生物，但胃内微生物与胃的功能状态、胃黏膜疾病状态甚至胃癌的发生密切相关。从进化的角度来看，胃微生态与胃、人体共同进化，它们深度参与了胃的免疫稳态和肠脑互动，能够影响胃和大脑对食物美好与否的感知。

古希腊谚语说，你不能与饥饿的胃论理，因为它没有耳朵。中国俗语说，人是铁饭是钢，一顿不吃心里慌。这些朴素的话语表明，我们的祖先早已认识到胃肠道与大脑之间的密切联系。西方现代医学基于解剖学将人体划分为不同的系统，多数医学生和医师习惯于在一个系统内考虑疾病，很容易丢掉人体的整体观和人与环境的整合观。胃是消化系统的一个器官，但它显然不是孤立的。胃不仅与大脑密切相关，还与消化系统内的其他脏器密切相关，更与其他系统的脏器密切相关。例如，胃与糖尿病的关系，多数人并未真正意识到，糖尿病可以导致胃轻瘫，而针对胃的部分切除手术（如袖状胃）可以有效治疗伴有糖尿病的重度肥胖。再如，各个脏器的慢性衰竭、全身消耗状态、贫血甚至抑郁症等都可以降低胃和肠道的功能，出现消化不良，最终表现为上腹部不适、隐痛、饱胀。因此，明确胃与其他脏器的密切联系，对于我们准确地理解胃病和机体健康非常重要，尤其是对于患多种疾病共有的老年患者。

人是动态变化的。从婴幼儿到儿童、少年，再到青年、中年，直至老年，各个脏器的功能状态也随之发生变化。现代医学知识大多是针对成年人研究得来的，针对儿童和老年人的研究相对不足。胃的功能状态也是不断变化的，婴幼儿和老年人的胃虽然在解剖结构上与成年人一致，但其分泌功能和免疫状态却差异明显。在儿童期，幽门螺杆菌感染大多无症状，患儿对幽门螺杆菌的自发性清除率较高。而且，幽门螺杆菌似乎能够帮助儿童的胃肠道黏膜发生局部免疫发育，从而降低患儿成年后呼吸系统过敏性疾病的发生风险。这在一定程度上说明，幽门螺杆菌感染后是否致病与宿主的免疫状态密切相关。老年人幽门螺杆菌的自发性清除率也较成年人高，这可能与老年人肠化生发生率明显升高，而幽门螺杆菌不能在肠化生黏膜上皮表面定植有关。此外，老年人的消化功能虽然较成年人低，但胃酸分泌并不一定下降，说明消化功能的演变仍有尚未被探明的秘密。

在现代西方医学体系中，人体的疾病可以分为三类，一类是先天性发育异常导致的结构紊乱，一类是后天发生的器质性疾病，还有一类是功能性疾病。其中，后两类是临床常见疾病。在胃这个器官上，后天发生的器质性疾病主要是以慢性胃炎和胃溃疡为代表的炎症，以及以胃癌为代表的肿瘤，功能性疾病主要是以功能性消化不良为代表的功能性胃病。在疾病的治疗上，语言、药物和手术刀是医师的三大法宝。胃病的治疗亦是如此。语言可以理解为医患交流和沟通，这是疾病治疗的基础。尤其是对于功能性疾病，良好的医患交流和沟通也是重要的治疗手段。药物和手术的发展在近年来越来越迅猛。所有良性的胃病都可以划归为酸相关疾病，而抑酸剂的发明则吹响了人类战胜酸相关疾病的胜利号角。第一个组胺 H_2 受体拮抗剂西咪替丁的发明者 James Black 教授获得了诺贝尔化学奖，也揭开了抑酸治疗的新篇章。之后，更多更好的组胺 H_2 受体拮抗剂相继问世，而质子泵抑制剂和竞争性钾泵阻滞剂的发明更是把抑酸治疗推向了新高度。在胃癌的治疗上，除了传统的放化疗，靶向治疗药物和免疫相关药物也在近 20 年不断地推陈出新，为进展期和晚期胃癌患者带来了新希望。外科手术逐渐趋向于微创化，而内科借助消化内镜诊治技术的进步而逐渐趋向于外科化。尤其是以内镜黏膜下剥离术（endoscopic submucosal dissection，ESD）和经内镜黏膜下隧道切除术（submucosal tunneling endoscopic resection，STER）为代表的内镜治疗技术的进步，使我们能够在切除早期胃癌和黏膜下肿瘤的同时最大限度地保留患者的胃肠结构和功能。

　　本书的目的是将整合医学应用于胃病学领域，从进化上将人的胃与其他物种的胃进行纵向对比和横向对比，将胃的结构与功能有机地联系起来，

识别胃和胃病随年龄的变化特点，建立胃与其他脏器的联系，从而更好地认识胃和胃病。希望本书能够帮助医学生和医师提高对胃病的诊治能力，更好地服务于健康中国，助力中国梦的实现。

（时永全）

参考文献

樊代明 , 2016. 整合医学 : 理论与实践 . 北京 : 世界图书出版公司 .
樊代明 , 2021. 整合肿瘤学 • 基础卷 . 北京 : 世界图书出版公司 .
樊代明 , 2021. 整合肿瘤学 • 临床卷 . 北京 : 科学出版社 .

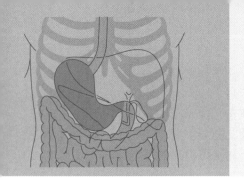

第2章 生物进化过程中胃的变迁

第一节 胃的物种起源

今天，生活在地球上的所有生物都是6亿年前单细胞或细胞群的后代。这些细胞很可能类似于领鞭毛虫（原生动物门），它是与后生动物关系最密切的真核细胞。领鞭毛虫通过将外界环境中的细菌内吞并进行胞内消化来获取营养和能量。

海绵动物长久以来被认为是地球上最古老的生物之一，也是了解后生动物进化的关键群体之一。它们的身体具有水沟系结构，其开口通向外部表面，水可以通过它流入或流出。水流将细菌带入沟道，被沟道上的领细胞或其他细胞内吞和消化。

事实上，领鞭毛虫和大多数海绵动物只能吃比真核细胞小得多的生物。随着时间推移，其他动物进化出了细胞外消化机制，为捕食更大的猎物开辟了道路。刺胞动物和两侧对称动物通过口腔摄取食物进入内部消化系统，其内层含有分泌消化酶分解食物的细胞和吸收消化产物的细胞。随着消化系统功能的进一步分化和完善，胃最终在消化道中被分化出来，成为一个独特的具有消化功能的器官。与此同时，胃在不同物种中又形成了不同的形态和功能特征，这可能与动物的生活方式和饮食习惯相适应，亦可帮助人们探寻动物起源与进化的轨迹。

一、营养获取的初始阶段：从细胞吞噬（胞内消化）到胞外消化的进化

6亿多年前，第一个多细胞动物是从它们的单细胞祖先进化而来，启动了所有随后的动物进化历程。形成多细胞群落的能力被认为是动物进化谱系中一个重要的过渡状态。是什么选择压力促使单细胞祖先进化出多细胞动物？多细胞动物的出现对于动物进化特别是捕食能力有什么优势？我们无法直接研究已灭绝生物的功能与进化，只能选择合适的生物模型来帮助人们了解那些已经灭绝的生物在遥远的时代，是如何生存的。

（一）领鞭毛虫：进行细胞吞噬的真核生物

1. 领鞭毛虫（choanoflagellate）的单细胞阶段 领鞭毛虫是一种可以通过细胞分裂形成多细胞群落的单细胞真核生物（原生动物）。分子系统发育和比较基因组学分析显示，领鞭毛虫与动物有着共同的祖先。许多种类的领鞭毛虫有单细胞的生命阶段，也可以形成多细胞群落。它具有独特的形态，每个领鞭毛虫都有一个卵形的细胞体，单一的顶端鞭毛（flagellum）和由充满肌动蛋白的微绒毛（microvilli）环绕鞭毛形成的一圈呈圆柱状或锥状的微绒毛"领"（collar）。鞭毛击打产生水流，将细菌带到微绒毛领，然后细菌被困在微绒毛上，进一步被吞噬后运送到细胞体。

为了在异质环境中生存，生物必须在栖息地移动，并通过搜索的方式最大可能地找到有限资源。在背景资源可用性较低的环境，如水生环境，浮游微生物的背景浓度经常低于领鞭毛虫最佳生长所需的临界值，这限制了营养物质或猎物的获取量，因而定位和开发资源的能力尤其重要。此外，

捕食能否成功不仅取决于能否找到猎物，还取决于领鞭毛虫从周围水生环境中捕获猎物的速度。领鞭毛虫和其他鞭毛虫的摄食率取决于细菌等食物的浓度。在低浓度时，摄食率受到限制，而在高浓度时，摄食率趋于稳定，受领鞭毛虫摄食和处理细菌的速度的限制。

　　单细胞领鞭毛虫通过拍打它的单一鞭毛来进食，鞭毛将水吸引到鞭毛底部，用于捕获猎物的微绒毛领。微绒毛领像一个筛子，可以过滤流经水

中的细菌。细菌到达领区后在领区周围移动，而后到达鞭毛底部，在此停留约 2 分钟，后被吞噬并运输到细胞内（图 2-1）。研究发现其捕获食物的过程分为 4 个步骤：①细菌与领鞭毛虫摄食领（微绒毛领）之间的初始接触；②细菌向摄食领的基部移动；③领鞭毛虫产生吞噬囊泡包围细菌；④领鞭毛虫吞噬并内化细菌。首次接触领鞭毛虫摄食领后，细菌沿摄食领移动约 12.5 秒。

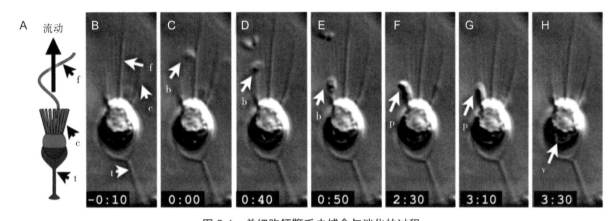

图 2-1　单细胞领鞭毛虫捕食与消化的过程
A. 单细胞领鞭毛虫结构。B ～ H. 领鞭毛虫捕食细菌的过程。f. 鞭毛；c. 领；t. 外膜；b. 细菌；p. 吞噬杯；v. 食物泡
引自 PLoS One, 2014, 9（5）：e95577

　　学者早期认为，细菌是通过微绒毛上的肌动蛋白丝由微绒毛顶端向基底方向运输。然而，有时会出现细菌沿微绒毛领底部穿过多个微绒毛的横向移动，提示捕获细菌后向基底部移动的原因可能不仅仅是肌动蛋白丝的转运。一旦被捕获的细菌到达微绒毛领的基底部，一团折射性物质从领鞭毛虫延伸出来将细菌吞噬，仅需要约 20 秒。随后，捕获的细菌被运送到细胞内并移动到细胞的基部，即食物液泡所在的地方。同时，偶尔也可观察到有排泄物从微绒毛领直径内的胞体顶端表面流出。

　　通过透射电镜可以看到捕获的细菌停留在微绒毛领和围绕领外基部的片状"领裙"（collar skirt）之间，但是领群并未直接吞噬细菌。相反，在捕获细菌的领鞭毛虫中，频频出现微绒毛在被吞噬细菌的上方融合，这表明微绒毛本身可吞噬细菌而非领裙。

　　2. 领鞭毛虫形成的群落　即莲座状群落。虽然所有的领鞭毛虫在它们的生活史中都存在单细

胞阶段，但有些物种也会形成莲座状群落，即每个细胞围绕一个中心点呈放射状排列，其鞭毛和微绒毛领向外指向水生环境。莲座状群落能够在水中自由游动，使其与要捕获的细菌接触，细菌随后被困在微绒毛领表面，目前还不清楚这一过程仅仅是流体流动的结果，还是微绒毛表面有黏附分子。多细胞群落的形成并不能改善游泳性能，但在某些特定构型的群落中，携带食物的水向某些细胞领的通量可能比单细胞要大。

　　和单细胞一样，莲座状群落中的细胞利用顶端的鞭毛产生水流，将细菌吸引到微绒毛领部。然而，不同的是，莲座状群落中的细胞在微绒毛领的基部缺少领裙结构。这表明单细胞和莲座状群落之间存在潜在的重要生物学差异。也有观点认为没有领裙结构会减少吞噬过程中的阻碍。

　　当领鞭毛虫莲座状群落在高浓度的细菌中生长时，可看到细菌密集地堆积覆盖在微绒毛领上（图 2-2）。其中，微绒毛形成吞噬杯（phagocytic cup），生长包裹住细菌，并将其吞噬。细菌的吞

噬作用通常局限在距离领基部约 700nm 的区域内。在距离领基部约 500nm 处存在许多小的链接，将相邻的微绒毛链接在一起。但这些链接的组成，以及它在微绒毛吞噬过程中发挥的作用仍不清楚。在领基部，吞噬结构比单个微绒毛厚，是由多个

微绒毛融合而成。这种吞噬机制能够捕获非常大的猎物，如酵母。但是，通过微绒毛的吞噬作用来捕获食物是否是领鞭毛虫的共同机制仍有待进一步证实。

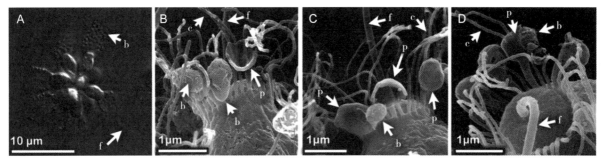

图 2-2　领鞭毛虫莲座状群落对细菌和酵母的吞噬作用

A. 在高细菌密度条件下，细菌密集地堆积覆盖在微绒毛领上。B、C. 吞噬杯形成于领部，位于领基部 700nm 范围内。D. 细菌直接被吞没在领微绒毛中，这些微绒毛经常融合在一起。f. 鞭毛；c. 微绒毛领；b. 细菌；p. 吞噬杯

引自 PLoS One, 2014, 9（5）：e95577

（二）海绵：从胞内消化到胞外消化的过渡

海绵或多孔动物，传统上被认为是了解后生动物进化的关键群体之一。多孔动物是一个丰富的分类单元，有 8000 ～ 9000 种。尽管普遍认为海绵是"简单"的动物，但它们有非常复杂的摄食机制，涉及整个身体，并且包括一个被称为水沟体系（aquiferous system）的水过滤单元网络。海绵纲、亚纲、目、亚目的水沟系形态的变化（图 2-3）展示出一个非常清晰且有趣的营养系统变化过程。这个系统具有不同程度的复杂性，从最简单的单沟型到最复杂的复沟型，如螺线管（solenoid）过滤单元。这 5 种海绵组织解剖结构的多样性引发了许多问题，哪一种是最原始的？哪一种是过滤效率最高的？但是，无论海绵水沟系的进化史如何，这些不同的结构旨在通过增加过滤系统与介质的交换面积来增加食物摄入量，从未转化为身体总体结构的根本改变。其中，钙质海绵纲（Calcarea）具有 5 种不同的水沟系结构。

1. 过滤海绵的营养 / 消化　在过滤海绵中，营养颗粒大多被领细胞（choanocyte）捕获。食物颗粒在细胞内被溶酶体的酸性磷酸酶、α- 葡萄糖苷酶、β- 氨基己糖苷酶和组织蛋白酶 D 消化。

在液泡（vacuole）内消化后，营养液泡从领细胞排出，传递给扁平细胞（pinacocyte）和原始细胞（archeocyte）。它们是通过中胶层（mesohyl）间隙实现营养液泡在不同类型细胞间的传递。液体胞饮（pinocytosis）是一种内吞作用，允许捕获的大分子和溶质进入小囊泡，这些小囊泡被重新定向纳入溶酶体中。目前，滤过食物所需的精确动力和转运路线等诸多问题仍有待研究。有理论认为是一些捕获营养微粒的领细胞通过原始细胞将食物转运到其他类型的细胞中。同时，一群独特的领细胞亚群分化为具有再生潜能的额外的原始细胞。因此，饮食将维持海绵的能量需求，同时通过形成新的领细胞室（choanocyte chamber）来确保其生长，并且在海绵的整个生命周期不会改变其整体形态。

2. 食肉海绵的营养与消化　细胞吞噬与胞外消化并存。

（1）食肉海绵的营养策略：通过吞噬捕获大型猎物。1995 年，学界发现了 *Lycopodina hypogea*（*L. hypogea*）海绵（寻常海绵纲）的食肉行为，彻底颠覆了人们对于海绵水沟体系演化的认知。*L. hypogea* 并不是唯一存在的食肉海绵，目前已经在

寻常海绵纲中发现超过 100 种食肉物种，它们大多来自深水。这些食肉海绵并非传统意义上的海绵动物，因为它们并不满足伯奎斯特（Bergquist）对海绵门的定义，即"海绵门是一种定植的滤食性后生动物，它能够利用单层的领细胞将水流单向泵入身体"。

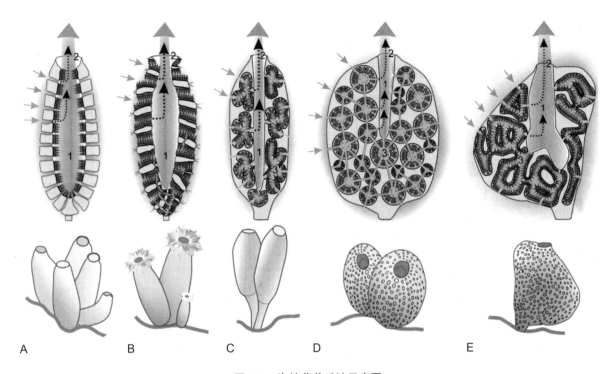

图 2-3 海绵营养系统示意图

A ～ E 为 5 种不同的海绵形态，其中 A 为单沟型；B 为双沟型；C 为聚合型；D 为复沟型；E 为螺线管型。箭头代表海水流入海绵腔的方向，通过微小的呼出孔流出；1. 海水流入海绵腔；2. 海水通过出水孔流出

引自 Cell and Tissue Research, 2019, 377：341–351

这些食肉海绵发展出一个在后生动物中独一无二的设计，即能够通过吞噬作用来捕食大型猎物。吞噬细胞完全根据自身利益独立活动，不依赖机体宏大的消化腔或特殊腺体。在各种开花植物中独立获取肉食性饮食也是适应和趋同进化的一个壮观例子。然而，对于植物来说，活猎物只是一种补充食物，而不是营养系统的完全改变。例如，食虫猪笼草的所有叶子都具有光合作用，但仅有部分叶子是食肉的。

与植物的情况相反，食肉海绵的营养消化系统重组伴随着主要形态功能的改变，这导致严格的肉食性饮食。L. hypogea 如同其他食肉海绵一样，通过一个柄附着在基质上。在柄的底部，有一个干细胞龛，支持身体整体细胞的更新。BrdU/EdU 掺入实验显示，当猎物被摄取时，这些干细胞开始大量增殖。海绵干细胞增殖并分化成消化细胞，以每小时 0.2mm 的速度沿柄中央的骨针向猎物移动。事实上，这一机制主要发生在小型食肉海绵物种。随后的消化机制确保了动物的能量需求，包括其繁殖所需的能量。肉食海绵捕获的小甲壳类动物通常在 8mm 以下，其坚硬的骨骼部分如甲壳类动物的几丁质外骨骼，很可能被内源性几丁质酶（chitinase）消化，或是与细菌来源的几丁质酶协同作用，最坚硬的部分被排出。

（2）肉食性饮食的功能后果：细胞外消化降解猎物。过滤海绵和食肉海绵发展出不同的营养策略，后者的食物更大，可达 8mm，而过滤颗粒仅在 1nm 至 2μm。虽然营养策略不同，但吞噬细胞大小却无差异，约为 10μm。另一个主要的区别是，在过滤海绵中，营养颗粒是通过吸入水道传递给细胞的，而食肉海绵没有这样的结构，在捕获猎物后，通过吞噬细胞向食物移动来完成。此外，在过滤物种中，没有发生与营养相关的主要形态变化，因为食物的摄取实际上是连续的。

在水沟系重组的过程中仅偶尔出现由孔关闭导致的过滤中断。对于食肉海绵 *L. hypogea*，食物的摄取是不连续的，并且依赖于猎物的捕获时间，它们可能会相隔数月之久。在一个消化周期中，食肉海绵在改变形态并再次恢复到初始状态的过程中存在着剧烈的形态重组（图 2-4）。

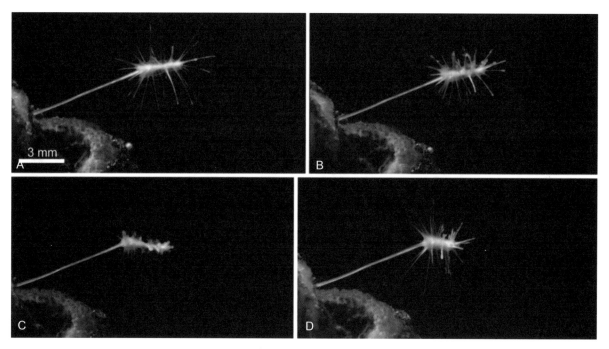

图 2-4　食肉海绵的营养 / 消化特征

在一个消化周期中，食肉海绵 *L. hypogea* 在捕食猎物的特定时间点，形态发生周期性改变。A. 进食前 10 小时；B. 进食后 15 小时；C. 进食后 40 小时；D. 进食后 216 小时

引自 Cell and Tissue Research, 2019, 377：341–351

深水食肉海绵的存在，表明这种循环的营养模式可能是对深海中贫营养环境的适应，如六射海绵（hexactinellid）具有海绵中最有效的过滤 / 营养系统，但它很难到达海底 6770m 的深度，而食肉海绵可以生活在海平面 8000m 以下，甚至是 8840m 的深度。

食肉海绵是一个活生生的证据，表明过滤营养 / 消化系统和捕获猎物的摄食系统之间可能发生根本性的功能转变，它伴随着过滤系统的完全消失。这种转化为组织结构重塑带来了深远影响，特别是在消化系统中。对于 *L. hypogea* 而言，这种形态 - 功能的重塑与整个生物体轴极性（是指在两极上具有不同的结构）的获得直接相关。引人注目的是，这种极性类似于哺乳类动物消化系统上皮细胞水平上的顶端 - 基底极性（图 2-5）。

对大型猎物的消化需要一系列消化酶。在 *L. hypogea* 中，酶的多样性明显增加。所有主要的溶酶体酶家族都存在于 *L. hypogea* 的转录组中，即核酸酶、磷酸酶、蛋白酶、肽酶、糖苷酶、硫酸酯酶和脂肪酶。大多数酶在整个消化周期中以恒定的水平表达。然而，有一些酶需要有营养的刺激，如 5 型样的抗酒石酸酸性磷酸酶（tartrate-resistant acid phosphatase type 5-like）、α-2 样甘露糖苷酶（mannosidase alpha-2-like）和 G- 样芳基硫酸酯酶（arylsulfatase G-like）。这些初步的数据让人们认识到，*L. hypogea* 细胞内消化的机制至少在一定程度上受到生理调节，这种消化机制像高等脊椎动物的生化机制一样复杂。而溶菌酶和几丁质酶的存在，表明食肉海绵通过初步的细胞外消化来降解猎物，这些猎物几乎都是小型甲壳类动物。综上所述，食肉海绵整个机体的营养 / 消化策略在现象上与大多数双侧动物的消化管细胞相似。

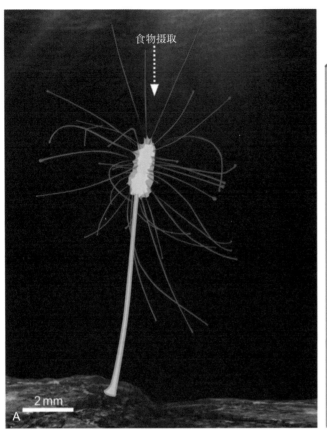
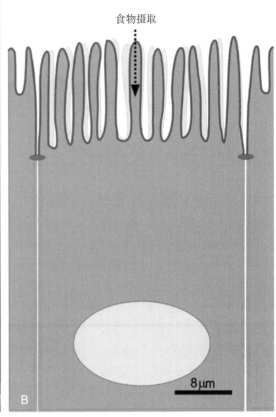

图 2-5　食肉性海绵与哺乳类动物消化细胞的功能性类比

A. 肉食性海绵的顶端 - 基底极性示意图；B. 哺乳类动物的消化上皮细胞顶端 - 基底极性示意图

引自 Cell and Tissue Research, 2019, 377：341–351

二、消化循环腔的出现——刺胞动物

在胃肠道（gastrointestinal，GI）系统出现之前，单细胞和多细胞生物的食物来源仅限于可以直接通过细胞膜被吸收的小分子。在海洋这样的水生环境中，生命在此进化并发明出一种能够消化大食物颗粒的封闭系统。这对多细胞生物来说是一种有益的创新，很可能促进了复杂身体结构的进化。

后生动物进化出了 3 种复杂程度不同的胃肠道系统：①一些无体腔动物的消化合胞体；②具有一个向外界环境开放的通道，既可以摄取食物，也可以排出残留物，如刺胞动物门、扁形动物门等；③大多数两侧对称动物都有更复杂、更有效的单向肠道，它有 2 个开口，分别是专门用来摄取食物的口和用来排出未消化物质的肛门。

刺胞动物门（Cnidaria）代表动物有海葵、珊瑚、水母和栉水母动物等，它们是真正的具有内、外两胚层的辐射对称动物。体壁由内、外胚层和非细胞结构的中胶层组成，体壁围成的中央腔有口无肛门，具有消化功能的同时，还具有运输营养物质的循环系统的功能，故又称为消化循环腔（gastrovascular cavity，GVC）。

（一）珊瑚虫消化组织的起源和细胞类型多样性

珊瑚虫的消化过程已经得到了较为充分的研究，其主要消化组织位于咽部和隔膜，它是隔膜内层外翻。海葵（珊瑚虫纲）的隔膜结构最好描述，它被细分为基底肌区、远端隔膜丝区和中间部分，沿口 - 口轴分布在不同位置。海葵成体远端隔膜丝有"单叶"或"三叶"形状。它们的分布在珊瑚虫群中是可变的，在海葵中，单叶和三叶隔膜丝通常同时出现在一种动物中。

单叶和三叶隔膜丝的尖端在细胞外消化中起重要作用。其细胞类型组成与咽部非常相似，含有刺细胞（cnidocyte）和酶原细胞，因此隔膜丝又被称为腺体叶（cnidoglandular tract）。研究表明，这些组织能够产生几丁质酶和类胰蛋白酶。但是，消化循环腔中的消化酶活性较低，隔膜需要"包裹"猎物以实现有效消化。因而有观点认为，在钵口幼体（scyphistoma）中细胞外消化是依赖于接触的，由此提出了消化酶定位的两种可能性：它们要么被分泌并集中在黏液层［类似于两侧对称动物的刷状缘酶（brush border enzyme）］，要么被固定在细胞膜上。成年海葵中消化酶的结构域的结构分析显示几丁质酶、脂肪酶和一部分胰蛋白酶多为单一结构域蛋白，无跨膜结构域。刺细胞不具有吞噬功能，但具有较高的氨基酸摄取能力。酶原细胞是否在功能上与脊椎动物肠上皮细胞相似目前尚不清楚。

海葵中负责细胞外消化和细胞内消化的组织似乎是严格分开的。吞噬作用可以发生在腺体叶和三叶隔膜丝的纤毛叶（ciliated tract）以外的整个肠表皮（gastrodermis）。连接刺细胞和纤毛叶的中间叶（intermediate tract）由带有微绒毛的单纤毛细胞组成，具有很高的吞噬活性。相邻的纤毛叶产生的水流可将颗粒困在中间叶的沟槽中，并且颗粒在此被吞噬。此外，中间性腺区域和纤毛通道之间的区域，显示出吞噬和胞饮活性增加。与配子发育相关的体细胞性腺上皮在吞噬或胞饮作用中是否有任何特定作用目前仍不清楚。研究显示，在体细胞性腺内有一个特殊的细胞群，即"滋养毛"（trophonema），可能在将营养物质从GVC转移到卵母细胞中发挥作用。

到目前为止，珊瑚虫的消化系统研究仅在星状海葵（*Nematostella vectensis*）幼体中进行。与成年海葵相比，幼年海葵的隔膜几乎全是由单叶形的（图2-6），因而推测它们类似于成年海葵隔膜的非性腺部分。在咽部和腺体叶具有多种外分泌细胞，包括3种表达不同胰蛋白酶的酶原细胞、2种表达不同胰脂酶的酶原细胞和1种表达几丁质酶的酶原细胞。成年海葵消化酶相关基因的表达能够反映潜在的酶原细胞定位，它们严格局限在咽部和腺体叶。对于成年海葵和水母，外分泌和胰岛素能细胞的结合出现在表达 *foxA* 转录因子的组织中。而 *foxA* 转录因子是两侧对称动物的内胚层、中肠和脊椎动物前肠的分子标志物。这种联合使人联想

到脊椎动物的胰腺，前期基于组织化学和生理学的研究也得出了非常相似的结论。

（二）早期动物的"消化腔"

早期动物的"消化腔"可能有吞噬功能，但没有细胞外消化功能。海葵、钵水母和栉水母的肠表皮主要来源于内胚层，其次是咽部外胚层。将消化酶分泌到消化腔中是最合理的方式。但是，外分泌细胞在这些动物的外胚层内。刺胞动物内胚层和外分泌细胞的特殊发育可能反映出它们的进化史，因而可以推测出以下观点。

1. 刺胞动物内胚层进化的主要作用是吞噬，而不是消化酶的分泌。它支持消化腔主要作用是细胞内消化而不是细胞外消化，类似于海绵的领细胞室这一观点。

2. 刺胞动物内胚层持续发育为上皮肌肉细胞和性腺组织，其进化的主要原因是保护种系；增强收缩和运动功能；形成初级的顶端 - 囊胚体轴，并在吞噬作用时面对底物侧的功能特化。这种情况与丝盘虫相似，其腹侧上皮细胞在胞饮作用中起主要作用。

3. 在吞噬腔出现后，细胞外消化就开始了。特化的外分泌细胞位于靠近囊胚孔边缘的外胚层，表明该区域具有古老的消化或保护（抵御病原体）功能。

三、完全消化系统的出现：线形动物门

随着消化道的进一步进化，出现了第二个开口——肛门。从此以后，消化道成为一个单向通道，食物经过口、咽、肠进行消化吸收后，再由肛门将残渣排出。消化吸收后的食物不再与新进入的食物混在一起，比之前有口无肛门、胞内消化和胞外消化共存的不完全消化系统更为完善和精细，在进化上具有重大意义。

肛门最早出现在线形动物中，意味着出现了与高等动物一样的完全消化系统。但是，线形动物的消化道结构简单，尚无明显分化。线形动物的消化道分为前肠、中肠、后肠三部分，前肠和后肠由外胚层内陷而成，结构包括摄取食物所需的口、口腔、食管，以及排泄食物残渣所需的肛门；而中肠由内胚层发育而来，负责食物的消化与吸收。

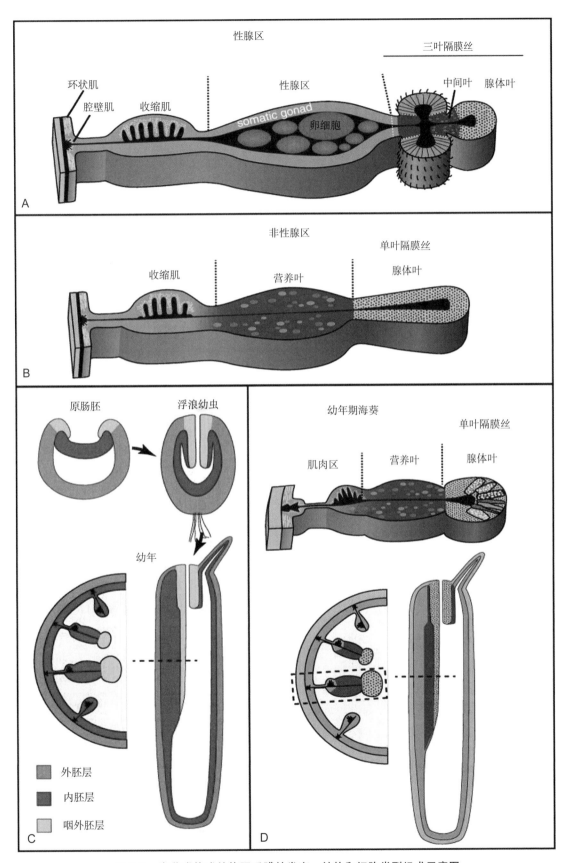

图 2-6　海葵成体或幼体肠系膜的发育、结构和细胞类型组成示意图

A、B.海葵成体；C、D.海葵幼体

引自 Cell and Tissue Research, 2019,377（3）：321-339

（一）秀丽隐杆线虫的消化道结构

秀丽隐杆线虫（*Caenorhabditis elegans*）的消化道本质上是一个管状结构。其前端有独立的咽，类似于食管，由 58 个细胞组成，包含上皮细胞、肌肉组织和神经元。咽部肌肉泵出，再通过腔内蠕动将食物引导到肠道。在咽的后端是一种表皮结构的研磨器，可以机械分解食物颗粒。

小肠位于研磨器的后面，通过咽 - 肠瓣膜与之分隔。肠道由 20 个细胞组成，排列成环状（图 2-7），肠道前部由 4 个细胞组成的 int1 环，剩下的 16 个细胞成对排列，每一对形成一个环状，组成 int2 ～ int9 环。肠的外表面被面对假体腔的基膜包围，基膜包含 IV 型胶原和大量的蛋白质成分，这些成分存在于围绕着其他秀丽隐杆线虫组织的基膜中。在肠细胞的顶端是肠腔，横切面呈椭圆形，膜微绒毛在细胞顶端依次排列，形成刷状缘。在腔隙内和微绒毛的外面是一个富含糖蛋白的区域糖萼（glycocalyx），它提供了一个物理屏障来抵御病原体，该物理屏障作为消化酶和大分子之间的界面，可对进入肠细胞的肠腔内容物进行过滤。

与昆虫和脊椎动物不同，秀丽隐杆线虫缺乏更新体细胞的能力。果蝇的幼年肠道在蛹的阶段被新细胞取代，在成年期仍维持着肠道干细胞群以再生不同类型的肠细胞。在脊椎动物中，小肠隐窝包含干细胞，可使肠上皮细胞上的微绒毛规律地产生和脱离。对于秀丽隐杆线虫，肠细胞必须在其整个生命周期维持工作。缺乏细胞更替意味着肠道更容易因损伤或感染而导致永久性细胞损伤或丢失。除了缺少干细胞，秀丽隐杆线虫的肠道亦缺乏其他细胞类型，如吞噬细胞和腺体细胞，而这些细胞在其他无脊椎动物中都有发现。

在消化道后端，肠通过肠 - 直肠瓣膜与后肠相连。后肠通过肛门提供排泄通道，该排泄通道由 3 组肌肉控制，其中包括缠绕在肠后腹侧的 2 块肌肉。这些后腹侧肌肉，以及肠与咽及后肠的连接，是肠与身体唯一的刚性连接。

寄生线虫在这一基本结构上存在变异，这可能反映了它们对独特环境的适应性。例如，秀丽隐杆线虫的肠道是细胞化的，而一些植物和动物的寄生线虫则有合胞体肠道。此外，秀丽隐杆线

虫的肠道连接着少量的肌肉，而蛲虫的肠道则被肌肉纤维网络包围。

（二）消化：生理和新陈代谢

秀丽隐杆线虫的消化始于咽部，研磨器通过机械和酶的方式对微生物的细胞壁和细胞膜进行破坏。部分被分解的食物进入肠腔，接触到分解细胞膜及其脂质成分的酶，如溶菌酶、皂苷和凝集素，经消化使其能够进入细胞内容物。在秀丽隐杆线虫的肠道中，大分子可能在内吞作用之前在肠腔内部水解（即细胞外消化），在此之后，内吞囊泡将肠腔内容物内化，并与肠道细胞内酸化溶酶体融合，从而进一步分解。

正如预期的那样，许多消化酶在秀丽隐杆线虫的肠道中表达，其中表达最丰富的是蛋白酶，包括虾青素（astacin，NAS）、金属蛋白酶（metalloprotease）。天冬氨酸蛋白酶 -1（aspartic protease-1）在肠腔内和细胞内溶酶体中均有发现，氨基肽酶 P（aminopeptidase P）可能在细胞内水解中起作用。其他大分子酶，如一种淀粉酶样的酶 C50B6.7，在肠道中表达且与人类淀粉酶同源。在线虫中，核心代谢途径通常是保守的，特别是在寄生线虫中，缺失或增加的途径尤为明显。研究发现，秀丽隐杆线虫同时具有细胞内和细胞外消化，有超过 600 种代谢酶被鉴定并推断其存在于细胞质、线粒体或细胞外。

（三）消化过程中腔内的动态酸化

秀丽隐杆线虫本质上是一种滤食性动物。食物在短短几分钟通过消化道，表明它适合动物短暂的生命周期和简单的饮食。动物消化道中大分子的酶解通常与低 pH 环境有关。秀丽隐杆线虫肠腔呈弱酸性，平均 pH 为 4.4。酸性较高的区域，pH 较平均值低 1 ～ 2 个单位，开始于肠腔的后 1/3。酸性较高的区域会在数秒内转移到最前面，并在 pH 升高前多保持一点时间。在此期间，后腔在 30 秒内缓慢再酸化，这样的周期每 45 秒重复一次。质子的波动与排便运动程序（defecation motor program，DMP）有关。DMP 为一组有规律的身体肌肉收缩，推动食物从后肠穿过并从肛门排出。质子泵沿管腔的动态活动，导致酸性区朝

相反方向运动。DMP 由肠道细胞中产生的钙离子波的传播来调节。与排便循环在营养吸收中的作用一致，DMP 是脂肪酸从肠腔内化进入肠细胞所必需的。因此，秀丽隐杆线虫的消化依赖于消化道的协调和节律的生理变化，它产生了周期性的高酸性隔间。

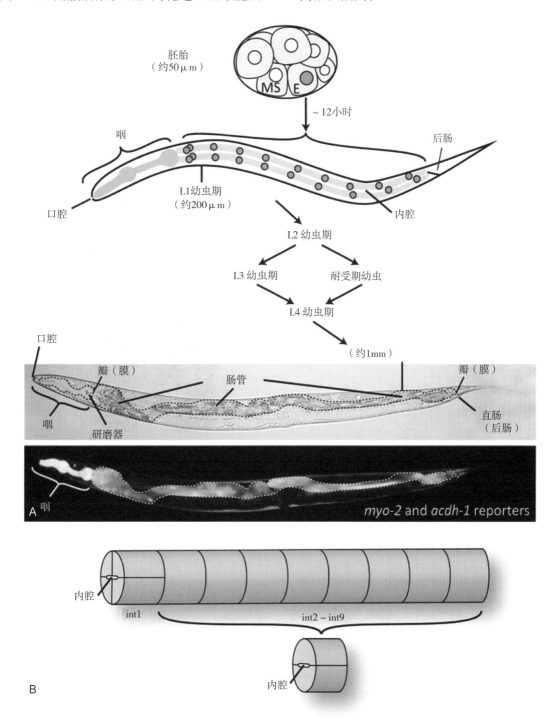

图 2-7　秀丽隐杆线虫肠道的起源与结构

A. 肠道起源于早期胚胎中的卵裂球；B. 肠道的基本结构是一组环，由最前面的 4 个细胞组成的 int1 环和 16 个细胞成对排列组成的 int2 ～ int9 环组成

引自 Cell and Tissue Research. 2019，377（3）：383-396

四、消化道进一步特化出功能区域，肠道出现蠕动能力：环节动物

环节动物属于高等无脊椎动物，代表动物进化发展到一个新阶段。它们两侧对称，具有由中胚层囊裂开而形成的真体腔。真体腔又称裂体腔，其形成具有重要的进化意义，使消化道形态和功能进一步特化，出现了口腔、咽、食管、胃、肠道等功能区域。肠壁有自身蠕动的能力，消化效率进一步提高。

（一）蚯蚓的消化道

蚯蚓（earthworm）属于环节动物门寡毛纲无脊椎动物。蚯蚓的消化系统由消化道和消化腺组成。蚯蚓的消化道从口腔到肛门，是贯穿全身、穿过隔膜的完全直管。其消化道分化为口、口腔、咽、食管、嗉囊、砂囊、胃、肠、肛门等部分（图2-8）。口与肛门各自具有开口。

1. 口和口腔　口为一个新月型孔，位于口前叶腹侧，占有第1体节。口通向一个短、窄、薄壁可伸出的颊腔（buccal chamber）。颊腔向后延伸到第3体节的中间。口腔折叠，并被肌肉束包围。

2. 咽　位于颊腔之后，延伸到第4体节。咽呈梨形，宽且肌肉发达，通过一个凹槽与口腔分开。咽顶较厚，并投射到咽管球内。咽球侧壁内部形成狭窄的水平支架。两个支架前后相接，将咽腔分为背侧唾液腔和腹侧传导腔。咽顶部排列有纤毛上皮细胞。上皮组织上有许多具有结缔组织和血管的肌肉。在这些现存的唾液腺之外，腺体是小的单细胞腺体。腺体通过细导管开放。腺体分泌用于食物润滑的黏蛋白和用于蛋白质消化的蛋白水解酶。咽的腹侧传导系统是被摄入物质的通道。与颊腔一样，咽壁仍然通过一组粗大的肌肉束与身体相连。肌肉束的收缩和松弛可以压缩或扩张咽腔，在进食过程中起泵的作用。蚯蚓没有下颚和牙齿，它们用肌肉发达的咽喉吸取含有食物的土壤。咽的一系列收缩导致食物吸入口腔，并将其泵入食管。

3. 食管　位于咽部后面，短而窄且薄壁，一直延伸到第8体节。食管内壁折叠，水生蚯蚓的

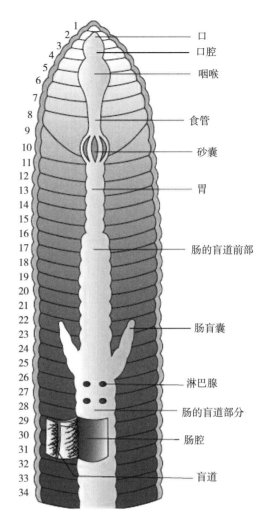

图 2-8　蚯蚓的消化道

引自 Microbiology Notes. https://microbiologynotes.com/digestive-system-earthworm/

食管有钙化腺。这些腺体释放碳酸钙，有助于中和腐烂食物中形成的酸，去除蚯蚓体内多余的钙。

4. 嗉囊　是一个食物的储存室，储存进入砂囊之前的食物颗粒。食物在嗉囊中混合，然后进入砂囊，开始实际的消化过程。

5. 砂囊　食管变形为突出、坚硬厚壁的肌肉器官，位于第8～9体节。肌壁由柱状细胞排列的圆形肌肉组成。内壁具有坚硬的角质层，且砂囊内常有沙粒，通过砂囊环形肌肉的收缩把食物磨成精细的食糜状态，以便于吸收。

6. 胃　是砂囊后一个短而窄的薄壁管子，位于第9～14体节。前端和后端开口有括约肌，胃壁具有大量的血管和腺体，但肌肉较少。内壁横向折叠，上皮组织由腺体细胞和一些钙化腺体组成。腺体细胞分泌蛋白水解酶，因而胃是蚯蚓重

要得消化器官。钙化腺体分泌钙和二氧化碳。钙能中和消化道内的酸性内容物，钙化腺体是通过血液排泄出钙离子和碳酸盐离子。当离子浓度过高时，蚯蚓腺体产生的微小的方解石颗粒就会排泄到胃中，并与泥浆一起通过肛门排出。蚯蚓的胃并不具备脊椎动物胃的定义特征，即分泌胃酸（HCl）和产生胃蛋白酶，因而也有理论认为蚯蚓的胃不是真正的胃。

7. 肠　是在胃之后，长而宽的薄壁管道，从第 15 体节延伸到肛门，由于与隔膜相对应的圆形收缩而成珠状外观。肠的内层有纤毛细胞和腺体细胞，内层折叠形成绒毛。在肠壁背侧中央，其中一个绒毛变大，凹成一纵沟，形成盲道（typhlosole）。盲道从第 26 体节延伸到末端体节，可增加消化吸收面积。肠内含有有助于进一步分解食物的细菌。这些细菌作用于食物，在体内释放维生素、蛋白质、碳水化合物和矿物质，以帮助其生存。在第 26 或 27 体节处，肠的两侧向前伸出 1 对锥形盲囊（caeca），该盲囊是重要的消化腺，能够分泌含有淀粉酶、胰蛋白酶、蔗糖酶、麦芽糖酶、几丁质酶、脂肪酶和蛋白水解酶的肠液。消化发生在第 15 ～ 26 体节，废料或粪便形成于第 94 ～ 120 体节。

8. 肛门　消化过程的终点是蚯蚓的肛门，蚯蚓将不能消化的食物和泥土从肛门排泄出来，该排泄物称为蚓粪。

五、真正意义的胃的出现：脊索动物门

脊索动物门（Chordata）是动物界进化者中最高等的门类，其特征是个体在发育过程中具有脊索、背神经管和鳃裂。在脊椎动物中，脊索被脊柱所替代，而在低等脊索动物中脊索则会终身保留。脊索动物分为 3 类，分别为尾索动物亚门（Urochorda）（亦称为被囊动物）、头索动物亚门（Cephalochordata）和脊椎动物亚门（Vertebrata），其中尾索动物亚门和头索动物亚门合称原索动物（protochordate）。在脊索动物门中，消化系统进一步进化，其分工更为细致，功能更加完善。

消化系统作为一个功能单位，在形态上由上皮管状结构（消化道）和附属器官组成，在功能上可进行营养处理。但是，在脊索动物中，由于其生活在不同的环境（水生、两栖、陆地），以及具有不同的饮食习惯（肉食、草食或杂食），消化道和附属器官的形态产生了巨大的差异。然而，消化道与附属器官在营养处理过程中具有相同的功能和顺序处理阶段，包括从口腔到肛门的顺序，以及营养物质的摄取、消化、吸收和排泄（图 2-9）。

在发育过程中，消化道和附属器官由内胚层衍生而来。一般来说，内胚层划分为 3 个区域，即前肠、中肠和后肠。每个区域又细分为几个消化室，如咽部、食管、胃和肠，再加上附属器官，包括胰腺和肝，在每个动物群体表现出不同的形状。本部分主要介绍原索动物消化系统，脊椎动物消化系统将在之后详细介绍。

（一）原索动物消化道及其附属器官的解剖学和组织学特征

1. 文昌鱼的消化道是直线型　文昌鱼是一种类似鱼类的海洋脊索动物，其消化道在形态上表现出较少的物种多样性。消化道沿身体前后轴呈线性延伸，并有几个消化室。咽是负责过滤悬浮在海水中的食物颗粒的区域，占据了动物体长的 1/2。在咽部，一个鳃囊（branchial sac）、许多鳃裂（gill slit）和一个内柱（endostyle）共同组成了过滤系统。内柱是原索动物咽部分泌黏液的独特结构。咽后分别为食管、中肠、肝盲肠（hepatic cecum）和后肠。中肠也被称为胃，但并不像脊椎动物的胃那样表现出明显的肿胀结构。肝盲肠是脊椎动物中不存在的一种结构，起源于中肠，沿咽右侧向前扩张。中肠和后肠之间的边界区域称为髂结肠环（ilio-colon ring），被纤毛覆盖，可促进食物运输。后肠呈直线样，在肛门处开口。

从组织学上看，文昌鱼的消化道似乎主要由单一的内胚层上皮细胞组成，而脊椎动物消化道由黏膜层、黏膜下层和肌层组成，它们分别来自内胚层、中胚层和外胚层。然而，在文昌鱼腹膜和肛门中都发现了括约肌。在内胚层上皮中，有 2 种细胞分布于肝盲肠和中肠，此外在肝盲肠和中肠可见吞噬细胞。然而，对其他类型的细胞及其分布的了解尚不清楚。

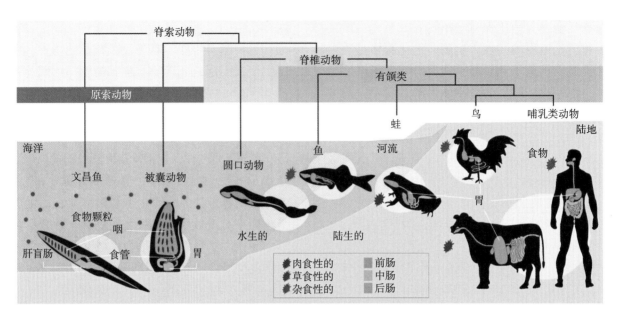

图 2-9　脊索动物的系统发育关系及其栖息地、食物习性和消化道，以及附属器官的形态。脊索动物的栖息地多样（水生、两栖或陆生），因此它们的饮食习惯（肉食、草食或杂食）也不同。消化道和附属器官发育分为 3 个区域，分别为前肠、中肠和后肠。消化道和附属器官的形态因其进化关系和食物习性的不同而不同

引自 Cell and Tissue Research, 2019, 377: 309–320

2. 被囊动物具有形态多样的消化道和附属器官　被囊动物拥有不同形态的消化道和附属器官，这与它们的生活方式（游泳、自由漂浮、固着、独居或群居）有关。组织学观察表明，被囊动物消化道主要由单一的内胚层上皮细胞层组成，消化道内既没有肌肉层，也没有组织层（包括括约肌）。

（1）尾海鞘：被称为自由游动的被囊动物，拥有不同于其他被囊动物的悬浮式进食方式。它们使用一种称为"房子"的独特黏液网，不需要在咽部过滤食物颗粒，而且咽部只有一对鳃孔，而不是无数的鳃裂。咽内柱一般位于咽的腹侧，咽通向食管，并与胃相连。胃有左胃和右胃之分，小肠在躯干的腹侧从肛门处向外开放。

（2）海樽：是一种自由漂浮的被囊动物，一般有鳃囊，也有鳃裂，在大咽部有内柱。咽后是食管、胃和肠，共同组成消化道。它们在胃和肠的交界区发育有幽门腺。

（3）海鞘：是一种固着被囊动物，一般具有"U"形消化道，包括咽、食管、胃和肠。咽包括一个大的鳃囊，有许多鳃裂和一个内柱，并通向食管。胃在海鞘中表现出各异的上皮结构，如玻璃海鞘（Ciona natiinalis）具有折叠的上皮细胞胃，而有的海鞘的胃是光滑的。海鞘还拥有肝胰腺（也称为幽门腺），是从胃和肠之间的边界发展起来的分支结构。

（二）原索动物的消化系统

原索动物和脊椎动物在营养加工的生理方面存在差异，因为原索动物是悬浮摄食动物，其生活方式和饮食习惯也与脊椎动物不同。

1. 文昌鱼　吸收含有食物颗粒的海水（如藻类），这些食物颗粒进入咽部，被内柱分泌的黏液捕获。这种食物颗粒和黏液的结合通过咽内纤毛的运动形成黏液索，黏液索通过食管向后运输到中肠（胃）。在中肠，黏液索内的食物颗粒与肝盲肠和中肠细胞分泌的消化酶混合，食物颗粒部分从黏液索释放，并在肝盲肠上皮细胞内消化。黏液中的食物颗粒短暂地聚集在髂结肠环周围，然后运输到后肠。在肝盲肠、中肠和后肠都检测到糖降解酶和脂解酶的活性，以及肝盲肠和后肠的蛋白酶活性。

2. 尾海鞘　通过分泌到体外的黏液室来收集食物颗粒，再通过黏液捕获到咽部，但胃肠道的消化吸收过程仍不清楚。

3. 海鞘和海樽　吸入有食物颗粒的海水，用黏液网捕捉食物颗粒，黏液网中含有内柱分泌的vWF 样蛋白。这些经过过滤的食物颗粒通过食管形成黏液索，在胃内消化。

除了细胞外消化，在有些被囊动物中还观察到细胞内消化。在胃肠道内检测到糖降解酶活性和脂解酶活性，但蛋白酶活性较弱。虽然吸收过程和内在机制尚不清楚，但被吸收的糖主要储存在肝胰腺或幽门腺。

（三）脊索动物消化的进化

许多动物只通过细胞外消化来消化食物。在脊椎动物中，用于细胞外消化的消化酶由胃或胰腺分泌。脊椎动物胰腺消化酶基因（如胰淀粉酶、胰脂肪酶、胰蛋白酶、糜蛋白酶和羧肽酶 A/B）的同源基因存在于被囊动物和文昌鱼的基因组中，并在它们的消化系统中表达。基因表达谱表明，原索动物与脊椎动物具有细胞外消化的分子基础。相比之下，在原索动物基因组中没有发现胃蛋白酶基因，即脊椎动物胃消化酶基因的同源基因。胃蛋白酶基因可在脊椎动物的胃谱系中获得。在这种情况下，被囊动物的胃和脊椎动物的胃可能不具有结构的同源性。

在原索动物中，除了细胞外消化，还观察到细胞内的消化。细胞内消化发生在肝盲肠，组织蛋白酶参与了潜在的分子机制。在脊索动物中，组织蛋白酶被称为溶酶体蛋白酶，是溶酶体消化的关键酶。原脊索动物细胞内消化机制可能与潜在的溶酶体消化类似，因此细胞内消化可能发生于脊索动物的祖先中，它通过溶酶体消化系统的进化而产生。然而，随着细胞外消化系统（如胃和胰腺）的发展，原始脊椎动物的细胞内消化系统可能已经消失。关于原索动物细胞内消化的情况仍属推测性的，还需进一步的研究。

（四）脊椎动物（有颌类）

胃腺的出现形成了真正意义上的胃。脊椎动物是脊索动物进化的高等形式。脊椎动物亚门又分为有颌纲和无颌纲。无颌纲中主要是一些化石种类，包括最早的甲胄鱼。现存的脊椎动物绝大多数是有颌类。胃是脊椎动物有颌类进化的一个重要标志，存在酸和胃分泌腺。目前学者认为，胃腺最早于约 4.5 亿年前出现，是生物进化的一种主要的功能创新，只存在于有颌类脊椎动物中。物种进化直到此处，才形成了我们通常定义的真正意义上的胃。

第二节　胃的物种间差异（有颌类脊椎动物）

特殊消化结构的起源被认为是生命进化的重要一步。在生物体消化道进化过程中发生的形态变化，包括明显的前后形态区域化和新细胞类型的出现，使每个隔间在食物消化过程中适应特定的功能。胃存在酸和胃分泌腺，是有颌类脊椎动物的进化标志，代表了一个独特的创新特点。同时，由于栖息地环境的差异，饮食习惯发生变化，脊椎动物中胃的功能和特点也发生极大的变化，体现了生物对外在环境的适应性。

脊椎动物的消化系统的功能包括食物的机械消化和化学消化，营养物质的吸收，以及从体内排出不能消化的物质。目前，颈椎动物的消化系统主要分为单胃消化系统和复胃消化系统（即反刍消化系统）。单胃消化系统与反刍消化系统的主要区别在于，单胃消化系统的消化主要发生在胃，而反刍消化系统的消化是前肠发酵型消化。单胃消化系统由 1 个胃组成，反刍消化系统由 4 个胃组成。单胃消化系统主要存在于杂食性动物和肉食性动物中。

一、单胃动物

（一）单胃动物消化系统

单胃消化系统是指帮助动物消化的器官系统。它被称为单胃，因为这个消化系统是由一个胃组成的。人、马、猪、鸡、犬和兔都是单胃消化系统动物。该系统由口腔、食管、胃、小肠、大肠和肛门组成。消化始于食物进入口腔。机械消化和化学消化都是从口腔开始的。唾液中含有消化碳水化合物的酶。食管是将食物导入胃的通道。各种酶被分泌到胃腔中，用于消化食物中的蛋白质。

单胃消化系统的动物主要以动物组织为食。他们的饮食很容易消化。因此，一个胃就足够了。小肠主要吸收消化食物中的营养物质。大肠从不易消化的物质中吸收水分。最后，不易消化的物质通过肛门排出。

（二）单胃动物的胃内消化

1. 胃黏膜的结构　单胃动物整个胃黏膜上排列着腺体，其开口于胃小凹的底部。根据腺体内的主要细胞类型，胃黏膜可分为 3 个区域：贲门腺区、胃底腺区、幽门腺区。

（1）贲门腺区：位于胃食管交界的狭窄环状区域，包含贲门腺。贲门腺区内的腺体腔宽、凹浅，由分泌黏液的细胞组成，以分泌黏液为主，可能包含一些合成单胺的胺前体摄取及脱羧（amine precursor uptake and decarboxylation，APUD）细胞。

（2）胃底腺区：包括胃近端 2/3 或更多。胃底腺区的腺体被称为胃底腺、固有胃腺或主胃腺。它们最重要的特性之一是分泌胃酸。此区的黏膜比贲门腺区的黏膜更深，包含大量腺体，这些腺体生产胃中分泌的几乎所有酶、盐酸和黏液。每个主胃腺由 4 种细胞组成：①主细胞，它们的分泌颗粒含有胃蛋白酶的前体；②壁细胞，在腺体的颈部最多，呈三角形，具有强烈的嗜酸性，并含有产生盐酸的胃质子泵机制；③颈黏液细胞，类似于贲门区和幽门区的黏液细胞，位于腺体颈部的壁细胞之间，比表面黏液细胞要小；④神经内分泌细胞，这些小颗粒细胞零星出现在胃黏膜内，合成并储存 5- 羟色胺，在幽门腺区更为富集。

（3）幽门腺区：该区的腺体分泌黏液。它们也通过腺体中包含的 APUD 细胞产生内分泌调节肽、旁分泌调节肽或神经分泌调节肽。

胃的黏膜区边界不明显，一个区域的腺体与毗邻区域的腺体混合，中间腺体可能存在于不同黏膜区之间。不同的单胃动物胃黏膜分区的大小与皱褶结构亦略有差异。

2. 不同单胃动物的胃黏膜特点

（1）猪的胃黏膜特点：猪的胃黏膜除了以上 3 个分区以外，还有一个无腺区。无腺区长 6 ～ 8cm，包绕在食管周围，呈不规则长方形。无腺区黏膜为白色且角质化程度很高，其上端延伸至贲门上 4 ～ 5cm 处。猪的胃贲门腺区较大，其黏膜为淡红色，主要分布于无腺区的周围。胃底腺区颜色较深，呈红色或棕色，主要分布于胃体的中部和下部。幽门腺区黏膜呈灰红色，位于幽门处。相邻区域黏膜形态和颜色区分不明显，呈缓慢移行状态。

（2）犬的胃黏膜特点：犬的贲门腺区呈灰白色袋状，相对其他动物较小，分布在贲门周围的环形区域内。犬的胃底腺区很大，黏膜颜色为红褐色，分布于胃体和胃底。幽门腺区较小，与贲门腺区颜色差异不明显，包括幽门窦和幽门管。犬的胃底腺区更为发达，黏膜皱褶数量多，分布密集，呈脑回状。在贲门部，多有放射状分布的皱褶。

（3）兔的胃黏膜特点：兔的贲门腺区为淡红色且区域很小。胃底腺区与贲门腺区的颜色区分并不明显，分布在胃底部和胃体。幽门腺区为灰白色，与其他两个区域黏膜颜色差别较大，由粉红色或棕红色变为灰白色。贲门部皱褶细密而幽门部皱褶稀疏，在贲门口有数条向胃大弯呈放射状分布的皱褶。

可以看到同为单胃动物，其各腺区所占比例、黏膜染色和皱褶各有特点，部分区域存在较大差异。

（三）胃的分泌

人胃腺细胞每天分泌约 2500ml 的胃液，不同动物胃液分泌量差异很大。胃液含有多种物质和胃酶，其作用是杀死摄入的细菌，帮助蛋白质消化，刺激胆汁和胰液的流动，并为胃蛋白酶提供必要的 pH 环境来开始蛋白质降解。

1. 黏液分泌　最丰富的上皮细胞是分泌黏液的柱状细胞，它覆盖整个管腔表面，并向下延伸到腺体，成为"颈黏液细胞"。这些细胞分泌富含碳酸氢盐的黏液，覆盖和润滑胃表面，并在保护胃上皮免受酸和其他化学损伤方面发挥重要作用。黏液是由糖蛋白亚基与二硫键结合，形成不溶于水的凝胶，H^+ 无法将其渗透。壁细胞也分泌碳酸氢盐。由于连接紧密，这些上皮屏障细胞紧紧黏在一起。当上皮细胞被破坏后，细胞沿着暴露的基底膜迁移以填补缺损，再次紧紧黏在一起。

2. 胃蛋白酶原的分泌　主细胞（胃酶细胞）分泌的胃蛋白酶原包含在酶原颗粒中，是胃液中胃蛋白酶的前体。一旦分泌，胃蛋白酶原 I 被胃酸激活为活性胃蛋白酶。活性胃蛋白酶是一种肽链内切酶，主要负责启动蛋白质消化，将其分解成较小的肽和多肽。它能分解含有芳香族氨基酸的长氨基酸链。在 pH 为 1.5 ～ 2.5 时起作用，pH 在 5.4 以上时失活。

3. 激素分泌　胃上皮分泌的主要激素是胃泌素，它是一种在控制胃酸分泌和胃运动方面很重要的肽。

4. 其他分泌物　胃上皮细胞分泌许多其他的酶，如耐酸脂肪酶和明胶酶。脂肪酶将中、短链脂肪酸的三酰甘油水解成甘油和游离脂肪酸。

内源性因子是一种由壁细胞分泌的糖蛋白，对肠道吸收维生素 B_{12} 是必要的。内源性因子通过与维生素 B_{12} 结合发挥作用，到达回肠末端后与其受体结合。

（四）胃酸的形成与分泌

刺激壁细胞导致酸分泌，其细胞质中包含多个微管泡结构，受到刺激后向黏膜移动并与之融合，产生微绒毛外观，增加表面积。这导致了 H^+-K^+-ATP 酶的存在，它将 H^+ 转运到腔体表面。这种分泌物与其他液体等渗，其 pH < 1。

H^+ 从水的电离作用中获得，然后被主动地运输到胃腔，以交换从膜中回收的 K^+。Cl^- 也被主动地运送到胃腔，所产生的 OH^- 被碳酸缓冲系统中和，形成碳酸氢盐离子，扩散到间质被 Cl^- 进一步取代。$HCO_3^-Cl^-$ 交换机制存在于间质中，但 Cl^- 也随 Na^+ 进入细胞。二氧化碳的水合作用补充了碳酸，而二氧化碳由黏膜内丰富的碳酸酐酶通过细胞代谢产生。

（五）胃的运动

1. 容受性舒张　胃内压力保持相对恒定，在 5mmHg（0.7kPa）左右。当食物进入胃时，胃底和身体的肌肉组织通过一个反馈回路——容受性舒张，即通过迷走神经反射导致胃近侧区肌肉舒张。随着胃壁面张力的增加，半径也随之增加，从而保持胃内压力恒定。然而，当胃容积达到 1000ml 以上时，半径不再增大，壁张力和胃内压力升高。因此，胃容积超过 1000ml 会刺激胃壁内的伸展感受器。

2. 蠕动　胃的蠕动波起始于胃的中部，而后向幽门方向移行。当接近幽门时，幽门会发生收缩，一部分被研磨的食糜可以通过幽门进入十二指肠，而大部分食糜则无法通过，被推回到胃的远侧区。这种胃壁肌肉呈波浪形的有规律的向前推进运动称为蠕动。它可以在搅拌和粉碎食物的过程中使食物与胃液充分混合，帮助胃液充分消化，同时将消化好的食糜通过幽门推向十二指肠。

3. 饥饿收缩　在餐后几小时，当胃空空如也时，胃的运动就会增加。通过下丘脑刺激，个体会感到饥饿。这会导致迷走神经刺激增加，胃运动增加。空胃收缩导致胃内压力上升，刺激胃壁上的张力和疼痛感受器，模拟轻微的疼痛或不适。

（六）单胃动物中不同物种间胃的差异

1. 鸟类　任何动物的消化系统在将动物所摄入的食物转化为身体生长、维持和生产（如产蛋）所需的营养物质方面都很重要。动物的身体通过机械方式和化学方式分解食物。在许多动物中，机械方式包括咀嚼。然而，因为鸟类没有牙齿，它们的身体只能使用其他机械方式分解食物。化学方式包括从消化系统的不同部分释放消化酶和液体。营养物质在消化过程中从食物中释放出来，被吸收并分布在鸟类的全身。

鸡的消化道：鸡有典型的鸟类消化系统。鸡的消化道（也称为胃肠道）始于口腔，包括几个重要器官，止于泄殖腔。

（1）嘴/口：和大多数鸟类一样，鸡用嘴进食。但是，鸡没有牙齿，不能咀嚼食物。鸡口腔内有分泌唾液的腺体，唾液可以湿润饲料使其更容易吞咽。此外，唾液中含有酶类，如淀粉酶，可以启动消化过程。鸡用舌头把食物推到口腔后部以便于吞咽。

（2）食管：是一根软管，连接着口腔和消化道的其他部分。它把食物从口中送到嗉囊，又从嗉囊送到腺胃。

（3）嗉囊：是食管后段的膨大部分，位于体腔外的颈部区域。吞下的饲料和水被储存在嗉囊中进行湿润和软化，直到它们被输送到消化道的其他部分。当嗉囊空了或接近空了时，会向大脑发送饥饿信号，这样鸡就会进食更多。

虽然口中分泌的消化酶开始消化过程，但很少有消化发生在嗉囊中，因为嗉囊只是一个临时的贮藏袋。嗉囊是从鸟类进化而来，鸟类通常被其他动物猎杀，但鸟类需要到开阔地带寻找食物。有了嗉囊就可以快速地摄入相对大量的食物，然后转移到一个更安全的地方消化食物。

（4）前胃／腺胃（proventriculus）：嗉囊经食管与前胃连接。前胃是真正的胃，具有消化腺，也称为腺胃，消化主要从这里开始。在腺胃中分泌的盐酸和消化酶，如胃蛋白酶，比唾液腺分泌的酶更能分解食物。然而此时，食物还没有被磨碎，故这个器官被称为前胃，因为它在消化道的位置处于磨碎食物的肌胃之前。

（5）肌胃或砂囊：是鸟类、爬行动物和鱼类消化道的一部分，通常被称为机械胃。肌胃由两套强大的肌肉组成，它们可作为鸟类的牙齿并且有一个厚的内表面角质层保护肌肉。食入的饲料与来自唾液腺和前胃的消化液一起进入肌胃，进行充分的研磨、混合和捣碎。

鸡通常会吃一些小石头，在前胃的酸性环境下石头会变软，然后砂囊中强壮的肌肉把它们磨成小颗粒。这些小石头颗粒会一直留在砂囊里参与对食物的物理研磨，提高机械消化的效果，最后被磨成足够小的碎片，以便通过消化道的其他部分排出体外。

（6）小肠：由十二指肠、空肠和回肠三部分组成。余下的消化发生在十二指肠，释放的营养物质主要被空肠和回肠吸收。鸟类的小肠具有很强的逆蠕动能力，进入小肠的食物如果仍然大而坚硬，可通过逆蠕动返回肌胃磨碎，然后再进入小肠消化。

（7）盲肠：是位于小肠和大肠连接处的2个盲袋。一些残留在消化物中的水在这里被重新吸收。盲肠的另一个重要功能是剩余粗料的发酵。在发酵过程中，盲肠可产生数种脂肪酸，以及8种B族维生素（维生素 B_1、维生素 B_2、烟酸、泛酸、维生素 B_6、生物素、叶酸和维生素 B_{12}）。然而，由于盲肠位置非常接近消化道的末端，因此产生的营养物质难以被鸡吸收和利用。

（8）大肠（结肠）：尽管名为大肠，但实际上比小肠短，是最后一次水分再吸收的地方。

（9）泄殖腔：在泄殖腔中，消化道的废物与泌尿系统的废物（尿酸盐）混合。鸡通常排出粪便物质作为消化废物，其外表面有尿酸晶体，即鸡不排尿。鸡粪便的颜色和质地可以反映鸡消化道的健康状况，包裹着鸡粪的白色糊状物质是尿酸，是鸟类尿液的形式，是正常的（图2-10）。

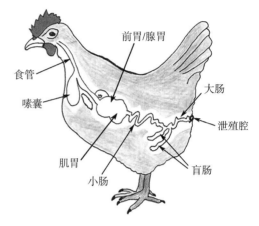

图 2-10　鸟类的消化道

引自 poultrykeeper.com（https://poultrykeeper.com/digestive-system-problems/digestive-system-chicken/）

2. 马　草食动物在后肠发酵（hindgut fermenters）。后肠发酵是单胃动物进化来消化草食性食物的。这种饮食包括大量不溶性植物碳水化合物，如纤维素。纤维素存在于植物的细胞壁中，因为它的结构，哺乳类动物不能消化纤维素。纤维素是葡萄糖的聚合物，其中每个葡萄糖单体通过 β-1，4 糖苷键相连。哺乳类动物的酶只能分解淀粉和糖原中的 α-1，4 糖苷键。因为缺乏必需的酶，哺乳类动物不能消化这些不溶性碳水化合物。重要的是，由于植物食材中可溶性碳水化合物数量不足，草食性动物确实需要消化这些碳水化合物。有些微生物具有消化这些不溶性碳水化合物的酶类，后肠发酵动物与这些微生物有共生关系。后肠发酵具有解剖学上的适应性，以允许扩大微生物种群。马和兔都属于后肠发酵动物，鸡、鸭、鹅等禽类动物的后肠则不发达。

马的消化系统和其他单胃动物一样，但同时具有单胃动物和复胃动物的双重功能。其消化系统的特点是微生物消化发生在盲肠而不是牛或其他复胃动物的胃里。马的消化系统包括口、口腔、食管、胃、小肠、大肠，以肛门口结束（图2-11）。

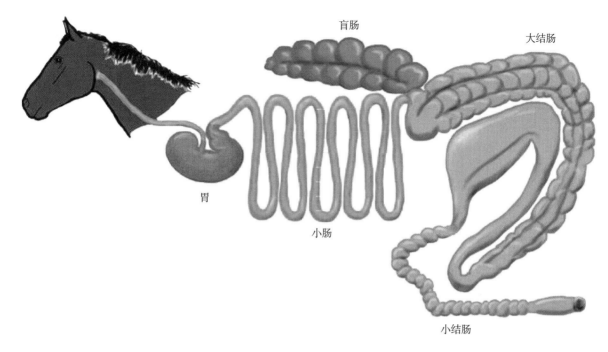

图 2-11　马的消化道

引自 UGA Extension Equine Colic（https：//secure.caes.uga.edu/extension/publications/files/pdf/B%201449_1.PDF）

（1）胃：马的胃和猪的相似，体积略大，容量约为 16L，是消化道最小的部分，约占马消化道总体积的 10%。与消化道的其他部分相比，胃的消化能力很弱，能够消化许多小的食物，适合连续觅食或少量多次进食，而非每天 1 ～ 2 次的大餐。胃的消化是由盐酸和分泌的酶，包括胃蛋白酶和胰蛋白酶促进的。由于胃的容量小，它排空很快，所以在用餐开始时摄入食物在进食完成之前就已经进入小肠。

（2）小肠：为管状结构，长约 21m，容量约为 56L，由十二指肠、空肠和回肠 3 段组成。小肠是吸收蛋白质、脂肪、碳水化合物和一些矿物质的主要区域。胃中开始的酶消化继续在小肠中通过胰腺和肠黏膜分泌的酶进行。

（3）后肠发酵：马的后肠由盲肠、大结肠和小结肠组成。盲肠占肠道容量的 12% ～ 15%，结肠占肠道容量的 40% ～ 50%。后肠的主要功能是微生物消化（发酵）膳食纤维。发酵的重要终产物是挥发性脂肪酸（乙酸、丙酸和丁酸），这些脂肪酸是马食物中的主要能量来源。发酵还会产生甲烷、二氧化碳和水，以及大部分 B 族维生素和一些氨基酸。后肠的另一个功能是水的再吸收。饮食结构会影响后肠微生物种群的构成。

（4）盲肠：是马的消化系统中最重要的部分。马的盲肠与牛和羊的瘤胃具有相同的功能，是微生物消化的主要区域。盲肠中的微生物能够消化植物纤维，产生的挥发性脂肪酸是其主要的能量来源。盲肠中的菌群合成了复合维生素 B、维生素 K 和微生物蛋白。盲肠可容纳多达 34L 的食物，与消化系统的前一部分相比，食物的保存时间更长，允许充分发酵。

（5）大肠：是马的消化系统中最大的部分。食物通过盲肠进入大肠，特别是大结肠。大结肠容量约为 68L，从盲肠开始的微生物在大肠中继续发酵。大肠可吸收微生物发酵产物和矿物质，并进行水的再吸收。

3. 大熊猫　是具有肉食性动物消化道的素食主义者。大熊猫为单室有腺型胃，属于典型的单胃动物，其消化道结构与一般肉食性动物相似，并无草食性动物的特点，即后肠不发达无法进行后肠发酵。但是，它却可以竹类为主要食物。研究推测，大熊猫在进化过程中经过了食性的转变，即从肉食或杂食到草食，再由草食到专食（主要食用竹子）。虽然大熊猫经历了食性的转变，但仍然保留了肉食性动物的消化道特征。

野生大熊猫几乎只食用竹子，竹子中富含纤

维，但营养和能量低，且难以消化。研究表明，大熊猫能够消化竹子中约8%的纤维素和约27%的半纤维素。在对大熊猫基因组的研究中发现，大熊猫不具有编码纤维素和半纤维素相关消化酶的基因。在对其肠道菌群的研究中发现，肠道菌群中含有大量梭菌纲物种，包括梭菌类群Ⅰ和梭菌类群ⅩⅣa，这两类菌群是消化纤维素的重要菌群。对三只野生大熊猫肠道菌群的宏基因组测序发现，其个体中都发现了编码纤维素酶、β-葡萄糖苷酶、1，4-β-木糖苷酶木聚糖，以及1，4-β-木聚糖酶的基因，主要来自梭菌属物种。

此外，由于竹子营养和能量低，所以大熊猫每天必须进食大量的竹子，同时降低能量代谢率，才能维持自身的能量平衡，满足生命活动的需要。研究显示，大熊猫的能量代谢率异常低下，与树懒相似。成年大熊猫代谢水平不到同样体重成年人类的50%。因而，大熊猫每天大量的时间都在进食和睡觉，不喜欢活动，以降低能量消耗。

在漫长的历史进化中，大熊猫作为草食性单胃动物，虽然保留了肉食性动物的胃肠道特征，但同时进化出了一些适应性的特征，如独特的肠道菌群、极低的能量代谢率等，以帮助其适应竹子这类特殊的食物（图2-12）。

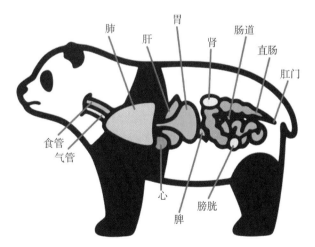

图 2-12　大熊猫的消化道
引自 http://animalia-life.club/

二、复胃动物

反刍动物消化系统是指动物对植物进行消化的器官系统，奶牛、黄牛、绵羊、鹿和山羊都是反刍动物。反刍动物的上颚前部没有牙齿，但有一层坚硬的皮肤，名为牙垫。反刍动物消化系统除了动物消化系统的基本解剖结构，还包括4个胃室，分别是瘤胃、网胃、瓣胃和皱胃。前三个胃（即瘤胃、网胃和瓣胃）参与植物纤维的分解。微生物群参与这一过程，它通过发酵分解纤维素，产生挥发性脂肪酸，如乙酸盐、丁酸盐和丙酸盐。这些脂肪酸被牛用作营养物质。消化酶在第四个胃（即皱胃）中分泌。因此，在反刍动物中，发酵发生在食物消化之前，这个过程称为前肠发酵（foregut fermentation）。此外，反刍动物咀嚼部分消化的食物或从第一个胃返回的食物。牛的小肠和大肠与单胃动物消化系统相似。

（一）反刍动物消化系统

反刍动物的消化系统使牛等反刍动物能够有效地利用包括牧草在内的植物性食物，其消化系统包括口、舌、唾液腺（分泌唾液以缓冲瘤胃pH）、食管、四室胃（瘤胃、网胃、瓣胃和皱胃）、胰腺、胆囊、小肠（十二指肠、空肠和回肠）和大肠（盲肠、结肠和直肠）。

1.口、舌、唾液腺　反刍动物用嘴（口腔）和舌头进食牧草或饲料。反刍动物没有门牙。下颌门牙在坚硬的牙垫上工作。牙齿在最初的咀嚼和反刍过程中研磨和碾碎植物材料。唾液有助于咀嚼和吞咽，其含有分解脂肪的酶（唾液脂肪酶）和淀粉的酶（唾液淀粉酶），并进入瘤胃参与氮循环。唾液最重要的功能是缓冲网胃和瘤胃的pH。一头成熟的牛每天分泌多达50L的唾液，但唾液的分泌量取决于咀嚼饲料的时间，长时间的咀嚼会刺激唾液的产生。

2.食管　反刍动物进食迅速，没有充分咀嚼就吞咽了很多食物。但是，其食管的功能是双向的，如果必要的话，它们可以将食物反刍以供进一步咀嚼。

3.四室胃　真正的反刍动物，如牛、绵羊、山羊、鹿和羚羊等，它们的复胃是由4个胃室组成，即瘤胃、网胃、瓣胃和皱胃。前3个胃室的黏膜上没有腺体，类似于单胃的无腺区，统称前胃。皱胃内分布消化腺，功能与单胃相同。反刍动物的复胃占据了约75%的腹腔，几乎填满了整个左侧并延伸到右侧。4 个腔室中瘤胃和网胃占总胃体积的 84%，瓣胃占 12%，皱胃占 4%。

（1）瘤胃：是最大的胃室，在一头成熟的奶牛中瘤胃容量约为 150L，是一个食物的储存罐。内侧有微小的突起（乳头）排列在瘤胃上，增加了瘤胃的表面积和吸收量。除了储存，瘤胃通过宿主微生物发酵发挥发酵罐的作用，50% ～ 65% 的淀粉和可溶性糖在瘤胃消化。瘤胃的环境有利于微生物的生长，其微生物包括细菌、原虫和真菌 3 种。微生物（主要是细菌）可消化来自植物细胞细胞壁的纤维素及复杂的淀粉，用非蛋白氮合成蛋白质——这是牛的蛋白质主要来源，并合成维生素 B 和维生素 K。纤维素和聚戊糖被分解为挥发性脂肪酸（乙酸、丙酸、丁酸等），大部分被瘤胃吸收，为牛提供约 75% 的能量。瘤胃 pH 一般在 6.5 ～ 6.8，是无氧环境。瘤胃内发酵后产生的气体包括二氧化碳、甲烷和硫化氢。可以看出，牛虽然食用了大量的素食，但经过微生物发酵后它可获得大量的蛋白质。

（2）网胃：是位于身体前部靠近心脏的一种囊状结构，其内部呈蜂巢状。瘤胃和网胃通常被认为是一个器官，因为它们有相似的功能，而且只被一个小的肌肉折叠组织分开。网胃位于瘤胃的下方和前方，靠在隔膜上。食糜在网胃和瘤胃之间自由流动。网胃的主要功能是收集较小的食糜颗粒，并将其移动到瓣胃中，而较大的颗粒则留在瘤胃中进一步消化。网胃也诱捕和收集动物食用的沉重 / 高密度的物体。当反刍动物吃了钉子、金属丝或其他尖锐重物时，这些东西很可能会被网胃卡住。在正常的消化道收缩过程中，这些东西可以穿透网胃壁，进入心脏，导致疾病。

（3）瓣胃：呈球形，通过一个短隧道与网胃连接。瓣胃的黏膜向腔面凸起，形成百余片折叠的瓣叶。瓣叶一般为半圆形，一端连着胃壁，另一端呈游离状，犹如书中的书页。其面积大小不一，数量在不同的种群间也存在差异。如印度山羊有 56 ～ 80 个瓣叶，而澳洲山羊仅有 32 ～ 35 个瓣叶，水牛的瓣叶数量达 135 ～ 143 个。瓣叶的存在极大地增加了瓣胃上皮的面积，使其从饲料和水中吸收营养的面积增加。水的吸收发生在瓣胃，因而瓣叶之间的食糜将比其他胃室中的食糜干燥。

牛具有高度发达的大瓣胃。

（4）皱胃：是反刍动物"真正的胃"。它是唯一一个具有腺体的胃室，也是最类似于单胃动物胃的胃室。皱胃产生盐酸和消化酶，如胃蛋白酶（分解蛋白质），并接受胰腺分泌的消化酶，如胰脂肪酶（分解脂肪）。这些分泌物帮助准备蛋白质以供肠道吸收。皱胃的 pH 一般在 3.5 ～ 4.0。皱胃的主细胞分泌黏液，以保护皱胃壁免受酸损伤。

4. 小肠和大肠　是皱胃之后进一步吸收营养的地方。成年奶牛的小肠是一根长约 45m，容量约为 75L 的管道。进入小肠的食糜与胰腺和肝的分泌物混合，将 pH 从 2.5 提高到 7 ～ 8。这种较高的 pH 是小肠中的酶正常工作所必需的。胆汁从胆囊分泌到小肠的第一部分（十二指肠），以帮助消化。营养吸收发生在整个小肠中，包括瘤胃旁路蛋白的吸收。肠壁包含大量的"手指状"突起，称为绒毛，可以增加肠道表面积，帮助营养吸收。肌肉的收缩有助于消化物的混合并转移到下一部分。

大肠从消化物中吸收水分，然后将剩余的物质作为粪便从直肠排出。盲肠是一个大的盲袋，位于大肠起始处。与马等后肠发酵动物的盲肠不同，反刍动物的盲肠几乎没有作用。结肠是大肠吸收水分最多的地方（图 2-13）。

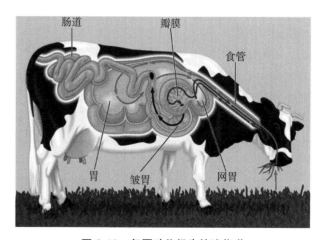

图 2-13　复胃动物奶牛的消化道
引自 http://www.articlesweb.org/

（二）复胃动物的消化特点——微生物发酵

1. 瘤胃中微生物的来源　反刍动物瘤胃获取

微生物的方式有许多种。第一，与其他哺乳类动物相似，在母体分娩过程中通过产道向新生幼崽的消化道植入有益的微生物。在牛犊出生20分钟后，就可在其瘤胃中检测到微生物菌群，如纤维分解菌、变形菌和产甲烷菌等。第二，在反刍动物出生后至2周龄期间，通过对母体的舔舐获取瘤胃菌群，这也被学者认为是获取原虫的唯一来源。第三，反刍动物母体的初乳携带有母体的功能性菌群和发酵基质，初生幼崽摄入初乳后用于建立自身瘤胃的细菌群落和促进瘤胃的发育。此外，也有学者认为母体子宫内的羊膜提供瘤胃的生物群落，如山羊羊水中具有高比例的芽孢杆菌，出生30分钟后的山羊瘤胃中也能检测到大量的芽孢杆菌和乳酸杆菌。

2. 瘤胃中微生物的组成　瘤胃中的微生物处于严格厌氧的环境中，它们彼此之间属于共生关系，构成瘤胃独特的生态系统。微生物群落包括瘤胃细菌、古生菌、原生动物和真菌。此外，还存在少量的噬菌体和古噬菌体，发挥基因水平转移和种群关键调节因子的作用。根据其分布不同，主要将其分为以下菌群。

（1）纤维黏附菌群：由纤维分解菌组成，用于降解植物纤维，约占瘤胃总菌量的70%。包括纤维杆菌属、瘤胃球菌属。

（2）悬浮于胃液中的菌群：主要作用是将可溶性碳水化合物发酵成挥发性脂肪酸，约占瘤胃总菌量的30%。

（3）附着于瘤胃上皮的微生物群：所占比例很小，占瘤胃总菌量的不到1%。它位于宿主细胞和腔内微生物群落的交界处，在病原体防御、氮循环、上皮组织循环等方面发挥重要作用。其主要包括丁酸弧菌属、弯曲菌属、脱硫叶菌属和艰难杆菌属。

多数研究表明，这种水平上，不同个体的核心菌群丰度几乎一致；核心菌群成员间的关系要更为密切，它们更适应所处环境；部分核心菌群是可遗传的，如瘤胃球菌属和纤维杆菌属，它们在发挥瘤胃功能中起关键作用；成年反刍动物的瘤胃中微生物种类会不断丰富，核心菌群在种类占比中较低，但是丰度很高。如成年奶牛中核心菌群丰度达30%～60%，但是其在种类中的占比

仅为0.25%。在对羔羊的研究中显示，在羔羊出生后不久，瘤胃的核心菌群就出现了，其可能具有优先定植的优势。

3. 瘤胃微生物的功能

（1）碳水化合物的消化：一旦进入瘤胃，饲料就会暴露在独特的微生物群中，它们开始发酵和消化植物细胞壁的成分，将其分解成碳水化合物和糖。瘤胃微生物利用碳水化合物、氨和氨基酸来生长。微生物发酵糖产生VFA（乙酸酯、丙酸酯、丁酸酯）、甲烷、硫化氢和二氧化碳。VFA通过瘤胃壁被吸收进入肝。

一旦进入肝，VFA通过糖异生转化为葡萄糖。因为植物的细胞壁消化缓慢，这种酸的产生非常缓慢。再加上常规的反刍（反复咀嚼反刍食物）增加了唾液流量，这就形成了一个相当稳定的pH环境。

（2）蛋白质的消化：一般有2种蛋白质来源可供反刍动物使用，即饲料中的蛋白质和瘤胃微生物中的微生物蛋白质。反刍动物是独一无二的，它与这些微生物有共生关系。与其他生物一样，这些微生物需要蛋白质和能量来维持其生长和繁殖。在消化道收缩过程中，这些微生物中的一部分被"洗"出瘤胃进入皱胃，在那里像其他蛋白质一样被消化，从而为动物创造了蛋白质来源。

动物摄取的所有粗蛋白质（crude protein，CP）可分为降解食入蛋白质（degraded intake protein，DIP）和未降解食入蛋白质（undegraded intake protein，UIP，又称瘤胃旁路蛋白）两部分。瘤胃微生物将DIP分解为氨（NH_3）、氨基酸和多肽，和碳水化合物消化产生的能量一起被微生物用于生长和繁殖。

过量的氨通过瘤胃壁被吸收，并在肝转化为尿素。在肝中，它进入血液返回到唾液或被身体排出。尿素毒性来自反刍动物过量摄入的尿素，摄入的尿素在瘤胃会立即降解为氨。当从尿素提供的氮构建蛋白质的过程中氨比能量更易获得时，过量的氨通过瘤胃胃壁被吸收。当氨的总量超过肝将其解毒转化为尿素的能力时，毒性就会发生，这会杀死动物。然而，有了足够的能量，微生物就可以利用氨和氨基酸来生长和繁殖。

瘤胃未降解饲料中的 UIP 成分"绕过"瘤胃，从瓣胃进入皱胃。在皱胃中，反刍动物利用 UIP 和从瘤胃中冲洗出来的微生物作为蛋白质来源。

此外，健康的瘤胃菌群还可以维持黏膜屏障，调节免疫系统发育，促进营养代谢。

单胃动物主要吃动物组织，这些组织容易消化。然而反刍动物主要以植物为食，难以消化。因此，反刍动物利用微生物来消化胃中的植物物质。为此，它们进化出一个由 4 个胃室组成的大胃。相反，单胃动物只有一个胃。单胃消化系统和反刍动物消化系统的主要区别在于食物的种类和不同消化系统对食物的适应能力。

三、无胃动物

无胃动物主要是鸭嘴兽。在物种的进化树上，鸭嘴兽像是一部古怪的文集：它有一个像鸭一样坚硬的喙、扁平的尾巴和蹼足。雄性的后足上是有有毒的爪子，雌性产卵却可以进行哺乳。研究鸭嘴兽内部的消化系统，会发现另一个奇怪的特征：它的食管与肠道直接相连，中间没有分泌强酸和消化酶的囊，也就是说，鸭嘴兽没有胃。

胃是肠道中产生酸的部分，最早于 4.5 亿年前出现。因为酸性环境会促使蛋白大分子变性，维持分解它们的酶的活性，所以胃能让我们的祖先消化更大的蛋白质。

但是在过去的 200 年里，研究发现许多脊椎动物失去了胃。鸭嘴兽没有胃，它的近亲带刺针鼹也没有胃。肺鱼——一种可以呼吸空气的细长的淡水鱼也没有胃。研究人员推测，鸭嘴兽没有胃，是因为从它的祖先开始食用的食物不需要胃消化，它们以水底的软体动物、蠕虫的幼虫等为食，偶尔也捕食小鱼、小虾。摄入食物后，通过食管直接进入肠道进行消化。目前学者认为，鸭嘴兽的祖先曾经出现过胃，只是在进化过程中将胃丢失了。

（一）胃蛋白酶基因的丢失

在对鸭嘴兽基因组进行注释和鉴定时发现，鸭嘴兽缺少一些在其他哺乳类物种中普遍存在的蛋白酶基因。大多数丢失的蛋白酶基因编码快速

进化为蛋白酶家族成员，包括与免疫功能、精子发生或受精有关的蛋白酶。此外，编码 3 种主要胃蛋白酶（胃蛋白酶原 A、胃蛋白酶原 B、胃蛋白酶原 C）的基因也不在鸭嘴兽的基因组中。这 3 种主要胃蛋白酶负责在酸性 pH 下分解膳食蛋白质，从鱼类到哺乳类动物和鸟类，进化过程一直高度保守。并且编码这些蛋白酶的基因（PGA、PGB 和 PGC）位于不同的染色体位点，其整体结构在包括鸭嘴兽在内的大多数脊椎动物基因组中也保存得很好。因此，鸭嘴兽基因的缺失不太可能是特定染色体区域的基因组组装不完整导致的。研究人员推测，编码这些胃蛋白酶的基因在鸭嘴兽基因组中被特异性删除了，这可能导致其在消化膳食蛋白质方面与其他哺乳类动物存在重要差异。

（二）与胃酸分泌有关的基因的丢失或失活

除了胃蛋白酶基因的缺失以外，在鸭嘴兽基因组中没有发现存在胃泌素基因（GAST）的任何证据，这表明鸭嘴兽的酸分泌可能也受到了损害。与此一致的是，平行基因组分析还显示，通过壁细胞酸化胃内容物的 H^+-K^+-ATP 酶 α 亚基（ATP4A）也从鸭嘴兽基因组中被删除。该基因存在于鱼类和羊膜动物中，在进化过程中一直高度保守，但在鸭嘴兽基因组组装中却不存在。

除了涉及特定的胃基因缺失以外，有 2 个已知的胃基因，即组织蛋白酶 E（CTSE）和 H^+-K^+-ATP 酶 β 亚基（ATP4B），已经通过假基因化失活。CTSE 在鸭嘴兽中没有功能是由于在第 7 外显子（Lys295Ter）中存在一个提前终止密码子，以及其 9 个外显子中第 6 个外显子缺失。同样，基因 ATP4B 在第 3 和第 4 外显子中存在过早终止密码子（Tyr98Ter 和 Lys153Ter），以及在第 7 外显子存在移码突变。

（三）胃基因的丢失

神经营养素 -3（neurogenin-3）是一种转录因子，其活性是胃上皮细胞特异性所必需的，缺乏神经营养素 -3 会导致胃变小，并缺少分泌胃泌素的 G 细胞、分泌生长抑素的 D 细胞和分泌胰高血糖素的 A 细胞。神经营养素 -3 可能是一种候选基

因，它的缺失可以部分解释鸭嘴兽胃与其他脊椎动物胃之间的形态差异。然而，神经营养素 -3 在不同物种中的作用还需要进一步研究，以确定该

转录因子在哺乳类动物进化过程中定义胃结构或功能差异方面的作用（图 2-14）。

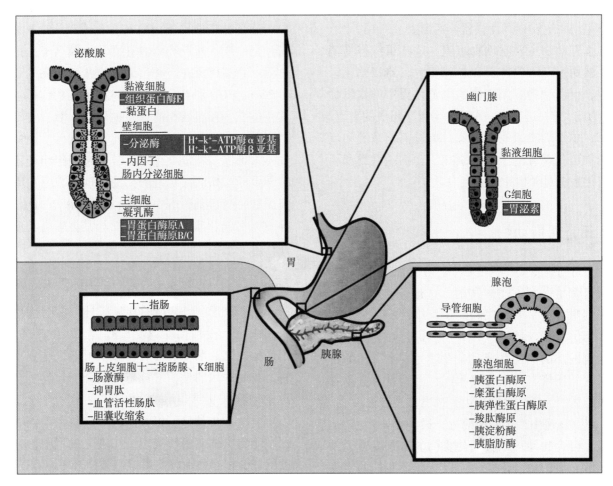

图 2-14　真兽类胃肠系统图

显示了胃腺和特定细胞的类型，以及每一种细胞分泌的与食物消化直接相关的蛋白质。其中红色代表鸭嘴兽中缺少的蛋白质。内因子在人类中由壁细胞产生，但在鸭嘴兽由胰腺产生

引自 Genome Biology, 2008,9（5）：R81

四、胃酸在不同物种间的差异

通常，脊椎动物的胃进化是在胃以化学方式分解食物，特别是通过胃蛋白酶原和盐酸变性蛋白质的背景下讨论的。然而，鉴于学者对微生物共生体在动物健康中的作用越来越了解，重新评估胃的额外作用——作为屏障防止病原体进入胃肠道将会非常有意义。

早期对人类肠道微生物群的研究表明，微生物在肠道的定植是随机和短暂的，微生物群在任何时刻都受到近期植入者的强烈影响。如果这种

模式是普遍的，就会提示人类的胃在调节肠道微生物组成方面发挥适度作用。

然而，近期研究表明，单胃脊椎动物的 pH 环境作为一个生态过滤器发挥更重要的作用，通过其酸性能够杀死原本会在肠道定居的微生物种群。在这种情况下，外来微生物成功定植是罕见的，在对人类肠道微生物组的研究中显示其时间变异性小于个体之间的变异性。当健康个体发生重大变化时，通常表现出的是微生物种群间相对丰度的改变，而不是新谱系微生物的到来。特定微生物种群在肠道中的定植似乎不受干扰，很大程度

上是因为酸性的胃阻止了大量食源性微生物对肠道的频繁定植，无论这些微生物是有益的还是致病的。

有观点认为，胃酸的进化可作为病原体殖民的屏障，因为不同动物的胃的酸性环境是不同的。动物要维持一个酸性的 pH 环境是非常耗能的，宿主必须投入大量的能量来生产酸，同时又要保护胃免受酸相关的损害。酸性胃应该主要出现在那些有适应性需求，或在动物最近的祖先中有适应性需求的情况下。此外，胃酸可能阻止或减少动物获得有益微生物的机会。与之相反的是那些特殊的草食性动物（复胃动物），它们的胃包括一个碱性胃室，里面有对发酵植物饮食至关重要的微生物。在这些动物中，因为植物物质中食源性病原体的风险很低，酸性胃不仅价值有限，还可能会去除那些有助于分解植物的微生物。研究人员推测，以腐肉为食的动物胃酸过滤能力最强，即具有较高的胃酸。腐肉有可能维持更高的多病原体负荷，因为死亡宿主的身体已经停止抑制细菌生长。类似地，肉食性动物和杂食性动物的胃酸高于具有特殊发酵前胃的草食性动物，因为在猎物体内发现的病原体比植物相关的微生物更容易感染捕食者。此外，肉食性动物和杂食性动物的胃的酸度也可能取决于捕食者和猎物之间的进化距离。病原体更有可能感染进化相近的宿主，因此食用昆虫的鸟类比食用肉类的鸟类面临更低的食源性感染风险。在动物中，如人类，具有酸性程度高的过滤系统，可能会特别容易受到肠道共生菌群丢失的负面影响，因为重新定植的概率很低。

前面已经提到，在哺乳类动物中，胃酸的产生和食物的暂时储存都发生在胃中。在鸟类中，酸的产生发生在前胃，食物则主要储存于砂囊中。在脊椎动物，特别是哺乳类动物中，胃结构的复杂性和大小差异很大，但在大多数情况下，胃是消化道中酸性最强的部分。而复胃动物进行的前胃发酵是一个例外，微生物发酵先于消化和吸收。在灵长类动物中，只有一个谱系［疣猴亚科（Colobinae）］进化出这种系统，但在偶蹄类、

树懒和袋鼠几个谱系中也发现了类似的消化策略。在鸟类中，目前仅发现一种鸟类依赖这种发酵系统，该鸟类的微生物定居于一个特殊的双室嗉囊中，而不是前胃。无论胃的形态如何，微生物群落降解纤维素和健康发酵在碱性环境中的效率最高。前肠发酵胃的近端 pH 达 5.5 ～ 7，而远端 pH 约为 3。

研究认为，在胃 pH 方面变化最大的营养群是专门吃昆虫或鱼的杂食性动物和肉食性动物。与草食性动物（前肠发酵和后肠发酵）和专门的肉食性动物相比，食腐肉的动物（专性和兼性）的胃酸明显更高。具体来说，前肠发酵的草食性动物在所有营养类群中胃酸最低，杂食性动物和肉食性动物的胃酸水平中等，与其他类群没有明显区别。

草食性动物可以维持一个中等酸性的腔室，因此对微生物进入的限制较少。然而也有一些有趣的例外：海狸会在水下储存食物，而那里对原生动物寄生虫蓝氏贾第鞭毛虫有高暴露风险。海狸的胃酸度很高，高胃酸可能已经进化用于控制这种普遍的环境病原体。另一个胃酸度很高的草食性动物是兔子，它是一个行为改变胃环境的有趣例子。众所周知，兔子经常进行共食，这使得它们可以重新接种微生物，特定的微生物降低了胃酸水平，为其创造了一个适合发酵的环境。

迄今为止，在被研究的灵长类动物中，人类的胃 pH 似乎更接近于腐食动物，而非大多数肉食性动物和杂食性动物。由于缺乏其他类人猿胃 pH 的可靠数据，很难预测这种酸性环境何时进化而来。在杂食的进食和觅食策略上，狒狒被公认为与人类最为相似，但是它们的胃表现出普通的酸性（pH 3.7），而没有表现出像现代人类那样极低的 pH（pH 1.5）。一种解释为，在人类（以及更普遍的古人类）进化中腐肉的进食比目前所认为的更为重要；另一种解释为，根据粪 - 口病原体感染和杀死人类的数量，进化选择可能倾向于高胃酸，它在病原体预防方面发挥作用，而不依赖于饮食（图 2-15）。

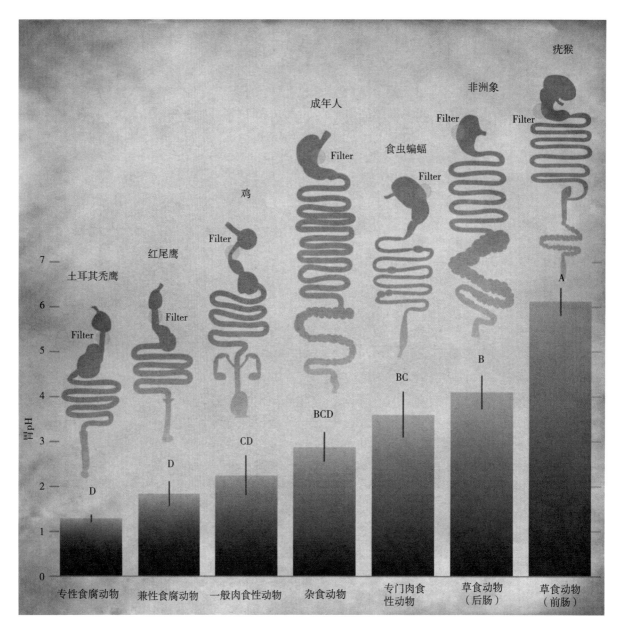

图 2-15　具有代表性的鸟类和哺乳类动物的胃内的 pH

专性食腐动物的胃内 pH 为 1.3 ± 0.08；兼性食腐动物的胃内 pH 为 1.8 ± 0.27；一般肉食性动物的胃内 pH 为 2.2 ± 0.44；杂食动物的胃内 pH 为 2.9 ± 0.33；专门肉食性动物的胃内 pH 为 3.6 ± 0.51；后肠草食动物的胃内 pH 为 4.1 ± 0.38；前肠草食动物的胃内 pH 为 6.1 ± 0.31

引自 PLoS One, 2015, 29, 10（7）：e0134116

（胡昳旸　秦鸿雁）

参考文献

樊代明，2016. 整合医学：理论与实践. 北京：世界图书出版公司.

樊代明，2021. 整合医学：理论与实践 7. 北京：世界图书出版公司.

李学良，严祥，贡继尚，等，2012. 猪、犬和兔胃黏膜分区及黏膜皱褶的分布特征. 中国兽医科学，42(5): 529-532.

饶辉，2008. 单胃动物和反刍动物对三大营养物质的消化机理及研究热点 [J]. 湖南饲料，(6): 22, 24-26.

Beasley DE, Kdltz AM, Lambert JE, et al, 2015. The evolution of stomach acidity and its relevance to the human microbiome. PLoS One, 10(7): e0134116.

Brunet T, King N, 2017. The origin of animal multicellularity and cell differentiation. Dev Cell, 43(2): 124-140.

Cholewinska P, Czyz K, Nowakowski P, et al, 2020. The microbiome of the digestive system of ruminants-a review. Anim Health Res Rev, 21(1): 3-14.

Church DC, 1993. The Ruminant Animal Digestive Physiology and Nutrition. Long Grove: Waveland Press.

Clavijo V, Flórez MJV, 2018. The gastrointestinal microbiome and its association with the control of pathogens in broiler chicken production: a review. Poult Sci, 97(3): 1006-1021.

Dayel MJ, King N, 2014. Prey capture and phagocytosis in the choanoflagellate Salpingoeca rosetta. PLoS One, 9(5): e95577.

Dimov I, Maduro MF, 2019. The C. elegans intestine: organogenesis, digestion, and physiology. Cell Tissue Res, 377(3): 383-396.

Drake HL, Horn MA, 2007. As the worm turns: the earthworm gut as a transient habitat for soil microbial biomes. Annu Rev Microbiol, 61: 169-189.

Godefroy N, Le Goff E, Mratinand-Mari C, et al, 2019. Sponge digestive system diversity and evolution: filter feeding to carnivory. Cell Tissue Res, 377(3): 341-351.

Hartenstein V, Martinez P, 2019. Structure, development and evolution of the digestive system. Cell Tissue Res, 377(3): 289-292.

Horn MH, Gawlicka AK, German DP, et al, 2006. Structure and function of the stomachless digestive system in three related species of New World silverside fishes (Atherinopsidae) representing herbivory, omnivory, and carnivory. Mar Biol, 149: 1237-1245.

Jha R, Fouhse JM, Tiwari UP, et al, 2019. Dietary Fiber and Intestinal Health of Monogastric Animals. Front Vet Sci, 6:48.

King N, 2004. The unicellular ancestry of animal development. Dev Cell, 7(3): 313-325.

Koehl MAR, 2021. Selective factors in the evolution of multicellularity in choanoflagellates. J Exp Zool B Mol Dev Evol, 336(3): 315-326.

Nakayama S, Sekiguchi T, Ogasawara M, 2019. Molecular and evolutionary aspects of the protochordate digestive system. Cell Tissue Res, 377(3): 309-320.

Nie Y, Speakman JR, Wu Q, et al, 2015. ANIMAL PHYSIOLOGY. Exceptionally low daily energy expenditure in the bamboo-eating giant panda. Science, 349(6244): 171-174.

O'Domell MM, Harris HMB, Ross RP, et al, 2017. Core fecal microbiota of domesticated herbivorous ruminant, hindgut fermenters, and monogastric animals. Microbiologyopen, 6(5): e00509.

Ordoñez GR, Hillier LW, Warren WC, et al, 2008. Loss of genes implicated in gastric function during platypus evolution. Genome Biol, 9(5): R81.

Soybel D I, 2005. Anatomy and physiology of the stomach. Surg Clin North Am, 85(5): 875-894.

Steinmetz PRH, 2019. A non-bilaterian perspective on the development and evolution of animal digestive systems. Cell Tissue Res, 377(3): 321-339.

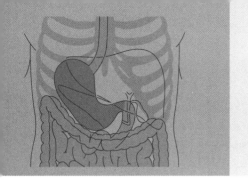

第3章 胃的解剖和组织胚胎发育

第一节 胃的解剖结构

胃是消化道中最膨大的部分，位于食管和十二指肠之间，担任许多重要功能，如营养物质的暂时储存、固体食物的研磨、蛋白质的化学消化、控制食糜进入十二指肠和分泌胃酸、胃肠道激素、内因子等。

胃位于上腹部，自左肋缘区深面向右下行，延伸至上腹部和脐区。它占据了膈和腹前壁所形成的陷窝，大部分被下位肋骨所覆盖，两侧由上腹部脏器包绕。其容积出生时为 20～30ml，在成年人可增至 1000～1500ml。胃两端的位置相对固定，而中间的部分活动度较大。

一、胃的划分

胃的腹膜面大网膜和小网膜的附着处被分开，在此定义了胃大弯（greater curvature of stomach）和胃小弯（lesser curvature of stomach），并将胃的表面分成了前、后两面（图 3-1）。胃前壁朝向前上方，对向腹膜腔。胃后壁朝向后下方，对向网膜囊，是网膜囊前壁的一部分。两壁移行处的上缘称胃小弯，呈凹向右上方的弧形。下缘较长，称胃大弯，长度为胃小弯的 4～5 倍，为凸向左下方的弧形。胃小弯有肝胃韧带附着，位置较为恒定，其最低点有明显向右的转折角，称为角切迹（angular incisure）。胃的近端与食管连接处是胃的入口，称贲门（cardia）。贲门的左侧，食管末端左缘与胃底所形成的锐角称贲门切迹（cardiac incisure）。胃的远端连接十二指肠，是胃的出口，称幽门

（pylorus）。由于幽门括约肌的存在，在幽门表面，有一缩窄的环形沟，幽门前静脉常横过幽门前方，这为胃的手术提供了确定幽门的标志。

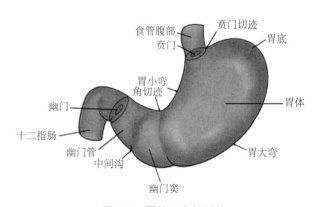

图 3-1 胃的形态与划分

引自系统解剖学.9 版.北京：人民卫生出版社，2018.

通常将胃分为 4 部：贲门附近的部分称贲门部（cardiac part），分界不明显（图 3-1）；贲门平面以上，向左上方膨出的部分为胃底（fundus of stomach），临床有时称胃穹窿（fornix of stomach），内含吞咽时进入的空气，约 50ml，胃 X 线片可见此气泡；自胃底向下至角切迹处的中间大部分称胃体（body of stomach）；胃体下界与幽门之间的部分称幽门部（pyloric part），临床上也称胃窦。幽门部的大弯侧有一浅沟称中间沟，将幽门部分为右侧的幽门管（pyloric canal）和左侧的幽门窦（pyloric antrum）。幽门窦通常位于胃的最低部，胃溃疡和胃癌多发生于胃的幽门窦近胃小弯处；幽门管长 2～3cm。

二、胃的形态

受体位、体型、年龄、性别、胃的充盈状态、周围脏器的位置，以及腹壁和胃壁肌的紧张度等多种因素的影响。根据 X 线钡剂透视，可将胃分成钩型胃、角型胃、长胃三型（图 3-2）。

（一）钩型胃

胃的位置较低，呈"J"字形，胃体垂直，角切迹呈明显的鱼钩形，胃大弯下缘几乎与髂嵴同高，此型多见于中等体型的人。

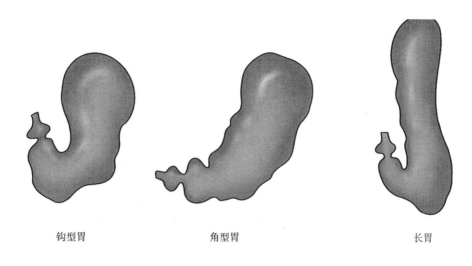

钩型胃　　　　　角型胃　　　　　长胃

图 3-2　胃的 X 线成像
引自系统解剖学 . 9 版 . 北京：人民卫生出版社，2018.

（二）角型胃

胃的位置较高，呈牛角形，略近横位，多位于腹上部，胃大弯常在脐以上，角切迹不明显，常见于矮胖体型的人。

（三）长胃

胃的紧张力较低，全胃几乎均在中线左侧。内腔上窄下宽。胃体垂直呈水袋样，胃大弯可达髂嵴水平面以下，多见于体型瘦弱的人，女性多见。

三、胃的毗邻关系

（一）前方

胃的前方是腹前壁、左肋缘、左侧胸膜、肺、膈和肝左叶。

胃的整个前（上）面都被腹膜覆盖。前面的外侧部位于左肋缘的后方，并与膈相邻，膈肌将其与左胸膜、左肺底、心包和左侧第 6～9 肋骨

和肋间隙相分隔。另外，还位于腹横肌附着于肋骨的上部肌纤维的后方（图 3-3）。此面的左上部向后弯曲，并与脾的胃面相连接。前面的右侧半与肝左叶的上方和腹前壁的下方相邻，通过此处可以放置胃造口术的导管。当胃空虚时，横结肠亦可靠近于胃前面。

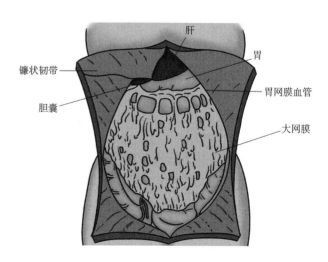

图 3-3　胃的前方毗邻
引自局部临床解剖学 . 8 版 . 长春：兴界图书出版社，2009.

（二）后方

胃的后方包括网膜囊、膈、脾、左肾上腺、左肾上部、脾动脉、胰、横结肠系膜和横结肠。

胃的后面大部分由腹膜覆盖，但近贲门处，有一小的三角形区域直接与左膈脚相接触，有时与左肾上腺相接触，但缺乏腹膜覆盖。胃左血管在该裸区的右端到达胃小弯。胃膈韧带经该裸区

的外侧部到达膈下表面。胃后表面位于左膈脚和膈肌下部纤维、膈左下血管、左肾上腺、左肾上部、脾动脉、胰前面和横结肠系膜上层的前方（图 3-4）。上述器官共同构成胃床（stomach bed），胃与胃床通过小囊隔开（胃扩张时即在此小囊上滑动）。此面的左上部向前外侧弯曲，并与脾的胃面相邻。横结肠系膜将胃与十二指肠空肠曲和近端回肠隔开。

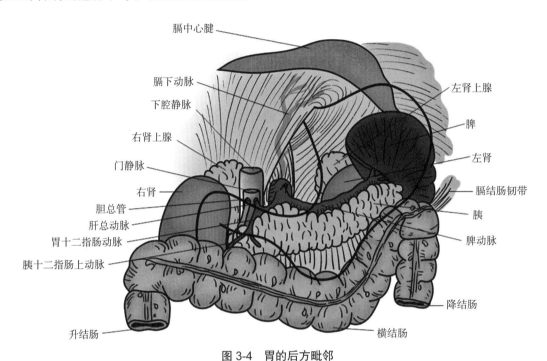

膈中心腱

膈下动脉
下腔静脉
右肾上腺
门静脉
右肾
胆总管
肝总动脉
胃十二指肠动脉
胰十二指肠上动脉

升结肠

左肾上腺
脾
左肾
膈结肠韧带
胰
脾动脉

降结肠

横结肠

图 3-4　胃的后方毗邻
引自局部临床解剖学 .8 版 . 长春：兴界图书出版社，2009.

（三）贲门和食管胃连接

食管开口于胃的贲门处。贲门常位于第 11 胸椎水平正中线的左侧，第 7 肋软骨后方。在成年人中，贲门与切牙的距离平均为 40 cm。腹部食管的右缘与胃小弯相连，左缘与胃大弯相连。在内部，食管和胃的过渡很难定位，因为胃黏膜延伸至腹部食管的程度不同。出于实用目的，在食管鳞状上皮和下面红色的柱状上皮之间的一个"Z"线形的结合处，常被定义为胃 - 食管连接。在正常的食管中，"Z"线形位于胃黏膜皱襞的近端。当化生的柱状上皮从胃黏膜皱襞的上方移行至食管下段时，被认为是病态，称为"Barrett 食管"。伴有或不伴有 Barrett 食管的滑动食管裂孔疝使内镜检查时确认胃—食管连接变得非常困难。在成年人中，覆于胃 - 食管连接外部前面的腹膜之下常

出现脂肪垫。在胃 - 食管连接的左上缘，食管与胃小弯之间由胃纵肌形成一环形袢，常用作胃与食管的分界。

1. 食管下括约肌和胃食管反流　休息时，在胃 - 食管连接处有一压力梯度，反映了传至胸部食管的胸内负压和传至胃的腹内正压（通过胃的收缩来增强）。通常有一些解剖和生理因素来防止胃食管反流的发生。下段食管长期收缩，专门增厚的内在环形平滑肌通过右膈脚旁的环形纤维束来加强抗反流能力。它们一起向食管下段 2 ～ 4cm 的区域施加径向压力，形成有效的高压带（high pressure zone）。食管下段括约肌内在肌纤维的作用可以通过右侧食管的平滑肌纤维和左侧悬吊形的斜胃肌纤维进一步加强。在食管腹部进入胃的水平面上，位于胃小弯上面的环形肌纤维尤其明

显，它们有时被称为"扣状纤维"，有着明显的血管肌源性收缩作用（图 3-5）。食管环形肌从食管斜行入胃内，与扣状纤维配合，引起胃扩张。食管环形肌、扣状纤维及胃斜肌纤维一起作用于前后表面，在胃 - 食管连接处增强，并有助于维持高压带。

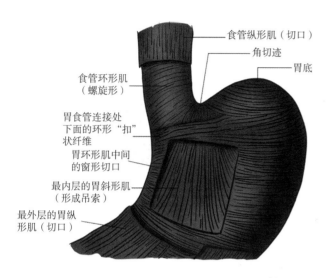

食管纵形肌（切口）

角切迹

胃底

食管环形肌
（螺旋形）

胃食管连接处
下面的环形"扣"
状纤维

胃环形肌中间
的窗形切口

最内层的胃斜形肌
（形成吊索）

最外层的胃纵
形肌（切口）

图 3-5　食管和胃的肌层分布
引自 Gray's anatomy：The anatomical basis of clinical practice （41e）. Philadelphia：Elsevier Churchill Livinestone，2020.

食管下括约肌的瞬时松弛可导致胃内容物反流到食管下段，这是一种正常现象，在多数人的日常生活中都可发生。由于食管下括约肌活动力减弱或滑动的食管裂孔疝导致胃酸长期反流，可引起食管炎及其他相关并发症。通过外科手术来阻止异常的反流，旨在恢复正常的腹部食管长度，修复食管裂孔疝及增加腹内食管周围的压力，通常是通过在腹部食管周围包裹胃底（胃底折叠术）来实现的。相反，食管下括约肌功能障碍常发生弛缓不能，主要是由于食管远端和胃 - 食管连接处肌间神经丛神经节细胞减少或缺乏。支配括约肌的抑制性神经细胞的缺失导致松弛困难，引起吞咽困难和近端食管扩张。对这种情况的处理方法就是通过球囊扩张或手术肌切开术（Heller 贲门肌层切开术）来破坏高张力的肌纤维。

2. Barrett 食管　食管下部的鳞状上皮界线在病理状态下可被化生的"肠上皮"，即柱状上皮取代，称为"Barrett 食管"。这一过程是慢性偶然的胃酸反流和胆汁逆流入食管下段的结果。异常的肠上皮化生可从胃食管连接处延伸至可变长度，通过内镜检查可看到相关黏膜肉眼可见的改变。Barrett 食管是食管腺癌的危险因素，通过合理的治疗可以维持稳定，甚至使之退化。

（四）幽门

幽门是胃进入十二指肠的开口。仰卧位，且胃排空时，幽门常位于幽门平面（第 1 腰椎椎体的下缘）的正中线右侧 1 ～ 2cm。幽门括约肌是指交织有结缔组织的环形肌明显增厚，并与一些纵形肌纤维交错而形成的环形肌结构，明显厚于相邻的胃和十二指肠。圆形的幽门在胃表面收缩，常标志幽门括约肌的位置，特点是在尾侧的前表面有幽门前静脉穿过。婴儿肥厚性幽门梗阻是由于原发性幽门圆形肌肥大，导致在早期阶段出现胃出口梗阻。通过分离肥厚的幽门肌（幽门肌切开术）很容易被治愈。

在内镜检查中，胃通常因胃内存在气体而扩张。从胃的上方观察贲门和食管腹部的最下部，幽门一般会因为食管下括约肌的紧张性收缩而关闭。食管淡粉色鳞状上皮和胃红色柱状上皮之间的过渡，即 Z 线，在胃黏膜皱襞的近端清晰可见。当胃扩张时，逆向观察，贲门位于胃底的内侧，在贲门两个对应的锐角之间有黏膜皱襞。黏膜层在此位置稍增厚，形成围绕贲门的"玫瑰花型黏膜"的一部分，该黏膜可加强贲门口的关闭作用。当胃部分扩张时，胃体的黏膜小范围扩张，胃底被推入纵行皱襞（皱褶）。这些在胃的前外侧、外侧和后外侧最明显，朝向胃大弯。平滑的黏膜沿着胃小弯形成一个"胃管"或"胃道"，使液体快速进入胃到达幽门。

四、血液供应

（一）胃的动脉供应

胃的动脉主要来自腹腔干的分支，在胃的两端有一些其他来源的血管形成壁内吻合（图 3-6）。

1. 胃左动脉（left gastric artery）　向上走行至中线左侧，并经小囊壁后上方的腹膜襞（胃胰襞）下，跨过左膈脚到达左膈下动脉和左肾上腺的内侧或前方，接着向前进入小网膜的上方，与胃小弯的上端相连，然后转向前下方，沿着胃小弯在小网膜的两层腹膜间走行。在其走行的最高点发出食管支。在沿胃小弯走行的过程中，发出许多分支，走行于胃的前面和后面，并在角切迹附近与胃右动脉相吻合，供应食管的下 1/3 部和胃的右上部。胃左动脉是腹腔干的最小分支，但却是胃最大的供血动脉。因此，胃左动脉的走行及变异特点对于肝、胃、胰腺等器官的外科手术及介入治疗有极大的影响，因此进行胃部手术时应注意此动脉。此外，胃左动脉还发自肝总动脉及脾动脉等。最常见的变异是源于肝左动脉的胃左动脉，走行于小网膜上部的两层腹膜之间，最后到达胃小弯。

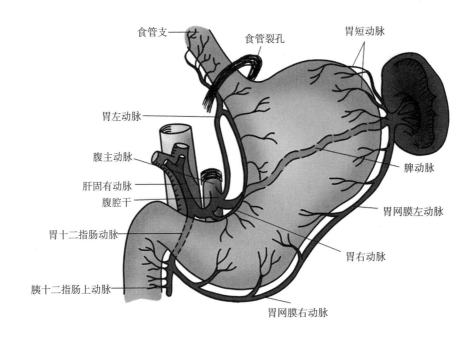

图 3-6　胃的动脉

引自 局部临床解剖学 .8 版 . 长春：兴界图书出版社，2009.

2. 胃右动脉（posterior gastric artery） 是一条相对较小的动脉，供应胃的右下部。在幽门上缘发自肝固有动脉，在小网膜内沿胃小弯左行，发出多条分支到达胃的前、后面，并与胃左动脉相吻合。在少数人中，胃右动脉可能起源于肝总动脉、肝左动脉或胃十二指肠动脉。

3. 胃短动脉（short gastric artery） 自脾动脉入脾前的上位脾支发出，沿胃脾韧带走行，胃短动脉数目不定，一般为 5 ～ 7 条，供应胃大弯的胃底部。

4. 胃网膜左动脉（left gastroepiploic artery） 发自脾动脉入脾前的下位脾支，是脾动脉最大的分支。从胃脾韧带的两层之间沿胃大弯向右走行，常与胃网膜右动脉相吻合。胃网膜左动脉发出分支，经胃脾韧带到达胃底，经胃结肠系膜到达胃体，其长度约为 8cm，比胃网膜右动脉的胃支更长。该动脉走行途中发出网膜支，网膜支在胃结肠系膜间下行至大网膜。胃网膜左动脉供应胃前后壁和大网膜，终支多与胃网膜右动脉吻合，形成胃大弯动脉弓。

5. 胃网膜右动脉（right gastroepiploic artery） 发自肝固有动脉发出的胃十二指肠动脉，在大网膜前叶两层腹膜间沿胃大弯向左走行，沿途分支到胃前后壁及大网膜。除供应胃体下部和大网膜外，分支还分布于幽门，供应幽门，在起始部发出幽门支。沿途向上发出胃支，分布于胃大弯右半部的前、后面，与胃右动脉的胃动脉吻合；向下发出网膜支，分布于大网膜。网膜支中有几条比较粗大的动脉，分别称为大网膜左、中、右动脉。大网膜中动脉一般分为 2 ～ 3 支，分别与大网膜左、右动脉吻合成弓。

6. 胃后动脉（posterior gastric artery）　是脾动脉的分支，自胰腺上缘经胃膈韧带，到达胃底部后壁。但关于它的起源、走行和分布，一直缺乏共识。

7. 幽门动脉（pyloric arteries）　胃右动脉和胃网膜右动脉的分支在幽门括约肌的远端从周围穿入十二指肠，到达黏膜下层，随即分为 2～3 条分支返回幽门管的黏膜下方，最后到达幽门窦的末端。幽门动脉可在其起始部位附近与十二指肠的黏膜下层动脉相吻合，幽门动脉的终末支还与来自胃窦的胃动脉相吻合。幽门括约肌由胃动脉和幽门动脉的分支供应，这些分支在浆膜下层和黏膜下层分出，贯穿整个括约肌。

胃的动脉吻合：起源于胸主动脉的食管动脉与贲门口周围供应胃底的血管之间相吻合。在幽门口，供应十二指肠的血管网与肠系膜上动脉的分支和来自腹腔干的动脉的幽门血管相吻合。供应胃的主要血管在胃壁，特别是黏膜下层，形成了广泛的动脉吻合。左、右胃网膜动脉，以及左、右胃动脉可分别在胃大弯和胃小弯处相互吻合。动脉吻合还形成于底部的胃短动脉和胃左动脉之间，以及窦部的胃右动脉和胃网膜右动脉之间。胃是消化道中血供最丰富的器官，确保了其发挥正常生理功能所需的大量血流，即使其在 1 条或多条动脉闭塞时仍能行使正常功能。因此，胃对于缺血具有相当大的抵抗力，甚至可以缺失多条动脉供应。

（二）胃静脉

胃静脉最终流向门静脉。黏膜下和壁内丰富的静脉网形成了与相应同名动脉伴行的静脉，它们有些汇入脾静脉或肠系膜上静脉，而有些则直接汇入门静脉（图 3-7）。

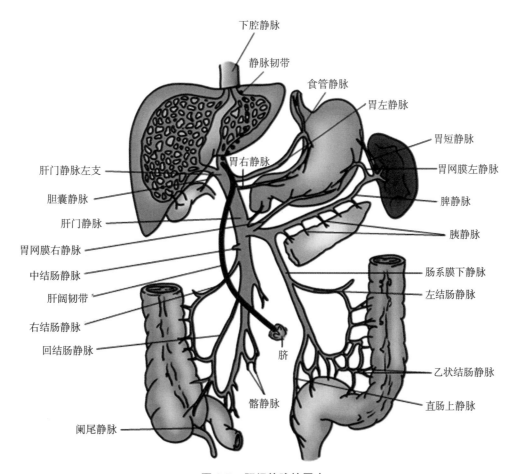

图 3-7　肝门静脉的属支

引自局部临床解剖学 . 8 版 . 长春：兴界图书出版社，2009.

1. 胃短静脉（short gastric vein） 有 3～5 条，引流胃底和胃大弯的上部，汇入脾静脉或胃网膜左静脉。

2. 胃网膜左静脉（left gastroepiploic vein） 通过多条分支引流胃体的前后两面和邻近的大网膜。该静脉在胃结肠系膜的两层之间沿胃大弯向上外侧走行，并汇入胃脾韧带内的脾静脉。

3. 胃网膜右静脉（right gastroepiploic vein） 用于引流大网膜、胃体远端和胃窦的血液。它在胃结肠系膜的上部内，向内行至大网膜。在近幽门处，向后汇入胰颈下方的肠系膜上静脉。

4. 胃左静脉（left gastric vein） 引流胃体上部和胃底部的血液。它沿胃小弯上行至食管裂孔，并在此收纳数条食管下静脉，然后转向后内侧，走行于小囊后腹膜的后面，从前面或后面汇入肝总静脉。在 1/3 以上的人群中，胃左静脉止于脾静脉。在极少数情况下，它汇入肝内的左肝门静脉，在门静脉高压中有重要的临床意义。

5. 胃右静脉（right gastric vein） 较小，沿胃小弯的内侧端走行，在腹膜下自幽门后部和十二指肠第一部分反折至小囊的后壁，在十二指肠第一部分水平上直接汇入门静脉。在幽门开口处上行于幽门前方，并接受幽门前静脉的血流，幽门前静脉是辨认幽门的标志。在极少数情况下，胃右静脉直接汇入肝内的门静脉分支。

6. 胃后静脉（posterior gastric vein） 经胃膈韧带，注入脾静脉。有时可出现 1 条或多条独立的胃后静脉，从胃后表面的中间汇入脾静脉。在门静脉高压时可变得特别突出。

7. 食管和胃底静脉曲张 来自食管黏膜的血液常流入黏膜下静脉丛，进入一个更深的内在静脉丛，最后通过穿静脉汇入食管旁静脉。对于腹部食管，穿静脉汇入胃左静脉的分支。然而，在更低的胸部食管处，它们汇入奇静脉和半奇静脉系统的分支内。在这一区域可能存在双向流动，以适应在呼吸时出现的压力变化。食管和胃底静脉曲张是发生在食管远端和胃底的黏膜下丛的异常静脉扩张，此时，门静脉压力长期过高（典型的是大于 15mmHg）。这种现象可发生于肝纤维化或肝硬化或门静脉血栓形成或其他不同的原因。门静脉高压可导致门静脉系统的静脉分支和静脉循环系统之间闭塞的胚胎静脉通道再通，以及门静脉分支之间吻合小的、自然的静脉出现进行性扩张。这些部位的静脉瓣膜功能下降，允许血液逆流，导致静脉曲张。内镜检查时常可见到食管远端的静脉曲张，因为它们位于表面，而且突出到食管腔，很容易破裂，是消化道出血的主要原因。胃底静脉曲张也可能发生于贲门的下表面。

五、淋巴引流

胃有丰富的淋巴管网，与引流其他上腹部器官的淋巴管相连。在胃 - 食管连接处与引流食管下部的淋巴管相连；在幽门处与引流十二指肠和胰腺的淋巴管相连。胃各部的淋巴管伴随相应的动脉进入胃左淋巴结、胃右淋巴结、胃网膜左淋巴结、胃网膜右淋巴结和胃短淋巴结。来自胃的所有淋巴最终汇入位于腹后壁环绕在腹腔干根部的腹腔淋巴结（图 3-8）。

六、神经支配

胃的神经支配包括来自腹腔丛的交感神经纤维和来自左、右迷走神经的副交感神经纤维（图 3-9）。现已确定在幽门肌内含有多种神经递质，如乙酰胆碱、一氧化氮、肽和血管活性肠多肽。胃的交感神经含有一定比例的痛觉传导神经纤维，而迷走神经的副交感神经纤维传递神经冲动至胃的腺体，并控制胃壁肌层的活动。幽门括约肌受来自交感神经的运动性纤维和来自迷走神经的抑制性纤维的支配。

（一）交感神经

交感神经主要来自第 5～12 胸椎段，通过内脏大小神经和腹腔丛分布于胃。它们沿动脉形成动脉周围丛，自腹腔干分布于胃。部分交感神经纤维来自肝丛，它们通过小网膜到达胃体上部和胃底，有些神经还由内脏大神经的直接分支提供。

胃交感神经可引起血管收缩，抑制胃蠕动，收缩幽门。

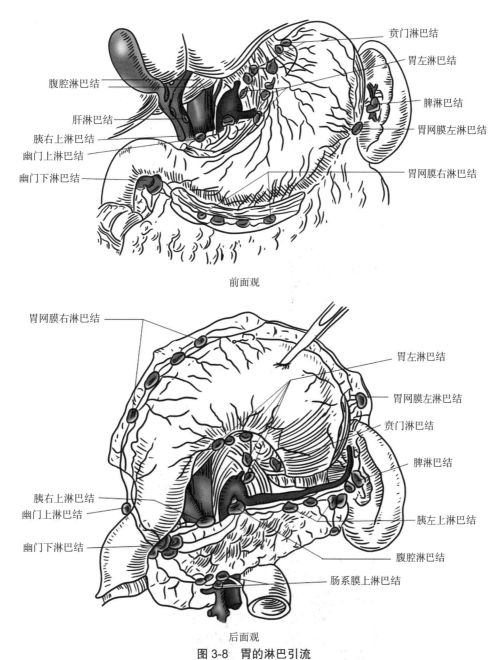

图 3-8 胃的淋巴引流

引自临床解剖学丛书：腹盆部分册 .2 版 . 北京：人民卫生出版社，2014.

（二）副交感神经

副交感神经来自迷走神经，分为迷走神经前干和迷走神经后干。迷走神经前干主要来自左迷走神经，经食管前表面进入腹部，分支分布于胃的前面，常发出 2 ～ 3 条细支到达贲门口。这些神经在胃-食管连接处分为胃前支、肝支和幽门支。胃前支发出分支到达胃体和胃窦，常止于角切迹附近的鸦爪支；肝支在小网膜的两层腹膜间横行，朝向游离缘走行直至肝门分叉处。在此，部分纤维向下与肝动脉相邻，支配幽门、十二指肠和胰。

幽门支常向内下方走行至幽门窦，再向上走行汇入肝丛之前，发出幽门分支。

迷走神经后干主要来自右迷走神经，经食管后表面进入腹部，分支分布于胃的后面，常发出胃后支和 1 条或多条腹腔支。胃后支在贲门口和胃体的后方走行，延伸至胃窦近端，但通常不会到达幽门括约肌。其中最大的分支（也被称为胃小弯后神经或胃后大神经）向后下方走行至胃小弯附近。腹腔支从迷走神经干后方发出，携带大部分的神经纤维汇入腹腔神经丛。

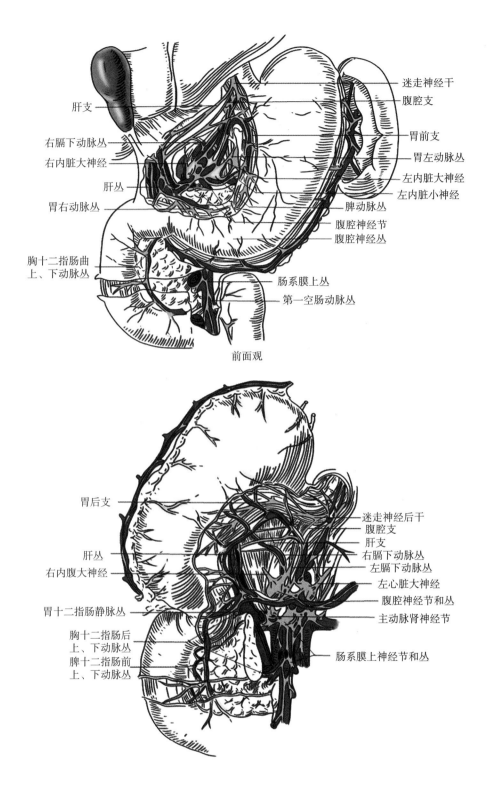

肝支
右膈下动脉丛
右内脏大神经
肝丛
胃右动脉丛
胸十二指肠曲
上、下动脉丛

迷走神经干
腹腔支
胃前支
胃左动脉丛
左内脏大神经
左内脏小神经
脾动脉丛
腹腔神经节
腹腔神经丛
肠系膜上丛
第一空肠动脉丛

前面观

胃后支
肝丛
右内腹大神经
胃十二指肠静脉丛
胸十二指肠后
上、下动脉丛
脾十二指肠前
上、下动脉丛

迷走神经后干
腹腔支
肝支
右膈下动脉丛
左膈下动脉丛
左心脏大神经
腹腔神经节和丛
主动脉肾神经节
肠系膜上神经节和丛

图 3-9　胃和十二指肠的神经
引自临床解剖学丛书：腹盆部分册 . 2 版 . 北京：人民卫生出版社，2014.

胃副交感神经可促进胃黏膜的分泌，还可引起胃肌系统运动。它还在胃排空过程中对幽门括约肌松弛的协调起作用。但是，迷走神经的主要纤维是传入神经纤维，这些神经纤维可传递感觉，包括恶心和疼痛。

牵涉痛：大部分痛觉都很难定位，与其他前肠来源的结构相似，可牵涉上腹部。产生于胃 - 食管连接处的痛觉可牵涉胸骨下后部和剑突下。

第二节　胃的胚胎发育

在人胚发育的第 3 周末，内、中、外胚层形成三胚层胚盘。因胚盘的不同部分生长速度明显不同，中轴部的体节和神经管生长速度较边缘快，致使胚盘发生卷折，出现头褶、尾褶和侧褶，该过程受成纤维细胞生长因子（fibroblast growth factor，FGF）等信号分子的调控。随着头、尾和侧褶的逐渐加深，胚体由盘状逐渐变为圆柱状，卵黄囊顶部的内胚层被卷入胚体内部，形成头尾方向的原始消化管，其头端起自口咽膜，尾端止于泄殖腔膜。口咽膜和泄殖腔膜为内、外胚层紧密相贴形成的薄膜结构，将原始消化管腔与羊膜腔隔开，两者分别于胚第 4 周和第 8 周时破裂，原始消化管与外界相通。原始消化管的内胚层将演化为大部分消化管和呼吸道的上皮及腺体的实质部分，而各消化器官和呼吸器官的结缔组织、平滑肌和软骨等成分来自中胚层，神经组织来自外胚层（图 3-10）。

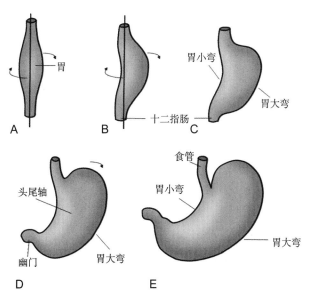

图 3-10　胃的发生模式图（胃的旋转）
引自医学发育生物学 . 3 版 . 北京：科学出版社，2012.

原始消化管从头至尾分为 3 段，分别为前肠、中肠和后肠。中肠借卵黄管与卵黄囊相连；随着胚胎的生长，中肠迅速增长，卵黄囊缩小，与中肠相连处变窄，称卵黄蒂。卵黄蒂于胚 6 周时闭锁并逐渐退化消失，若不闭锁、闭锁不全或未与消化管分离，将导致多种先天畸形。从胚 9 周开始，原始消化管继续分化，胃由前肠分化而来。

一、胃壁的分化

人胚第 4～7 周，胃上皮为复层柱状上皮，细胞内含大量糖原颗粒，基膜平整。上皮外围为较厚的间充质层，其外部有发育中的肌纤维和间皮。环肌最早发生，始于食管下端，逐渐向胃底和胃大弯部延伸，在第 9 周时出现斜行肌，最后形成纵行肌。如果平滑肌发育出现障碍，将导致胃壁肌层缺损。胃壁平滑肌的发生受多种信号分子，如 Hedgehog、BMP、FGF 和转录因子（BARX1、SIX2、SOX9）等的调控。肠神经系统亦可能参与调控。第 8～9 周，黏膜柱状上皮逐渐由复层转变成单层，并向深部延伸形成胃小凹。第 10～11 周，胃小凹底部出现芽状胃腺和有腔的原始胃腺。第 12～13 周，表面上皮和胃小凹上皮逐渐转变为单层柱状上皮，主要为表面黏膜细胞。该细胞顶端含有 PAS 阳性黏原颗粒，因 HE 染色黏原颗粒不着色，故细胞核的上方常呈透明空泡状。此外，从第 9～11 周开始，胃壁内可见胃肠自主节律运动起搏细胞——Cajal 间质细胞（ICC），肌间神经丛周围 ICC 最早出现，然后是位于平滑肌细胞间的肌内 ICC，最后出现的是平滑肌间隔 ICC。第 16～20 周，ICC 的数量、分布及形态特征与成年人相似。

二、胃腺的分化

胃腺的发育可分为以下 4 个阶段。

1. 第 9～12 周为腺芽阶段，出现在胃小凹的底部，腺芽最初为无腔的细胞索。

2. 第 13～16 周为原始胃腺阶段，腺体粗短，末端呈泡状，中心有腔。

3. 第 17～20 周为发育中胃腺，腺管增长，成单管状腺。

4. 20 周后发育成较完善的胃腺，为单管状腺或分支管状腺，成年人约有 1500 万条，主要由颈黏液细胞、主细胞、壁细胞、内分泌细胞及干细胞构成。根据存在部位，胃腺分为胃底腺、贲门腺和幽门腺。

胃底腺主要分布在胃体和胃底，是胃主要的腺体，其中壁细胞分化较早，在原始胃腺阶段就可以见到。成年人壁细胞总数约为 10 亿个，其分布以胃小弯居多，胃体其他部位分布次之，贲门和幽门部最少，几乎观察不到。主细胞出现略迟，20 周可见于分化较为完善腺的底部；出生后的主细胞亦主要位于胃体部胃底腺的下 1/3 段，而胃底部的胃底腺和幽门腺中较少，贲门腺中缺如。颈黏液细胞极少，主要分布在腺体颈部。内分泌细胞散在分布于腺腔上皮细胞间。幽门腺的腺管粗且短，分支多，腺上皮呈高柱状，细胞质清亮，腺内有较多的内分泌细胞和弱酸性的壁细胞。干细胞位于胃小凹底和胃腺颈部，具有活跃的分裂增殖能力，可分化为胃黏膜上皮的表面黏液细胞和胃腺的各种细胞。

三、胃的内分泌细胞

胃的内分泌细胞体积较小，多单个存在，形态多样，而分开放型和闭合型两类。开放型常见于胃幽门，细胞体呈锥形或卵圆形，其顶部可达腔面，细胞的游离面有微绒毛伸向管腔内。该类细胞在成年人中亦被称为"消化道味觉细胞"，能够感受胃内食物、消化液和酸碱度变化的刺激。闭合型多呈梭形，沿基膜分布，常见于胃腺的底部，其顶部不暴露于腔面。成年人该类细胞常伸出较长突起，达壁细胞或基膜，能够感受局部组织内环境的变化和胃内容物压力的刺激，属于旁分泌型细胞。在胚胎早期（第 7～8 周），胃的内分泌细胞多位于表面上皮的深面，胎儿晚期以胃腺内的数量最多。第 10 周时，可见成年人的全部内分泌细胞类型。数量于第 22 周时达成年人水平。

四、胃的形成与转位

人胚第 4 周，食管尾侧的前肠末端形成梭形膨大，即胃的原基，以背系膜和腹系膜分别与体壁相连。此后因胃壁各部分生长速度不同，以及周围器官的影响，胃的位置和形态发生了一系列变化。第 5 周时，胃原基的背侧缘生长较快，向外膨出形成胃大弯；腹侧缘生长较慢，形成胃小弯。第 7～8 周时，胃大弯的头端隆起形成胃底。与此同时，与胃大弯相连的背系膜也迅速生长，形成突向左侧的网膜囊，而与胃小弯相连的腹系膜生长缓慢，这种不对称的生长使胃沿头尾轴顺时针旋转 90°，即胃大弯从背侧转到左侧，胃小弯由腹侧转向右侧。因而胃的左迷走神经分布于胃的前壁，右迷走神经分布于胃的后壁。而后由于肝在腹腔右上方迅速生长，迫使胃沿前后轴顺时针旋转，即胃的头端（贲门部）被推向左侧，胃的尾端（幽门部）因十二指肠贴于腹后壁被固定，致使胃由原来的垂直方向变为从左上斜向右下的方位。胃的转位开始于第 6 周，止于第 12 周。

五、显微结构

胃壁分四层。

（一）黏膜层

黏膜层是胃壁最内层，表面光滑，富于血管，呈红色，由一层柱状上皮细胞组成，表面有密集小凹，位于黏膜内大量腺体的腺管开口处。柱状上皮细胞分泌含有中性多糖黏蛋白的黏液。此层内尚有大量胃腺体。胃排空时呈现许多皱襞，多数呈纵行分布，近幽门端和沿胃大弯处最明显；当胃充盈时，黏膜皱襞消失。沿胃小弯处有 4～5 条较恒定的纵行皱襞，襞间的沟称胃道。在食管与胃交接处的黏膜上，有一呈锯齿状的环形线，称"食管胃黏膜线"，该线是胃镜检查时鉴别病变位置的重要标志。在幽门处黏膜形成环形的皱襞称幽门瓣（pyloric valve），突向十二指肠腔内，有阻止胃内容物进入十二指肠的功能。与消化管各段一样，黏膜由表面上皮、固有层和黏膜肌层组成（图 3-11）。

1. 表面上皮　当用低倍镜观察时，胃壁内表面可见许多蜂窝状、小而不规则的胃小凹（gastric pit）。每个胃小凹的底部都有数个长管状胃腺的开口，胃腺延伸入固有层，终止于黏膜肌层。

胃内腔整个表面包括胃小凹均覆盖单层柱状分泌上皮，此上皮由一层连续的表面黏液细胞组成，它们向游离面分泌胃黏液，形成一层厚的覆盖黏膜，起保护润滑作用。此上皮在贲门的 Z 线处突然中断，转变为食管的鳞状上皮。胃腺（gastric gland）均是管状腺，但其形态和细胞构成却因部位不同而有所变化，可分为 3 类，即主胃腺、贲门腺和幽门腺。

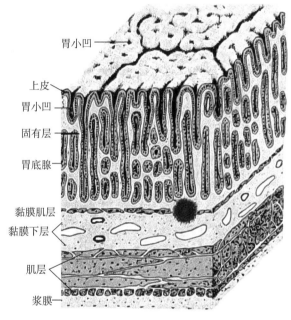

图 3-11　胃底与胃体立体模式图
引自组织学与胚胎学 . 3 版 . 北京：科学出版社，2015.

（1）主胃腺（principal gastric gland）：位于胃体和胃底，分化程度最高，有 3～7 个腺管，开口于一个胃小凹。与胃小凹基底部相连的部位称为腺峡，其下方为腺颈，余下的是腺底。腺壁内至少有主细胞、壁细胞、颈黏液细胞、干细胞和神经内分泌细胞 5 种细胞（图 3-12）。

1）主细胞（chief cell）：又称胃酶细胞（peptic cell），主要作用是合成和分泌消化性胃蛋白酶和脂肪酶。主细胞通常靠近腺基底部，呈立方形，核为球形且常含染色质。细胞质内含有分泌颗粒，因含有大量细胞质 RNA 而呈强嗜碱性（图 3-13）。

2）壁细胞（parietal cell）：又称泌酸细胞（oxyntic cell），主要作用是合成和分泌胃酸和内因子，内因子是一种吸收维生素 B_{12} 所必需的糖蛋白。壁细胞体型大，呈椭圆形，细胞质呈强嗜酸性，核

位于中央。壁细胞主要位于腺上半部，可达峡部，细胞向侧面突入周围的结缔组织。它们独特的电镜结构显示其具有强大的分泌盐酸的能力。细胞的腔面深陷，形成一系列弯曲的盲端小管，覆盖有微绒毛的表面细胞膜有高浓度 H^+-K^+-ATP 酶反向转运通道，可主动将 H^+ 分泌到腔内，Cl^- 伴随着电化学梯度而转移。细胞的确切结构取决于其分泌状态：当接受刺激需要分泌时，微绒毛的数目和表面积可增加到 5 倍，一般认为这是管泡系统迅速与质膜融合所引起的；刺激分泌终止时的过程相反，多余的质膜退回胃管泡系统，微绒毛消失（图 3-14）。

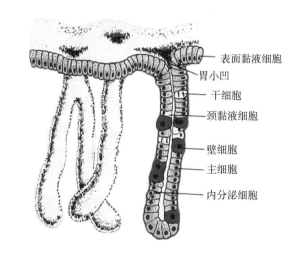

图 3-12　胃上皮与胃底腺立体模式图
引自组织学与胚胎学 . 3 版 . 北京：科学出版社，2015.

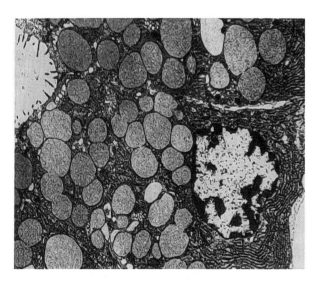

图 3-13　胃主细胞电镜图
引自组织学与胚胎学 . 3 版 . 北京：科学出版社，2015.

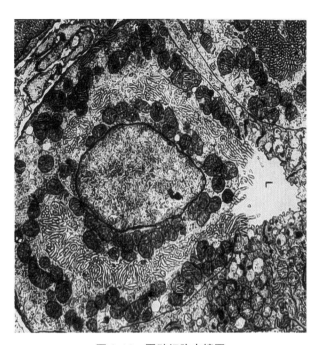

图 3-14　胃壁细胞电镜图
引自组织学与胚胎学.3 版.北京：科学出版社，2015.

3）颈黏液细胞（mucous neck cell）：主要位于腺颈部，在靠近底部的壁内也有散在分布。该细胞属于典型的黏液分泌细胞，上方分泌小囊泡，包含黏蛋白和基底核；其分泌物与浅部黏液细胞的分泌物有所不同。

4）干细胞（stem cell）：是相对未分化的细胞，可产生其他各种类型的腺细胞。其数目较少，位于腺峡部和胃小凹底部。细胞呈柱状，游离面有少量微绒毛。细胞定期进行有丝分裂，产生的子细胞迁移至顶部并分化为新的表面黏液细胞，或迁移到基部形成颈黏液细胞、壁细胞和主细胞，也可形成神经内分泌细胞。所有这些细胞的寿命有限，特别是黏液分泌细胞，需要不断更新。表面黏液细胞的更新速度约为 3 天，颈黏液细胞约为 1 周，其他细胞的寿命较长。

5）神经内分泌细胞（neuroendocrine cell）：又称肠内分泌细胞（enteroendocrine cell），可见于任何类型的胃腺，但在胃体和胃底部更常见，通常位于腺底部的主细胞之间。它们是位于基底部的多形细胞，不规则的细胞核周围有许多大的（直径达 0.3μm）分泌颗粒。该细胞可合成多种生物胺和多肽，在控制运动和调节腺分泌中起重要作用，它们是分散的神经内分泌细胞的一部分。在胃内的神经内分泌细胞包括分泌胃泌素的 G 细胞、分泌生长抑素的 D 细胞、分泌组胺的 ECL（类肠嗜铬细胞）细胞，以及分泌血清素的肠嗜铬细胞等。

（2）贲门腺（cardiac gland）：局限于贲门口附近的小范围内，有些是单管状腺，其他为复合分支管状腺。贲门腺主要由黏液分泌细胞构成，壁细胞和主细胞较少。

（3）幽门腺（pyloric gland）：以 2 个或 3 个弯曲短腺管为一组，开口于幽门窦的胃小凹底部，小凹约占黏膜厚度的 2/3。幽门腺主要由黏液分泌细胞构成，壁细胞很少，特别是 G 细胞，可在适当的机械刺激下激活，分泌胃泌素（促进胃活动并使胃液分泌增加）。虽然在幽门腺中很少见到壁细胞，但在胎儿和新生儿中经常可见，成年人组织内也可见到，但主要在近幽门处。

以上 3 种腺体的分泌物混合组成胃液。成年人分泌量为 1.5～2.5L/d，pH 为 0.9～1.5，除含有盐酸、胃蛋白酶、黏液外，还有大量水、氯化钠和氯化钾等

2. 固有层　形成特有的结缔组织网，内含淋巴组织（特别是在幼年时期），淋巴组织聚集成团，称为胃淋巴小结。它还包括复杂的腺周脉管丛，对维持黏膜的内环境有重要意义，包括清除组织中产生的碳酸氢盐，将其作为酸性分泌物，也有神经丛存在，包括感觉和运动末梢。

3. 黏膜肌层　为一薄层平滑肌纤维，位于腺外侧，排成内环行和外纵行两层，还可见环形排列的外面第三层。内层平滑肌纤维束伸入黏膜腺之间；其收缩有助于腺排空。

（二）黏膜下层

黏膜下层由疏松结缔组织和弹性纤维构成，内含丰富的血管和淋巴管，以及 Meissner 神经网，当胃扩张和蠕动时起缓冲作用。

（三）肌层

肌层位于浆膜下的厚肌层，与浆膜下的疏松结缔组织紧密相连。肌层由内向外由 3 层不同方向的平滑肌纤维构成，在胃的不同部位发育不同，且不易分离。内层是斜行纤维，中层是环行纤维，在幽门部最厚，最终形成幽门括约肌。外层是纵

行纤维。纵行肌在胃小弯和胃大弯处较厚。环行肌环绕于胃的全部，在幽门处较厚，称为幽门括约肌（pyloric sphincter），在幽门瓣的深面，有延缓胃内容物排空和防止肠内容物逆流至胃的作用。斜行肌是由食管的环行肌移行而来，分布于胃的前、后壁，起支持胃的作用。胃肌层的活动可引起胃蠕动，将食物与胃分泌物混合。当肌收缩时，胃容量缩小，黏膜形成纵行皱襞或皱褶。

Cajal 间质细胞（interstitial cell of Cajal）：位于胃黏膜下层和肌层。这些梭状细胞与神经纤维相接触，和胃平滑肌细胞之间形成的缝隙连接。Cajal 间质细胞是一类极其特殊的间质细胞，是胃肠道慢波的起搏细胞，参与胃慢波节律性收缩，并且在胃蠕动中起重要作用。它们与胃运动障碍的发病机制有关，如糖尿病性胃轻瘫。

（四）浆膜层

浆膜层即腹膜层。浆膜是脏腹膜的延伸。它覆盖了整个胃的表面，但除了沿胃大弯和胃小弯的大网膜和小网膜附着处，胃大弯和胃小弯的两层腹膜被血管和神经分隔；贲门口附近的后下小范围，在胃膈襞和左胃胰襞反折处，胃与膈相接触。

临床上常将胃壁的四层合称为全层，将肌层和浆膜两层合称为浆肌层。

第三节　胃的发育调控

人类约有 3 万个基因，储存着生命发育、生长、凋亡过程的全部信息，通过复制、表达、修复，完成生命繁衍、细胞分裂和蛋白质合成等重要生理过程。基因是生命的密码，记录和传递着遗传信息，生物体的生、长、病、老、死等一切生命现象都与基因有关。同时，基因也是决定人体健康的内在因素，与人类的健康密切相关。基因变异与人类疾病有密切联系。越来越多的研究发现，胃的发育调控和胃的相关疾病具有密切关系。胃肠道肿瘤约占全球癌症相关死亡率的 35%。因此，对胃发育过程中基因表达的调控进行系统研究将有助于胃相关疾病的治疗。研究胃的发育调控，重点是研究调控胃的内胚层分化、胃区域化和形态改变的信号通路和转录调节因子。

在过去的几十年里，发育生物学界已经发现了胚胎发育过程中器官形成的基本机制。在人类胚胎发育过程中，由内胚层逐渐分化形成前肠、中肠及后肠区域，最终形成消化道、呼吸道，以及甲状腺、肝、胰、肺等器官。前肠分化形成食管、气管、肺、胰腺、肝胆系统和胃；中肠和后肠分别发育成小肠和大肠。在这些研究发现的基础上，学术界尝试通过人类多能干细胞的逐步分化产生人类"器官样细胞"，利用这一过程来研究器官的发育。在胚胎中，各种转录因子和细胞间信号转导分别精确调控食管、胃和肠道各自区域的发育。参与内胚层分化发育的信号通路主要有 Activin/Nodal、BMP、TGF-β、经典 Wnt/β-catenin、FGF/MAPK，以及 PI3K/Akt 等信号通路。

一、转化生长因子

转化生长因子 -β（transforming growth factor-β，TGF-β）是一个多效性细胞因子，参与调控正常胚胎发育和成体组织稳态维持。TGF-β 信号调控机制异常与各种人类疾病相关，包括癌症。TGF-β 是一个成员众多的细胞因子家族，包括 TGF-β、激活素（activin）、Nodal、骨形成蛋白（bone morphogenetic protein，BMP）和生长分化因子（growth differentiation factor，GDF）等。它们具有广泛的细胞生物学功能，参与调控细胞增殖、分化、衰老、死亡、细胞外基质重塑、迁移等，并在早期胚胎发育、组织器官形成和成体组织稳态平衡中发挥重要作用。这也解释了为何 TGF-β 信号转导异常与多种人类疾病密切相关，如肿瘤发生、组织纤维化、心血管疾病、代谢性疾病等。自 20 世纪 90 年代克隆 TGF-β 受体和细胞内信号分子 Smad 编码基因，并阐明其信号转导功能以来，TGF-β 如何发挥多样而特异性的生理与病理功能一直是领域内的重大问题，这涉及 TGF-β 信号调控、Smad 通路与非 Smad 通路的协同作用，以及与其他信号通路的交互作用（crosstalk）等。TGF-β 超家族调控下游靶基因的转录与表达主要依赖 Smad 家族。Smad 作为转录调控因子能够诱导或抑制其靶基因的表达，在不同时间点及空间调控多种细胞分化。

Activin/Nodal 作为胞外信号分子，通过与激活素 II 型膜受体——激活素 II A 型受体（ActR II A）或激活素 II B 型受体（ActR II B）结合，参与诱导靶基因 *Brachyury*、*Eomes*、*GSC* 及 *Nodal* 的拮抗因子 Lefty 表达。对于胃肠道来说，第一个关键步骤便是形成确定的内胚层和中胚层，这一过程依赖 TGF-β 家族分子 Nodal。研究发现，在原始内胚层阶段，Nodal 与近侧内脏内胚层的表型分子 Lefty1 及 Hex 同时表达，参与了内脏内胚层的形成。内胚层沿前后轴形成，前内胚层形成前肠，后内胚层形成中肠和后肠。内胚层的发育是由 Wnt、BMP 和 FGF 共同调控的。高浓度 Wnt和 BMP 促进后内胚层的形成，而抑制这些途径可促进前内胚层发育。胃来源于后侧前肠，而维 A 酸信号是促进后侧前肠命运所必需的。因此，通过上述途径暂时激活和抑制可以精确调控胃肠发育过程。

二、经典 Wnt 信号通路

经典 Wnt 信号通路也称 Wnt/β-catenin 信号通路，在胚胎发育中发挥重要作用。该信号途径使 β-catenin 能够被转运到细胞核中，结合并激活转录因子 Tcf/Lef（T-cell factor/lymphoid enhancer factor，T 细胞因子 / 淋巴增强因子），诱导内胚层靶基因 *BRA* 和 *MixL1* 表达。Sherwood 等在小鼠胚胎中发现，细胞能够表达内胚层标志基因 *FOXA2* 及 *β-catenin*。

三、FGF/MAPK 信号通路

FGF/MAPK 信号通路在胚胎发育、伤口愈合及血管生成中扮演重要角色。FGF 能够通过 FGFR 进入细胞，激活多种信号转导通路，如 Ras、MAPK、ERK、PI3K/Akt、JNK 等。

综上所述，Activin/Nodal、BMP、TGF-β、经典 Wnt、FGF/MAPK 及 PI3K/Akt 等信号通路之间多路径多位点相互作用，影响细胞核内众多转录因子的表达，从而调控内胚层分化。此外，研究还发现，如 SOX2、CDX2、HNF1B、PDX1 和 PTF1A 等转录因子在邻近消化器官的发育和上皮细胞的分化中起至关重要的作用，但目前对其机制的理解尚不完整，也不清楚它们的表达域是如何受到精确限制的。

根据胃肠道细胞的自我更新能力，胃肠道干细胞成为再生医学领域的重点研究对象。此外，诱导多能干细胞（iPSC）技术激发了学术界对体外诱导组织再生和产生人工器官的兴趣。迄今为止，学术界用胚胎干细胞或成年人干细胞离体生成胃的组织并进行相关研究，已经取得了丰硕的成果。

1909 年，丹麦植物学家和遗传学家约翰逊首次提出"基因"这一名词，用于表达孟德尔的遗传因子概念。1953 年，美国人沃森和英国人克里克通过试验提出了 DNA 分子的双螺旋模型，不仅阐明了 DNA 的分子结构，而且提出了 DNA 复制的分子机制，开启了生命科学研究的新时代——分子生物学时代。21 世纪初，随着人类全基因组测序的完成，那些关于人类生长、发育、衰老、遗传病变的秘密逐渐浮出水面。生命科学研究进入了一个以揭示基因功能为目的的后基因组时代。高通量测序（high-throughput sequencing）技术、转录组测序（RNA-seq）技术、全基因组甲基化测序（whole-genome bisulfite sequencing，WGBS）技术及质谱技术等的出现，促进各种生物学数据呈现爆炸式增长。随着研究的不断深入，新兴技术必将推动生命科学的研究迈入新的征程。

（李晓东　王亚云　李孟彬）

参考文献

柏树令，应大君，2018. 系统解剖学 . 9 版 . 北京：人民卫生出版社 .

崔慧先，李瑞锡，2018. 局部解剖学 . 9 版 . 北京：人民卫生出版社 .

丁国芳，王海斌，吴德昌，等，1991. 胃裸区的形态及其临床意义 . 中国临床解剖学杂志，9（1）：26-27.

丁国芳，郁迪，杨最素，等，2005.胃上动、静脉的解剖及其临床意义 . 温州医学院学报，35（2）：111-114.

丁自海，2014.临床解剖学丛书：腹盆部分册 . 2 版 . 北京：人民卫生出版社 .

樊代明，2016.整合医学：理论与实践 7. 北京：世界图书出版公司 .

樊代明，2021.整合医学：理论与实践 7. 北京：世界图书出版公司 .

高英茂，2016.组织学与胚胎学 . 3 版 . 北京：高等教育出版社 .

郭宇，伍兵，闵鹏秋，等，2010.胃周围间隙的三维断层解剖及在影像学的应用 . 中国临床解剖学杂志，28（1）：37-40.

李家开，张金山，2001.肝 - 胃动脉的解剖学基础及其在肝癌经导管动脉内化疗栓塞中的意义 . 中华放射学杂志，35（12）：892-897.

刘树化，邢子英，2007.腹部应用解剖学 . 北京：高等教育出版社 .

刘树伟，柳澄，胡三元，2006.腹部外科临床解剖学图谱 . 济南：山东科技出版社 .

苏尚，吴畏，2014.Wnt/β-catenin 信号通路对靶基因转录的调控 . 中国科学：生命科学，44（10）：1029-1042.

杨镇，裘法祖，2001.贲门周围血管离断术的解剖学基础和手术步骤 . 中国实用外科杂志，21（3）：173-175.

杨镇，王雄彪，李涛，等，2002.胃底贲门区的解剖生理特点及与贲门周围血管离断术的关系 . 消化外科，（5）：368-373.

张朝佑，2009.人体解剖学 . 3 版 . 北京：人民卫生出版社 .

智鹏柯，张策，余江，等，2012.腹腔镜下活体胃周血管的解剖观察及临床意义 . 中国临床解剖学杂志，30（2）：149-152.

邹仲之，李继承，2015.组织学与胚胎学 . 8 版 . 北京：人民卫生出版社 .

Snell RS，2009.局部临床解剖学 . 8 版 . 丁自海，原林，译 . 长春：兴界图书出版社 .

Standring S, 2015.Gray's anatomy: The anatomical basis of clinical practice. 41th ed.Philadelphia: Elsevier.

Tiso N, FilippiA，Pauls S, et al, 2002. BMP signalling regulates anteroposterior endoderm patterning in zebrafifish. MechDev, 118(1-2):29-37.

Tsuchida K，Nakatani M，Yamakawa N，et al，2004.Activin isoforms signal through type I receptor serine/threonine kinase ALK7. Mol Cell Endocrinol, 220(1-2): 59-65.

Vallier L, Mendjan S, Brown S, et al, 2009.Activin/nodal signallin gmaintains pluripotency by controlling Nanog expression. Development, 136(8): 1339-1349.

Wrana JL, Attisano L, Wieser R, et al, 1994.Mechanism of activation of the TGF-betareceptor. Nature，370（6488）：341-347.

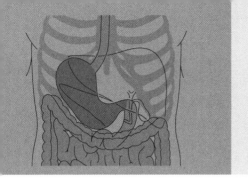

第4章 胃的功能及分子调控

第一节 胃的吸收与内分泌

一、胃的吸收

胃是一个中空器官，是消化道系统的一部分，它的功能包括形成食糜，合成维生素吸收所需的内因子，进行微生物防御和传播蠕动反射。胃本身在身体对营养物质的吸收中并不发挥重要作用，仅能在乙醇和阿司匹林等一些药物的吸收中发挥部分作用。司美格鲁肽（semaglutide）是一种胰高血糖素样肽-1类似物，与吸收增强剂 N-[8-（2-羟基苯甲酰基）氨基]辛酸钠（SNAC）共配制为片剂。临床前对犬的研究表明，与大多数小分子药物主要在肠内吸收不同，司美格鲁肽的吸收主要发生在胃内。SNAC 通过局部缓冲作用防止酶的降解，并增强司美格鲁肽在胃的吸收。另有动物实验发现大鼠口服肝素后，胃是肝素的一个重要的吸收部位。

二、胃的分泌

（一）胃分泌的解剖学

胃黏膜中有外分泌腺和内分泌细胞，共同作用实施胃的化学性消化。胃黏膜有 3 种外分泌腺：①贲门腺，即黏液腺，位于胃与食管连接处；②泌酸腺（图 4-1），存在于胃底的大部及胃体的全部，包括壁（泌酸）细胞（parietal cell）、主细胞（chief cell）和颈黏液细胞（neck mucous cell）；③幽门腺，缺乏壁细胞，但有其他类型的

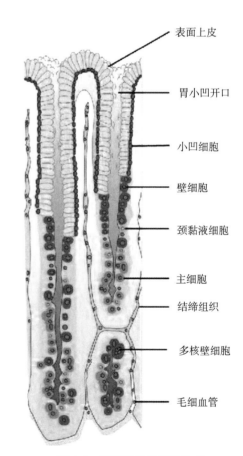

左侧标注（自上而下）：
表面上皮
胃小凹开口
小凹细胞
壁细胞
颈黏液细胞
主细胞
结缔组织
多核壁细胞
毛细血管

图 4-1　胃泌酸腺的细胞构成

引自 Gastrointestinal Systemi overview of physiology, comprehensive toxi-corogy. 2nd ed. Oxford: Evsevier, 2010.

细胞，分泌碱性黏液，位于幽门部。此外，内分泌细胞通过分泌胃肠激素调节消化道和消化腺的活动，常见的内分泌细胞如下。① G 细胞，分泌促胃液素和促肾上腺皮质激素（ACTH）样物质，

分布于胃窦；②D 细胞，分泌生长抑素，对促胃液素和胃酸的分泌起调节作用，分布于胃底、胃体和胃窦；③肠嗜铬样细胞（enterochromaffin-like cell，ECL cell），合成和释放组胺，分布于胃泌酸区内。

如图 4-1 所示，进入每个胃腺的通道称为小凹，小凹占胃管腔壁表面积的 2%。深入黏膜的腺体也有上皮细胞附着，其面积是胃腔表面的 6 倍。一个健康成年男性的胃每天分泌约 2L 液体。分泌液穿过泌酸腺体的表面进入腺体腺腔，并从小凹喷射到胃腔中。小凹周围的表面黏膜细胞通过胞吐作用将细胞内的黏液颗粒外排，从而分泌少量的黏液。黏液是保护层的主要组成部分，紧邻并保护胃上皮表面。黏液由多肽、糖蛋白、多糖、某些有机物质、水和类似血浆的电解质（Na^+、Cl^-、K^+ 和 HCO_3^-）组成。更深处是腺体颈部区域，也被黏液细胞包围。然而，颈部黏液细胞在形态学上不同于表面黏液细胞，它是胃腺上皮的生发细胞。如果它们移入腺体深处，则分化为壁细胞和主细胞；如果它们向凹陷处迁移，就会分化为表面黏液细胞。所有泌酸腺上皮细胞中，黏液细胞占 1/4，主细胞占 1/4，它们位于腺体的深处。与黏液细胞一样，主细胞胞质也有分泌颗粒，通过胞吐作用释放。颗粒中含有蛋白水解酶、胃蛋白酶原和胃脂肪酶的前体。泌酸腺中最独特的细胞类型是壁细胞，占泌酸腺上皮细胞总数的 1/3，是最大的细胞类型（直径为 15mm）。它们以 2 种形式存在，即静息状态和分泌状态（图 4-2）。壁细胞缺乏细胞质分泌颗粒，在静息状态下，它的细胞质充满了折叠的管泡状膜，包含微绒毛、细胞内小管和大量线粒体（后者反映了壁细胞对高能量的需求）。当壁细胞被刺激分泌时，其外观发生明显变化，小管扩张，膜融合形成由微绒毛排列的通道，微绒毛从顶端膜延伸到细胞质深处。由于泌酸细胞的顶端膜与泌酸腺腔毗连，胃酸很容易通过内衬有微绒毛的腺腔到达胃腔，分泌液中主要的电解质是 H^+、Cl^- 和 K^+。

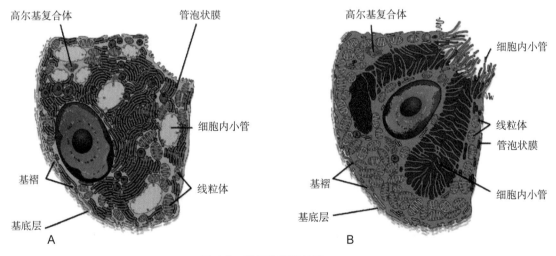

图 4-2　壁细胞超微结构

A. 静息状态壁细胞，细胞质中存在管泡状膜和细胞内小管；B. 激活状态壁细胞分泌胃酸，管泡状膜与细胞内小管融合，开口于被覆丰富微绒长毛的腺管腔

引自 Castrointestinal System: overview of physiology, comprehensive toxicovogy. 2nd ed. Oxford: Evsevier, 2010.

（二）胃的泌酸功能

胃上皮细胞运输电解质进入胃液的过程包括主动（消耗能量）和被动两种方式。在壁细胞的微绒毛上，存在 H^+-K^+-ATP 酶（质子泵），通过水解 ATP 产生能量，驱动 H^+ 进入壁细胞通道腔内。最终将 H^+ 从微绒毛膜的细胞质侧（其浓度约为 10^{-7} mol/L）转移到质子浓度约为 10^{-1}mol/L 的通道腔。质子泵用 K^+ 交换 H^+，从而增加细胞内 K^+ 的浓度。伴随主动分泌 H^+ 进入通道腔内的是

被动的 Cl^- 流，以维持电解质电荷平衡和渗透压。微绒毛膜上也有一个 Cl^- 泵，主动将 Cl^- 外排到腔内，导致膜上形成电势差（腔侧 50mV），同时少量 Na^+ 和 K^+ 被动外流，维持电中性平衡。因此，在静息状态的壁细胞中，很少或没有酸性液体产生，静息状态的腺体分泌出少量类似组织液的分泌物。在激活的泌酸腺中，壁细胞的分泌液是胃分泌液的主要成分。因此，胃液的电解质组成与胃液的分泌速率密切相关（图 4-3）。在静息时，胃产生的胃液量很低，其 Na^+ 和 HCO_3^- 浓度很高，而 H^+ 浓度极低，因此 pH 很高。随着胃分泌速率的增加，胃液的体积，以及 H^+、Cl^- 和 K^+ 浓度上升，而 Na^+ 和 HCO_3^- 浓度随着 pH 的下降而降低。人类的胃液分泌在 2 岁时已达到成年人水平，且随着年龄的增长，胃液产量和腔内 pH 保持相对稳定，只有在泌酸腺黏膜损伤（幽门螺杆菌感染及萎缩性胃炎等）时，胃液分泌才会出现明显变化。一项对 79 名健康老年人（平均年龄为 71.5 岁）的研究发现，空腹时胃和十二指肠 pH 分别为 1.3（范围为 1.1～1.6）和 6.5（范围为 6.2～6.7）；进食后（1000 kcal 膳食），胃 pH 增加到 4.9（范围为 3.9～5.5），但十二指肠 pH 不受影响（6.5，范围为 5.4～6.7）。有研究表明，在老年人中，餐后胃液 pH 升高后，pH 的恢复速度相对较慢。此外，在老年人中，低胃酸和胃酸缺乏（空腹胃液 pH ＞ 5）的患病率较高。

有 3 种物质刺激壁细胞产生酸性胃液，即旁分泌物质组胺、神经递质乙酰胆碱和激素胃泌素。组胺与质膜上的 H_2 受体结合，激活刺激性 G 蛋白。G 蛋白的 α 亚基激活腺苷酸环化酶的催化亚基。该酶将 ATP 转化为胞内第二信使 cAMP，激活蛋白激酶 A（PKA）。乙酰胆碱和胃泌素与它们的基底侧膜受体结合，并激活其他 G 蛋白，导致细胞质 $[Ca^{2+}]$ 增加，从而刺激蛋白激酶 C（PKC）并进一步激活腺苷环化酶，蛋白激酶磷酸化质子泵并刺激壁细胞分泌。组胺的这些分泌作用可被各种 H_2 受体拮抗剂（如西咪替丁、雷尼替丁、法莫替丁）阻断，从而抑制胃酸的分泌。多种分子可结合到壁细胞基底侧膜的受体并激活抑制性 G 蛋白，然后抑制性 G 蛋白抑制腺苷环化酶的催化亚基，导致胞质 cAMP 浓度下降，其结果是抑制

质子泵和壁细胞分泌胃酸。

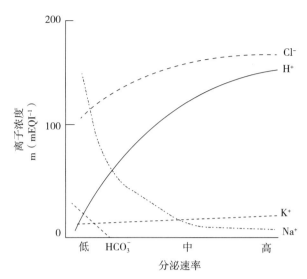

图 4-3　离子浓度与胃液分泌速率的关系

引自 Castrointestinal System: overview of physiology, comprehensive toxicorogy. 2nd ed. Oxford Evsevier, 2010.

（三）胃的内分泌与旁分泌

组胺、胃泌素和乙酰胆碱（ACh）是胃酸的主要刺激物。组胺由胃壁黏膜的肠嗜铬样细胞（ECL）释放，扩散到壁细胞（即旁分泌途径），与 H_2 受体结合引起胃酸分泌。胃泌素由幽门黏膜的 G 细胞释放，通过血流（即激素途径）与壁细胞和 ECL 细胞上的胆囊收缩素 -2 受体（CCK2R）相互作用。ACh 由肠神经系统的神经节后神经元释放，直接通过 M_3 受体刺激顶叶细胞，也可间接通过 M_2 受体和 M_4 受体抑制生长抑素分泌。在大多数物种中，胃泌素的作用被认为是主要通过影响组胺的释放来调节胃酸分泌。而在豚鼠中，最近的数据表明胃泌素也可直接作用于壁细胞，以促进胃酸分泌。此外，从胃壁 X/a 样或 Gr 细胞释放的胃饥饿素也可刺激胃酸的分泌。Apelin、垂体腺苷酸环化酶激活肽（PACAP）、谷氨酸与铃蟾素也被认为可影响胃酸的分泌。生长抑素是胃酸分泌的主要抑制因素，由胃壁和胃窦 D 细胞释放。其他抑制因素包括由 Gr 细胞释放的 nefstatin-1，由壁细胞释放的白细胞介素（IL）-11 及由胃感觉神经元释放的降钙素基因相关肽（CGRP）。

全世界 1/2 的人的胃存在幽门螺杆菌感染，幽门螺杆菌也影响胃酸分泌，胃酸分泌减少或增加取决于感染时程和胃部受感染的面积。急性感染

及胃黏膜（胃底和体部）的慢性感染导致胃酸分泌减少，而幽门黏膜（窦部）的慢性感染则与胃酸分泌过多有关。

1. 组胺　含组胺的 ECL 位于腺体基底部，是胃壁黏膜的主要内分泌细胞，在大鼠中约占内分泌细胞的 65%，在人类中占 30% ～ 50%。除组胺外，ECL 细胞还含有嗜铬粒蛋白 A（CgA）、胰抑素和甲状旁腺样激素（PTHLH）。胃泌素作用于 ECL 细胞，引起组胺的释放，通过 H_2 受体直接刺激壁细胞。组胺被认为是通过间质扩散即旁分泌途径到达壁细胞的。一项研究利用了 Cre 重组酶构建的转基因小鼠，结果表明该小鼠可在特定细胞表达组氨酸脱羧酶（HDC），这种酶可以使 L-组氨酸脱羧形成组胺，观察该小鼠胃中含有 HDC 细胞的生物学行为。观察到以下 3 种不同的含组胺的细胞类型。

（1）大多数细胞呈细长形态，与 ECL 细胞一致，这些细胞也表达 ECL 细胞的标志垂体腺苷酸环化酶激活肽（PACAP）1 型受体（PAC_1）。

（2）与肥大细胞相一致的卵形细胞位于黏膜下层和肌层。这些细胞也表达肥大细胞的标志胰蛋白酶 -2。

（3）少量胃窦内 HDC 免疫阳性细胞，共同表达胃泌素蛋白和胃泌素 mRNA。刺激 ECL 细胞分泌的物质包括胃泌素、胃饥饿素和 PACAP，抑制 ECL 细胞分泌的物质包括 CGRP、甘蓝素、YY 肽和前列腺素。

使用免疫组织化学染色和电子显微镜显示的 ECL 细胞，像含有生长抑素的 D 细胞一样，具有神经元样的细胞质突起，终止于壁细胞附近。这些发现表明 ECL 细胞可以直接将高浓度的组胺释放并作用于壁细胞上。

甲状旁腺激素样激素最初被发现是恶性肿瘤副肿瘤综合征高钙血症的原因之一，现在通过 RT-PCR 和免疫组化证实在人胃 ECL 细胞中亦有表达，这种激素在胃切除术和（或）胃酸过少相关的骨丢失中所起的作用还有待研究。

2. 胃泌素（gastrin）　存在于胃窦的 G 细胞中。在约 10% 的胃活检标本中，胃底和胃体的黏膜中也存在少量 G 细胞。胃泌素是由 101 个氨基酸组成的大前体，即胃泌素原前体。在内质网中，信号肽被信号肽酶去除，形成一个由 80 个氨基酸分子组成的胃泌素原。胃泌素原进入高尔基复合体，在那里被激素前转化酶 1 和 3（PC1/3）裂解，然后被羧肽酶 E 进一步加工，产生甘氨酸 - 胃泌素（G-Gly）和 C 端侧翼肽（CTFP）。肽基甘氨酸酰胺化单加氧酶（PAM）将 G34-Gly 转化为酰胺的形式，PC2 在赖氨酸 53 ～ 54 处裂解，产生大小不同的生物活性胃泌素。在胃窦中，G 细胞主要分泌酰胺化胃泌素、G17-NH_2（85% ～ 90%）和 G34-NH_2（5% ～ 10%），以及 G14、G52、G71 和酰胺化 C 端短片段的混合物。剩余 5% 的分泌产物对应于非酰胺化中间体，主要是胃泌素原和 G-Gly。虽然 G 细胞分泌的大部分胃泌素是酰胺化的 G17，但由于大胃泌素代谢清除较慢，外周血中 G17 和 G34 的酰胺化量几乎相等。1 岁以上儿童和成年人正常的空腹胃泌素浓度在 30 ～ 50pmol/L，用餐后增加到 100 ～ 150 pmol/L。18 月龄婴儿的胃泌素水平是成年人的 2 ～ 3 倍。由于胃泌素在肾清除，慢性肾衰竭患者的血清胃泌素浓度增加 2 ～ 3 倍。胃窦内存在一个局部反馈通路，胃酸刺激胃窦生长抑素分泌，从而抑制胃泌素的分泌。质子泵抑制剂（PPI）通过抑制胃酸分泌，减少生长抑素，从而刺激胃泌素分泌。PPI 可诱导血浆胃泌素升高 2 ～ 4 倍，但部分患者可能出现明显的高胃泌素血症，浓度可超过 400pmol/ L。

胃泌素的主要作用为刺激胃酸分泌，促进细胞生长。胃泌素是食物消化期间胃酸分泌的主要刺激物，与壁细胞和含组胺的 ECL 细胞上的胃泌素受体（CCK2R）结合发挥作用。目前认为在大多数物种中，胃泌素主要是通过促进 ECL 细胞释放组胺来刺激胃酸分泌的。组胺扩散到壁细胞，激活 H_2 受体，引起腺苷酸环化酶激活和胃酸分泌。奈他肽（netazepide）是一种口服活性胃泌素受体（CCK2R）拮抗剂，可抑制人的胃酸分泌。药效发挥速度与雷尼替丁一样快，但反复给药后会产生耐受性。

此外，胃泌素也是一种促生长激素，通过 CCK2R 增加细胞分裂，抑制细胞凋亡。在胃中，胃泌素刺激 ECL 细胞释放组胺，使 ECL 肥厚和增生。高胃泌素血症 1 周后可引起肥厚，而 ECL 细胞的增生发展较慢，在高胃泌素血症 10 周时 ECL 细胞增加 1 倍，在 20 周时最多增加 4 倍。肥厚在胃泌素恢复后 1 周内逆转，但增生可能需要 3 个月的时间来恢复。由 PPI、胃泌素瘤和萎缩性胃炎产生的持续高胃泌素血症增加了 ECL 细胞的大小和数量。当 PPI 突然停药时，胃泌素对 ECL 细胞的营养作用介导，观察到胃酸分泌反射性增加。在大鼠中，CCK2R 拮抗剂不仅可以抑制基础的和刺激下的胃酸分泌反射性增加，而且可以消除 PPI 消退引起的胃酸分泌反射性增加。

持续的高胃泌素血症，即使是由 PPI 引起的，也可能发展为胃类癌。这些是 ECL 细胞来源的肿瘤，现在被称为神经内分泌肿瘤。在过去 20 年里，胃类癌的发病率增加了 8 ～ 9 倍，这可能与 PPI 的使用率增加有关。有证据表明，如果通过停用 PPI 而减少血清胃泌素分泌或使用胃泌素受体拮抗剂（如奈他肽），可以阻断胃泌素的增殖作用，那么许多胃类癌都会消退。CCK2R 已在许多组织和肿瘤（如 Barrett 食管、胃肠道间质瘤、胃腺癌、胰腺腺癌和结肠腺癌）中被发现，它可以促进组织生长并诱导癌变。在转染了 CCK2R 的胃腺癌细胞系中，胃泌素可通过 CCK2R、丝裂原活化蛋白激酶铁离子 1 相互作用蛋白 1（MP1）、ERK1 和 ERK2 介导的信号通路诱导细胞增殖。在人胃腺癌细胞（AGS）中，缺氧和模拟缺氧的氯化钴都增加了胃泌素的转录、翻译和分泌。在 Barrett 食管患者中，PPI 诱导的高胃泌素血症可通过 CCK2R 介导的环氧合酶 -2（COX-2）诱导细胞增殖、迁移和癌变。COX-2 蛋白也在胃损伤的愈合中发挥作用。在大鼠中，PPI 兰索拉唑诱导高胃泌素血症，并通过 CCK2R 介导的 COX-2 上调提供胃黏膜保护作用。

多种因素可调节胃泌素基因的表达，包括炎症、胃腔 pH、禁食和再进食。在某胃癌细胞系中，幽门螺杆菌感染诱导的促炎细胞因子 IL-1β 通过激活 Smad7，抑制 Smad3/4 复合物的核定位，从而抑制胃泌素的表达。与无菌小鼠相比，乳酸菌接种的 BALB/c 小鼠胃泌素基因表达降低，G 细胞数量减少，胃酸分泌减少。

与膳食相关的营养物质（如蛋白质、氨基酸和胺）直接或通过壁内神经元刺激胃泌素的分泌。

G 细胞通过其上特异性受体，包括钙敏感受体（CaSR）和 L- 氨基酸受体（GPRC6A），可直接感知管腔内蛋白及其分解产物。

越来越多的证据表明，胃泌素可能直接或间接参与铁的稳态。胃腔酸性环境可从食物中释放出非血红素铁，并将铁离子（Fe^{3+}）还原为亚铁离子（Fe^{2+}）使铁溶解，以便在小肠内快速吸收。然而，对于血红素铁的吸收，胃酸不是必需的。铁从十二指肠肠上皮细胞释放到血浆是由铁调素（hepcidin）控制的，铁调素是一种主要由肝产生的蛋白质，最近在胃壁细胞中也发现了这种蛋白质。铁调素通过与肠上皮细胞基底外侧膜上的铁外排蛋白 - 铁转运蛋白结合，阻碍小肠铁的吸收，促进铁的内化和降解。铁调素也通过同样的机制抑制肝细胞的铁释放。在人胃癌细胞系（AGS 细胞）中，含铁溶液下调了铁调素的表达，而铁离子螯合剂去铁胺上调铁调素的表达。在野生型小鼠中，PPI 泮托拉唑上调铁调素的表达，而组胺下调铁调素的表达。此外，铁调素敲除小鼠胃酸分泌减少，提示内源性铁调素刺激胃酸分泌。因此，胃酸分泌的调节和铁的稳态似乎是密切相关的。铁超载可导致胃铁调素表达下调，从而导致酸分泌减少和随后铁离子从食物中释放减少。相反，缺铁会增加铁调素的表达，增加酸的分泌，并增加铁离子的释放。铁调素调节胃酸分泌的确切机制仍有待确定。

初步证据表明，胃泌素可以调节铁的稳态，而不依赖于它的促胃酸作用。敲除胃泌素和敲除 CCK-2 受体的小鼠均表现出酸分泌减少。然而，当喂食缺乏铁元素的食物时，只有敲除胃泌素的小鼠才会出现严重的贫血。

3. 乙酰胆碱（acetylcholine，ACh）　迷走神经中有传出纤维直接到达胃黏膜泌酸腺中的壁细胞，通过末梢释放 ACh 而引起胃酸分泌；也有纤维支配胃泌酸区黏膜内的肠嗜铬样细胞（ECL）细胞和幽门部 G 细胞，使它们分别释放组胺和促胃液素，间接引起壁细胞分泌胃酸。其中支配 ECL 细胞的纤维末梢释放 ACh，而支配 G 细胞的纤维释放促胃液素释放肽（gastrin-releasing peptide，GRP，又称铃蟾素，bombesin）。另外，迷走神经中还有传出纤维支配胃和小肠黏膜的 D

细胞，释放的递质也是 ACh，其作用是抑制 D 细胞释放生长抑素，消除或减弱它对 G 细胞释放促胃液素的抑制作用，实质上起增强促胃液素释放的作用。由于 ACh 对靶细胞的作用均可被阿托品阻断，说明这些作用是通过激活靶细胞的 M（M_3）受体产生的；而 GRP 对 G 细胞的作用则由铃蟾素受体所介导。

4. 胃饥饿素（ghrelin）　是一种存在于 X/a 样细胞或 Gr 细胞中的肽，主要位于胃壁腺体基底部，也有报道存在于幽门腺。X/a 样细胞因其形态类似含胰高血糖的 A 细胞而被命名。Gr 细胞位于 ECL 细胞附近，胃饥饿素 Ser3 处的辛酰化（n-octanoyl）翻译后修饰是其靶向性的关键。胃饥饿素 O - 酰基转移酶（GOAT）与胃饥饿素共定位，胃饥饿素的辛酰化是胃饥饿素与其受体 GHS-R1a 结合所必需的。胃饥饿素对酸分泌的刺激作用被认为是通过 ECL 细胞释放组胺介导的。胃饥饿素刺激食欲、胃蠕动和胃排空，以及生长激素和胃酸的分泌。胃是胃饥饿素分泌的主要部位，胃切除术可立即使血浆胃饥饿素下降 75%。饥饿素的浓度在禁食状态下很高，在进食时受到抑制。胃饥饿素是一种促食欲激素，其血清浓度在餐前升高，餐后抑制。胃饥饿素由胃产生，穿过血脑屏障与下丘脑细胞上的受体结合，以及通过迷走传入神经纤维发出信号来调节食欲。胃饥饿素在食物摄取量的短期调控中起主要作用，外源给药可刺激人和啮齿动物的食欲。该系统的拮抗作用作为一种潜在的肥胖治疗方法的研究已在进行，但迄今为止尚未取得令人满意的结果。使用胃饥饿素相关分子治疗癌症恶病质等疾病的可能性也正在研究。胃也可产生少量厌食激素瘦素，不过瘦素的主要来源是脂肪组织。胃饥饿素 / 瘦素系统的治疗尚未在常规临床实践中得到应用。抑制胃饥饿素的分泌的因素有幽门螺杆菌感染、尿皮质激素 -1、胆囊收缩素、胰岛素、谷氨酰胺、生长抑素和 γ 干扰素（IFN-α），而胰高血糖素和去甲肾上腺素可增加胃饥饿素的分泌。

5. Apelin　是一种从胃中分离的肽，可刺激大鼠胃酸的分泌。这一作用伴随着组胺分泌的增加，可被法莫替丁阻断，提示它是由 ECL 细胞释放组胺介导的。

6. 垂体腺苷酸环化酶激活肽（pituitary adenylate cyclase-activating peptide，PACAP）　是血管活性肠肽（vasoactive intestinal polypeptide，VIP）家族成员之一，存在于胃壁内神经元中。PACAP 通过与一种被称为 PACAP 1 型受体（PAC_1）和两种 VIP 受体（即 $VPAC_1$ 与 $VPAC_2$）结合而起作用。PACAP 对胃酸分泌的调节作用取决于它与哪种受体结合。若与含有组胺的 ECL 细胞上的 PAC_1 受体结合，PACAP 可刺激胃酸的分泌，而若与含有生长抑素的 D 细胞上的 $VPAC_1$ 受体结合，则抑制胃酸分泌。PACAP 对胃酸分泌的最终刺激或抑制作用取决于两种受体结合的相对贡献。出乎意料的是，敲除 PAC_1 的小鼠除表现出基础胃酸分泌增加外，还表现出胃泌素浓度和壁细胞数量增加，这又可能导致酸分泌过多，这些变化的确切机制仍有待阐明。

7. 谷氨酸（glutamate）　是 T1R1/T1R3 味觉受体和代谢性谷氨酸受体（mGluRs）的激动剂。饮食中的谷氨酸会刺激胃酸的分泌。其机制可能与抑制生长抑素分泌和（或）激活迷走神经传入有关。

8. 铃蟾素（bombesin，BN）　即促胃液素释放肽，能强烈刺激促胃液素释放，进而促进胃液大量分泌。已知铃蟾素是一种由胃壁非胆碱能神经元分泌的神经递质。中枢内注射铃蟾素能减少胃酸分泌，但静脉注射铃蟾素后，血液促胃液素水平很快上升，基础和餐后胃酸分泌量随之增加。已知 G 细胞膜中存在铃蟾素受体，故铃蟾素是直接作用于 G 细胞而使促胃液素释放增加的。

9. 生长抑素（somatostatin）　是由胃肠黏膜 D 细胞分泌的一种胃肠激素，分泌后通过旁分泌的方式作用于壁细胞、ECL 细胞和 G 细胞，对胃的分泌和运动都有很强的抑制作用。生长抑素对胃酸分泌的调节是通过活化生长抑素 2 型受体（SSRT2），经受体 -Gi-AC 通路抑制细胞内 cAMP 的生成而起作用的。它不仅抑制 G 细胞分泌颗粒中促胃液素的释放，还抑制促胃液素基因的表达和转录。促胰液素、抑胃肽、酪酪肽等均是胃酸分泌的抑制剂，而生长抑素很可能是它们发挥作用的共同介质。生长抑素还能抑制组胺、ACh、铃蟾素等对胃酸分泌的刺激效应。此外，胃酸能直接作用于胃黏膜 D 细胞，促进生长抑素的分泌，负反馈抑制胃酸分泌，这种效应不受神经因素的影响。

10.Nefstatin-1　是一种由 82 个氨基酸组成的多肽，在下丘脑和胃中含有胃饥饿素的 X/a 或 Gr 细胞中表达。Xia 等报道 nefstatin-1 具有抑制胃酸分泌的中枢性作用。在大鼠侧脑室内注射 nefstatin-1 可抑制由 2- 脱氧 -D- 葡萄糖诱导的，而非五肽促胃酸激素诱导的胃酸产生，且呈浓度依赖性，同时激活迷走神经背侧运动核的迷走神经输出神经元。2- 脱氧 -D- 葡萄糖是一种稳定的葡萄糖类似物，通过中枢迷走神经机制来刺激胃酸的分泌。

11.IL-11　属于 IL-6 家族，通过与 IL-11 受体 α（IL-11Ra）结合而启动信号转导。IL-11 在小鼠和人的壁细胞中表达。急性给予 IL-11 可抑制 70% 组胺刺激的胃酸分泌，而慢性给予 IL-11 可导致细胞萎缩和壁细胞数量减少。

12. 降钙素基因相关肽（calcitonin gene-related peptide，CGRP）　是一种由 37 个氨基酸组成的多肽，是降钙素肽类家族的一员。该家族还包括肾上腺髓磷脂、胰淀粉酶和降钙素。CGRP 存在于支配胃黏膜的辣椒素敏感的感觉神经元中，并通过刺激生长抑素的分泌来抑制胃酸的分泌。在胃窦内，生长抑素抑制胃泌素的分泌。在胃体 / 胃底部，生长抑素通过减少组胺分泌直接或间接抑制壁细胞功能。CGRP 受体由 3 种蛋白质组成：①具有 7 次跨膜结构的配体结合蛋白，称为降钙素样受体（CLR）；②具有单一跨膜结构域的辅助蛋白，它是 CGRP 结合和协助 CLR 转运到细胞表面所必需的，称为受体活性调节蛋白（RAMP1）；③称为 CGRP 受体成分蛋白（RCP）的第二种附属蛋白，其作用为负责将 CLR-RAMP1 复合物与细胞信号通路相结合。

13. 幽门螺杆菌　其感染主要在儿童时期获得，通常在 5 岁之前。它在胃黏液层中存活，紧邻上皮细胞。最初胃幽门螺杆菌感染导致胃酸分泌减少，而慢性感染导致胃酸分泌减少或增加取决于胃炎的类型。与急性感染相关的胃酸分泌减少被认为有助于细菌的生存和胃的定植。当 pH 为 2～3 时，幽门螺杆菌在 1 分钟内失去运动；当 pH 为 4 时，幽门螺杆菌在 2 分钟内失去运动；当 pH 为 6 时，大多数细菌可以保持 15 分钟的运动。在尤斯灌流室的大鼠胃壁黏膜中，研究显示黏膜表面急性灌注幽门螺杆菌激活了黏膜壁内的 CGRP 感觉神经元，耦合刺激生长抑素和抑制组胺分泌。神经通路的激活可以解释为什么最初的斑片状定植的胃黏膜浅表的细菌可以急性抑制酸分泌。

十二指肠溃疡患者有慢性胃窦型幽门螺杆菌感染，并表现出增加的基础和刺激下的胃泌素和酸分泌。胃窦生长抑素含量的减少，可能是该细菌对 G 细胞的直接影响，从而导致胃泌素分泌增加。前者可能是由促炎细胞因子介导的，后者是由 CagL 直接作用的。疾病相关的幽门螺杆菌菌株包含一个 40kb 的染色体 DNA 区域，包含约 27 个基因，称为 cag 致病性岛（PAI）。CagA 是 PAI 编码的第一个 cag 蛋白，通过Ⅳ型分泌系统转运到宿主细胞中。CagL 是一种蛋白，被认为是分泌系统的组成部分，在幽门螺杆菌和胃上皮细胞的界面形成 cag-PAI 相关菌毛。人胃泌素基因启动子调控的荧光素酶报告基因转染的胃上皮细胞与 cag-PAI 阳性幽门螺杆菌菌株或单独 CagL 共培养诱导胃泌素启动子活性，而 cag-PAI 阴性菌株和 CagL 突变菌株共培养则未能诱导胃泌素启动子激活。进一步研究发现，CagL 与整合素高亲和力结合，表皮生长因子受体和丝裂原活化蛋白激酶信号通路参与了 CagL 刺激胃泌素表达的通路。

根除幽门螺杆菌的药物包括阿莫西林、克拉霉素和 PPI。由于细菌分裂时细胞壁合成旺盛，阿莫西林可一阵子细菌细胞壁的合成。当 pH 为 3 时，与较高的 pH 相比，编码包膜合成、细胞分裂和蛋白质合成的幽门螺杆菌基因被下调，青霉素衍生抗生素的杀菌作用被减弱。提高胃内 pH 至 5～7 可以促进幽门螺杆菌的生长，最大限度地发挥阿莫西林的杀菌作用，从而提高其幽门螺杆菌根除率。

（四）胃酸分泌的细胞内调节

胃酸分泌需要将质子泵 H^+-K^+-ATPase 从细胞质小管泡转移到顶端小管膜，并在分泌刺激退出后收回和再内化。壁细胞从循环中吸收锌对于酸的分泌是至关重要的，并且需要细胞内完整地储存钙。顶端和基底侧的氯离子和钾离子通道、转运体和交换体也是必需的。

丰富的线粒体通过氧化磷酸化产生 ATP 来提供壁细胞分泌酸所需的大量能量。在这个过程中，超氧化物的产生会导致毒性活性氧释放，导致线粒体功能障碍和死亡。线粒体超氧化物歧化酶（SOD2）通过将超氧化物阴离子转化为过氧化氢来减轻毒性作用。SOD2 缺乏的小鼠基础和刺激酸分泌减少，黏膜凋亡增加 4 倍。

1. H^+-K^+-ATP 酶　壁细胞通过一种电子中性 ATP 依赖的 H^+-K^+-ATP 酶分泌 HCl，一分子 H^+ 交换一分子的 K^+。酸分泌是一个能量消耗过程，可将 H^+ 浓缩百万倍。在静息状态下，H^+-K^+-ATP 酶包含在细胞质小泡中，但不活跃。在刺激下，H^+-K^+-ATP 酶被运送到分泌小管并变得活跃。刺激信号终止后，H^+-K^+-ATP 酶循环进入管囊泡。许多蛋白与壁细胞 H^+-K^+-ATP 酶的膜转位和融合有关，包括 Rab 家族的小 G 蛋白（Rab10、Rab11、Rab25 和 Rab27b）、可溶性 N - 乙基马来酰亚胺敏感因子附着蛋白受体（SNARE）蛋白 [囊泡相关膜蛋白 2（VAMP-2）和 syntaxin-1、syntaxin-2、syntaxin-3、syntaxin-4] 和分泌载体膜蛋白（SCAMP）。

胃 H^+-K^+-ATP 酶属于 p 型 ATP 酶家族，是壁细胞外排质子的主要机制。它由 α 亚基和 β 亚基组成，α 亚基包含催化位点，β 亚基是酶定位于顶端膜所必需的。H^+-K^+-ATP 酶 β 亚基敲除的雌性小鼠与野生型小鼠相比，胃酸不足，骨矿物质含量、骨密度和骨质量均较低。研究结果支持使用质子泵抑制剂（PPI）与患者骨折风险增加之间的因果关系，但不能区分是 PPI 的直接效应还是低胃酸性介导的间接效应所致。

在肾集合管中，H^+-K^+-ATP 酶与液泡型 ATP 酶（V-ATP 酶）协同作用，后者将质子输送到尿液中。虽然 V-ATP 酶通常负责细胞内细胞器的酸化，如溶酶体，但 V-ATP 酶也定位于某些特化细胞（如破骨细胞）的质膜。在大鼠壁细胞中也鉴定出了 V-ATP 酶的表达和活性。有推测认为，壁细胞 V-ATP 酶可能作为一种辅助的酸分泌通路，在 H^+-K^+-ATP 酶活跃时处于不活跃状态，也可能

与 PPI 治疗时剩余胃酸的分泌有关。

2. 通道和转运体　壁细胞分泌酸需要 H^+-K^+-ATP 酶及多个顶端和基侧的氯离子和钾离子通道共同发挥功能（图 4-4）。据推测，顶端氯离子通道包括氯离子胞内通道 -6（CLIC-6）、囊性纤维化跨膜调节因子（CFTR）和 SLC26A9，钾离子通道包括异构体 KCNQ1/KCNE2、KCNJ15（Kir4.2）和 KCNJ10（Kir4.1）。KCNQ1 与 β 亚基 KCNE2 组装，形成结构性开路、电压不敏感和耐酸的钾通道。

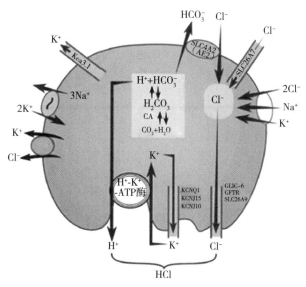

图 4-4　壁细胞产生和分泌盐酸的模型，包括调节钾离子和氯离子运动的通道、转运体和交换体

引自 Corrent Opinion in Gastroenterology，2012，28（6）：587-593.

壁细胞的基底侧膜也可能含有负性调节酸分泌的钾外排蛋白 K^+-Cl^- 共转运体 KCC3a，该共转运体与 Na^+-K^+-ATP 酶及 Ca^{2+} 激活的 K^+ 通道 Kca3.1 共定位。

如图 4-4 所示，酸的分泌需要 H^+-K^+-ATP 酶，以及顶端和基底侧的 K^+ 和 Cl^- 通道、转运体和交换体。在细胞质碳酸酐酶（CA）的催化下，CO_2 水合生成 H^+ 和 HCO_3^-。顶端 K^+ 通道［KCNQ1、KCNJ15 和（或）KCNJ10］提供 H^+-K^+-ATP 酶所需的 K^+。分泌 H^+ 的同时，HCO_3^- 通过阴离子交换体 SLC4A2（AE2）穿过基底侧膜离开细胞。与 H^+ 分泌的同时，Cl^- 通过氯离子细胞内通道 -6（CLIC-6）、囊性纤维化跨膜调节因子（CFTR）和（或）SLC26A9 穿过顶端胞膜，导致电中性

的 HCl 分泌。基底侧膜还包含 Na^+-$2Cl$-K^+ 共转运蛋白（NKCCl）和氯离子通道 SLC26A7。最近，在基底侧膜上发现了 2 种负向调节酸分泌的 K^+ 外排蛋白，分别是中性电的 K^+-Cl^- 共转运蛋白 KCC3a，以及 Ca^{2+} 激活 K^+ 通道中间体 Kca3.1。

3. 临床疾病　不同的疾病状态的胃酸分泌水平不同。在十二指肠溃疡和佐林格 - 埃利森综合征（Zollinger-Ellison syndrome，ZES）中胃酸分泌增加，而在恶性贫血、萎缩性胃炎和胃腺癌中则观察到胃酸分泌降低或缺乏。ZES 是由一种罕见的神经内分泌肿瘤引起的，主要起源于胰腺或十二指肠。该综合征的特征是高胃酸血症、胃酸分泌过多、消化性溃疡，常伴有腹泻。虽然许多 ZES 患者表现为更严重或更复杂的溃疡，但绝大多数在临床上无法与普通消化性溃疡区分。诊断通常是通过测定患者空腹血浆胃泌素浓度升高来确定的，虽然有 0.3% ～ 3% 的患者胃泌素浓度正常。需要注意的是，胃泌素不是一个单一的分子，而是存在不同长度和氨基酸修饰的多肽集合体（如胃泌素 -71、胃泌素 -52、胃泌素 -34、胃泌素 -17、胃泌素 -14），健康个体（主要是 G-17，其次是 G-34）和 ZES 患者（主要是 G-34，其次是 G-17，以及更大形式的胃泌素浓度增加）的胃泌素分泌模式不同。Rehfeld 等发现，12 个测试的商业免疫测定试剂盒中有 7 个测量的血浆胃泌素浓度是不准确的，产生假阴性和假阳性结果。检测不准确的主要原因是，抗体要么是针对个别形式的胃泌素，特别是 G17，要么是它们的性能受到胃泌素硫酸化程度的影响。在根治性切除胃泌素瘤后，62% 的患者胃酸分泌亢进长期存在（平均 8 年）。其原因可能是长时间的高胃泌素血症导致 ECL 细胞的持续性弥漫性增生，这可能是不可逆的，也可能是由不涉及高胃泌素血症的未知机制维持的。

PPI 阻断 H^+-K^+-ATP 酶，是胃酸分泌的强效抑制剂，对胃食管反流病（GERD）和消化性溃疡疾病的治疗非常有效，还可用于对应激性溃疡的预防。PPI 被认为是耐受性良好的药物，几乎没有直接的实际副作用。PPI 的疗效和良好的安全性导致了它们的过度使用和不恰当使用。在全球范围内，PPI 的总成本支出仅次于他汀类药物，美国每年估计超过 110 亿美元，英国为 20 亿英镑。最近，人们对潜在的长期副作用，特别是对感染和高胃泌素血症表示担忧。慢性 PPI 诱导的高胃泌素血症导致 ECL 增生，这种增生很少会导致类癌肿瘤，但当 PPI 突然停止时，经常导致反复性高酸性，导致 GERD 症状恶化和消化不良。血清 CgA 是一种储存在神经内分泌细胞中并从神经内分泌细胞中释放出来的酸性蛋白，已成为神经内分泌肿瘤（NET）的常用肿瘤标志物。然而，应该认识到，服用 PPI 的患者 CgA 经常升高，还可能是由于 ECL 细胞释放胃泌素诱导的这种肽。每天 1 次 PPI，血清 CgA 增加约 2.5 倍，停用 2 周后恢复正常。

神经内分泌细胞含有嗜铬粒蛋白 A（CgA）。血清 CgA 已被用作诊断神经内分泌萎缩性胃炎。幽门螺杆菌感染是最常见的原因，也是胃癌最大的独立危险因素。血清胃蛋白酶原越来越多地被用于诊断胃萎缩。胃蛋白酶原 Ⅰ（PG Ⅰ 或 PGA）产生于胃底和胃体（泌酸黏膜），而胃蛋白酶原 Ⅱ（PG Ⅱ 或 PGC）产生于胃窦（幽门黏膜）和十二指肠。随着泌酸黏膜萎缩，PG Ⅰ 水平下降，而 PG Ⅱ 保持稳定。PGI 小于 30mg/L 或 PG Ⅰ/Ⅱ 比值小于 3.0 已被用作检测泌酸性黏膜萎缩的无创检测方法。由于高胃泌素血症是胃酸缺乏的一种生理反应，空腹血清胃泌素浓度超过 400pg/ml 也可能提示胃萎缩。幽门螺杆菌感染者血清 PG Ⅱ 升高。在 228 名连续接受 7 天三联根除治疗的幽门螺杆菌感染患者中，血清 PG Ⅱ 水平下降 23% 或更高提示幽门螺杆菌感染成功根除，其敏感度为 100%，特异度为 97%。

端粒是覆盖染色体末端的小核苷酸重复序列。端粒长度通常与寿命有关，而端粒长度的缩短被认为是细胞衰老和器官存活的关键因素。有报道称，衰老的端粒酶缺陷小鼠由于在细胞分裂时不能延长端粒而导致严重的端粒功能障碍，其基础和分泌刺激下的胃酸分泌正常，而基础和分泌刺激下的十二指肠碳酸氢盐分泌减少。因此推测，衰老过程中端粒缩短可能导致侵略性和防御性因素之间不平衡，从而诱发消化性溃疡疾病。

第二节　胃的运动和分泌

人的消化器官由消化道及与其相连的大、小消化腺组成，食物在消化道内被分解成可吸收的小分子物质的过程称为消化。通过消化道的运动，将食物磨碎，使之与消化液混合，并不断向前推进的过程称为机械性消化。通过消化腺分泌的各种消化酶将食物中的大分子物质分解成小分子物质的过程称为化学性消化。两种消化方式互相配合，同时进行。经消化后的小分子物质及水、无机盐和维生素通过消化道黏膜进入血液和淋巴液的过程称为吸收。消化系统除了消化与吸收两大功能，还有内分泌与免疫功能。

胃是消化道中最膨大的部分，其主要功能为储存食物，使食物与胃液充分混合进行初步消化。食物经过胃的机械性消化和化学性消化后形成半流体状的食糜，并通过胃的运动将食糜逐次少量地排入十二指肠。

一、胃的机械性消化功能及其调节

消化道的运动，除了入口（口腔、咽、食管上段）及出口（肛门外括约肌）由骨骼肌完成，其余部位均由平滑肌完成。所以平滑肌是消化道运动的基础，通过其舒缩活动，对进入消化道的食物进行研磨、混合和推进，完成食物的消化和吸收。

（一）消化道平滑肌生理特性

1. 一般特性　消化道平滑肌具有肌肉组织的共同特性，如兴奋性、传导性和收缩性，但这些特性的表现有其自身特点，这些特点与消化道的功能相适应。其兴奋性较骨骼肌低，收缩的潜伏期、收缩期和舒张期所占的时间比骨骼肌长，且变异较大。消化道平滑肌具有一定的自动节律性，在体外适宜的环境内，仍能进行节律性舒缩运动，但频率低且不规则，这种节律性收缩是肌源性的，每分钟数次至十余次，远不如心肌规则。平滑肌经常处于微弱而持久的收缩状态，具有一定的紧张性，使消化道管腔各部分具有一定张力，并维持消化器官一定的形状和位置，消化道各种形式的运动都是在紧张性收缩基础上产生的。消化道平滑肌具有较大的伸展性，其中空的消化器官（尤其是胃）适应较大程度伸展的需求，容纳较多的食物而不发生明显的压力变化。如人在饱餐后，胃的体积比进食前可大数倍。消化道平滑肌对电刺激和针刺、刀割等刺激不敏感，而对温度、机械牵张和化学刺激等很敏感。

2. 电生理特性　消化道平滑肌的生物电活动包括静息电位、慢波和动作电位。

（1）静息电位：消化道平滑肌细胞的静息电位较小，为 $-60 \sim -50$ mV，它主要由 K^+ 外流造成，但也与少量 Na^+、Cl^-、Ca^{2+} 的跨膜流动及钠泵的生电作用有关。很多因素可以影响静息电位的水平，如机械牵张、刺激迷走神经、ACh，以及某些胃肠激素可使静息电位水平上移，而肾上腺素、去甲肾上腺素和交感神经兴奋可使静息电位水平下移。

（2）慢波：平滑肌静息电位并不恒定地维持在一定水平上，它能自发地形成周期性去极化和复极化电位缓慢的波动，称为慢波（slow wave）。由于慢波决定平滑肌的收缩节律，故又称基本电节律（basic electrical rhythm，BER）（图 4-5）。慢波的波幅变动在 $5 \sim 15$ mV，持续时间为数秒至十几秒，频率变动在 $3 \sim 12$ 次/分，随消化道的部位而异：胃体约为 3 次/分，十二指肠为 12 次/分，终末回肠为 $8 \sim 9$ 次/分。

慢波的产生不依赖于神经的存在，切断支配胃肠的神经或用药物阻断神经冲动后，慢波电位依然存在，但神经和体液因素可影响慢波的产生，如机械牵张、神经、体液因素。慢波本身不引起平滑肌收缩，但可使静息电位水平减小接近于阈电位。此时若平滑肌受到刺激，进一步除极一旦达到阈电位，即可产生动作电位并引起肌肉收缩。

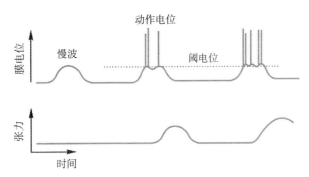

图 4-5　慢波、动作电位和平滑肌收缩
引自大学生理学.5 版.北京：高等教育出版社，2017

一般认为，慢波起源于消化道纵行肌和环行肌之间的 Cajal 间质细胞（interstitial cells of Cajal，ICC），是一类兼有成纤维细胞和平滑肌细胞特性的间质细胞，它与两层平滑肌细胞均形成紧密的缝隙连接，可将慢波传给平滑肌。目前认为 ICC 是胃肠运动的起搏细胞。

ICC 是由西班牙神经解剖学家 Sandago Puamony Cajal 于 1893 年首次在胃肠道内发现的一类特殊的间质细胞。近年研究表明，ICC 广泛存在于人和哺乳类动物的消化系统中，以网络状广泛分布在胃、小肠、结肠等部位的平滑肌层内。ICC 广泛存在于环行肌层与纵行肌层之间，紧邻胃肠道肌间神经丛，是密切联系胃肠运动神经元与平滑肌细胞的间质细胞。在食管和胃肠道内 ICC 呈网络状分布，呈纺锤状或星状，细胞核大，呈卵圆形，染色质分散，细胞质少，发出细长的细胞突起，突起与平滑肌细胞及自主神经形成广泛的联系。

1914 年，Keith 最早提出 ICC 可能是一种胃肠道起搏细胞的观点，后来电生理研究和细胞超微结构研究发展不仅证实了他的观点，而且认为 ICC 在胃肠道肌细胞中能产生慢电波，介导兴奋和抑制运动神经传递，同时 ICC 充当非神经源性牵张感受器，影响平滑肌的兴奋性和慢波频率，在迷走神经传入信号过程也发挥重要作用。随着研究的进展，ICC 被认为是胃肠道电生理运动的起搏细胞，具有调控胃肠道自主节律运动的功能，主要参与胃肠道慢波电位产生和传播，是胃肠道慢波起搏细胞，同时在消化道电活动的传播及介导神经信号转导中扮演重要角色，对维持胃肠道正常功能起着决定性作用。随后在胃肠道外的其他器官和系统相继发现了 ICC 的存在。

大量研究表明，ICC 是调节胃肠道动力的重要因素，这也为许多胃肠道动力障碍相关疾病提供了新的病理生理学解释。研究发现，一些动力障碍性疾病与 ICC 的数量和形态异常、结构功能的变化有很大影响（如胃排空异常、胃轻瘫、Oddi 括约肌功能障碍等），这为治疗此类疾病提供了新的思路和方法。

（3）动作电位：平滑肌膜电位在慢波电位的基础上可进一步去极化，当达到阈电位水平时，引起细胞膜上电压依从性钙通道开放，大量 Ca^{2+} 内流而产生动作电位。其时程较长（10～20 毫秒），幅值较低（60～70mV）。动作电位是在慢波除极的基础上产生的，它可引起平滑肌收缩。每个慢波上所叠加的动作电位数目越多，肌肉收缩的幅度与张力就越大。一旦慢波消失，动作电位和平滑肌收缩便不能发生，所以慢波是平滑肌收缩的起步电位，是平滑肌收缩节律的控制波。

（二）胃的运动

消化期胃运动的主要作用是接纳和储存食物，对食物进行机械性消化，使食物与胃液充分混合形成糊状的食糜，然后将其推向十二指肠。一般将胃分为头区运动和尾区运动两部分，头区运动指胃底和胃体上 1/3 部分，其运动较弱，主要功能是储存食物、调节胃内压；胃体的其余 2/3 和胃窦为尾区运动，其运动较明显，主要功能是混合磨碎食物，使食物与胃液充分混合以形成食糜，并将食糜排至十二指肠。

胃的运动形式主要有以下 3 种。

1. 容受性舒张　食物对口、咽和食管等处感受器的刺激，可反射性地引起胃底和胃体平滑肌的舒张，使胃腔的容量由空腹时约 50ml 增加到 1.5～2.0L，使胃能容纳和储存较多食物的同时胃内压基本保持稳定，称为容受性舒张（receptive relaxation）。这是胃特有的一种运动形式，可以避免因容纳大量食物而导致胃内压突然升高，从而防止食糜过早地排入十二指肠，有利于食物在胃内充分消化。胃的容受性舒张是通过迷走 - 迷走反射实现的，完成这一反射的迷走神经传出的纤维末梢释放递质可能是肽类物质（如血管活性肠肽）或一氧化氮。

2. 紧张性收缩　是消化道平滑肌共有的运动形式，是指胃壁平滑肌缓慢而持续地收缩。胃充盈食物后，紧张性收缩增强可使胃内保持一定压力，有助于胃液渗入食物促进化学性消化，促进胃排空。同时还可使胃保持正常形状和位置，防止出现胃下垂。

3. 蠕动　食物入胃后约 5 分钟，胃即开始蠕动。胃的蠕动是一种起自胃体中部，逐步向幽门方向推进的收缩波。在人体，胃蠕动的频率受胃平滑肌细胞慢波的控制，一般为 3 次/分，每个蠕动波需要约 1 分钟到达幽门。因此，通常是前一个蠕动波还在进行时，后一个蠕动波就已经开始，可谓是一波未平一波又起。

蠕动波初起时较弱，在传播过程中逐渐加强加快，接近幽门时更加明显，每次可将 1～2ml 的食糜推入十二指肠，这种作用也被称为幽门泵。但并不是每次蠕动都能到达幽门，有些蠕动波在传播到胃窦部时就消失了。当蠕动波的传播速度大于胃内容物的推进速度到达胃窦终末时，由于胃窦肌肉的有力收缩，可将部分胃内容物反向地推回到近侧胃窦或胃体，经过多次往返运动，食物与胃液充分混合并受到反复研磨，形成糊状的食糜（直径为 0.1～0.5mm 的颗粒），并通过幽门推入十二指肠。

（三）胃运动的调节

胃的运动既受神经调节，也受体液因素调节。当迷走神经兴奋时可使胃的慢波和动作电位频率增加，使胃的收缩加强加快，可引起胃容受性舒张；交感神经兴奋可降低慢波的频率和传播速度，使胃收缩的频率和强度减弱。另外，食物进入胃内对胃壁的机械和化学刺激，可通过内在神经丛引起平滑肌局部紧张性收缩加强，蠕动波的传播速度加快。许多胃肠激素在调节胃肠运动中也具有重要作用。如促胃液素和胃动素可使慢波和动作电位的频率加快，因而胃蠕动加强，而缩胆囊素、促胰液素、抑胃肽等则抑制胃运动。

（四）胃排空

食糜由胃排入十二指肠的过程称为胃排空（gastric emptying）。食物入胃后，一般 5 分钟左右即开始排空。胃排空取决于幽门两侧的压力差（直接动力），胃运动产生的胃内压增高是胃排空的动力（原始动力），来自近端胃的收缩和远端胃的蠕动。进食后，胃的紧张性收缩和蠕动增强，胃内压升高，当蠕动波到达幽门时，幽门括约肌开放，当胃内压高于十二指肠压时，胃内容物即可进入十二指肠，每次有 1～2ml 食糜被排入十二指肠。进入十二指肠的酸性食物刺激肠壁感受器，通过神经和体液机制抑制胃的运动，使胃排空暂停。随着酸性食糜在十二指肠内被中和，以及消化产物被吸收，这种抑制作用消失，胃的运动逐渐增强，又出现胃排空。如此反复进行，直至胃内食糜完全排空，故胃排空是间断性的，能较好地适应十二指肠内消化和吸收的速度。胃排空因其参与了许多疾病的病理生理过程，并已成为干预药物代谢的目标之一，且越来越受到重视。

1. 胃排空速度与食物性状和化学组成有关　一般来说，稀的、流体食物＞固体、黏稠的食物；小分子食物比大分子食物排空快；等渗内容物比高渗或低渗内容物排空快；3 种主要食物成分中，排空速度依次为糖类＞蛋白质＞脂肪。通常一餐混合食物由胃全部排空的时间为 4～6 小时。因此，在饮食时应该细嚼慢咽，不宜多食脂肪，以利于胃排空，减轻胃的负担。

2. 促进胃排空的因素　食物刺激胃壁是促进胃排空的动力。一般来说，胃内容物的容量与胃排空速度呈线性关系。胃内容物作为扩张胃的机械刺激，通过内在神经丛反射或迷走-迷走神经反射，引起胃运动的加强。食物的扩张刺激及某些化学成分主要是蛋白质消化产物，可引起胃窦黏膜释放促胃液素，促胃液素对胃的运动有刺激作用，可刺激幽门泵的活动，使幽门舒张，促进胃的排空。

3. 抑制胃排空的因素　在十二指肠壁上存在多种感受器，酸、脂肪、渗透压及机械扩张都可刺激这些感受器，通过肠-胃反射性抑制胃运动，增加幽门括约肌的紧张度，引起胃排空减慢。肠-胃反射对酸的刺激特别敏感，当小肠内 pH 降到 3.5～4.0 时，即可引起肠-胃反射。当过量的食糜，特别是酸或脂肪由胃进入十二指肠后，还可引起小肠黏膜释放促胰液素、抑胃肽等（统称为"肠抑胃素"），抑制胃的运动，延缓胃排空，从而延缓酸性食糜进入十二指肠，保护十二指肠黏膜免受酸的侵蚀，同时可保证进入十二指肠和小肠上部的蛋白质得以充分消化。

总之，进餐后，胃内食物的理化刺激通过神经体液途径促进胃内容物的消化和排空，进入十二指肠的食糜可通过神经体液途径抑制胃的运动和排空，两者相互配合，共同作用，使胃排空速度与小肠消化吸收的速度相适应。食物初入胃时，胃内食物较多，而肠内食物较少，排空速度较快；继后十二指肠内抑制胃运动的因素逐渐占优势，胃排空减慢；随着盐酸在肠内被中和，消化的食物成分被吸收，它们对胃的抑制性影响逐渐消失，胃排空速度则又加快。

（五）消化间期的胃运动

胃蠕动排空后，有些非营养物质可能会残留在胃里，在非消化期的胃运动主要是为了清除胃内残留物，表现为间歇性强力收缩伴有较长静息期为特征的周期性运动。胃通过产生一系列突然的强力收缩来清除这些物质，这些收缩从胃上部开始，沿着胃向下推进残留物进入十二指肠，然后推动物质进入整个小肠，结束于回盲部。这种推进运动被称为"移行性复合运动"（migrating motor complex，MMC），有助于将空腹时吞下的唾液、胃黏液、上次进食后遗留的残渣、脱落的细胞碎片和细菌等排入十二指肠。MMC 开始于餐后胃的正常蠕动排空完成后，持续时间很短，随后是胃静止期 1～2 小时。每个 MMC 的前行速度为 6cm/min，从胃到回盲部需要 1～2 小时。MMC 的发生和活动受到胃动素、生长抑素、P 物质和脑啡肽的刺激，并被进食、胃泌素和 CCK 的释放所抑制。

二、胃的化学性消化功能及其调节

胃对食物的化学性消化是通过胃壁黏膜层内的多种外分泌腺细胞分泌的胃液来实现的。

（一）胃液的成分和作用

纯净的胃液是一种无色透明的酸性液体，pH 为 0.9～1.5，正常成年人每天分泌胃液量为 1.5～2.5L。主要成分有盐酸、胃蛋白酶原、黏液、内因子和碳酸氢盐。胃黏膜存在 3 种外分泌腺，即贲门腺、泌酸腺、幽门腺。贲门腺和幽门腺的腺细胞分泌黏液；泌酸腺（相当于胃底和胃体部黏膜）由 3 种细胞组成，壁细胞分泌盐酸和内因子，主细胞分泌胃蛋白酶原，颈黏液细胞分泌黏液。除此以外，在整个胃黏膜的表面还有一层上皮细胞，分泌黏稠的黏液。在黏膜内还有一些散在分布的内分泌细胞，如 D 细胞分泌生长抑素、G 细胞分泌促胃液素等。

1. 盐酸 胃内的盐酸也称胃酸，是由泌酸腺的壁细胞分泌的。基础胃酸分泌是指胃排空后 6 小时，没有任何食物刺激情况下的胃酸分泌。正常人空腹时基础胃酸排出量平均为 0～5mmol/h，组胺或促胃液素可刺激胃酸分泌。在食物和药物刺激下，胃酸分泌量明显增加，胃酸最大分泌量可达 20～25mmol/h，通常盐酸的最大分泌量与黏膜壁细胞的数量及功能状态有关。

壁细胞分泌盐酸的过程是逆浓度差的主动转运过程。壁细胞与细胞间隙接触的质膜部分称为基底侧膜，膜上有 Na^+-K^+ 泵（即 Na^+-K^+-ATP 酶）分布，细胞膜面向胃腺腔的部分称为顶端膜。细胞内有从顶端膜内陷形成的分泌小管，小管膜上镶嵌有 H^+ 泵（也称质子泵，proton pump，即 H^+-K^+-ATP 酶）和 Cl^- 通道。壁细胞内含有丰富的碳酸酐酶（carbonic anhydrase，CA），可促进细胞代谢的产生和从血液进入细胞的 CO_2 与 H_2O 结合，形成 H_2CO_3，并立即解离为 H^+ 与 HCO_3^-，在分泌小管膜上 H^+ 泵的作用下，细胞内的 H^+ 逆浓度梯度被主动转运到分泌小管腔，然后进入腺泡腔，同时转运一个 K^+ 进入细胞内；而细胞内的 HCO_3^- 则在基底膜上通过 Cl^--HCO_3^- 逆向转运体与 Cl^- 交换，转运出细胞，并经细胞间隙进入血液，Cl^- 则进入细胞内，再通过分泌小管的 Cl^- 通道进入小管腔和腺泡腔，与 H^+ 形成 HCl。壁细胞基底侧膜上的 Na^+-K^+-ATP 酶将细胞内的 Na^+ 泵出，维持细胞内的低 Na^+ 浓度；进入细胞内的 K^+ 可经分泌小管

膜及基底侧膜上的 K^+ 通道扩散出细胞（图 4-6）。在消化期，由于胃酸大量分泌的同时有大量 HCO_3^- 进入血液，血液暂时碱化，形成餐后碱潮。

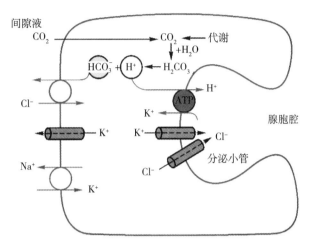

图 4-6　壁细胞分泌盐酸的基本过程
引自大学生理学 .5 版 . 北京：高等教育出版社，2017

盐酸的生理作用如下：①激活胃蛋白酶原（pepsinogen），使之成为胃蛋白酶（pepsin），并发挥作用，并为胃蛋白酶发挥活性提供所需的酸性 pH 环境；②促进食物中蛋白质变性，使之易于消化；③对随食物进入胃内的细菌有抑菌与杀菌作用；④盐酸随食糜进入十二指肠内可促进促胰液素和缩胆囊素的分泌，进而引起胰液、胆汁和小肠液的分泌；⑤盐酸造成十二指肠的酸性环境，可促进小肠对铁和钙的吸收。

2. 内因子　壁细胞在分泌盐酸的同时，也分泌一种糖蛋白，这种糖蛋白称为内因子（intrinsic factor）。内因子有 2 个活性部位，一个活性部位可与进入胃内的维生素 B_{12} 结合形成内因子 - 维生素 B_{12} 复合物，其可保护维生素 B_{12} 不被蛋白酶水解。当内因子 - 维生素 B_{12} 复合物运至回肠末端时，内因子的另一个活性部位可与回肠黏膜上的特异性受体结合，促进维生素 B_{12} 的吸收。当壁细胞受损或减少时，内因子分泌减少，可造成维生素 B_{12} 吸收发生障碍，影响红细胞的生成，造成巨幼红细胞性贫血。

3. 胃蛋白酶　胃蛋白酶原主要由泌酸腺的主细胞合成和分泌，以无活性的方式储存在细胞内，在盐酸的作用下被激活成胃蛋白酶，已激活的胃蛋白酶对胃蛋白酶原也有激活作用（自身激活）。

胃蛋白酶可水解食物中的蛋白质，主要作用于蛋白质和多肽分子中含酪氨酸和苯丙氨酸的肽腱上，其主要产物是胨、胨、少量多肽及氨基酸。胃蛋白酶最适宜 pH 为 1.8 ～ 3.5，pH 超过 6.0 即失活。

4. 黏液和碳酸氢盐　胃液中的黏液是由黏膜表面上皮细胞、贲门腺和幽门腺细胞、泌酸腺区的颈黏液细胞共同分泌的。它的主要成分是糖蛋白，具有黏滞性和形成凝胶的特性，分泌后覆盖在胃黏膜表面，能在黏膜表面形成一层厚 0.5 ～ 1mm 的黏液凝胶层，具有润滑和保护作用，可减轻粗糙食物对黏膜的机械损伤。胃内的 HCO_3^- 主要由胃黏膜非泌酸细胞分泌，其分泌速率仅为 H^+ 分泌速率的 5% ～ 10%，对胃内 pH 影响不大。

进入胃内的 HCO_3^- 并非直接进入胃液，而是与胃黏膜表面的黏液联合形成一个保护胃黏膜不受损伤的屏障，这个屏障称为黏液 - 碳酸氢盐屏障（mucus-bicarbonate barrier），可保护胃黏膜免受胃内盐酸和胃蛋白酶的损伤。这也是胃黏膜处于高酸（胃内 H^+ 浓度要比血浆中 H^+ 浓度高 300 万～ 400 万倍）和胃蛋白酶的环境中，却不被消化的原因之一。黏液凝胶层的黏稠度为水的 30 ～ 260 倍，可明显减慢 H^+ 和 HCO_3^- 在其中的扩散速度。当 H^+ 从胃腔向黏膜上皮细胞方向扩散时，其移动速度减慢，并在黏液层不断地与从上皮细胞分泌向胃腔扩散的 HCO_3^- 相遇而发生中和。在这个过程中，在黏液层形成了一个 pH 梯度：靠近胃腔一侧呈酸性，pH 为 2.0 左右；靠近胃黏膜上皮细胞一侧呈中性或弱碱性，pH 为 7.0 左右。因此，由黏液和 HCO_3^- 共同构成的"黏液 - 碳酸氢盐屏障"在一定程度上能保护胃黏膜免受 H^+ 的侵蚀作用，而黏膜表面的中性 pH 环境可使胃蛋白酶失去活性，防止胃蛋白酶对胃黏膜产生消化作用。

除了上述黏液 - 碳酸氢盐屏障，胃上皮细胞的顶端膜及细胞间存在的紧密连接也起重要作用，它们对 H^+ 相对不通透，因此可以阻止胃腔内的 H^+ 进入黏膜层内，称为胃黏膜屏障（gastric mucosal barrier）。另外，胃黏膜通过上皮细胞不断合成释放生物活性物质，如前列腺素（PGE_2）和前列环素（PGI_2），直接作用于黏膜细胞，可防止或减轻有害物质对胃肠细胞的损伤或致坏死作用，这称为直接细胞保护作用（direct cytoprotection）。大量服用吲哚美辛和阿司匹林等药物就是通过抑制前列腺素合成酶，使胃黏膜前列腺素合成和释放减少，从而对黏膜造成损伤，可引起胃出血和溃疡。有些胃肠激素如生长抑素、胰多肽等也有细胞保护作用。同时，胃黏膜经常受到食物成分、胃酸、胃蛋白酶及反流的胆汁等构成的弱刺激，也能促进胃黏膜细胞不断合成和分泌前列腺素等物质，减轻或防止强刺激对胃黏膜的损伤，这种情况称为适应性细胞保护作用（adaptive cytoprotection）。

综上所述，胃黏膜经常受到损伤因素的侵蚀，同时胃内也存在保护胃黏膜的机制。对胃构成侵蚀的物质有胃酸、胃蛋白酶、反流的胆汁及幽门螺杆菌等；而保护胃黏膜的有胃黏膜屏障、黏液 - 碳酸氢盐屏障、前列腺素等内源性物质的细胞保护作用、丰富的血液供应及上皮细胞的快速更新等。当胃内侵蚀因子增强和（或）胃保护机制减弱时，胃就有可能受到损害甚至形成溃疡。

（二）胃液分泌的调节

胃在空腹时（消化间期）只分泌少量胃液，称为基础胃液分泌或消化间期胃液分泌。强烈的情绪刺激可使消化间期的胃液分泌明显增加（高达 20ml/h），且为高酸度、高胃蛋白酶的胃液。有学者认为，这可能是产生应激性溃疡的一个因素。进食后，在神经和体液因素的调节下胃液大量分泌，神经调节主要是通过迷走神经的活动实现，体液调节主要是通过激素或生物活性物质如促胃液素、组胺等实现的。

1. 促进胃液分泌的内源性物质

（1）ACh：是支配胃的迷走神经末梢所释放的递质，直接作用于壁细胞上的胆碱能（M_3）受体，引起胃酸分泌增加。胆碱能受体拮抗剂（如阿托品）可阻断其作用。ACh 还可刺激肠嗜铬样细胞（enterochromaffin-like cell，ECL 细胞）和 G 细胞，促进组胺和促胃液素的释放，间接刺激胃酸的分泌。

（2）促胃液素：是由胃窦部和十二指肠黏膜内的 G 细胞分泌的一种胃肠激素，释放后以内分泌的方式作用于壁细胞上的促胃液素受体，刺激胃酸的分泌。丙谷胺是该受体的拮抗剂。另外，促胃液素还可作用于 ECL 细胞上的相应受体，促进 ECL 细胞分泌组胺，再通过组胺刺激壁细胞分泌盐酸。

（3）组胺：由胃黏膜肥大细胞或肠嗜铬样细胞分泌，通过旁分泌方式作用于邻近的壁细胞，与壁细胞上的 H_2 受体结合，刺激胃酸的分泌。H_2 受体拮抗剂西咪替丁等可阻断其作用，抑制胃酸的分泌，是临床常用的抑酸药物。促胃液素和 ACh 可以通过各自的受体，引起 ECL 细胞释放组胺，从而调节胃酸的分泌。

以上 3 种内源性物质一方面可直接作用于壁细胞上各自的受体发挥作用，另一方面又互相影响，共同调节胃酸分泌。在体内当两个因素同时作用时，酸分泌反应通常比这两个因素单独作用时反应的总和要大，这种现象称为加强作用。因此，临床上用组胺受体拮抗剂西咪替丁治疗胃溃疡时，不仅抑制了壁细胞对组胺的反应，还使壁细胞对促胃液素和（或）ACh 的反应也有所降低。目前临床上除用 H_2 受体拮抗剂治疗消化性溃疡外，还采用质子泵抑制剂如奥美拉唑（又名洛赛克）等进行治疗，奥美拉唑的抑酸作用更加强大而持久。此外，Ca^{2+}、低血糖、咖啡因和乙醇等也可刺激胃酸分泌。

另外，能引起壁细胞分泌胃酸的大多数刺激物均能促进主细胞分泌胃蛋白酶原及黏液细胞分泌黏液。ACh 是主细胞分泌胃蛋白酶原的强刺激物，促胃液素也可直接作用于主细胞，H^+ 可通过壁内神经丛反射性促进胃蛋白酶原释放，十二指肠黏膜中的内分泌细胞分泌的促胰液素和缩胆囊素也可刺激胃蛋白酶原分泌。

2. 抑制胃液分泌的内源性物质　生长抑素、前列腺素（PGE_2、PGI_2）及上皮生长因子通过激活 Gi，可抑制壁细胞的腺苷酸环化酶，降低细胞质内的 cAMP，从而抑制胃酸分泌。其中生长抑素是一种十四肽的激素，对胃酸分泌有很强的抑制作用，既可通过直接作用于壁细胞上的受体，又可通过抑制 G 细胞释放促胃液素和抑制 ECL 细胞释放组胺而抑制胃酸分泌。促胃液素促进生长抑素释放，ACh 则抑制其释放。

（三）消化期胃液分泌的调节

胃在没有受到刺激的情况下胃液的分泌量很少，进食可以刺激胃液的大量分泌，称为消化期胃液分泌。为了研究方便，可根据消化道感受食物刺激的部位，将消化期的胃液分泌分为头期、胃期和肠期 3 个时期，这 3 个时期几乎同时开始，互相重叠。

（1）头期胃液分泌：是由于食物刺激了头面部感受器而引起的。研究头期胃液分泌常用假饲实验（图 4-7），给犬事先造成一个食管瘘和一个胃瘘，当犬进食时，摄取的食物都从食管瘘流出体外，并未进入胃内，但这时却有胃液分泌，胃液从胃瘘流出。进行 5～10 分钟假饲，胃液分泌明显增多，时间长达 1～2 小时之久。引起头期胃液分泌的机制包括条件反射和非条件反射两种。前者是由和食物有关的颜色、形状、气味、声音等刺激了视、嗅、听觉等感受器官而引起的，传入神经为第 Ⅰ、Ⅱ、Ⅷ 对脑神经；后者则是咀嚼和吞咽时，食物刺激了口、咽、喉等处的化学与机械感受器而引起的，传入神经为第 Ⅴ、Ⅶ、Ⅸ、Ⅹ 对脑神经。这些感受器的信号经传入神经传到位于延髓、下丘脑、边缘叶和大脑皮质的反射中枢。迷走神经是头期胃液分泌反射共同的传出神经，通过末梢释放 ACh 引起胃腺的分泌，这称为纯神经反射机制。

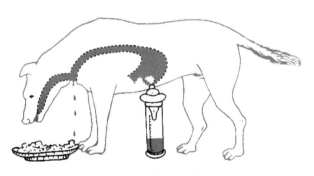

图 4-7　假饲实验

引自大学生理学 . 5 版 . 北京：高等教育出版社，2017

但这种纯神经机制不能解释为何假饲 5～10 分钟，就能引起 1～2 小时的胃液分泌。后来许多实验证明，迷走神经除了直接支配胃腺引起胃液分泌，还可通过分支作用于胃窦部 G 细胞，引起促胃液素释放，促胃液素通过内分泌方式进一步引起胃液分泌。切除胃窦部后进行假饲，胃液分泌增加的程度将会明显减小。目前认为，支配胃窦部 G 细胞引起促胃液素释放的迷走神经末梢释放的递质不是 ACh，而是促胃液素释放肽（gastric-releasing peptide，GRP）。

头期胃液分泌的特点是胃液的酸度和胃蛋白酶含量均很高，消化力很强。其分泌量占整个消化期分泌量的 30%，且与食欲及精神因素有关。

（2）胃期胃液分泌：是由进入胃腔的食物直接刺激胃部的感受器引起。食物在胃内可通过机械扩张与化学成分刺激胃壁上的机械感受器和化学感受器，引起胃液大量分泌，其主要途径为：①扩张刺激胃体和胃底部感受器，通过迷走 - 迷走神经长反射和壁内神经丛短反射作用于胃腺，引起胃液分泌。②扩张刺激胃窦部的感受器，通过壁内神经丛短反射或迷走 - 迷走神经长反射，引起促胃液素释放，促胃液素作用于胃腺间接引起胃液分泌。③化学刺激：食物的化学成分如蛋白质消化产物肽和氨基酸，可直接作用于 G 细胞，引起促胃液素释放，进而引起胃液分泌。故胃期胃液分泌的机制包括神经反射机制和体液机制。

胃期胃液分泌的特点是胃液的酸度很高，但胃蛋白酶含量较头期低。其分泌量占整个消化期分泌量的 60%。

（3）肠期胃液分泌：是由食物刺激肠道感受器引起的。肠期胃液分泌与胃期相似，食物也是通过机械扩张和化学刺激两方面发挥作用。但切断支配胃的神经后，食物对小肠的刺激仍能引起胃液分泌，说明在肠期胃液分泌机制中神经调节可能并不是主要作用，体液调节机制才是主要的。当食糜进入小肠后通过机械性和化学性刺激作用于小肠黏膜，可使其分泌一种或几种胃肠激素，通过血液循环再作用于胃。在食糜作用下，小肠能释放一种称为"肠泌酸素"的激素，也能刺激胃酸分泌，但这种激素至今未能提纯。十二指肠释放的促胃液素也是肠期引起胃液分泌的体液因素之一。

肠期胃液分泌的特点是胃液的量、总酸度和胃蛋白酶含量均较低。其分泌量占整个消化期分泌量的 10%。

（四）消化期胃液分泌的抑制因素

正常消化期胃液分泌还受到各种抑制性因素的调节，实际的胃液分泌是兴奋性和抑制性因素共同作用的结果。抑制胃液分泌的因素除精神、情绪因素之外，主要有盐酸、脂肪和高张溶液。

1. 盐酸　是壁细胞的分泌物，当盐酸分泌过多，可以负反馈调节方式抑制胃酸分泌。胃内pH ≤ 1.2 或十二指肠内 pH ≤ 2.5 时，胃液分泌即受到抑制，这是一种典型的负反馈调节。其机制可能有以下几方面：①胃窦部 pH 降低，直接抑制胃窦黏膜内的 G 细胞，使促胃液素释放减少；②盐酸直接刺激了胃黏膜中 D 细胞分泌生长抑素，后者可直接抑制壁细胞胃酸的分泌，也可以旁分泌的方式抑制 G 细胞释放促胃液素，间接抑制胃酸的分泌；③胃酸刺激小肠黏膜释放促胰液素，对促胃液素引起的胃酸分泌有明显的抑制作用；④盐酸刺激十二指肠球部，使之释放一种抑制胃酸分泌的肽类激素——球抑胃素，进而抑制促胃液素和胃液分泌。

2. 脂肪　脂肪及其消化产物抑制胃液分泌的作用发生在食糜进入十二指肠后，可能通过释放一种名为"肠抑胃素"的激素而发挥作用。20 世纪 30 年代，我国生理学家林可胜从小肠黏膜中提取到一种物质，将此物注入血液后可使胃液分泌的量、酸度和消化能力降低，并抑制胃的运动，他将此物质命名为肠抑胃素。学者认为，肠抑胃素可能不是一种独立的激素，而是几种具有此种作用的激素的总称，如小肠黏膜分泌促胰液素、缩胆囊素、肠抑胃肽、血管活性肠肽和胰高血糖素等，这些激素都具有抑制胃酸分泌和胃运动的作用，统称为肠抑胃素。

3. 高张溶液　十二指肠内的高张溶液对胃液分泌的抑制作用可能通过两种途径来实现，一种是刺激小肠内的渗透压感受器，通过肠 - 胃反射（entero-gastric reflex）抑制胃液分泌；另一种是通过刺激小肠黏膜释放一种或多种胃肠激素而抑制胃液分泌。此外，胃黏膜与肌层内的前列腺素对进食、组胺和促胃液素引起的胃液分泌均有明显的抑制作用，迷走神经兴奋和促胃液素都能引起前列腺素释放。

第三节　胃的免疫功能

人类的生存依靠肺把氧气、胃肠把营养送入体内。除肺外，胃肠器官是人体与自然界直接相通的器官。胃肠是消化和吸收营养物质的主要场所，还是重要的免疫器官。免疫系统中大型杀伤性武器，如 T 细胞、B 细胞、NK 细胞等，几乎70% 都集中在胃肠，产生人体 80% 的抗体。也就是说，胃肠器官不仅吸收必需的营养物质来保障机体维持正常的生命活动，还能主动抵抗病原菌的侵袭。这些病原菌包括肠道中原有的病原菌和外界进入胃肠道的病原菌。面对病原菌的侵袭，胃肠会激发免疫系统对其进行监控和清除，从而保护机体不受侵害。

胃肠器官免疫反应主要为固有免疫和适应性免疫。除此之外，在胃肠的一些局部部分，还可产生一些特殊的免疫反应，即黏膜免疫系统。与全身免疫系统不同，黏膜免疫是一个高度分化的免疫系统，主要存在于一些黏膜的组织部位。胃肠的固有免疫也称先天免疫，是一种非特异性的免疫反应，是人体长期进化形成、与生俱来抵抗病原微生物入侵和清除病原微生物的能力，属于机体的第一道防线，同时也是启动适应性免疫的基础，胃肠的固有免疫由免疫细胞和免疫分子组成。

一、固有免疫细胞

参与固有免疫的细胞包括肠上皮细胞、M 细胞、单核巨噬细胞、中性粒细胞、树突状细胞、NK 细胞、肥大细胞、NK T 细胞、嗜碱性细胞、嗜酸性细胞等。

匈牙利的两位学者 Eva Mezey 和 Miklos Palkovits 发现了胆碱能受体、胃泌素受体及 $D_1 \sim D_5$ 多巴胺受体的 mRNA 在胃黏膜固有层内的免疫细胞内分布。当用半胱胺或应激方法导致胃溃疡形成时，阳性免疫细胞数量明显增加。并且多数巨噬细胞具有组胺 H_2 受体、胃泌素受体、M_1 胆碱能受体及 D_4 和 D_5 多巴胺受体的 mRNA，几乎所有浆细胞具有 H_2 受体、M_1 受体和胃泌素受体的 mRNA。肥大细胞未能显示出任何受体。另外，固有层内多数免疫细胞酪氨酸羟基化酶及其 mRNA 阳性，表明多巴胺来源于免疫细胞。但免疫细胞内缺乏多巴胺 β- 羟化酶和苯乙醇胺 N- 甲基转移酶，提示免疫细胞不产生去甲肾上腺素和肾上腺素。实验结果提示，抗溃疡药所作用的是胃固有层内的免疫细胞，而不是通常认为的壁细胞。

二、固有免疫因子

固有免疫因子主要是由淋巴细胞、单核细胞、巨噬细胞等免疫细胞产生，也可由部分非免疫细胞产生。

胃肠的适应性免疫系统是继固有免疫而产生的特异性免疫系统，相应的免疫细胞主要由肠道的相关淋巴组织、细胞、免疫分子组成。

胃肠器官正常免疫功能来自黏膜固有层的浆细胞，浆细胞能产生大量的免疫球蛋白，即分泌型 IgA，此为胃肠防止细菌侵入的主要物质。一旦因疾病、衰老、情绪压力等因素胃肠黏膜合成分泌功能发生障碍，可致使胃肠道分泌液中缺乏分泌型 IgA，则可引起肠内菌群紊乱，导致慢性腹泻、慢性便秘等疾病，胃肠器官和整个机体抵御外界病源侵害的自然力也将随之变差。

三、胃的免疫形态学

胃肠道的免疫系统是宿主和肠道共生微生物之间的重要屏障。胃肠道含有独特的免疫细胞群，它们具有特殊的功能，可以对病原体产生免疫反应，但对共生体没有免疫反应。АруинЛИ 等认为胃内淋巴网状组织细胞系统的成分对局部免疫反应和保持机体内环境的稳定性有很大作用。胃肠道黏膜几乎有 1/4 是淋巴样组织，其功能与周围淋巴样组织的淋巴结及脾相同。对消化系统淋巴样组织的详细研究可分为 3 组：①位于上皮内的淋巴细胞；②在黏膜固有层中弥漫分布的淋巴细胞和浆细胞；③位于黏膜基底的淋巴样滤泡。

上皮细胞在肠道菌群和固有层（LP）之间形成一个单细胞屏障。上皮层中将近 20% 的细胞是淋巴细胞，它们位于上皮细胞之间，不会发生营养障碍，且几乎不向胃肠腔内游走。上皮内淋巴细胞 80% 是 T 细胞，而 LP 有 T 细胞、B 细胞和髓系细胞（Box 2）。约 98% 淋巴细胞位于上皮基底部，相当于上皮细胞核位置的水平上，也说明它们不向胃肠腔内游走。上皮间淋巴细胞可在黏膜上皮与黏膜固有层之间游动，这主要是由于上皮间淋巴细胞伸出小的变形虫样突起保证了这种游动。从上皮间淋巴细胞的位置可以推测，它们是所有免疫活性细胞中首先与消化腔内各种抗原相遇的细胞。电镜检查确认 90% 为激活或变形细胞，说明它们也参与免疫反应。胃内上皮间淋巴细胞明显比小肠绒毛中少，这也是两者功能不同的原因。

在胃黏膜固有层中含有 B 细胞、T 细胞、浆细胞和巨噬细胞。资料表明胃内 T 细胞占淋巴细胞总数的 10%，T 细胞及其亚群在免疫反应过程中可完成两个主要功能：在细胞免疫反应中充当效应细胞；激活 B 细胞，起辅助 T 细胞的作用。

胃内 B 细胞占 90%。在 B 细胞表面分布有免疫球蛋白受体，它们是产生抗体的前身细胞并决定着体液免疫状态。Rudzik 等认为 65% ～ 70% 的上皮间淋巴细胞为无 T 细胞、B 细胞标记的淋巴细胞。胃黏膜中尚含有少数巨噬细胞向免疫活性细胞传递抗原信息。

胃肠道中的浆细胞研究得最多，对 IgA、IgM、IgG、IgD、IgE 有活性的血清进行免疫荧光检查，证明在消化系统的组织中可产生上述所有的 Ig，但与周围淋巴结和脾不同。胃肠道黏膜固有层中几乎 90% 的浆细胞都能合成分泌型 IgA，它比其他 Ig 对抗蛋白溶解酶的作用更稳定。为数较多的 IgA 在胃肠道黏膜中具有重要作用，因为 IgA 与抗原相互作用时不需要和补体结合，因此不引起抗原溶解，也不损伤所接触的组织。在幽门黏膜基底部经常可见到孤立的淋巴样滤泡，它是抗原依赖性结构，这种结构是布满消化道黏膜固有层中的浆细胞的源泉。

在病理状态下，不仅胃腺体结构发生损伤，局部免疫系统亦常有明显改变。这些改变涉及胃的三组淋巴样组织的形成。目前认为慢性胃炎是增生不良性病变，伴有胃黏膜结构的改组，最后形成萎缩。慢性萎缩性胃炎患者血清中可查到抗胃壁细胞抗体和抗内因子抗体。Striokland 等根据形态、功能和病机的特点把慢性胃炎分为两种类型，即 A 型和 B 型。A 型萎缩性胃炎可查到抗壁细胞抗体和抗内因子抗体，胃体有弥漫性病变，胃窦部黏膜无病变时胃酸分泌明显下降，血清中促胃液素含量升高即是明证。伴有恶性贫血的萎缩性胃炎是一种自身免疫性疾病，可通过体液与细胞免疫的激活、患者血清中补体含量下降，以及有些患者使用肾上腺皮质激素和硫唑嘌呤治疗有效证实。B 型萎缩性胃炎查不到抗壁细胞抗体，胃体病变为局灶性，胃酸分泌中度下降，胃窦部黏膜常有病变，血清中促胃液素含量也下降。不久前发现，患 B 型胃炎的患者有一种抗产生促胃液素细胞的循环抗体，后者与促胃液素含量下降密切相关。除 A、B 两型胃炎外，Glass 等还分出了 A、B 型免疫性胃炎，其特点是免疫反应阳性，胃底、胃窦部有胃炎性病变。非恶性贫血的慢性胃炎患者血清中抗壁细胞抗体的检出率各家报道不一，波动范围较大（12%～42.2%）。健康人也可检出这种抗体，但检出率较低。无论是胃底还是胃窦部胃炎，患者均有细胞免疫反应的改变。可以把胃黏膜浸润的细胞成分作为胃免疫病变状态的指数。慢性胃炎时胃黏膜固有层（主要是浆细胞）浸润明显加剧是免疫性炎症的表现。慢性胃炎，特别是自身免疫性胃炎患者常有细胞与体液免疫反应障碍，这具有致病机制意义，但不能笼统地认为慢性胃炎都是自身免疫性疾病。

溃疡病时免疫学改变的资料存在相互矛盾。在恶化期出现高 γ 球蛋白血症，淋巴细胞增多，嗜酸细胞增多，还发现该病患者非特异性防护因素下降，这就证明溃疡病是自身免疫性疾病。溃疡病很少能检出抗壁细胞抗体。Strickland 等认为，该病常伴有 B 型萎缩性胃炎，后者一般也查不到该抗体。但许多作者利用补体结合试验，Воппен 被动血凝试验在恶化期从患者血清中查到了抗胃壁细胞抗体。胃溃疡患者几乎都伴有慢性胃炎，而十二指肠溃疡很少伴有胃底胃炎。因此，溃疡病的免疫学变化可能取决于它所伴有的慢性胃炎的程度，溃疡病免疫过程的形态学表现可根据胃黏膜内存在的免疫活性细胞来判断。溃疡病伴胃窦胃炎时，胃黏膜浆细胞浸润增加 1 倍。溃疡病时胃黏膜浆细胞发生的途径是不成熟的 B 细胞从骨髓进入黏膜固有层转化为成熟 B 细胞。后者在抗原作用下转化为浆细胞或形成淋巴样滤泡，它是记忆细胞和浆细胞的源泉。上皮内有浆细胞及其终末期，即拉塞尔小体。这说明上皮间淋巴细胞中含有 B 细胞。上皮内 B 细胞可受抗原作用，大部分被抗原激活的 B 细胞返回黏膜固有层，在这里它们是形成浆细胞的源泉之一。形成浆细胞的另一个源泉是淋巴样滤泡，它位于黏膜基底部。溃疡病本身抗原性作用的升高是由溃疡缺损区的坏死性物质引起的，因为破坏性病变改变了原来的组织成分，使其具有抗原性。位于溃疡基底部常见的微生物和真菌也可成为抗原。

胃溃疡病变上皮表面的淋巴细胞浸润增多，幽门部位浸润的淋巴细胞比正常高 2 倍。同时在病灶附近的上皮中可发现个别产生 IgA 的浆细胞。上皮细胞中出现上述浆细胞可能具有代偿作用。在溃疡灶边缘的表面上皮中含有少量的类黏蛋白，它可防止损伤性物质（包括抗原）对黏膜的破坏作用。上皮间淋巴细胞具有保护上皮层的免疫防护作用。浸润组织损伤区的细胞对修复增生过程有作用，同时吞噬细胞也起重要作用。在组织培养中吞噬细胞可使成纤维细胞的生长和抗体的产生时间缩短到原来时间的 1/20。

四、胃肠共生菌与胃的免疫功能

在胃的免疫功能方面，由于胃酸等屏障的存在，人们一直认为胃中存在很少的共生细菌。基于测序的微生物分析表明，胃也拥有广泛的微生物群多样性。最近的研究表明，第 2 组先天淋巴细胞（ILC2）是人类和小鼠胃中的主要的 ILC 亚群。它们的稳态和效应功能受到局部共生群落的调节。胃 ILC2 的独特之处在于它们的存在依赖于胃微生物群，这与其他组织中缺乏共生微生物群对 ILC2 的影响形成了鲜明对比。胃 ILC2 对 IL-7

的反应可以部分解释其对微生物群的依赖性。胃 ILC2 在其表面表达 IL-7 受体蛋白水平明显高于小肠 ILC2，且在体外对 IL-7 刺激的反应中增殖更多。同样，胃表达的 IL-7 蛋白水平比小肠高得多。胃 ILC2 分泌的 IL-5 促进血浆 B 细胞产生 IgA。胃部菌群诱导的 ILC2 通过促进 IgA 的产生来提供免疫保护。胃部共生菌群可通过 IL-7/IL-7R 轴调控胃 ILC2 的稳态与功能，而胃 ILC2 在稳态及致病菌（幽门螺杆菌）感染后，促进可结合细菌的 IgA 产生，以提供对胃部的免疫保护。具体来说，微生物诱导胃中产生 IL-7 和 IL-33，进而触发 ILC2 的繁殖和激活，以调控胃部 ILC2 的稳态及功能。幽门螺杆菌感染也能迅速诱发胃 ILC2。ILC2 衍生的 IL-5 导致 IgA 产生，IgA 包膜在无特异性病原体（specific pathogen-free，SPF）和幽门螺杆菌感染小鼠的胃细菌上。胃 ILC2 通过促进 IgA 的产生，在幽门螺杆菌感染中发挥重要作用，特别是在感染的早期，以增强 IgA 对幽门螺杆菌的结合与清除；在 SPF 小鼠中，胃部 ILC2 诱导产生的 IgA 可与胃部共生菌群结合，通过消除 IgA 涂层的细菌包括致病性幽门螺杆菌来保护胃，以起到对胃部的保护作用。

肠道菌群能够在局部和全身改变，并影响免疫系统的发育，但对胃中的共生微生物是否会影响其免疫微环境知之甚少。Hiroshi Ohno 等研究表明，胃细菌诱导的 2 型先天淋巴样细胞通过产生 IgA 来提供免疫保护。ILC2 是胃中主要的 ILC 亚型，它们的稳态和效应子功能受到局部共生菌群的调节。微生物在胃中产生 IL-7 和 IL-33，进而触发了 ILC2 的扩增和激活。幽门螺杆菌感染能够迅速诱导胃部的 ILC2。ILC2 来源的 IL-5 导致 IgA 产生，其可在无特定病原体（SPF）和幽门螺杆菌感染的小鼠中包裹胃细菌。因此，这项研究鉴定了由共生微生物调节的 ILC2 依赖性 IgA 反应，从而通过消除 IgA 包裹的细菌（包括病原性幽门螺杆菌）来保护胃。

ILC2 调节免疫、炎症和组织稳态。Naoko Satoh-Takayama 等描述了 ILC2 在调节共生细菌和控制胃微生物群幽门螺杆菌感染中的作用，微生物诱导的细胞因子如 IL-7 和 IL-33 增强了 ILC2 的增殖和功能，表达高水平的细胞因子受体，可导致 ILC2 分泌 IL-5 增加，进而促进 B 细胞的膨胀和 IgA 的产生。然后，IgA 通过多聚免疫球蛋白受体转运到胃黏膜上皮细胞，用于细菌的 IgA 覆盖层。ILC2 有两个不同的亚群：稳态天然 ILC2 和炎性 ILC2，它们是由蠕虫感染引起的。然而，组织特异性线索如何调控 ILC2 的这两种亚群及其效应功能仍不清楚。有学者报道，IL-33 通过诱导色氨酸羟化酶 1（Tph1）促进炎症性 ILC2 的产生。在 IL-33 激活或蠕虫感染后，Tph1 表达以 IL-33 依赖的方式在 ILC2 中上调。淋巴细胞中 Tph1 的条件缺失导致 ILC2 炎症反应的选择性损伤和对蠕虫感染的敏感度增加。此外，RNA 测序分析显示 Tph1 缺失的 ILC2 基因表达改变，包括诱导型 T 细胞共刺激因子。以上揭示了 IL-33、Tph1 和诱导型 T 细胞共刺激因子在促进炎症性 ILC2 反应和黏膜屏障 2 型免疫方面的功能。

五、维生素 D 在胃肠道免疫中作用

维生素 D 是一种必需的维生素，不仅能促进钙和磷酸盐的吸收，还能调节免疫功能。维生素 D 及其活性形式 1，25-（OH）$_2$D（1，25D）抑制 Th1 和 Th17 介导的免疫反应，并通过增加巨噬细胞、树突细胞和 T 细胞产生的 IL-10 间接减轻免疫反应；维生素 D 调节胃肠道中 IL-22 的产生，抑制感染和炎症；维生素 D 对免疫细胞的影响有一定顺序，在感染的前 3 天不调控固有免疫细胞，前 10 天不调控 T 细胞；局部产生的 1，25-（OH）$_2$D 通过抑制 T 细胞、IFN-γ 和 IL-17 来减缓感染后的炎症反应；维生素 D 在抗感染免疫中和炎性肠病中的作用主要是减少炎症反应，避免组织损伤。

维生素 D 通过调节上皮细胞、先天免疫细胞和获得性免疫细胞来控制胃肠道稳态。维生素 D 的状态和 VDR 的表达是肠上皮屏障的重要调节因子。VDR 敲除小鼠增加了肠道的通透性，而 VDR 仅在胃肠上皮细胞中表达，可挽救上皮细胞的完整性，并保护小鼠免受实验性结肠炎的影响。先天免疫细胞（巨噬细胞、树突状细胞和 ILC）也是维生素 D 的重要目标。在树突状细胞和巨噬细胞中，1，25D 抑制 IL-12、Toll 样受体表达和树突状细胞激活 T 细胞的能力。相反，1，25D 诱

导树突状细胞产生 IL-10，巨噬细胞产生抗菌肽。与维生素 D 充足相比，维生素 D 缺乏的小鼠有更少的 ILC3 细胞和产生更少的 IL-22。在获得性免疫系统及其激活过程中，1，25 D 抑制 B 细胞和 T 细胞增殖。此外，1，25 D 可抑制 T 细胞产生 IL-2、IFN-γ、IL-17 和 TNF-α。相反，1，25 D 诱导产生 IL-10 的调节性 T 细胞和产生 IL-4 的 Th2 细胞。正是由于 1，25D 对 T 细胞的抑制特性，早期的研究主要集中在维生素 D 在 T 细胞引起病理疾病中的作用。

维生素 D 是一种重要的免疫调节剂，尤其对感染后下调免疫系统的至关重要。对感染的免疫反应要求迅速识别感染威胁，消除病原体和解决免疫反应。有强有力的证据表明，维生素 D 和 1，25D 直接和间接通过诱导 IL-10 产生调节 T 细胞抑制 Th1/Th17 介导的免疫应答，这有助于解决免疫应答。维生素 D 在感染第 3 天前不能调节先天免疫反应，而 T 细胞在感染第 10 天前不能调节先天免疫反应，因为免疫细胞在激活前不表达 VDR 或产生 1，25D。维生素 D 在抗感染免疫反应中的一个重要作用是限制炎症和组织损伤。对 IBD 有效的维生素 D 调节机制也在发挥作用，提供对胃肠道感染的保护。

六、幽门螺杆菌与胃免疫功能

幽门螺杆菌已经进化出一系列机制，通过干扰抗原呈递和调节 T 细胞反应来积极规避适应性免疫。以巨噬细胞、树突状细胞和 B 细胞为代表的抗原呈递细胞（APC）通过吞噬或内吞作用将抗原内化，加工抗原，并通过 II 类 MHC 分子将抗原呈递给 CD4+ T 细胞，从而导致抗原特异性 T 细胞反应启动。幽门螺杆菌感染者胃黏膜中活化的巨噬细胞和树突状细胞增多。活化的巨噬细胞产生 IL-6、IL-1β、IL-12 和 TNF-α，它们引起炎症并帮助启动 Th1 型反应。尽管存在这些效应细胞，但幽门螺杆菌成功建立了持续感染，表明这些效应细胞无法清除病原体。幽门螺杆菌也被证明是导致 APC 极化的原因。例如，萎缩性胃炎的巨噬细胞有向 M1 亚型极化的现象。幽门螺杆菌甚至可以控制这些 APC 的不同功能。有研究表明，一方面，幽门螺杆菌介导的树突状细胞和 M1 巨噬细胞的激活导致 T 细胞增殖和吞噬减少；另一方面，与 M1 巨噬细胞相比，幽门螺杆菌感染后 M2 巨噬细胞产生的促炎细胞因子较少，抗炎细胞因子增加。

第四节　胃黏膜上皮更新与分子调控

胃黏膜上皮组织具有较强的再生能力。在正常情况下，胃黏膜上皮细胞不断死亡脱落。胃黏膜上皮组织中存在少量具有分裂增殖能力的细胞，当上皮细胞死亡脱落后，不断由具有分裂能力的细胞增殖补充，条件是胃黏膜上皮基底膜必须完整，属于生理性更新。当上皮组织发生炎症或创伤时，可由周围未受损伤的上皮细胞增生补充，新生细胞迁移到损伤表面，形成新的上皮，这是病理性再生。

胃黏膜上皮为单层柱状上皮，主要由表面黏液细胞组成。上皮与胃壁内的腺体相连续，胃壁内腺体包括胃底腺、贲门腺和幽门腺。腺体由基底部、颈部、峡部和凹部 4 个区域组成。腺体内分化成熟的细胞有颈黏液细胞、壁细胞、主细胞、胃肠内分泌细胞（包括 G 细胞、D 细胞和 ECL 细胞）。上皮细胞间隙有散在分布的淋巴细胞。胃黏膜上皮细胞分泌的富含糖蛋白物质可在细胞表面形成一层保护性的黏液膜，可保护胃黏膜免受胃酸和胃蛋白的消化，减缓食物对上皮的磨损。胃黏膜上皮对于胃生理功能的维持起重要作用。

虽然胃黏膜上皮有重要的保护机制维持其正常的生理功能，但胃黏膜上皮始终处于一个有害的环境中，因此不断更新的上皮细胞是胃黏膜上皮实现其功能的重要基础。胃上皮正常情况下每 2 ～ 7 天更新一次，损伤时更新加速，但腺体细胞的更新则需要几个月。脱落的细胞主要由胃小凹底部和胃腺颈部的未分化细胞通过细胞增殖进行补充。

一、胃干细胞

干细胞是一组具有高度自我更新和多能分化潜力的细胞，可以分化成胚胎干细胞和成体干细胞。组织常驻成体干细胞，属于成体干细胞的一种，对于消化道上皮的更新非常重要。而且，由于组织常驻成体干细胞具有定向分化的能力，因此，对于组织稳态的维持、损伤修复具有重要作用。

胃黏膜上皮不断自我更新，介导更新的干细胞是一类驻留在胃内，具有自我更新的能力、高增殖能力和多种分化潜力的成体干细胞，对上皮细胞的再生和损伤修复至关重要，在维持胃上皮的动态稳定中起关键作用。目前认为胃黏膜上皮有两个干细胞库，分别位于胃腺峡部和基底部。

核苷酸掺入法和超微结构检测证实，峡部可能是成年人胃中的干细胞样细胞池。峡部干细胞产生的子代细胞向胃小凹的凹部和基底部双向迁移。Bjerknes 和 Cheng 首次发现其分化和迁移路线的直接证据，他们利用转基因小鼠在 Rosa26 启动子下表达 β- 半乳糖苷酶（lacZ）的细菌基因（用于可视化）和随机化学诱变，证明在胃黏膜上皮中存在长寿命的定向前体细胞或干细胞，维持胃腺和胃上皮的快速细胞更新。胃腺底部的细胞被进一步鉴定为第二个干细胞库，具有自我更新和分化的能力，但其在大多数时间都处于静息状态，仅在上皮损伤时才被激活。此外，谱系追踪模型的出现使我们能够明确正常或异常情况下胃干细胞在特定解剖区域的分化方向。

Cell Stem Cell 的一项研究进一步发现胃体腺两个独立的区域——基底部和基底部以上区域（凹 - 峡 - 颈部）由不同的干细胞维持，基底部由慢更新的基底干细胞维持，而基底部以上区域由快速更新的峡部干细胞（IsthSC）维持。笔者利用细胞增殖标志物 Stmn1 和 Ki-67 进行谱系追踪，发现 IsthSC 在胃腺中的克隆扩张速度在纵向上较快，而在横向上因峡部壁细胞的限制而呈现"间断"式的慢速扩张。进一步利用单细胞 RNA-seq 鉴定出 IsthSC 高表达 Stmn1 和 Ki-67、低表达分化标志物 Muc5ac 和 Muc6。

通过鉴定小鼠胃干细胞标志物，包括 LGR5和 Troy（肿瘤坏死因子受体超家族的成员），促进了对胃上皮细胞谱系的了解。谱系追踪显示 Lgr5+ 细胞是具有自我更新能力的多能干细胞，负责胃上皮的长期更新。使用体外培养系统，从单个 Lgr5+ 细胞培养中可以产生类似成熟幽门上皮的类器官。此外，通过对 FGF、WNT、BMP、维 A 酸和 EGF 信号通路的时序性调控，人干细胞多能通过从头合成途径生成年人胃三维类器官。

二、黏膜血流

胃黏膜受到各种损害性因素作用，可导致上皮损伤。但值得注意的是，在诱导损伤的几分钟至几小时，可以看到上皮连续性重建，黏膜血流在这一过程中起重要作用。在体内环境中，损伤发生导致基底膜暴露于管腔内容物后的关键时期，血管灌流对于提供黏膜防御的相关物质至关重要。受损上皮细胞释放的黏液和黏膜脉管系统渗出的血浆结合在裸露区域形成一层保护层，称为"黏液帽"。即使胃中存在非常高水平的盐酸（如 pH＜ 1），黏液帽内的 pH 也能维持在接近中性的水平。由于基底膜对酸的破坏高度敏感，这种保护对于黏膜修复至关重要。维持胃内相对较高的 pH 微环境依赖于不受干扰的黏膜血流。如果流向胃的血液中断，那么黏液帽内的 pH 就会急剧下降，并形成出血性病变。

胃黏膜可以暴露于高浓度的酸而没有明显的上皮损伤发生。部分原因是黏膜血管系统对浅表黏膜中的酸反应非常迅速，以缓冲、稀释和除去酸。这是通过感觉传入神经介导的反射来完成的。黏膜表层的感觉传入神经末梢可以检测到酸的存在，它们的反应是在黏膜下小动脉附近释放血管扩张剂 CGRP。这导致小动脉周围的平滑肌松弛，导致黏膜内的血流升高。CGRP 对血管平滑肌的松弛作用主要通过一氧化氮介导（作用于可溶性鸟苷酸环化酶），但也有证据表明前列腺素参与了这种血管舒张反应。使用 CGRP 拮抗剂、非甾体抗炎药、一氧化氮合酶抑制剂阻断反应性充血反应，或通过消融感觉传入神经元，导致黏膜对损伤的敏感度明显增加。此外，在某些疾病条件下，如门静脉高压症导致反应性充血反应受损，导致更容易发生胃溃疡和出血。事实上，门静脉高压症失去这一黏膜防御的重要组成部分的潜在机制是前列腺素和一氧化氮介导的反应性充血反应的显著破坏。

微血管内皮细胞产生有效的血管扩张剂，如一氧化氮（NO）和前列环素（PGI_2），保护胃黏膜免受损伤，并对抗血管收缩剂，如白三烯 C4，血栓素 A2 和内皮素的黏膜损伤作用。PGI_2 和 NO 维持内皮细胞的活力，防止血小板和白细胞黏附微血管内皮细胞，从而防止微循环受损。

三、氧化还原信号

氧化还原信号主要通过调节 Wnt/β-catenin 和 Notch 信号通路，通过 NADPH 氧化酶（NOX）调节胃黏膜上皮的生理性自我更新、增殖、迁移和分化。氧化还原稳态的丧失参与了多种胃肠道疾病的发病和发展，如 Barrett 食管、食管腺癌、消化性溃疡、胃癌、缺血性肠损伤、乳糜泻、炎症性肠病和结直肠癌。

胃血流受 NO 的调控，一氧化氮可以通过血管内皮、胃上皮细胞和感觉神经末梢的一氧化氮合酶（NOS）产生。然而，胃中也可能形成独立于 NOS 的 NO。饮食中的硝酸盐很容易被胃肠道吸收，经血液循环后，在唾液腺大约被浓缩（高达 20 倍），并主动分泌到唾液中，形成硝酸盐的肠唾液循环。共生菌中的硝酸盐还原酶能将唾液中的硝酸盐转化为口腔中的亚硝酸盐，因此人类唾液中的亚硝酸盐含量很高（$50\sim250\mu m$）。亚硝酸在酸性的胃液中迅速质子化为亚硝酸（HNO_2），HNO_2 分解生成一氧化氮（NO）和其他氮氧化物，如二氧化氮（NO_2）、三氧化二氮（N_2O_3）和过氧亚硝酸盐。因此，除了在体内通过 NOS 产生 NO 的经典途径外，它也可以通过胃中亚硝酸盐的还原产生非常高的 NO。因为在无菌大鼠的饮食负荷硝酸盐后，NO 的形成几乎被消除，可见这一途径需要口腔共生细菌的存在。值得注意的是，膳食维生素 C 和多酚明显增加了胃中亚硝酸盐衍生的 NO。非 NOS 依赖性产生的 NO 在胃黏膜生物学中起关键作用，因为唾液亚硝酸盐产生的 NO 增加了胃黏膜血流量和黏液厚度。

四、神经调节

胃黏膜和黏膜下血管受初级传入感觉神经元和黏膜下神经丛的支配。来自神经丛的神经纤维（伴随毛细血管）进入固有层，终止于黏膜的上皮细胞下。神经末梢可以感受胃内容物和（或）到达胃黏膜的酸，神经的激活将直接影响调节黏膜血流的黏膜下小动脉的张力。刺激胃感觉神经促进位于黏膜下大血管内或附近的神经末梢释放降钙素基因相关肽和 P 物质等神经递质。降钙素基因相关肽发挥黏膜保护作用，最有可能的是通过 NO 生成介导的黏膜下血管扩张作用。干扰感觉神经的任何方面，如慢性、大剂量的辣椒素消融感觉传入神经，都会损害充血反应，从而降低胃黏膜对损伤的抵抗力。

五、生长因子

生长因子调控祖细胞的增殖，胃祖细胞表达的生长因子受体主要是表皮生长因子受体（EGF-R），激活该受体的主要有丝分裂生长因子是转化生长因子（TGF-α）和胰岛素样生长因子 -1。PGE_2 和胃泌素反式激活 EGF-R，触发 MAPK 途径，从而刺激细胞增殖，对胃黏膜发挥营养作用。EGF 存在于胃腔中，来源于唾液腺和食管腺体，但本身在正常胃黏膜中缺失，在各种损伤因素作用时，EGF 可刺激祖细胞增殖。一项重要的新发现是，抗凋亡蛋白 survivin 在胃祖细胞中表达，它可抑制细胞凋亡，并促进有丝分裂。

六、肾素 – 血管紧张素

各种应急刺激会导致胃的严重不良反应，包括胃黏膜微出血和糜烂，甚至出现胃溃疡。应激反应是由两个不同且不相关的系统介导的，即下丘脑 - 垂体 - 肾上腺轴（HPA）系统和释放儿茶酚胺、去甲肾上腺素和肾上腺素的交感肾上腺系统。胃黏膜对抗应激的有害作用的防御机制包括下丘脑 - 垂体 - 肾上腺轴（HPA）的激活，这与糖皮质激素的释放有关，糖皮质激素能够对抗应激诱导的胃病变。

肾素 - 血管紧张素系统（RAS）的血管紧张素 Ⅱ（Ang Ⅱ）的主要作用是通过激活血管紧张素 Ⅰ 型受体（AT1），导致血管收缩，也可能通过抑制细胞生长和刺激细胞凋亡来促进炎症、血管和心脏肥大及细胞外组织重塑。AT1 受体的刺激激活了血管平滑肌细胞（VSMC）膜内 NAD（P）H 氧化酶，增强了 ROS（如超氧化物和过氧化氢）的产生，并使保护性 NO 通路失活。研究表明，Ang Ⅱ 通过激活第二信使，如磷脂酶 C（PLC）和蛋白激酶 C（PKC）或磷脂酶 A2，可以增强血管收缩性白三烯的合成和心血管床平滑肌细胞的收缩。胃和十二指肠局部 ROS 增加和黏膜血流量减少是胃十二指肠黏膜损伤发病的基础。Ang Ⅱ 受体亚型 AT1 和 AT2 已在人食管、胃、小肠和结肠黏膜中检测到。在感染人主要致病菌幽门螺杆菌的蒙古沙鼠胃黏膜中发现 Ang Ⅱ 受体过表达。

大量实验研究显示，非选择性和选择性血管紧张素受体阻滞剂（ARB）通过抑制 AT$_1$ 受体，保护胃黏膜免受应激性胃损伤。坎地沙坦和氯沙坦主要是通过抑制应激降低的中枢和外周交感肾上腺和维持糖皮质激素的稳定释放实现胃保护作用。此外，ARB 的治疗可以通过阻止血管紧张素 Ⅱ 与 AT$_1$ 受体的结合，阻碍 AT$_1$ 受体介导的血管收缩，进而促进胃黏膜血流，有效抑制血管紧张素 Ⅱ 的血管收缩和氧化应激性动脉硬化作用。

血管紧张素 -（1-7）是 Ang Ⅰ 通过血管紧张素酶同源物 -ACE2 或中性内肽酶（neprilysin，NEP）或脯氨酸内肽酶（PEP）生成的下游肽。Ang-（1-7）具有很强的血管舒张作用。在大鼠胃中，Ang I 通过 ACE2 被快速降解，形成 Ang-（1-7），也可通过先降解形成 Ang-（1-9），随后再降解为 Ang-（1-7）。

在组织局部的 RAS 中，Ang Ⅱ 通过与 AT1R 结合，可促进细胞生长和血管生成，而 Ang Ⅱ 通过与 AT2 结合，或由 ACE 和内肽酶从 AngI 转化而成的 Ang-（1-7）结合到一个独特的细胞膜 G 蛋白偶联受体——MasR，将产生与 Ang Ⅱ /AT$_1$R 结合相反的作用。Ang-（1-7）的效应包括血管舒张、抗血管生成和抗增殖作用。而且，给予 ACEI 后，患者或实验动物的血液和组织中 Ang-（1-7）的组

织水平明显升高。

七、气体信号分子

1. 一氧化氮（NO）　在生理条件下，L- 精氨酸通过组成型 NO 合成酶（cNOS）生成 NO，或在炎症条件下通过诱导型 NOS（iNOS）合成 NO，并由血管内皮、上皮细胞和感觉神经末梢释放。NO 通过激活可溶性鸟苷环化酶（sGC）使鸟苷三磷酸（guanosine triphosphate，GTP）转化为 cGMP。cGMP 的激活导致平滑肌松弛，血管直径增加，随后器官血流增强。NO 被认为是通过调节胃血流量维持胃黏膜完整性的一个重要因素。在胃黏膜，NO 的供体可降低脂质过氧化物、丙二醛（MDA）和 4- 羟基壬烯醛（4-HNE）的浓度，而增加具有抗氧化功能的超氧化物歧化酶（SOD）的水平。

总之，内源性或 NO 供体释放的 NO 可以对抗应激导致的胃损伤，这种效应是通过增加胃黏膜微循环、抑制脂质过氧化、促进抗氧化和抗炎活性来实现的。

2. 硫化氢（H$_2$S）　是来源于 L- 半胱氨酸的一种内源性化合物，具有类似于 NO 的很强的黏膜保护作用。H$_2$S 通过内源性 PG/COX 系统和传入感觉神经释放 CGRP 介导的血管舒张、抗炎和抗氧化活性来保护胃黏膜免受应激性损伤。降低 TNF-α 的表达，减少血管内皮白细胞黏附，抑制非甾体抗炎药诱导的胃黏膜损伤。

八、肠道菌群

传统观点认为，胃酸导致胃内的环境非常恶劣，因此胃被认为是不适合微生物生长的器官。然而，幽门螺杆菌的发现改变了这种看法。随后，随着基因芯片、高通量测序等分子技术的快速发展，胃内发现了丰富的微生物群落。

在正常的胃中，微生物群主要由韦荣氏菌、乳酸菌和梭状芽孢杆菌组成。胃液样品的细菌门主要为 Firmicutes、Bacteroidetes 和 Actinobacteria，而胃黏膜样品以 Firmicutes 和 Proteobacteria 为主。胃微生物群的组成是高度动

态的，受年龄、饮食习惯、药物使用、胃炎症和幽门螺杆菌存在等多种因素的影响。

大量的免疫学研究表明，幽门螺杆菌是引起慢性胃炎、胃溃疡、肠上皮化生甚至胃癌或MALT（mucosa-associated lymphoid tissue），黏膜相关淋巴细胞淋巴瘤等的重要原因，但其具体致病机制尚不明确。线粒体能作为细胞的能量工厂来产生机体所需的能量。有研究发现，幽门螺杆菌能够通过释放毒素直接靶向作用线粒体使线粒体失去功能，从而导致能量产生缺失。当细胞尝试通过重新分配资源来弥补能量缺失时，细菌所产生的特殊信号就会阻断细胞的补偿措施使细胞最终会失去抵御幽门螺杆菌感染的能力。

胃内的益生菌对胃黏膜损伤具有修复作用，其效应可能是通过促进前列腺素、生长因子和细胞因子等的分泌而实现，也可能通过调节细胞的凋亡、增殖、胃黏液蛋白的生成和胃黏膜的通透性来实现。胃内益生菌还可通与有害的微生物在胃黏膜黏附的竞争抑制，实现对胃黏膜的保护作用。同时，益生菌通过死细胞、代谢产物、细胞膜和 DNA 等组分明显影响固有免疫和适应性免疫，通过免疫系统的作用影响胃黏膜的稳态。

（杨　璐　刘亚莉　李　娟

郭海涛　邢金良　李孟彬）

参考文献

樊代明，2016. 整合医学：理论与实践. 北京：世界图书出版公司.

樊代明，2021. 整合医学：理论与实践 7. 北京：世界图书出版公司.

裴建明，朱妙音，2017. 大学生理学 .5 版 . 北京：高等教育出版社.

Blair PJ, Rhee PL, Sander KM, et al, 2014. The significance of interstitial cells in neurogastroenterology. J Neurogastroenterol Motil, 20(3): 294-317.

Buckley ST, Bækdal TA, Vegge A, et al, 2018. Transcellular stomach absorption of a derivatized glucagon-like peptide-1 receptor agonist. Sci Transl Med, 10(467): eaar7047.

Cantorna MT, Rogers CJ, Arora J, 2019. Aligning the paradoxical role of vitamin D in gastrointestinal immunity. Trends Endocrinol Metab, 30(7): 459-466.

Chu S, Schubert ML, 2012. Gastric secretion. Curr Opin Gastroenterol, 28(6): 587-593.

Chu S, Schubert ML, 2013. Gastric secretion. Curr Opin Gastroenterol, 29(6): 636-641.

Flamar AL, Klose CSN, Moeller JB, et al, 2020. Interleukin-33 induces the enzyme tryptophan hydroxylase 1 to promote inflammatory group 2 innate lymphoid cell-mediated immunity. Immunity, 52(4): 606-619.e6.

Foong D, Zhou J, Zarrouk A, et al, 2020. Understanding the biology of human interstitial Cells of cajal in gastrointestinal motility. Int J Mol Sci, 21(2): 4540.

Hiebert LM, Wice SM, Abdelhameed T, 2007. Evidence for the absorption of heparin by rat stomach. Biomed Pharmacother, 61(1): 68-74.

Hold GL, Hansen R, 2019. Impact of the gastrointestinal microbiome in health and disease: co-evolution with the host immune system. Curr Top Microbiol Immunol, 421: 303-318.

Huizinga JD, Thuneberg L, Klüppel M, et al, 1995. W/kit gene required for interstitial cells of Cajal and for intestinal pacemaker activity. Nature, 373(6512): 347-349.

Hunt RH, Camilleri M, Crowe SE, et al, 2015. The stomach in health and disease. Gut, 64(10): 1650-1668.

Ikuse T, Blanchard TG, Czinn SJ, 2019. Inflammation, immunity, and vaccine development for the gastric pathogen helicobacter pylori. Curr Top Microbiol Immunol, 421: 1-19.

Ohno H, SatOH-Takayama N, 2020. Stomach microbiota, Helicobacter pylori, and group 2 innate lymphoid cells. Exp Mol Med, 52(9): 1377-1382.

Sanders KM, Ward SM, 2006. Interstitial cells of Cajal: a new perspective on smooth muscle function. J Physiol, 576(Pt 3): 721-726.

Sanders KM, Ward SM, Koh SD, 2014. interstitial cells: regulators of smooth muscle function. Physiol Rev, 94(3): 859-907.

SatOH-Takayama N, Kato T, Motomura Y, et al, 2020. Bacteria-induced group 2 innate lymphoid cells in the stomach provide immune protection through induction of IgA. Immunity, 52(4): 635-649.e4.

Thuneberg L, 1999. One hundred years of interstitial cells of Cajal. Microsc Res Tech, 47(4): 223-238.

Torihashi S, Ward SM, Nishikawa S, et al, 1995. c-Kit-dependent development of interstitial cells and electrical activity in the murine gastrointestinal tract. Cell Tissue Res, 280(1): 97-111.

Won KJ, Sanders KM, Ward SM, 2005. Interstitial cells of Cajal mediate mechanosensitive responses in the stomach. Proc Natl Acad Sci USA, 102(41): 14913-14918.

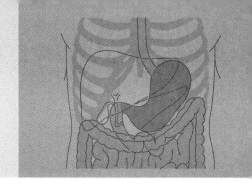

第5章　人体重要生化过程与胃疾病

第一节　甲基化与胃病

一、甲基化概论

中国社会经济正在迅猛发展，迅速而无序的城市化，不健康生活方式的普遍化及人口老龄化等因素不仅改变了人们的日常生活，也使疾病谱发生了巨大的变化。疾病给人体带来的改变是多方面的，涉及不同的生理病理过程，其中重要的就有表观遗传学的改变。表观遗传学已成为近年来医学研究的热点，为多种疾病的发病机制提供了新的研究方向和突破口。表观遗传学是 DNA 在序列不改变的前提下，基因表达和功能发生可逆改变，并产生相应的可遗传表型。在生命的过程中，膳食习惯、环境或致病等因素都可改变正常的表观遗传机制，多数是通过甲基化实现。甲基化是烷基化反应的重要类型，是指在底物上增加甲基或利用甲基取代一个氢原子或基团的过程。在生物系统中的甲基化是经酶催化的一种反应，参与基因表达调控、蛋白质功能调节、RNA 加工过程和重金属修饰等重要环节。生物体内的甲基化主要有 3 种类型，即 DNA 甲基化、RNA 甲基化和蛋白质甲基化。

（一）DNA 甲基化

DNA 甲基化（DNA methylation）常指 DNA 序列上特定碱基在 DNA 甲基转移酶（DNA methyltransferase，DNMT）作用下，通过共价键结合方式，获得一个甲基基团的化学修饰过程，最常见的是把 S- 腺苷甲硫氨酸（S-adenosylmethionine，SAM）上一个甲基（—CH_3）基团转移到胞嘧啶的第 5 个碳原子上，形成 5- 甲基胞嘧啶（5-methylcytosine，5mC），是在不改变基因序列的前提下调控组织特异性表达的可逆过程，由此保护 DNA 位点不被特定限制酶降解。此外，DNA 甲基化修饰还可发生在腺嘌呤的 N-6 位及鸟嘌呤的 N-7 位等碱基位点上。

DNA 甲基化主要见于基因启动子区和第一外显子区富含 GC 的 DNA 序列即 CpG 岛中。在全基因组范围内的 CG 位点都是甲基化程度高，且为最早发现、最为常见的表观遗传修饰方式；DNA 甲基化能够在不改变 DNA 序列的前提下调节基因的表达和关闭，是一种重要的非永久性且相对长期可遗传的基因修饰，进而改变遗传表现。DNA 甲基化能引起染色质结构、DNA 构象、DNA 稳定性及 DNA 与蛋白质交互作用方式的改变，从而控制基因表达，在维持细胞正常的转录活性、DNA 损伤修复能力，以及在遗传印记、胚胎发育和肿瘤的发生发展中都有不可替代的作用。

DNA 甲基化还是一种与早期生活逆境相关的表观遗传学机制，如主动吸烟与甲基化水平降低有关，这种甲基化是可逆的，可能需要长达 20 年才会实现全面的"甲基化恢复"。还有长期暴露于污染的空气中，特异性 DNA 甲基化位点也会发生改变。如今，肥胖人群不断增多，Wahl 等的大样本研究发现，较高的体质指数（BMI）会导致人基因组中将近 200 个位点发生表观遗传变化，从而影响基因表达。除此之外，营养摄入对 DNA 甲基化有决定作用，如甲基代谢中的必需营养素（甲硫氨酸、胆碱、叶酸和维生素 B_{12} 等）是延缓 DNA 甲基化模式进行性恶化的关键因素。已证实姜黄素和大豆异黄酮可以竞争抑制 DNMT 活性，从而影响胞嘧啶进入活性位点，重新激活 *p16* 或 *MGMT* 等抑癌基因。

（二）RNA 甲基化

与 DNA 甲基化相似，RNA 甲基化受甲基转移酶和去甲基酶调控，也在不改变碱基序列的情况下调控基因的转录后表达水平，但其调控机制远比 DNA 甲基化复杂。RNA 通常只有 4 种碱基（A、U、G、C），为实现结构和功能的多样性，RNA 甲基化修饰作为转录后水平的主要调控方式，在许多生物学过程中必不可少。研究表明，mRNA（messenger RNA）、tRNA（transfer RNA）、rRNA（ribosomal RNA）、长链非编码 RNA（long non-coding RNA，lncRNA）和非编码小 RNA[包括 miRNA（microRNA）、siRNA（small interfering RNA）、piRNA（piwi-interacting RNA）] 等各类 RNA 均存在不同的化学修饰，分别由甲基转移酶（Writers）和去甲基转移酶（Erasers）在特定位点上通过酶促反应来增殖或移除，甲基化结合蛋白（Readers）可读取修饰信息，并可成为下游功能的执行传递信号。不同的化学修饰通过对应的酶催化形成，这些酶具有脱氨基（deamination）、甲基化（methylation）、糖基化（glycosylation）、硫醇化（thiolation）、转糖基化（transglcosylation）和异构化（isomerization）等多种功能。化学修饰的多样性，以及在不同位点上的修饰可影响 RNA 可变剪接、运输、折叠、稳定性等不同层面的功能。RNA 修饰可直接影响 RNA 的化学性质，包括所带电荷、碱基配对、二级结构和蛋白质 -RNA 相互作用等，这些变化又通过控制 RNA 加工、定位、翻译和最终的衰变来调控基因表达。目前，在 RNA 中已发现 170 多种修饰，主要有 6- 甲基腺嘌呤（N6-methyladenosine，m6A）、5- 甲基胞嘧啶（C5-methylcytidine，m5C）和 1- 甲基腺嘌呤（N1-methyladenosine，

m1A）等，其中 m6A 是真核生物 RNA 中最丰富的表观转录组学修饰，占 RNA 腺苷总和的 0.1% ～ 0.4%。

m6A 甲基化修饰主要由相关的催化酶催化形成，METTL3（methyltransferase-like 3）和 METTL14（methyltransferase-like 14）结合形成的异二聚体 METTL3/METTL14 是典型的 m6A 甲基转移酶复合物，负责大部分哺乳类动物细胞内 mRNA 的 m6A 甲基化修饰。该复合物能与 WTAP（Wilms' tumor 1-associated protein）相互作用，在甲基供体 S- 腺苷甲硫氨酸（S-adenosylmethionine，SAM）或 S- 腺苷高半胱氨酸（S-adenosylhomocysteine）的作用下，腺嘌呤第 6 位 N 原子上的氢发生甲基化。METTL3 和 METTL14 具有协同作用，其中 METTL14 通过变构和识别 RNA 底物激活 METTL3，从而明显提高 METTL3 的催化活性。此外，WTAP 本身没有甲基转移酶活性，但其可作为一个亚基与 METTL3/METTL14 复合物结合并相互作用，从而将甲基转移酶复合物定位于核小点处（nuclear speckles）。除了上述成员，还有 VIRMA（vir-like m6A methyltransferase associated）、RBM15（RNA binding motif protein 15）、ZC3H13（zinc finger CCCH domain-containing protein 13）及 METTL3 同源物 METTL16（methyltransferase-like 16）等甲基转移酶复合物亚基，它们通过选择性识别甲基化位点来实现精确的转录后调控。不同种类的 RNA m6A 甲基化修饰由不同的催化酶催化形成，不同物种之间同类 RNA m6A 甲基化转移酶在序列上存在较高的保守性。

作为表观遗传学的一个重要组成部分，RNA 甲基化与机体多种生理病理过程相关。目前大多数研究集中在 RNA 发生甲基化后对生理病理调控机制的正向通路，但也有研究发现，当机体发生特定的生理病理情况后，机体相应会发生 RNA 甲基化的改变。RNA 甲基化在体内是以动态可逆形式存在，所以机体在发生特定生理病理情况时会反向影响 RNA 甲基化的改变，这主要通过改变 RNA 甲基化酶、去甲基化酶及结合蛋白的表达水平或拮抗 RNA 甲基化相关修饰酶的作用来实现，但其具体分子机制目前研究很少。人 RNA 螺旋

酶 DDX3 在多种肿瘤细胞增殖、侵袭、转移和耐药中发挥重要作用，其中一个重要作用就是增加 m6A 去甲基化酶的表达，从而使癌细胞 FOXM1 中 m6A 修饰水平升高，从而促进癌细胞耐药。目前研究集中在 RNA 甲基化修饰酶对其下游通路的影响上，从而影响生理病理功能，但对生理病理作用反馈调节甲基化修饰酶的上游通路研究极少，所以对甲基化修饰的上游调控的分子机制尚不明确。

（三）蛋白质甲基化

蛋白质甲基化（protein methylation）是指将甲基酶转移到蛋白质的某个残基上，通常是赖氨酸或精氨酸，也包括组氨酸、半胱氨酸和天冬酰胺等。蛋白质甲基化是一种普遍修饰，是常见的表观遗传修饰，多发生在组蛋白上。蛋白质的甲基化供体是 S- 腺苷甲硫氨酸（SAM），受体通常是赖氨酸的 ε- 氨基和精氨酸的胍基。另外在组氨酸的咪唑基、谷氨酰胺和天冬酰胺的酰胺基、半胱氨酸的巯基、半胱氨酸的羧基、谷氨酸和天冬氨酸的侧链羧基都可发生甲基化反应。

在真核生物体内，染色体主要由 DNA 和蛋白质构成，蛋白质包括组蛋白和非组蛋白。染色体的基本单位是核小体（nucleosome），其中包含一个由两组 H3-H4 和 H2A-H2B 二聚体组成的组蛋白八聚体，该八聚体是与 DNA 结合的部分。组蛋白的功能最初被视作是 DNA 包装的静态支架，最近显示组蛋白是一种动态蛋白，参与多种类型的翻译后修饰，并影响众多胞核功能。赖氨酸甲基化是其中一种修饰，并且是基因组结构和基因组活化及沉默区域形成的主要决定因素。赖氨酸有 3 种不同的甲基化状态（单甲基化、二甲基化和三甲基化），与不同的核特征及转录状态有关。为形成上述甲基化状态，细胞利用相应的酶在组蛋白的特定赖氨酸中添加（赖氨酸甲基转移酶 -KMT）和去除（赖氨酸去甲基化酶 -KDM）不同程度的甲基化。到目前为止，所有组蛋白赖氨酸甲基转移酶中除 DOT1L/KMT4 外都有一个保守的 SET 催化结构域，这一催化结构域最早是在果蝇 Su[var]3-9、zeste 增强子和 Trithorax 蛋白中发现的。而组蛋白赖氨酸去甲基酶则有 2 种不同

的类型：黄素腺嘌呤二核苷酸（FAD）依赖型单胺氧化酶和含 JmjC 酶。KMT 和 KDM 各自对特定的赖氨酸残基及赖氨酸尾部的甲基化程度都有特异性。因此，所有 KMT 和 KDM 在转录效应方面的生物学功能或作用都不尽相同。

在转录激活（H3K4、K36、K79）和沉默（H3K9、K27、H4K20）中都涉及赖氨酸甲基化。甲基化程度与不同的转录效应相关。例如，在激活基因的主体上能观察到 H4K20 单甲基化（H4K20me1），而 H4K20 三甲基化（H4K20me3）则属于基因抑制和压缩的基因组区域。就 DNA 序列而言，基因调控也受到甲基化赖氨酸残基位置的影响。例如，位于启动子的 H3K9me3 与基因抑制相关，而某些诱导基因在基因主体含有 H3K9me3。因为这一修饰是不带电且具有化学惰性，所以这些修饰是通过其他带有结合基序的蛋白识别产生的影响。赖氨酸甲基化协调了染色质修饰酶的聚集。染色质域（如在 HP1、PRC1 中找到）、PHD 指结构域（如在 BPTF、ING2、SMCX/KDM5C 中找到）、Tudor 域（如在 53BP1 和 JMJD2A/KDM4A 中找到）、PWWP 域（如在 ZMYND11 中找到）和 WD-40 域（如在 WDR5 中找到）都属于不断增多的甲基赖氨酸结合模块，这些模块主要是在组蛋白甲基转移酶、去乙酰酶、甲基化酶、去甲基酶及 ATP 依赖型染色质重塑酶中发现的。赖氨酸甲基化为这些酶提供了结合表位，因而可调控染色质凝聚、核小体迁移、转录激活及抑制，以及 DNA 修复和复制。此外，对于可与未甲基化组蛋白发生相互作用的蛋白质，赖氨酸甲基化可阻止与此种蛋白质的结合，甲基化也可直接抑制对邻近残基其他调控修饰的催化作用。

近年来还有越来越多的研究发现，这些酶的作用底物不仅仅局限于组蛋白，还有一些非组蛋白，如核转录因子 -κB（nuclear factor κB，NF-κB）、p53、成视网膜母细胞瘤蛋白（retinoblastoma protein，Rb）等重要的癌基因与抑癌基因也可被这些酶修饰，且功能受到相应的调节。非组蛋白的甲基化还在诸多信号通路转导过程中起重要调控作用，如 MAPK、WNT、BMP、Hippo 和 JAK-STAT 等，甲基化修饰与其他翻译后修饰之间，以

及组蛋白与非组蛋白之间的通路对话，影响并调控大部分细胞功能，如染色体重组装、基因转录翻译、蛋白合成、信号转导及 DNA 损伤修复等。

甲基化修饰除了通过结合或招募不同的蛋白质来发挥功能，还可通过"接收或发送"信号给其他修饰位点来协同调控生物功能。这种不同修饰之间的相互调控称为交互作用（crosstalk）。与磷酸化、乙酰化等修饰方式不同，甲基化修饰不改变蛋白质的电荷性质，通常是作为一个标记，通过招募不同的蛋白质识别该位点，达到产生不同生物学效应的目的。甲基化修饰的交互作用主要发生在相同位点的不同修饰形式之间，或相互邻近的位点之间。以 p53 蛋白为例，其上的 370、372、373、382 位均可发生一甲基或二甲基修饰。SMYD2 催化的 K370me1 可抑制靶基因的转录，但 K370me2 则可招募 53BP1 蛋白促进 p53 靶基因转录，并且这两种修饰都可被邻近的 K372me2 抑制。在非组蛋白的交互作用中，报道最多的一种通讯方式是甲基化与磷酸化修饰之间的交互。这两种修饰的联系多发生于相近的丝氨酸 / 苏氨酸与赖氨酸 / 精氨酸之间，且磷酸化与甲基化功能相互排斥。例如，转录因子 FOXO1 可被激酶 AKT 在 S253 位磷酸化，促进其由细胞核向细胞质转移，进而泛素化后被蛋白酶体降解。在氧压力作用下，PRMT1 可以甲基化修饰 FOXO1 的 R248/R250 位点，抑制 S253 的磷酸化发生，从而增强 FOXO1 的蛋白稳定性和转录活性，导致细胞凋亡。而 SETD7 可以催化 JAK 信号通路因子 STAT3 的 K140me2，影响 Y705 的磷酸化，负调控 STAT3 活性。

在蛋白甲基化发育过程中对基因组进行适当编程很重要，而甲基化机制的异常调节可导致如癌症等疾病状态。事实上，恶性肿瘤基因组分析揭示了在 H3K27 和 H3K36 中的赖氨酸突变。这些位点富含于恶性肿瘤的子集中。因此，随着这些酶、修饰对基因组的影响，以及对与疾病相关突变的了解，一个崭新的治疗和生物标志物发展空间开始浮现。目前已有研究显示，生物系统中的甲基化水平与许多重大疾病（如肿瘤、心脑血管疾病、糖尿病等）的发生、发展存在密切联系。基于此，诸多学者及专家将甲基化过程的认识和

研究广泛应用于生命科学和疾病研究的诸领域，其中包括癌症、产前诊断、感染性疾病及临床免疫、先天性疾病及获得性疾病等的发生发展。但目前对这些疾病形成过程中的甲基化等表观遗传现象认识不足，是导致在预防、诊断和治疗等方面还存在许多疑点和难点的原因之一。因此，对于甲基化的进一步研究很可能推动许多重大疾病的预防、诊断和治疗。

二、甲基化与胃病

表观遗传学在癌症生物学研究中发挥重要作用。DNA 甲基化是首先发现的表观遗传修饰事件，主要存在于基因启动区和第一外显子区富含胞嘧啶 - 鸟嘌呤二核苷酸的 DNA 序列，即 CpG 岛中。DNA 甲基化是指在 DNA 甲基转移酶（DNMT）催化下，以 S- 腺苷甲硫氨酸为甲基供体，将甲基转移到胞嘧啶 5 位碳原子上。DNA 启动子区域的甲基化决定了组织特异性基因表达、X 染色体失活和反转录病毒元件的沉默，并通过影响组蛋白 -DNA 或组蛋白 - 组蛋白间的关系，从而改变凝缩状态的染色质结构，对 DNA 甲基化模式的调控可能会导致包括癌症在内的严重疾病。

胃癌是世界上常见癌症死亡的主要原因。CpG 岛内胞嘧啶的甲基化与基因表达的缺失相关，并常发生在肿瘤发展过程中。有研究发现，胃癌中 CpG 岛甲基化导致肿瘤相关基因（如 *APC*、*RASSF1A*、*DAPK* 和 *PTEN*）的表观遗传沉默。DNA 表观遗传学修饰被广泛认为是早期胃癌发生的重要机制。2000 年，Douglas Hanahan 和 Robert A. Weinberg 在 *Cell* 杂志上提出肿瘤细胞的 6 个特征，即自给自足的生长信号（self-sufficiency in growth signal）、抗生长信号的不敏感（insensitivity to antigrowth signal）、逃逸凋亡（evading apoptosis）、无限的复制潜力（limitless replicative potential）、持续的血管生成（sustained angiogenesis）、组织浸润和转移（tissue invasion and metastasis）。他们在 2011 年 3 月出版的 *Cell* 杂志上又发表了一篇长达 29 页的升级版综述，该综述简述了最近 10 年肿瘤学中的热点和进展，在原有特征的基础上又新增了 4 大特征，包括避

免免疫摧毁（avoiding immune destruction）、促进肿瘤炎症（tumor promotion inflammation）、细胞能量异常（deregulating cellular energetic）和基因组不稳定与突变（genome instability and mutation）。这 10 个基本的生物学特征成为癌症治疗研究的热点。此处重点探讨 DNA 甲基化修饰在胃癌基本生物学特征中发生的关键作用。

（一）DNA 甲基化与细胞增殖

增殖信号的维持是肿瘤细胞最重要的特性之一。DNA 甲基化是一种表观遗传修饰方式，它在不改变 DNA 序列的条件下，对个体生长、发育及基因的表达模式有至关重要的调控作用，其在细胞增殖过程中可以稳定传递。研究发现，DNA 甲基化与胃癌细胞的增殖生长有密切关系。Runt 结构域转录因子，是 TGF-β 超家族信号转导的重要靶点，通过凋亡过程对细胞的增殖和死亡、血管生成、细胞黏附和侵袭等方面发挥关键调控作用。Runt 相关的第三个基因 RUNX3 在胃腺上皮细胞中表达，RUNX3 缺失的胃黏膜可因细胞增殖和凋亡受抑而发生增生。据统计，45% ～ 60% 的人胃癌细胞由于 RUNX3 启动子区域半合子缺失和高甲基化而不明显表达 RUNX3。ADAMTS9 是 ADAMTS 家族中高度保守的成员，是一种具有蛋白水解活性的细胞外基质金属蛋白酶，位于细胞表面和细胞外基质。ADAMTS 家族成员 ADAMTS1 通过从肝素结合表皮生长因子的跨膜前体脱落，激活表皮生长因子受体，增强细胞外信号调节激酶信号。有研究称，DAMTS9 是胃癌发展的关键抑癌因子，部分可抑制致癌的 AKT/mTOR 信号。在 29.2%（21/72）的原发性胃癌中检测到 ADAMTS9 启动子甲基化。MDGA2 属于大鼠脑源性免疫球蛋白超家族，归类为细胞黏附分子。有报道称，其可调节轴突的生长和抑制性突触的发育。研究还发现，胃癌原发组织中 MDGA2 mRNA 和蛋白表达均低于癌旁组织，MDGA2 启动子的甲基化水平在癌组织中明显高于相邻的非癌组织。进一步实验表明，在体外，MDGA2 通过引起 G1 ～ S 细胞周期阻滞和诱导细胞凋亡，可明显抑制胃癌细胞增殖，并在皮下和原位异种移植小鼠模型中抑制异种移植肿瘤生长。研究还发现表观调节因子 UHRF1 的下调可抑制胃癌细胞体外和体内增殖和生长，UHRF1 上调则相反。此外，UHRF1 启动子去甲基化使其下调，导致一些肿瘤抑制基因重新激活，如 CDX2、CDKN2A、RUNX3、FOXO4、PPARG、BRCA1 和 PML，从而抑制胃癌增殖过程，提示靶向 UHRF1 有望成为阻止胃癌发展的一种新疗法。深入探究胃癌发展中 DNA 甲基化修饰对于解析胃癌发病机制有重要意义。

（二）DNA 甲基化与生长抑制

肿瘤形成过程中除需增殖信号外，癌细胞还需要躲避负性的生长调节。细胞分裂和细胞周期进程最明显的阻碍因素是 Rb 蛋白、p53 途径和细胞周期蛋白依赖性激酶抑制剂（CDKI）。Rb 蛋白对外部和内部信号做出反应，决定细胞继续分裂或者停止细胞周期进程。p16 基因是 1994 年美国冷泉港实验室 Kamb 等发现的新抗癌基因，为细胞周期中的基本基因，直接参与细胞周期调控，对细胞增殖及分裂发挥负调节作用。研究人员发现 p16 基因启动子甲基化可作为胃癌的早期潜在标志物。p53 蛋白主要对内部信号做出反应，如果大量的应激或 DNA 损伤可以修复，它会阻止细胞周期进程。如果损伤过度且不可修复，p53 将激活细胞死亡信号通路，主要是凋亡信号通路，从而诱导受累细胞凋亡。抑癌基因的启动子区域常有高度甲基化。Rb 启动子受 CTCF 调节，反过来 CTCF 又控制 Rb 启动子的稳定性。CTCF 通过甲基化与靠甲基化启动子序列的结合，在人类癌症常见的高甲基化 DNA，其 Rb 启动子沉默。p53 在癌症中是最常见的突变和失活基因。p53 启动子甲基化在多种癌症中都常见，包括神经母细胞瘤和黑色素瘤等。p53 基因的表达受激活子 p14ARF 和阻遏子 Mdm2 的调控。p14ARF 启动子区域在许多癌症都被甲基化，导致 p53 水平降低。在人类恶性肿瘤中，ARF 经常通过 CpG 岛启动子甲基化而丢失，如结肠直肠癌、前列腺癌、乳腺癌和胃癌等。在与 Epstein-Barr 病毒（EBV）相关的胃癌中，各种肿瘤相关基因的启动子高甲基化极为常见。例如，EBV 相关胃癌中 p14ARF 和 p16INK4A 启动子区域同时存在高频率的甲基化。p14ARF 的所有 29 个 CpG 位点和 p16INK4A 的所有 16 个位点都存在同样高密度的甲基化。在 EBV 阴性的胃癌中，2 个基因的甲基化谱与阳性者不同。

（三）DNA 甲基化与细胞凋亡

癌症的主要特征包括逃避细胞凋亡。在肿瘤发展过程中，许多促凋亡基因会发生异常的甲基化。近年来研究发现，DNA 甲基化可通过某些方式使细胞凋亡通路失活，从而促进潜在的肿瘤发生。死亡相关蛋白激酶（DAPK）是肿瘤抑制基因，位于人类染色体 9p34，编码钙/钙调素依赖的丝氨酸/苏氨酸激酶，参与由 TNF-α、Fas 配体和 IFN-γ 引发的各种凋亡。在胃癌样本中，DAPK 启动子甲基化率明显高于非瘤样本，且与胃癌的风险增加密切相关。

以前的研究在胃癌中发现的甲基化的肿瘤抑制基因调控细胞周期的进展和凋亡。Kim 等报道在 40.4%（42/104）胃癌组织中检测到早期 b 细胞因子 -3 （EBF3）启动子甲基化，而在正常胃组织中未发现这种现象。EBF3 是一组高度保守的 DNA 结合转录因子，具有非典型锌指结构域和螺旋 - 环 - 螺旋结构域。功能分析表明，EBF3 可抑制胃癌细胞生长和迁移，也可激活细胞周期阻滞和凋亡。EBF3 在胃癌细胞中上调 p21 和 p27，抑制 CDK2、cyclin D1、cyclin D2 和 Rb。Bcl-2-like 10 （BCL2L10）蛋白是 Bcl-2 家族的一员，Bcl-2 蛋白家族除了在细胞凋亡调控中发挥核心作用外，还影响细胞周期，特别是从静止到增殖的过渡。BCL2L10 甲基化在 44.5% 的胃癌和 21.34% 的正常胃黏膜中发生。BCL2L10 的促凋亡作用和靶向 BCL2L10 的 siRNA 在胃癌细胞中有促生长作用，提示 BCL2L10 可能是通过线粒体途径诱导凋亡的抑癌因子。在一些培养胃癌和原发胃癌中也观察到高甲基化信号，这些癌中很少或不表达转录因子 SOX2，SOX2 是一种 SOX 转录因子。在 52 例接受检测的晚期胃癌患者中，癌组织中 SOX2 基因有甲基化的患者，生存时间明显短于无甲基化的患者。外源表达 SOX2 通过凋亡和阻滞细胞周期抑制细胞生长。SOX2 过表达的细胞表现出凋亡特征，如 DNA 阶梯和 caspase-3 活化。细胞周期阻滞与细胞周期蛋白 D1 和磷酸化 Rb 水平的降低，以及 p27 水平的升高有关。

（四）DNA 甲基化与无限增殖

无限增殖是癌症的一个重要标志，其特征是癌细胞能够绕过衰老并获得无限增殖能力。端粒是末端染色体 DNA- 蛋白质复合物，主要由（TTAGGG）n 串联 DNA 重复序列组成，受 6 个蛋白组分构成的端粒蛋白复合体（shelterin）的保护。端粒可保护染色体末端不被 DNA 修复机制识别，从而防止染色体发生端与端的融合。由于末端复制问题，每次细胞分裂后都会出现端粒序列的逐渐缩短，一旦达到临界长度，就会导致正常体细胞衰老。在没有细胞周期检查点的情况下，细胞将继续增殖而不进入衰老阶段，直到进入一种染色体末端融合和有丝分裂的混乱状态。虽然大多数细胞在此时将发生不可逆性凋亡，但也有小部分细胞会自发出现，并通过积极维持端粒长度获得无限的复制潜力。这一过程被称为细胞永生化，是癌变和癌症进展的关键步骤。人体中大多数体细胞不具有端粒维持机制。然而，某些类型的细胞，如正常的干细胞、生殖细胞和活化的记忆性淋巴细胞，通过端粒酶反活性来维持端粒的长度。过去几十年的研究表明，端粒酶全酶在正常体细胞中受到严格的调控，其中最重要的机制是抑制其限速成分——端粒酶逆转录酶（TERT）。为了克服这一对抗不受控制的增殖和恶性转化的内在防御机制，大多数癌细胞通过多种机制，上调 TERT 表达，并最终维持端粒的长度。尽管多种肿瘤特异性基因改变，如 TERT 拷贝数增加、*TERT* 基因重排和反复发生的 TERT 启动子突变（TPM）已被证实，但大多数肿瘤表达 TERT 的机制尚不清楚。在过去的 10 年，TERT 启动子的 DNA 甲基化被认为是癌症中端粒酶激活的表观遗传调控机制。

在 11 种 1300 多份人类癌症样本中，TERT 启动子上 TERT 高甲基化肿瘤区域（THOR）高甲基化的患病率约为 45%。这种甲基化特征表现出惊人的特异度，超过 90% 的肿瘤的 TERT 高甲基化肿瘤区域甲基化水平高于正常样本的平均水平。以前的研究讨论了幽门螺杆菌对 *TERT* 基因表达和端粒酶活性调控的影响。结果发现，在体外幽

门螺杆菌抑制 *TERT* 基因表达，降低端粒酶活性。细胞暴露于番茄红素（一种抗氧化合物）中，可恢复受感染细胞中 TERT 的水平。在体内，与未感染小鼠相比，感染小鼠胃组织中 TERT 阳性细胞较少，主要集中在大量淋巴细胞聚集的附近，提示炎症介导的调节。此外，在 DNA 甲基化抑制剂 5′- 氮杂胞苷处理的细胞中，TERT 转录水平恢复，表明幽门螺杆菌似乎通过 DNA 的超甲基化下调了 *TERT* 基因表达。胃癌中 hTERT 启动子的甲基化程度高于癌前病变和正常胃黏膜组织。hTERT 在正常胃黏膜无明显表达，但在胃癌中阳性率高于癌前病变，这提示 hTERT 启动子在胃癌发生过程中甲基化程度增加，可能是胃癌早期诊断的潜在生物学标志物。也有研究报道，在胃癌中有高水平的 hTERT 超甲基化。因此，确定 hTERT 高甲基化模式对于鉴别胃癌的高危患者至关重要。甲基化与胃癌中 hTERT 表达之间的关系是有益的发现，可能成为通过影响抗端粒酶来治疗癌症的策略。

此外，研究人员在胃肠癌患者的 TERT 启动子中发现了 2 个癌症特异性甲基化位点 [-218（CpG site 1）和 -210（CpG site 2）]，且在患者粪便中可检测到，而在健康个体中仅观察到背景水平。其敏感度和特异度与其他已知的粪便甲基化标志物用于 GIC 检测具有可比性。这些发现表明，粪便 TERT 启动子甲基化分析可用于无创筛查胃肠癌。

（五）DNA 甲基化与血管生成

血管生成，即新血管的招募，是肿瘤转移过程的重要组成部分，因为血管是肿瘤细胞离开原发肿瘤部位进入循环的主要途径。肿瘤细胞在持续增殖过程中会使肿瘤局部出现缺氧、缺血，也会直接刺激血管生成。肿瘤新血管的形成过程受控于多种因子，如 VEGF、PDGF、FGF、TGF-β、MMP 等。研究发现富含半胱氨酸的酸性分泌蛋白（SPARC）能与多种生长因子相互作用，在不同微环境中其对恶性肿瘤血管形成的作用不尽相同。

PDGF 能够促进有丝分裂，进而引发内皮细胞增殖。SPARC 能特异性地与 PDGF 结合，抑制其与 PDGF 受体相互作用或间接干扰 PDGF 通路，

从而阻抑血管内皮细胞增殖。SPARC 甲基化在胃癌中的发生率较高，其启动子的甲基化导致胃癌细胞中 SPARC 表达沉默，功能受抑。VEGF 在血管生成中激活 VEGF-VEGF 受体（VEGFR）信号通路。VEGF-C 在肿瘤淋巴管生成中起重要作用。研究胃癌中 *VEGF-C* 基因的甲基化和表达状况，发现胃癌细胞系中 *VEGF-C* 不表达，且 *VEGF-C* 基因在这些细胞中被甲基化。并且，DNA 去甲基化与基因表达相关，并可能参与胃癌淋巴管生成。此前的研究也讨论了 VEGF-A、FGF2、血栓反应蛋白 1（THBS1）和脑特异性血管生成抑制剂 1（BAI1）的表达，并将结果与胃癌中微血管计数（MVC）、MSI 状态、*p53* 突变、前列腺素内过氧化物合酶 2（PTGS2）表达相联系。结果发现 VEGF-A 阳性与较高的 MVC、血管入侵、淋巴结和远处转移及肿瘤分期明显相关。FGF2 阳性与分化差、侵袭深度和较高的 MVC 明显相关。THBS1 甲基化与远端位置、血管浸润、远处转移和更高的 MVC 明显相关。VEGF-A 阳性和 THBS1 甲基化阳性的癌症患者预后最差。ANGPTL4 是一种分泌的糖蛋白，参与脂蛋白代谢和血管生成，在人类癌症中常被甲基化而沉默。在胃癌中，除了 ANGPTL4 启动子 CpG 岛的高甲基化以外，还发现其 N 端螺旋结构域的缺失突变。在生理水平上强制表达野生型 ANGPTL4，但不表达缺失的 ANGPTL4，可明显抑制体内致瘤性和肿瘤血管生成，表明后者导致了前者。肿瘤源性 ANGPTL4 抑制人脐血管内皮细胞的体外血管形成和增殖，部分原因是 ANGPTL4 可抑制 ERK 信号。从而表明，ANGPTL4 是一种基因和表观遗传失活的分泌型肿瘤抑制因子，可抑制肿瘤血管生成。这些研究提示探究 DNA 甲基化与肿瘤血管形成为解析胃癌分子机制及选择治疗靶点提供了新方向。

（六）DNA 甲基化与侵袭转移

在癌症进展过程中，致癌或肿瘤抑制转录因子、细胞命运调节因子等共同影响癌症转移的级联反应过程，包括局部侵袭、扩散和肿瘤最终定植到远处的器官。此外，肿瘤细胞的表观遗传改变，包括 DNA 甲基化，以及组蛋白去乙酰化酶（HDAC）、组蛋白乙酰转移酶（HAT）和其他

染色质修饰酶的激活或抑制，可进一步调控转录网络，最终影响癌症转移。检测 RUNX3 在胃癌腹膜转移的临床样本中的表达，结果显示与正常胃黏膜相比，在原发肿瘤（75%）和所有临床胃癌腹膜转移瘤（100%）中，通过启动子区域甲基化可明显下调 RUNX3 的表达。进一步研究发现稳定转染 RUNX3 对细胞增殖有轻微抑制作用，同时还有 TGF-β 诱导的细胞抗增殖和凋亡作用。有趣的是，在动物模型中，稳定转染 RUNX3 能强烈抑制胃癌腹膜转移。通过 SNCG 基因在原发性胃癌、胃癌细胞株和非肿瘤性胃黏膜组织中的表达和甲基化状态，即对 SNCG 表达阳性的细胞系进行分析，发现大多数 SNCG-CpG 有去甲基化。SNCG 去甲基化在淋巴结转移阳性的原发性胃癌患者中更为常见，高于无淋巴结累及的患者。

（七）DNA 甲基化与免疫逃逸

免疫细胞的"耗竭"状态是肿瘤免疫耐受和免疫逃逸的重要组成部分。在肿瘤相关 T 细胞耗竭过程中，靶向肿瘤的 CD8+T 细胞获得了一种独特的分化状态。在此状态下，它们无法发挥效应 T 细胞的功能，导致溶解肿瘤细胞的功能障碍。这一分化状态的特征是染色质构象和 DNA 甲基化的改变所引起的基因表达的复杂变化。据推测，DNMT3A 介导的从头甲基化在此过程发挥了重要作用。在临床前研究中，用 DNMT 抑制剂预防 T 细胞的耗竭状态，可提高利用 PD-1 抗体进行免疫治疗的疗效。肿瘤突变负荷（TMB）、PD-L1 表达、微卫星不稳定（MSI）状态和 EBV 感染都是有利于 PD-1 阻断免疫治疗的潜在生物标志物。越来越多的证据表明，DNA 甲基化与肿瘤免疫/免疫治疗之间存在联系。促炎细胞因子是效应 T 细胞进入肿瘤微环境，并对肿瘤细胞进行免疫攻击所必需的。最近的研究表明，表观遗传学与肿瘤细胞中细胞因子的产生密切相关。例如，抑制 DNA 甲基转移酶（DNMT）从而导致"病毒模仿"就是这样的例子。内源性反转录病毒（ERV）占人类基因组的 8%，但主要处于沉默状态。DNA 甲基化是维持内源性反转录病毒基因组沉默的一个主要机制。ERV 启动子中的 DNA 去甲基化可恢复内源性反转录病毒的表达。ERV 转录本本身大部分是无功能的。然而，这些转录本可激活模式识别受体 MDA₅，后者通常通过识别病毒双链（ds）RNA 来感知病毒感染。MDA₅ 诱导信号级联，导致 I 型干扰素的分泌，最终导致免疫细胞诱导的杀伤。因此，DNMT 抑制剂（DNMTi）治疗使癌细胞进入"病毒模拟"状态，在这种状态下，它们表现为病毒感染细胞，导致干扰素途径的激活。这些变化可以提高免疫检查点抑制剂的有效性。人感染 EBV 后，首先进入潜伏期，病毒将其 DNA 整合到宿主体内，并表达潜伏蛋白（latent protein），然后在潜伏蛋白的作用下通过 miRNA 影响 DNA 甲基化，从而导致 EBV 阳性胃癌的发生。EBV 阳性胃癌表现出较高的 DNA 甲基化表型。EBV 感染可导致全基因组异常 DNA 甲基化，此前的研究已在感染实验中得到证实。研究人员用永生化的正常胃上皮细胞系 GES1 进行感染后的时间序列 DNA 甲基化分析来探讨 EBV 是否在非肿瘤性上皮细胞中发挥 DNA 甲基化重构特性。全基因组分析显示，从感染后第 17 天开始，整体从头 DNA 甲基化以类似于在 MKN7 细胞（胃癌细胞株）中观察到的方式在 28 天完成。所有类型的胃癌特异性甲基化标记基因都发生了从头甲基化，这表明 EBV 感染足以使胃上皮细胞获得 EBV 阳性胃癌表型。焦磷酸测序发现，病毒基因组的甲基化先于宿主细胞基因组的甲基化，提示存在诱导甲基化的有序机制。此外，在 EBV 病毒相关胃癌中鉴定甲基化差异表达基因，作为潜在的诊断标志物和治疗靶点，探索甲基化途径也是非常必要的。

（八）DNA 甲基化与炎症发生

幽门螺杆菌感染和胃黏膜 DNA 甲基化之间的联系早在 2003 年已有讨论。表观遗传障碍机制是引起癌症的原因之一。这些变化中最重要的是 DNA 甲基化，它可导致幽门螺杆菌的传播和炎症过程，随后诱导 DNA 甲基化紊乱。突变和表观遗传改变是肿瘤发生的两大主要因素。幽门螺杆菌感染上皮细胞，激活多种细胞内途径，包括 MAPK、NF-κB、Wnt/β-catenin 和 PI3K，影响多种细胞，导致炎症细胞因子的产生增加，凋亡、增殖、分化发生改变，最终导致上皮细胞向成瘤细胞转化。幽门螺杆菌感染导致的环境介导炎症和信号通路可能导致胃的成瘤性。Chan 等发现，在幽门螺杆菌感染个体的胃黏膜中，肿瘤抑制基因 CDH1 的启动子甲基化比未感染者更常见。相反，Kang 等发现在感染和未感染幽门螺杆菌的患者胃黏膜中没有甲基化基因数量的差异。对伴随基因（即那些在致癌过程中没有因果作用的基因）的定量 DNA 甲基化分析证明，幽门螺杆菌感染与胃黏膜 DNA 甲基化水平的增加有关。DNA 甲基化已在如幽门螺杆菌相关慢性胃炎、溃疡性结肠炎、乙肝病毒和丙型肝炎病毒相关慢性肝炎等炎症组织中被观察到，这表明 DNA 甲基化可能是炎症相关癌变的早期事件。研究指出，幽门螺杆菌感染引起的慢性炎症，胃黏膜中积累了异常的 DNA 甲基化，这种积累现象在胃癌发生中非常重要。进一步的研究揭示了并不是幽门螺杆菌本身，而是由幽门螺杆菌感染引发的炎症反应直接导致了异常的 DNA 甲基化。在 191 名非癌受试者中，p16 和 CDH1 甲基化与幽门螺杆菌感染密切相关。此外，甲基化位点的数量与急性和慢性炎症的严重程度呈正相关。非瘤性胃黏膜的 DNA 甲基化状态是胃癌风险评估的一个潜在的生物标志物，特别是在幽门螺杆菌感染的受试者中，也有研究表明幽门螺杆菌感染可诱导基因甲基化，而 DNA 甲基化可能是预测幽门螺杆菌感染阴性患者胃癌风险的有效手段。在溃疡性结肠炎患者中，高水平的年龄相关甲基化可能是由慢性炎症和细胞更新增加所致。异常的 DNA 甲基化可能由两种机制诱导：①直接由幽门螺杆菌的一个成分，如 DNA 甲基转移酶，通过细菌Ⅳ型分泌系统作用到胃上皮细胞；②间接由幽门螺杆菌感染引发的炎症。为了阐明哪种机制更重要，Niwa 等使用蒙古沙鼠，发现幽门螺杆菌感染诱导了异常的 DNA 甲基化，其方式与在人类中观察的相似。他们用免疫抑制剂环孢素 A 治疗幽门螺杆菌感染的沙鼠，发现异常 DNA 甲基化的诱导被强烈抑制，而幽门螺杆菌定植本身没受到影响，甚至还增强了。此外，根除幽门螺杆菌 1 周后，当胃内没有幽门螺杆菌存在，但炎症仍然存在时，继续出现异常的 DNA 甲基化。这些数据表明，是由幽门螺杆菌感染引发的炎症而不是幽门螺杆菌本身诱导了异常的 DNA 甲基化。炎症和表观遗传学在胃癌发生起始和免疫逃避中的相互作用可以在癌症预防和治疗中发挥作用。尽管目前表观遗传学异常对胃癌的发生发展有关键影响，但还有许多作用机制有待更进一步探索。

（九）DNA 甲基化与基因组不稳定性

早在 1999 年，研究人员就指出 CpG 岛 DNA 甲基化异常频繁发生与胃癌的微卫星不稳定性有关。基因在基因组中表现出广泛的低甲基化或高甲基化，反映了潜在的表观遗传不稳定性，可能促成癌变。通过分析 240 例胃癌（203 例肿瘤和 37 个细胞系）和 94 例匹配的正常胃组织的全基因组 CG 二核苷酸（CpG）甲基化谱，发现 44% 的 CpG 中观察到肿瘤特异性表观遗传改变，包括肿瘤高甲基化和低甲基化。25% 的甲基化改变与肿瘤基因表达的变化明显相关。肿瘤的甲基化聚类显示了一个 CpG 岛甲基化表型（CIMP）亚组，CIMP 细胞株对临床批准的去甲基化药物 5-aza-2′-脱氧胞苷表现出敏感度。并且，在 CIMP 肿瘤细胞中发现了表观遗传沉默（LRES）的长程区域。结合甲基化、基因表达和药物治疗数据的分析表明，某些 LRES 可能会沉默该区域内的特定基因，而不是所有基因。此外，研究人员还发现了与染色体不稳定性会增加相关的长程肿瘤低甲基化区域。目前，人类基因组整体的低甲基化和由此产生的基因组不稳定性被认为是癌症的标志。并且，一般认为，全局性的低甲基化发生在肿瘤发生的早期，会使细胞易于发生基因组不稳定和进一步的遗传变化。基因特异性去甲基化出现在后期，这就使得肿瘤细胞能够适应其所在的局部环境，并促进其转移。此外，研究人员分析了人类癌症中印记基因的表观遗传不稳定性，发现有相当大比例的印迹基因受到表观遗传影响，而且这种表观遗传不稳定性在一些印迹基因中尤其明显，如 PEG3、IGF2、DLK1、MEST 和 GNAS。此外，他们指出在印迹基因中，一个等位基因已经被 DNA 甲基化灭活，这是一种自然发生的"one hit"，因此在其余活性等位基因上的 DNA 甲基化应该会对癌细胞中基因的功能产生立即影响。这可能解释从印迹基因集观察到的较高程度的表观遗传不稳定性。研究者对同一胃癌高密度拷贝数据分析来解析 hypo-LRR 和基因组不稳定性之间的任何关联，指出大多数 hypo-LRR 与增加的基因组不稳定性明显相关。此外，DNA 错配修复系统（mismatch repair system，MMR）基因保证了 DNA 复制的高保真性，当 MMR 基因发生突变或启动子甲基化时，可引发其失活，降低机体错配修复功能，进而导致整个基因组的不稳定，从而使一些癌基因和抑癌基因的突变不断积累，最终引发肿瘤。MMR 基因启动子高甲基化在结直肠癌和胃癌等肿瘤细胞中均有报道。

总之，几乎所有胃肠道肿瘤都有一个基本特征，即基因组和表观基因组的 DNA 改变。通过改变细胞的分子和细胞生物学过程，癌细胞获得遗传和表观遗传改变，从而驱动癌症的开始和发展。这些变化，以及其他宿主和微环境因素，最终调节癌前期和癌症的临床行为，可以用作癌症风险的决策，生物标志物早期发现癌症和癌前期确定癌症的预后和预测反应的治疗。表观遗传改变已经成为最有力的生物标志之一，并且越来越多地用于癌症筛查、监测乃至临床试验的基础。近年来，全基因组 DNA 甲基化检测芯片技术迅猛发展，

为探索 DNA 表观修饰在癌症发展中的潜在作用提供了强有力的技术支撑。通过比较癌症和健康样本中甲基化基因的差异，通过严密的生物信息分析技术鉴定，已发现越来越多的差异 DNA 甲基化基因。然而，通过下游的实验验证，发现仅有少数差异 DNA 甲基化基因是对癌症的发生发展起着"驱动性"作用，这部分基因被称为"驱动"基因（driver gene）。其他大多数差异 DNA 甲基化基因可能只是伴随癌症的发生而产生，或是癌症发生后产生的后果，这些基因通常被称为"伴随"基因。值得注意的是，小部分具有潜在致癌作用的"驱动"基因已经成为癌症表观遗传学研究的一个热点，靶向这些"驱动"基因可以更好地理解癌症发生的复杂分子机制，同时也为癌症靶向性治疗研究提供可能的靶点。高通量测序技术的诞生及生物信息分析技术使研究人员能以更低廉的价格对癌症发病机制进行更全面、更深入的研究，这也促进了多组学整合分析技术的发展，使得人们可以从基因组水平、转录组水平、蛋白质组水平，表观基因组水平，交互组水平等不同分子层面对胃癌展开全方位研究。

第二节　乙酰化与胃病

蛋白质的酰化修饰是指在酶或非酶的作用下，将酰基 -CoA 类化合物共价结合在蛋白特定氨基酸位点上的过程，一般为赖氨酸（K）位点。酰化修饰对于基因表达调控、代谢调控、表观遗传、癌症都有着重要作用，是目前蛋白翻译后修饰研究的一大热点。目前已知的酰化修饰种类包括甲酰化、乙酰化、丙酰化、丁酰化、巴豆酰化、2- 羟基异丁酰化、β- 羟基丁酰化、琥珀酰化、丙二酰化、戊二酰化和苯甲酰化等，其中乙酰化修饰的研究起步最早，文章数量最多，了解最透彻。

蛋白质乙酰化（acetylation）是指在乙酰基转移酶（HAT/KAT）的催化下，乙酰基团共价结合到底物蛋白质的赖氨酸（K）残基上的过程，主要发生在蛋白质赖氨酸残基的 ε-NH$_2$ 位。去乙酰化酶（HDAC/ KDAC）可以反转这一过程。1964

年，乙酰化先驱 Vincent Allfrey 教授率先确定了组蛋白中的乙酰化，并提出这种蛋白修饰在转录调控中可能有作用。随后，在染色质结合的非组蛋白高迁移率家族蛋白和微管蛋白中也被证实可以发生乙酰化。20 世纪 90 年代，哺乳类动物组蛋白乙酰转移酶和去乙酰化酶相继被发现，溴结构域被确定为乙酰赖氨酸阅读区域，这些发现极大推进了蛋白乙酰化的研究进程。值得一提的是，我国科学家顾伟教授团队率先发现 p53 的 C 端结构域可以被 CBP 乙酰化修饰，从而促进其蛋白稳定和功能。这是学术界在蛋白乙酰化修饰被发现之后，最早报道非组蛋白也能发生乙酰化修饰的研究之一。

2006 年，抗体富集和质谱技术被引入乙酰化相关研究，检测到的修饰蛋白数量得到极大提升，

乙酰化正式成为蛋白翻译后修饰研究的重点之一。2010 年，管坤良、熊跃教授团队在 *Science* 杂志上连续发文，该团队通过通量化的蛋白质研究和不同物种的代谢通路研究，成功发现了大量非细胞核的乙酰化蛋白质。在他们研究之前，在人体肝细胞中仅发现了 76 个乙酰化蛋白质，而他们发现了超过 1000 个乙酰化蛋白质。该研究开辟了生命代谢研究的新领域，为开发调控代谢的药物研究提供了新的思路，为包括肿瘤在内新的治疗手段发展提供了可能。而且，细胞蛋白、代谢酶等大量非细胞核蛋白的乙酰化修饰，都是在研究中首次得到确认。

酰化可影响到生命活动的各个过程，包括基因转录调控、DNA 复制、损伤修复，RNA 稳定性，蛋白合成、折叠、聚集，细胞周期、分裂、凋亡、自噬，细胞骨架重排，新陈代谢，脂质储存和分解，线粒体裂变，信号转导，离子转运，氧化还原调节等。在动、植物的免疫应答、抗逆、抗胁迫、生长发育、代谢和衰老过程、肿瘤发生发展、神经退行性疾病等方面都有广泛应用。

在代谢和衰老过程调控方面，乙酰化对代谢过程调控的发现是具有里程碑意义的一步。研究发现，对 *Sir* 基因的敲除，可有效延长酵母寿命，说明 Sir 很可能是衰老相关的调节酶。而 Sir 家族的酶亦被发现是 NAD$^+$ 依赖性的去乙酰化酶，因此靶向 KDAC 可治疗代谢和衰老相关的疾病也是近些年的研究热点。例如，抑制去乙酰化酶 HDAC11，能增加机体对能量的消耗，可治疗肥胖和代谢性疾病。

在肿瘤发生发展方面，乙酰化修饰可以通过增强或抑制基因转录，促进 DNA 复制，抑制损伤修复，干扰细胞周期等方式促进肿瘤发生发展。例如，p53 的 C 端结构域（C-terminal domain, CTD）有 6 个赖氨酸残基的乙酰化修饰，能通过与其他蛋白质的相互作用调节 p53 转录活性。这些能特异性识别蛋白质赖氨酸乙酰化修饰的蛋白质被称为乙酰化修饰的 "reader"。与这个概念一致的还有乙酰转移酶如 p300、CBP 等被称为 "writer"，去乙酰化酶如 HDAC 和 Sirtuins 则被称作 "eraser"。PBRM1 是 SWI/SNF 染色质重构复合物的一部分，在约 40% 的透明细胞肾细胞癌

/ 肿瘤中发生突变，PBRM1 可以识别 p53 CTD 上的赖氨酸残基乙酰化修饰，PBRM1 突变可以减弱 p53 转录活性，从而促进肾癌发生。

此外，乙酰化还可以与其他酰化发生相互作用，不同酰化修饰之间会发生交互作用，一方面不同酰化修饰可能竞争蛋白上相同的赖氨酸位点，另一方面不同酰化修饰的作用酶可能是一致的，当然，酰化修饰与其他修饰也会发生相互作用。例如，p65 蛋白上丝氨酸位点受 MAPK 和 IKK 通路上激酶的激活，发生磷酸化，这种磷酸化促进其被 p300 进一步乙酰化修饰，进而激活转录。

尽管近年来胃癌发病率有所下降，但仍是全球最常见的肿瘤之一。胃癌早期没有特定症状，直到晚期才被发现，晚期病例的治疗选择有限，因此其为世界上癌症相关死亡的第三大原因。此外，目前仅基于病理阶段对胃癌预后的确定不足，且缺乏用于临床实践的敏感度和特异度生物标志物，限制了患者的有效管理。因此，与前列腺癌和乳腺癌相比，胃癌的预后更差，死亡率更高。在过去的几十年里，乙酰化的基础研究在识别遗传异常方面取得了重大进展，在对胃癌进行基因组表观测序后，癌症基因组图谱（TCGA）研究网络和亚洲癌症研究小组（ACRG）建立了胃癌的两个新分类，以改善患者预后、分层和治疗。然而，仍可观察到胃癌亚型之间的异质性，并且很少有一致的基因组改变被鉴定为不同的亚型。表观遗传学是指一种稳定的可遗传表型，可改变基因表达而不改变 DNA 序列。在乙酰化中，主要的表观遗传机制包括脱氧核糖核酸甲基化和组蛋白的翻译后修饰。组蛋白是一种小蛋白质，在真核生物中形成八聚体结构，并将脱氧核糖核酸包装成染色质结构。这些八聚体由以下核心组蛋白的 2 个亚单位组成：H2A、H2B、H3 和 H4。每个核心组蛋白都包含一个球状结构域和一个被称为组蛋白尾部的柔性带电氨基末端。翻译后，组蛋白尾部允许共价修饰，主要是乙酰化和甲基化。

最近的研究表明，与营养素和生物活性化合物的抗氧化和抗炎特性相关的经典化学预防和抗癌作用与多种癌症中组蛋白的翻译后修饰有关，包括胃癌。这些化合物影响酶添加或去除组蛋白乙酰化的表观遗传标记的能力，组蛋白乙酰化在

胃组织的表观基因组中添加特征信号。

组蛋白乙酰化源于两个酶家族活性的动态平衡：组蛋白乙酰转移酶（HAT）和组蛋白去乙酰化酶（HDAC）。HAT 将乙酰辅酶 A 分子中的乙酰基转移到组蛋白 N 端尾部的特定赖氨酸（K）上，这一反应将组蛋白尾部的总电荷从正变为中性，使 DNA 更容易被转录因子所利用。通常，组蛋白乙酰化与基因激活有关。HAT 被归类为赖氨酸乙酰转移酶（KAT），并根据它们的序列同源性被归入三个家族之一：GNAT（Gcn5 相关的乙酰转移酶）家族由 KAT2A 和 KAT2B 组成；MYST（基于创始成员 MOZ、YBF2、SAS2 和 TIP60）是最大的家族，由 KAT5、KAT6A、KAT6B、KAT7 和 KAT8 组成；P300/CBP（300 kDa 的腺病毒 E1A 相关蛋白和 CREB 结合蛋白）家族由 KAT3A 和 E1A 结合蛋白 p300（EP300）组成。相反，HDAC 从 K 中去除乙酰基，阻止转录调节元件与启动子的结合，从而抑制基因转录。这些酶，也称为赖氨酸脱乙酰酶，分为 4 类：Ⅰ（HDAC1，2，3，8）；Ⅱ（HDAC 4-7，9，10）；Ⅲ［sirtuin（SIRT）1～7］和Ⅳ（HDAC11）。

总之，HAT 和 HDAC 表达模式的变化会影响许多人类肿瘤基因组的结构和完整性，包括胃癌。与邻近的非肿瘤组织相比，胃癌组织中 KAT2A mRNA 的表达增加，这种高水平的 KAT2A mRNA 表达与晚期胃癌和 T3～T4 肿瘤侵袭相关。在胃癌中，特别是肠型胃癌中，也检测到 *KAT2A* 和 *MYC* 基因水平之间呈正相关。这些结果证实了先前的发现，即 *MYC* 基因表达在肠型胃癌比弥漫型胃癌更常见。因此，*KAT2A* 基因的上调具有预后意义，并可能有助于 MYC 的过度表达，MYC 是胃癌的一种常见改变。

与邻近的非瘤组织相比，胃癌组织中 KAT2B mRNA 的表达降低，尤其是在肠型和疾病早期。此外，KA2B 表达似乎与 CDKN1A 肿瘤抑制基因水平呈正相关，这表明 KA2B 下调对胃癌的发生很重要，可能有助于 *CDKN1A* 基因水平的降低。Mitani 等证明了组蛋白 H3 在 acdkn 1 启动子区的低乙酰化与其在胃癌中的 mRNA 表达降低有关。其他机制也可能参与胃癌中 *CDKN1A* 基因表达的调节，因为已发现 CDKN1A 启动子区的 H4K16

低乙酰化与淋巴结转移有关。

组蛋白乙酰化酶表达的不同模式与幽门螺杆菌感染有关，幽门螺杆菌感染是一种广为人知的胃癌病因。有报道，HDAC6 表达减少与胃黏膜和 TNM 期幽门螺杆菌感染有关。这些研究还证明了幽门螺杆菌菌株介导昆明小鼠 HDAC6 的表达。这种 HDAC6 下调可能通过表观遗传调节机制与幽门螺杆菌感染相关。幽门感染诱导细胞染色质修饰，包括增加 H3 乙酰化水平，从而通过基因启动子染色质变化激活诱导型一氧化氮合酶（iNOS）表达。此外，研究证明幽门螺杆菌导致胃上皮细胞 H3K23 脱乙酰化，这种组蛋白调节被认为是调节免疫的发病机制之一，即感染期间的反应，独立于主要的幽门螺杆菌毒力因子，包括细胞毒素相关抗原和空泡化细胞毒素。由于幽门螺杆菌感染或各种外源性抗原暴露引起的表观遗传改变经常在胃中观察到，HDAC 抑制剂可能对胃癌的发生产生抑制，从而在胃癌中发挥保护作用。

HDAC 被认为是重新激活肿瘤抑制基因的重要治疗靶点。众所周知，HDAC 酶的活性可以被不同种类的 HDAC1 抑制，HDAC1 调节染色质结构以改变转录因子与 DNA 的结合，从而改变肿瘤相关基因的表达模式。

通过特异性 HDAC1 操纵组蛋白乙酰化和脱乙酰化之间的平衡是描述组蛋白高 / 低乙酰化在各种细胞活动中的功能作用的有用工具。ItIslo 是一种识别潜在治疗靶点和设计用于癌症治疗新药的极好方法。t.richostatin A（TSA）是一种强效 HDAC1，已广泛用于不同的实验室实验，包括胃癌细胞系的治疗试验。TSA 通过抑制Ⅰ～Ⅱ类 HDAC 催化活性或降解 HDAC1，导致乙酰化组蛋白在细胞中的可逆积累。

为了在乙酰化中鉴定由组蛋白乙酰化调节的新的可能基因，微阵列分析比较了未经处理和经 TSA 处理的气相色谱细胞系，确定了 55 个差异表达基因的列表。在鉴定的上调基因中，在成对的胃癌和非瘤样本中定量了 BMP8B mRNA 和组蛋白乙酰化。与邻近的非瘤样本相比，骨形态发生蛋白在气相色谱中的表达降低。此外，发现 BMP8B mRNA 和乙酰化 H3K9 和 H4K16 水平降低与低分化胃癌相关。值得注意的是，BMP8B mRNA 的减少和乙酰化 H4K16 水平在低分化胃癌中呈正相关，BMP8B 似乎是胃癌中由 H4K16 乙酰化调节的肿瘤抑制基因，尤其是在低分化肿瘤中。美国 FDA 已批准不同类别的高密度脂蛋白胆固醇用于 T 细胞淋巴瘤和多发性骨髓瘤患者的临床应用，但尚未批准高密度脂蛋白胆固醇用于实体瘤的治疗。

4- 苯基丁酸（4-PBA）是一种被批准用于治疗尿素循环障碍的 HDAC1，已在囊性纤维化、结核病、血红蛋白病、运动神经疾病和癌症临床试验中显示出效果。值得注意的是，Shi 等观察到 4-PBA 的亚细胞毒性浓度有利于细胞通过染色质修饰和重编程 HER3/HER4 的基因表达，以及胃癌细胞中 HER3/HER4-ERK 途径的激活而迁移。

此外，HDAC1 可用于研究组蛋白乙酰化和其他表观遗传机制之间的相互作用。组蛋白乙酰化酶表达和组蛋白修饰广泛参与非编码 RNA 细胞特异性表达的遗传调控，非编码 RNA 与组蛋白修饰协同作用，共同调控多个相关靶基因。

微小核糖核酸，小的非编码核糖核酸，转录后下调其目标基因的表达，可以直接靶向高密度脂蛋白受体。Saito 等报道在用 DNA 甲基化抑制剂 5-aza-2 处理的 AGS 人胃癌细胞系中，受组蛋白 H3 乙酰化和组蛋白 H3-K4 甲基化调节的有 53 种不同的 miRNA- 脱氧胞苷和 HDAC1 4-PBA。此外，与相应的非瘤胃黏膜相比，胃癌组织中 miR-9 的表达水平明显降低，联合治疗明显激活了 miR-9 的表达。由此表明 miR-9 可被染色质修饰药物激活，它可能是胃癌表观遗传治疗的潜在靶点。

营养物质和生物活性化合物可影响组蛋白修饰，新"组学"技术的最新进展有助于阐明饮食对基因组和表观基因组的影响和作用，从而获得更有希望的癌症预防和诊治效果。近年来获得的多个证据证实饮食依赖的表观遗传变异对不同癌症中组蛋白修饰有影响，包括胃癌。在气相色谱中，营养素和生物活性化合物，如胆钙化醇、姜黄素、白藜芦醇、槲皮素、藤黄醇和丁酸钠可以调节 HAT 和 HDAC 活性。这些化合物可以通过从组蛋白尾部的氨基酸残基中添加或去除乙酰基来促进基因激活或抑制。

1. 胆钙化醇　是以维生素 D（维生素 D$_3$）的形式，在暴露于紫外线 B 照射的皮肤中或从包括动物产品在内的膳食成分中天然合成。它被代谢转化为激素前体 1α，25- 二羟基维生素 D$_3$，这是维持钙水平和骨稳态所必需的。多项研究表明，胆钙化醇可抑制不同癌细胞系的迁移，并诱导分化、凋亡和细胞周期停滞。此外，很多影响基因机制发挥抗癌作用是通过维生素 D 受体介导的。VDR 是类固醇激素受体家族的一员，可诱导涉及血管生成、细胞增殖和存活的基因调控级联反应。具有 1α，25（OH）$_2$D$_3$ 的 VDR-RXR 复合物与位于目标基因的上游作用，诱导其转录激活，在治疗中，胆钙化醇与 HDAC1（TSA/ 丁酸钠）和甲基化抑制剂 5- 氮杂 -2 联合使用有潜在的益处。这种联用可重新激活了 VDR 表达，并通过 PTEN 上调显著恢复了胃癌细胞（HGC-27）对胆钙化醇介导的凋亡的敏感度。此外，与 HDAC1 协同的胆钙化醇治疗诱导抗增殖基因的重新表达。维生素 D$_3$ 分解产物对某些细菌如幽门螺杆菌有选择性的抗菌作用。胆钙化醇可能是预防和治疗胃癌的潜在生物活性化合物。

2. 姜黄素　是一种从印度香料姜黄中提取的多酚，通过抑制 HDAC 和 HAT 活性来影响组蛋白修饰，从而抑制胃癌细胞的增殖，并诱导其凋亡。这种生物活性化合物引起 EP300 的构象变化，限制了 H3 和 H4 对乙酰辅酶 A 的亲和力。此外，姜黄素增强蛋白酶体介导的 300kDa 的转录共激活蛋白腺病毒 E1A 相关蛋白和 CREB 结合蛋白（p300/CBP）的降解，这种抑制作用与其通过激活 p53 和 caspase 诱导癌细胞凋亡的能力有关。姜黄素抗血管生成的作用在乙酰化细胞衍生的间充质干细胞中被确定。该处理降低了成纤维细胞蛋白的表达，并抑制了胃癌 - 骨髓间充质细胞诱导的人脐静脉内皮细胞的微管形成、迁移和集落形成。这一过程的分子机制归因于抑制 NF-κB 信号活性和血管内皮生长因子的产生，可能与肿瘤环境中的血管生成和炎症反应密切相关。因此，姜黄素可能成为一种新的治疗气相色谱 - 骨髓间充质干细胞的药物，通过 NF-κB/ 血管内皮生长因子信号抑制气相色谱 - 骨髓间充质干细胞驱动的血管生成。这种抗癌作用可能是姜黄素治疗诱导的组蛋白调节机制的结果。最近，Rath 等观察到肼基姜黄素

（EP300 HAT 活性的合成姜黄素衍生物抑制剂）对缺氧和转移性胃癌细胞凋亡诱导的增敏潜力。与胆钙化醇相似，姜黄素也显示对幽门螺杆菌的抗菌活性，并因此保护免受由病原体引起的组蛋白修饰和氧化应激。

3. 白藜芦醇　是一种天然多酚化合物，存在于各种植物中，主要是葡萄品种，并发挥与其靶标 SIRT1、EP300 和 HDAC11 相关的表观遗传效应。这种化合物是 SIRT1 的激动剂，SIRT 是一种烟酰胺腺嘌呤二核苷酸氧化（NAD$^+$）依赖性蛋白脱乙酰酶，通过参与无活性染色质形成直接调节组蛋白并改变基因表达。相反，它可以激活 HAT EP300，有利于活性染色质的形成。在体内，SIRT1 作为一种潜在的预后生物标志物，参与细胞增殖、侵袭、EMT、自噬和化疗耐药性的调节。杨等通过诱导 G1 期阻滞和衰老（一种依赖于 SIRT1 的机制）验证了胃癌的生长。白藜芦醇支持的 HDAC 活性还通过降低细胞内 NF-κB 途径中的乙酰化水平来抑制胃癌细胞的增殖。此外，白藜芦醇通过抑制 IL-8、iNOS 和 NF-κB，以及激活 Nrf2/HO-1 途径，对幽门螺杆菌引起的氧化应激和炎症具有预防作用。

4. 槲皮苷　是一种在各种蔬菜、水果和坚果中发现的生物类黄酮，表现出类似白藜芦醇的功能，导致 SIRT1 激活，并发挥类似的表观遗传作用。槲皮素通过诱导细胞凋亡抑制肿瘤生长，并通过抑制 HDAC 抑制细胞周期和血管生成。此外，这种化合物下调巨噬细胞炎症蛋白的表达，肿瘤坏死因子诱导的 IFN-γ 诱导蛋白与抑制与促炎基因启动子相关的 CBP/p300 和 H3 修饰有关。槲皮素还具有明显的治疗幽门螺杆菌感染的价值，因为它能够抑制病原体黏附到胃上皮。这种化合物还通过干扰 p38 丝裂原活化蛋白激酶、BCL-2 和 BAX 的水平来防止与这种病原体相关的胃部炎症和细胞凋亡。

5. 聚异戊二烯基化二苯甲酮　又名藤黄醇，是一种从藤黄果皮中分离出来的植物化合物，其化学结构类似于姜黄素。这种化合物和类似物，如异甘油醇，可抑制 HAT 的活动，主要是 KAT2B 和 EP300。总体上讲，聚异戊二烯基化二苯甲酮能够通过 HAT 活性依赖性染色质调节基因转录。

藤黄醇的抑制机制可能涉及这些 HAT 二级结构有序片段的改变。此外，KAT2B 和 EP300 的抑制降低了乙酰化水平，并影响到作为底物的非组蛋白的功能和稳定性，如 STAT-3、FOXP3、NF-κB/p65 和 p53。此外，藤黄醇影响一些诱导细胞凋亡的关键信号通路。先前的一项研究表明，藤黄醇有利于胱天蛋白酶 2 和胱天蛋白酶 3 的激活，前胱天蛋白酶 -9 的加工，细胞色素 C 释放到细胞溶胶中，聚（ADP- 核糖）聚合酶（PARP）的降解，以及由胱天蛋白酶激活的脱氧核糖核酸酶引起的 DNA 断裂，包括抑制血管生成和细胞生长 / 增殖，刺激细胞周期停滞和预防转移。不过，迄今为止，上述针对胃癌的抗癌作用尚未确定。藤黄醇还通过其胃保护作用直接发挥作用，特别是通过中和胃黏膜表面的自由基及其抗炎特性，作为一种有效的抗氧化剂和抗炎信号通路的调节剂发挥着重要作用，包括抑制脂多糖诱导的环氧化酶 -2 基因表达，激活蛋白激酶，NF-κB 抑制剂 α，以及 NF-κB 的 p65 亚基的移位。此外，藤黄醇比白藜芦醇对幽门螺杆菌具有更强的杀菌活性，其有效性与克拉霉素相似，克拉霉素是一种通常用于对抗这种病原体感染的抗生素。

6. 丁酸钠　是一种天然 HDAC1，由肠道菌群微生物发酵膳食纤维产生的短链脂肪酸合成，对癌细胞的增殖、分化、转移和凋亡具有抗癌作用。在人胃癌细胞中，这种 HDAC1 通过上调死亡相关蛋白激酶（DAPK）和 caspase-3，以及下调 FAK 蛋白来诱导细胞凋亡。FAK 也称为蛋白酪氨酸激酶，是一种参与细胞黏附、凋亡抑制和肿瘤细胞扩散的蛋白质。此外，丁酸钠在分泌的卷曲相关蛋白的启动子区诱导组蛋白修饰。该蛋白是人胃癌中经常失活的 Wnt 信号通路的负性调节剂，从而恢复分泌的卷曲相关蛋白的表达，减少增殖并诱导人胃癌细胞凋亡。总之，丁酸钠可以通过表观遗传调控诱导胃癌细胞凋亡，减少肿瘤细胞的增殖。重要的是，尽管缺乏研究表明组蛋白乙酰化可以调节基因转录，但现有证据表明，HDAC1 丁酸钠活性也可能通过非组蛋白如转录因子的乙酰化调节启动子激活。例如，Sp1 和 Sp3 与丁酸钠对多种基因启动子的作用机制有关。染色质免疫沉淀分析显示，在丁酸钠治疗后，来源于转移部位 KATO Ⅲ人胃癌细胞系中，Sp1 和 Sp3 的结合在 PER1 基因启动子处减少。PER1 在昼夜节律时钟的分子机制中起重要作用，并表现出肿瘤抑制特性，包括对细胞增殖、凋亡、细胞周期控制和 DNA 损伤反应的抑制作用。因此，丁酸钠对 PER1 表达的调节可能有助于胃癌患者的治疗。

综上所述，越来越多的证据支持表观遗传机制在胃癌发生中起重要作用。表观遗传修饰的可逆性质可能导致临床相关疗法的发展，以对抗这种疾病。在此情况下，能够重新编程胃癌中的特定组蛋白修饰的天然化合物作为潜在的抗癌剂非常令人关注。

饮食成分可以影响多种癌症的发病率和死亡率。特别是，营养物质和生物活性化合物在气相色谱的表观遗传调节中起重要作用。这些药物相互协同作用，并与其他饮食成分和合成药物协同作用，可改变表观基因组。因此，评价营养物质和生物活性化合物的长期消耗所引起的表观遗传修饰及其影响，与营养学新领域的个性化营养相关。营养素和生物活性化合物大有可为，它们在预防和治疗胃癌及其他疾病的营养方案中的适用性不容忽视。

第三节 泛素化与胃病

蛋白翻译后修饰（post-translationalmodi-fica-tion，PTM）是机体应对内部及外部环境做出的一种极其敏感、迅速并可逆转的调节方式。小分子修饰如磷酸化、甲基化及乙酰化修饰的机制与功能在细胞生物学的多个方面都已得到广泛且深入的研究。而泛素化（ubiquitination）作为一类作用方式更加复杂且作用结果更加多样的蛋白质修饰，在细胞生物学功能中扮演同样重要的角色。

与磷酸化、甲基化及乙酰化修饰所添加的单一基团不同，泛素（ubiquitin，Ub）是一种由 76 个氨基酸组成的小分子蛋白质，广泛存在于所有真核细胞中，且序列高度保守，如酵母与人的泛素化序列仅相差 3 个氨基酸。通过对蛋白质稳定性、定位、活性及相互作用的调控，泛素化广泛参与了如转录调节、DNA 损伤修复、细胞周期、细胞凋亡、囊泡运输等生理过程。

20 世纪 70 年代泛素被发现并冠以 "ubi-" 词缀（意为无处不在），2004 年瑞典皇家学会将该年度诺贝尔化学奖授予以色列科学家阿龙·切哈诺沃（Aaron Ciechanover）、阿夫拉姆·赫什科（Avram Hershko）和美国科学家欧文·罗斯（Irwin Rose），以表彰他们在泛素调节的蛋白质降解机制研究中的贡献。半个世纪以来，作为生物化学研究的一个重大成果，它已然成为研究、开发新药物的重要靶点。

泛素化是指泛素分子在一系列酶的作用下，将细胞内的蛋白质分类，从中选出靶蛋白分子，并对靶蛋白进行特异性修饰的过程。泛素分子全长包含 7 个赖氨酸位点（K6、K11、K27、K29、K33、K48 和 K63）和 1 个位于 C 端的甘氨酸（Gly）位点，以及位于 N 端的甲硫氨酸（Met1）位点。根据现有的研究结果，无论是在细胞内环境还是细胞外反应体系，泛素自身的每个赖氨酸位点及 N 端的甲硫氨酸（Met1）位点都可以发生泛素化，从而延伸泛素链。其中对 K48 和 K63 位多聚泛素化的研究最为广泛，而其他类型的泛素化链研究较少且被认为是非典型泛素化。

泛素酶包括 E1 泛素激活酶（ubiquitin-activating enzyme）、E2 泛素偶联酶（ubiquitin-conjugating enzyme）和 E3 泛素连接酶（ubiquitin-ligase enzyme）。首先，E1 利用 ATP 提供的能量在泛素 C 端赖氨酸（Lys）残基上的羧基基团与自身的半胱氨酸（Cys）残基上的巯基基团间形成高能硫酯键，从而活化泛素分子。然后，激活的泛素通过硫酯键再被接合到 E2 的 Cys 残基上。最终，激活的泛素或通过 E2 直接连到蛋白底物上，或是在 E3 作用下通过泛素的羧基末端与靶蛋白 Lys 残基的 ε-氨基之间形成氨基异肽键而将泛素转移到靶蛋白上。如果靶蛋白结合单个泛素分子，则称为单泛素化；如果靶蛋白的多个 Lys 残基同时被单个泛素分子标记，则称为多泛素化；而靶蛋白的单个 Lys 残基被多个泛素分子标记，则称为多聚泛素化。

由于泛素化的多样性与多价性，泛素化广泛参与各种生理过程，包括细胞增殖、凋亡、自噬、内吞、DNA 损伤修复及免疫应答。此外，泛素化失调在疾病中也发挥重要作用，如癌症、神经退行性病变、肌肉营养不良、免疫疾病及代谢综合征。尤其是对于肿瘤及神经退行性病变，针对泛素化通路的调控已被认为是肿瘤及神经退行性病变的一种有前景的治疗策略。

泛素化修饰对底物的影响巨大，因此与其他 PTM 如磷酸化、乙酰化相似，泛素化也是一个被严格调控的可逆过程，尤其是去泛素化酶使泛素化修饰具有良好的平衡性。研究表明，细胞内广泛存在许多去泛素化酶（deubiquitinatingenzyme，DUB），主要分为以泛素羧基末端水解酶家族和泛素特异性加工酶家族为主的 5 种类型。去泛素化酶对泛素化过程不仅起着抑制作用，而且可以通过分解泛素化抑制因子、再循环泛素分子、校对泛素化进程等方式促进泛素化过程，从而与泛素化系统共同组成一个几乎覆盖所有细胞功能的复杂网络。

尽管许多泛素化修饰的原则得到了阐明，但泛素化修饰的生化机制与生理功能远未得到充分理解。与此同时，对于泛素化修饰的进一步理解必将推动一系列相关疾病的研究及治疗，泛素化通路与炎症、肿瘤与自身免疫性疾病的相互关系取得了巨大突破，并有望为上述疾病的治疗提供新思路。因此，随着对泛素化修饰的深入研究及治疗技术的不断发展，对泛素化通路进行操作将成为一种富有前景的高度特异性的治疗方法。

胃承担着接受储存食团，通过机械性及化学性消化少量逐次排出食糜以供小肠消化吸收的生理功能。胃部常见的疾病有急慢性胃炎、胃溃疡和胃癌。幽门螺杆菌感染与胃部疾病密切相关，是胃炎进展为肠上皮化生，再进展为异型增生，最终进展为胃癌的始动因素。幽门螺杆菌由口进入胃后，部分被胃酸杀灭，部分通过鞭毛穿过黏液层定居于黏液层与胃窦黏膜上皮表面，一方面可使幽门螺杆菌免受胃酸杀灭，另一方面又可逃脱机体免疫。幽门螺杆菌可产生尿素酶分解尿素，中和反渗入黏膜内的胃酸，形成有利于自身生存的环境，促进感染慢性化。幽门螺杆菌在慢性胃炎过程中可诱导突变，并抑制 DNA 修复通路，使细胞突变累积，从而引起恶性转化。幽门螺杆菌在胃疾病发展过程中的生物机制仍是关注的焦点。而泛素 - 蛋白酶体途径作为蛋白降解的主要途径之一，在幽门螺杆菌致病过程中的作用不容忽视。

p53 是经典的抑癌因子，在 DNA 损伤时，p53 激活信号通路，导致瞬时细胞周期停止，允许 DNA 损伤和细胞修复。p53 灭活或抑制则促进基因组不稳定进而促进癌症的发生。值得注意的是 p53 的抑制已成为幽门螺杆菌调节宿主细胞功能的策略之一。紫外线诱导的 p53 稳定和随后的瞬态细胞周期阻滞需要 USF1。2020 年法国巴黎巴斯德研究院的国家微生物学部螺旋杆菌病理学系在 *Gut* 上发表的研究成果称，在人体、动物、细胞三个层面证实幽门螺杆菌感染会促进 USF1 幽门螺杆菌的促进区域诱导 DNA 超甲基化，抑制受感染小鼠的表达，抑制 USF1 与 p53 核复合物的形成，进而促进 p53 的泛素 - 蛋白酶体降解，加速触发幽门螺杆菌诱导胃病变的严重程度。

Hp 的细胞毒素相关基因致病岛（cagPAI）可以编码Ⅳ型分泌系统通道蛋白激活细胞核因子 NF-κB 通路和分泌白细胞介素，促进炎症反应，同时介导 CagA 蛋白进入胃黏膜上皮细胞发生酪氨酸磷酸化，干扰宿主细胞信号转导，导致严重的组织损伤和炎症。Siva1 蛋白是调节细胞应激反应的重要因素之一，由外在和内在凋亡信号通路激活诱导凋亡，可由 p53 直接诱导转录。2020 年迈阿密大学米勒医学院证实，Hp 分泌的 CagA 蛋白可以通过 PI3K/Akt 信号通路，以不依赖 p53 的方式，促进凋亡基因 *Siva1* 的泛素 - 蛋白酶体降解，使携带 DNA 损伤的细胞继续存活，从而增加癌变风险。

Hp 可诱导 DNA 双链断裂（DSB），高度保守的蛋白质 Rad51 在 DSB 修复期间对 DNA 进行同源重组方面起着核心作用。通过高突变（癌症的潜在原因）积累 DNA 损伤与 Rad51 表达的改变有关。自噬是细胞防御细胞内致病微生物的一种机制。为了应对各种细胞压力，通过合成、降解和回收成分来激活自噬，对于维持细胞能量水平至关重要。P62 又称为 SQSTM1 蛋白，包含

PB1、TB、LIR、UBA 四个结构域，其中 UBA 招募泛素化蛋白，促进泛素化蛋白降解。来自南昌大学附属第一医院的吕农华团队于 2020 年 6 月在 *Gut Microbes* 上揭示，幽门螺杆菌感染可抑制自噬流，增加自噬底物 p62 的水平，继之促进 Rad51 的泛素化而降低 Rad51 的水平，从而增强 DNA 损伤及 DDR，最终促进胃癌的发生。

在胃癌中，组蛋白脱乙酰基酶 3（HDAC3）可抑制 p53 活性，程序性细胞死亡 5（PDCD5）选择性地介导 HDAC3 从 p53 的解离，从而诱导 HDAC3 的裂解和泛素依赖性蛋白酶体降解，继之促进 p53 的活性增强，可明显增强 AGS 胃癌细胞的体内致瘤性，并与胃癌患者的不良预后相关。RNF168 通过泛素化促进 RHOC 降解，通过降低 HDAC1 表达抑制胃癌进展。RNF168 直接与 RHOC 相互作用，通过促进其泛素化诱导其降解，通过降低 HDAC1 来抑制胃癌中的细胞增殖和转移。因此，靶向 RNF168/RHOC/HDAC1 轴可能有望开发治疗胃癌的有效疗法。

E3 连接酶 Praja2 通过 KSR1 泛素化和抑制 MEK-ERK 信号通路抑制胃癌的生长。该研究发现胃癌组织和细胞系中 Ras1（KSR1）的激酶抑制因子表达增加，KSR1 的沉默抑制了 MKN-45 细胞的增殖、迁移和侵袭。Praja2 在胃癌组织和细胞系中被下调。此外，Praja2 促进 KSR1 泛素化，抑制 MEK-ERK 信号通路。功能分析表明 praja2 的过表达抑制了 MKN-45 细胞的增殖、迁移和侵袭，而 MG132 或 FGF2 处理消除了 Praja2 对胃癌进展的抑制作用。成瘤试验表明 Praja2 通过 KSR1-MEK-ERK 轴抑制肿瘤生长。总之，Praja2 可促进 KSR1 泛素化和降解，从而干扰 MEK-ERK 信号转导，并抑制胃癌进展。

PLAGL2 通过 usp37 介导 Snail1 去泛素化促进胃癌细胞的增殖和迁移。PLAGL2（多形性腺瘤基因 like-2）是一种锌指 PLAG 转录因子，在胃癌中异常表达。研究显示 PLAGL2 促进胃癌细胞增殖、迁移、侵袭和 EMT。从机制上讲，PLAGL2 在蜗牛家族转录抑制因子 1（Snail1）介导的胃癌细胞增殖和迁移中起关键作用。PLAGL2 激活去泛素化酶 USP37 的转录，然后直接与 Snail1 蛋白相互作用，并使其去泛素化。此外，Snail1 蛋白的 GSK-3β 依赖性磷酸化对于 USP37 介导的 Snail1 去泛素化调节至关重要。一般来说，PLAGL2 通过 USP37 介导的 Snail1 蛋白去泛素化促进胃癌细胞的增殖和迁移。

幽门螺杆菌感染是远端胃癌的主要危险因素。细菌毒力因子，如癌蛋白 CagA，会增加患癌风险。尽管感染率很高，但只有少数感染幽门螺杆菌的人会患上胃癌。研究表明，CagA 可以诱导 XIAPE3 泛素连接酶的磷酸化，从而增强宿主促凋亡因子 Siva1 的泛素化和蛋白酶体降解。该过程由 PI3K/Akt 途径介导。幽门螺杆菌对 Siva1 的抑制作用可增加 DNA 受损的人类细胞的存活率。另有研究表明 USF1 缺陷在幽门螺杆菌感染过程中驱动 p53 降解并加速胃癌的发生。降低转录因子 USF1 的表达可导致基因组稳定性的守护者 p53 的 DNA 损伤和蛋白酶体降解，该因子显示可稳定 p53 以响应基因毒性应激，从而促进胃癌的发生。

与非肿瘤组织相比，胃癌中 TRIM59mRNA 和蛋白的水平明显升高，而且与晚期肿瘤分期和患者生存时间缩短有关。*TRIM59* 基因敲低减少了裸鼠体内胃癌细胞系的增殖，克隆形成和迁移，以及异种移植瘤的生长，而 TRIM59 的过表达则具有相反的作用。TRIM59 与 P53 发生相互作用，从而增加了其泛素化降解。

第四节　糖基化与胃病

糖基化是所有真核细胞所共有的蛋白质翻译后修饰最为丰富和多样的形式。蛋白质的酶促糖基化涉及一个复杂的代谢网络和不同类型的糖基化途径，由此调控蛋白质组的大量扩增，从而产生多样的蛋白质形态及其生物学功能。

糖基化是蛋白质翻译中或翻译后的一个重要的加工过程，在肽链合成的同时或其后，在酶的催化下糖链被连接到肽链上的特定糖基化位点，称为蛋白质糖基化。连接到肽链上的糖链又称为聚糖。蛋白质糖基化的种类主要有 N- 聚糖（N-glycan）、O- 聚糖（O-glycan）、糖基磷脂酰肌醇（GPI）等。人体 90% 的蛋白质为具有 N- 聚糖的 N- 糖蛋白。N- 聚糖合成是在内质网中，新合成的核心多糖单位 Glc3Man9GlcNAc2 连接到新生的多肽链中氨基酸序列为 X-Ser/Thr 中 Asn 的氮原子上，随后经一系列糖蛋白加工酶最终产生 3 种 N- 聚糖：典型的高甘露糖型，杂合型 N- 聚糖和复杂型 N- 聚糖。O- 连接聚糖主要是聚糖中的 GalNAc 糖基连接到 Ser/Thr 的氧原子上。糖基化的生物合成过程受糖基转移酶 / 糖苷酶的表达和定位，以及底物聚糖的有效性的调节。

人类有很多癌症，如乳腺癌、前列腺癌、黑色素瘤、胰腺癌、卵巢癌等，都曾报道过异常的糖基化变化。这些变化包括 O- 聚糖的截短形式，N- 聚糖分支程度的增加，以及唾液酸化、硫酸化、岩藻糖基化及一系列其他可能的变异。不同的糖基化可以改变蛋白质的相互作用、稳定性、运输、免疫原性和功能。肿瘤特异性糖基化变化与肿瘤进展即转移密切相关，因为糖蛋白大量存在于细胞表面和细胞外基质上，因此在细胞相互作用中起重要作用。

一、蛋白质糖基化的类型及意义

60 多年前，人们首次描述了与致癌转化相关的糖基化变化。单克隆抗体技术的出现进一步证实了这些观察结果，表明肿瘤特异性抗体针对碳水化合物表位，在多数情况下，肿瘤糖蛋白和鞘糖脂上存在癌胚抗原。与未转化的对应物相比，肿瘤细胞显示出广泛的糖基化改变。蛋白质糖基化增加了分子异质性及细胞群体内的功能多样性。出现这种异质性是因为异常的聚糖修饰具有蛋白质特异性、位点特异性（特定蛋白质上的不同位点可以被不同的糖基化）和细胞特异性。糖基化特异性取决于特定细胞或组织类型内糖基化过程的各种内在因素。研究者假设了肿瘤相关碳水化合物结构改变的两个主要机制，即所谓的不完全合成和新合成过程。不完全合成过程通常发生在合成的早期阶段，癌是正常上皮细胞表达复合多糖的正常合成受损的结果，导致倾向于肿瘤结构的生物合成，如唾液酸 Tn（STn）表达在胃肠道和乳腺癌。相反，新合成过程通常在晚期且发生在癌症，是指与癌症相关的诱导某些基因参与碳水化合物的表达决定因素，如某些抗原（如唾液酸 lewisa（SLea 和 SLex）的从头表达多见于癌症。

（一）唾液酸糖基化

唾液酸化是细胞糖基化的一个重要修饰方式，唾液酸化的碳水化合物在细胞识别、细胞黏附和细胞信号转导中具有重要作用。唾液酸化增加，特别是在 $\alpha2$- 糖基转移酶、6- 糖基转移酶和 α- 糖基转移酶表达改变导致 2，3- 连锁唾液酸化，已证明与癌症密切相关。乳糖胺链经常以唾液酸终止。例如，$\alpha2$，6- 唾液酸化乳糖胺（Sia6LacNAc）是 β- 半乳糖苷 $\alpha2$，6- 唾液酸转移酶 I（ST6Gal- I），是一种在结肠癌、胃癌和卵巢癌等多种恶性肿瘤中表达改变的酶，据报道其也是结肠癌预后不良的预测标志物。与癌症相关的其他主要唾液酸化抗原是 SLea 和 SLex。SLea 和 SLex 已被证实在许多恶性肿瘤中高表达，且表达水平与癌症患者的低生存率相关。

（二）岩藻糖基化

岩藻糖基化也与癌症有关。岩藻糖基化聚糖由一系列岩藻糖基转移酶（Fuc-T）合成；Fuc-T I ～ Fuc-T XI 型（由 FUT1 ～ FUT11 编码，其中 FUT3 也被称为 Lewis 基因），岩藻糖基化作为一种不可扩展的修饰存在，通常被细分为末端岩藻糖基化（产生特定的 Lewis bloogroup 抗原，如 Lex 和 Ley，以及 Lea 和 Leb）和核心岩藻糖基化。SLe 抗原生物合成的末端步骤包括 $\alpha1$，3- 或 $\alpha1$，4- 岩藻糖基化及 $\alpha2$，3- 唾液酸化 1 型（SLea）或 2 型（SLex）。成年人 T 细胞白血病细胞中 SLex 的表达增强依赖于 Fuc-T VII 活性。这种白血病的病因是人类嗜 T 淋巴细胞病毒 1（HTLV-1）反转录病毒，它编码一种转录激活蛋白 TAX，该蛋白调控编码 FucTvii 的 FUT7 基因，FucTvii 是控制白细胞 SLex 合成的限制性酶。

核心岩藻糖基化包括添加 $\alpha1$，6- 岩藻糖通过

Fuc-T Ⅷ（FUT8 编码）的作用转化为 N- 聚糖最内侧的 GlcNAc 残基。FUT8 和核心岩藻糖基化的过度表达是肺癌和乳腺癌等癌症的一个重要特征。这种核心岩藻糖基化增加可反映在肝癌发生过程中的血清水平。有趣的是 α- 甲胎蛋白是公认的肝细胞癌（HCC）早期检测的生物标志物，可与慢性肝炎和肝硬化相鉴别。在乳腺癌中，表皮生长因子受体（EGFR）核心岩藻糖基化的增加与二聚化和磷酸化的增加有关，可导致 EGFR 介导的信号转导增加及乳腺癌相关肿瘤细胞生长。

（三）N- 聚糖

在恶性转化过程中，一种常见的疾病糖基化改变是癌细胞中复合物表达的增加，即 β1，6- 支链 N- 连接聚糖。GlcNAc 分支 N- 聚糖表达增加是由于 GnT- Ⅴ 活性增加，GnT- Ⅴ 由甘露糖苷乙酰氨基葡萄糖转移酶 5（MGAT5）基因编码。MGAT5 的表达受 RAS–RAF–MAPK 信号通路调节，该通路在癌症中被激活。支链 N- 聚糖通过 β1，4- 加仑，用聚 N- 乙酰乳糖胺延长（加仑重复 β1.4GlcNAc 公司 β1，3）由 β1，3-GnT，并进一步用唾液酸和岩藻糖封端。这种聚 -N- 乙酰乳糖胺结构是半乳糖凝集素的配体。半乳糖凝集素是一个保守的碳水化合物结合蛋白家族，形成称为"晶格"的半乳糖凝集素 - 聚糖结构。半乳糖凝集素在肿瘤中起重要作用，可促进肿瘤转化、肿瘤细胞存活、血管生成和肿瘤转移。在永生化肺上皮细胞系中 MGAT5 的过度表达导致接触抑制丧失，肿瘤形成增强，且增强小鼠乳腺癌细胞的侵袭和转移。此外，在 Her2 转基因小鼠乳腺肿瘤模型中发现乳腺癌形成的早期事件受 GnT- Ⅴ 调控。此外，下调小鼠乳腺癌细胞系中的 GnT- Ⅴ 可明显抑制肿瘤生长和转移。在 Mgat5 缺乏的背景下，一种病毒癌基因在转基因小鼠中诱导的乳腺癌进展和转移受到明显抑制。此外，GnT- Ⅴ 介导的糖基化通过 WNT 信号调节结肠癌干细胞室和肿瘤进展。与 GnT- Ⅴ 的功能不同，GnT- Ⅲ（由 MGAT3 编码）催化将 GlcNAc N- 聚糖二分法添加到细胞中 β1，4- 键，抑制 N- 聚糖的额外加工和延伸，如 β1，6 分支结构。GnT- Ⅲ 抵消 GnT- Ⅴ 在癌症中的作用，参与抑制癌症转移。MGAT3 转染具有高转移潜能的小鼠黑色素瘤 B16 细胞后，细胞凋亡率明显下降，β1，6GlcNAc 分支（由于 GnT- Ⅳ 和 GnT- Ⅴ 酶竞争）可明显抑制小鼠肺转移。GnT- Ⅲ 通过调节关键糖蛋白，如 EGFR、整合素和钙黏蛋白，抑制肿瘤转移。

（四）O- 聚糖截短

肿瘤的另一个共同特征是截短的 O- 聚糖的过度表达。GalNAc 型 O- 聚糖，也称为黏液型 O- 聚糖，常见于大多数跨膜和分泌型糖蛋白中。在恶性肿瘤期间，糖蛋白中也会出现异常糖基化，这些糖蛋白表现出短缩或截短的聚糖的异常表达，如双糖 Thomsen–Friedenreich 抗原（T 抗原，也称为 core 1）和单糖 GalNAc（也称为 Tn）及其可溶性形式（ST 和 STn），就分别是 O- 聚糖未完全合成的结果。多肽 GalNAc 转移酶（ppGalNAcTs）是启动黏蛋白型 O- 糖基化的酶，其表达改变在癌症中十分常见。ppGalNAcTs 控制 O- 聚糖占据的位置和密度，其表达的变化可导致 O- 糖基化的改变。此外，竞争同一底物的酶也可诱导截短聚糖的表达和蛋白质表位的暴露，这些表位本来隐藏在正常的糖基化蛋白质中。C2GnT 和 C2GnT 的相对酶活性 α2，3- 唾液酸转移酶 Ⅰ（ST3Gal- Ⅰ）已被证明可确定癌细胞中的 O- 聚糖结构。其相对活性是糖蛋白（如乳腺癌和胃癌中的黏蛋白）上肿瘤相关表位异常表达的基础。STn 在正常健康组织中很少表达，但在大多数癌中都能检测到，如胰腺、胃、结肠、乳腺、膀胱和卵巢癌，与癌细胞黏附力降低、肿瘤生长增加、肿瘤细胞迁移增强、侵袭和预后不良有关。ST6GalNAc- Ⅰ 的过度表达导致肿瘤中 STn 的异常合成。T- 合成酶 C1GalT1- 特异性伴侣 1（C1GALT1C1）突变也可通过 ST6GalNAc- Ⅰ 的作用导致 STn 表达，该突变可阻止 O- 聚糖的进一步延伸并改变产生 Tn 的途径。因此，STn 被认为是一个重要的预后标志物和抗癌疫苗设计的靶点。

二、糖基化与胃病

糖基化是在酶的控制下，在蛋白质或脂质附加上糖类的过程。糖基化起始于内质网，结束于高尔基体。在糖基转移酶作用下将糖转移至蛋白质，和蛋白质上的氨基酸残基形成糖苷键。蛋白质经过糖基化作用，形成糖蛋白。糖基化是对蛋白质的重要修饰方式，有调节蛋白质功能的作用。糖生物学已成为癌症生物学研究的重点。聚糖是多种生物分子的主要成分，包括由细胞和组织表达的糖蛋白，糖鞘脂和蛋白聚糖。糖基化已被证明参与肿瘤发展和进展的各种病理生理步骤，调节肿瘤细胞的增殖、侵袭、转移和血管生成。

在全球许多地区，每年胃癌的发生和死亡的总数都在上涨。在东亚地区，中国是胃癌发生大国，其死亡数持续居高不下。胃黏膜中存在一组黏蛋白，它们是高等真核生物中最常见的 O- 聚糖载体。在正常的胃黏膜，浅表小凹细胞表达的膜相关黏蛋白 1（MUC1）和分泌的 MUC5AC 是胃黏液层的主要成分。更深的胃腺则表达分泌 MUC6。MUC5AC 伴随 1 型 Lewis a 和 Lewis b 抗原的共表达，而 MUC6 表达与 2 型 Lewis x 和 Lewis y 抗原的存在相关。

糖基转移酶基因的遗传多态性导致胃黏膜组织抗原的表达谱不同。例如，岩藻糖基化的 H 型 1 抗原仅在分泌者个体的小凹上皮中表达，而双岩藻糖基化的 Lewis b 抗原仅在分泌者和 Lewis 阳性个体中表达。编码这些酶的基因的遗传多态性与不同宿主对幽门螺杆菌感染的易感性有关。幽门螺杆菌是胃癌发生的主要诱因，其在胃黏膜的定植取决于细菌对胃黏液层和上皮细胞的附着。这种定植是由细菌外膜蛋白介导，称为黏附素，它与宿主糖基化受体特异性结合。血型抗原结合黏附素（BabA）与岩藻糖化血型抗原 H 型 1 和 Lewis b 结合，它们存在于正常胃上皮细胞分泌的 MUC5AC 黏蛋白中。BabA 还显示结合 Globo H 和 Globo A，它们分别是血型 O 和 A 的决定因素，位于 4 型核心链上。感染具有功能性 BabA 黏附素幽门螺杆菌菌株的个体出现更严重胃病变的风险更高，包括肠上皮化生和胃腺癌。

胃糖基化模式定义了幽门螺杆菌嗜性，细菌主要存在于黏液细胞表面，其中 MUC5AC 和 1 型岩藻糖基化路易斯抗原共表达。相比之下，表达 MUC6 的更深胃腺的定植很少见。这种分布的机制是在 MUC6 主链中存在具有末端 $\alpha1$，4- 连接

的 N 乙酰葡糖胺（$\alpha1$，4GlcNAc）残基的独特 O- 聚糖结构。末端 $\alpha1$，4GlcNAc 通过抑制 α- 葡萄糖基胆固醇（幽门螺杆菌细胞壁的重要组成部分）的合成，并抑制细菌生长，从而表现出天然的抗菌活性。此外，最近显示 $\alpha1$，4GlcNAc 表达可抑制促肿瘤炎症。缺乏负责 $\alpha1$，4GlcNAc 生物合成酶的小鼠（A4gnt$^{-/-}$ 小鼠）在没有幽门螺杆菌感染的情况下也可发展为胃腺癌，表明在该模型中 $\alpha1$，4GlcNAc 缺失足以引发癌症。

在正常人，胃黏膜主要表达中性岩藻糖基化聚糖，但幽门螺杆菌感染和相关宿主炎症反应可通过唾液酸化抗原（包括唾液酸 Lewis x 和唾液酸 Lewis a）的从头表达诱导胃糖基化表型的重塑。幽门螺杆菌已被证明诱导 b3-N- 乙酰氨基葡萄糖转移酶 -5（b3GnT5）的过度表达，导致唾液酸 Lewis x 的生物合成增加。幽门螺杆菌与炎症组织的结合主要由唾液酸结合黏附素（SabA）所介导。

在正常胃黏膜中，上皮细胞表现出正常的细胞间黏附，这种黏附是由上皮钙黏蛋白介导的糖基化为稳定的糖型，即二等分 N- 乙酰氨基葡萄糖（GlcNAc）N- 聚糖结构。细胞与细胞外基质（ECM）的相互作用是由整合素介导的，整合素也被二等分的 GlcNAc 聚糖结构修饰。幽门螺杆菌是胃癌发生的主要诱因，而其在胃黏膜的定植依赖于细菌对胃黏液层和上皮细胞的附着。覆盖胃黏膜的黏蛋白凝胶层在幽门螺杆菌的定植中起重要作用。正常的胃细胞表达岩藻糖基化的聚糖，如 Lewis b 抗原，它充当幽门螺杆菌黏附和感染的配体，从而导致胃炎。幽门螺杆菌的结合是由细菌黏附素介导的，如与 Lewis b 特异性结合的血型抗原结合黏附素（BabA）和与唾液酸化的 Lewis x 抗原结合的唾液酸结合黏附素（SabA）。

O- 甘聚糖是胃黏液的主要成分，其作用机制目前尚不清楚。在一项研究中为了解决这个问题，研究人员建立了缺乏胃上皮 O- 聚糖（GEC C1galt1$^{-/-}$）的小鼠。GEC C1galt1$^{-/-}$ 小鼠表现出自发性胃炎，到 1 年时进展为腺癌，成瘤率约为 80%。相对于野生型对照，GEC C1galt1$^{-/-}$ 胃上皮显示出形成 O- 糖蛋白 Muc5AC 的主要黏液的缺陷表达，这与胃酸稳态的受损有关。GEC C1galt1$^{-/-}$ 胃中的炎症和肿瘤发生与胱天蛋白酶 1 和 11

（Casp1 / 11）依赖性炎症小体的激活同时发生。基因缺乏 Casp1/11 的 GEC C1galt1$^{-/-}$ 小鼠胃炎和胃癌的进展减少。值得注意的是，胃癌患者中 Tn 抗原的表达，O- 聚糖的截短形式和 Casp1 激活与肿瘤进展有关。这些揭示了 O- 糖基化在胃稳态中的关键作用，以及保护胃黏膜免受 Casp1 介导的胃炎症和癌症的侵害。总之，这些结果支持有缺陷的 O- 糖基化在胃炎和胃炎相关癌症发病机制中的重要作用。另外，胃癌的化疗耐药也和糖基化有着密切的关系。

在胃癌发生过程中，癌前病变（如 IM）中经常观察到异常的细胞表面糖基化，主要表现为黏蛋白表达的改变，如肠黏蛋白 2 的新发表达和杯状细胞中简单黏蛋白型抗原唾液酸 Tn 的异常表达。最近，在胃炎和 IM 患者的血清中发现了含有唾液酸 Tn 的纤溶酶原，表明其可能作为无创临床筛查和诊断的生物标志物。目前，大多数传统的癌症血清学标志物，如 CEA 和 CA19-9（针对GC）、CA125（针对卵巢癌）和 CA15-3（针对乳腺癌），都是基于糖缀合物（糖蛋白和糖脂）的检测。然而，这些血清学检测在癌症早期的特异度和敏感度很低，促使人们寻找新的生物标志物。事实上，检测某种蛋白质的特定糖型可能有助于建立具有更高特异性的生物标志物，才可用于癌症的早期检测或癌前阶段的诊断。例如，岩藻糖基化甲胎蛋白（L3 部分）已获得批准，美国 FDA 将其作为早期检测肝细胞癌（HCC）的标志物；它出现在 HCC 发病前的肝硬化阶段的血清中，因此被认为是 HCC 患者中获批的最佳标志物。最近，已在 IM 和胃癌患者的循环血清纤溶酶原中检测到 O- 糖基化（sialylTn 抗原）的改变。在致癌过程的早期阶段检测到的这种改变可能在早期诊断中具有应用价值。此外，最近还有报道提出，要将岩藻糖基化结合珠蛋白作为胰腺癌和结肠癌的新型生物标志物。

第五节　磷酸化与胃病

一、磷酸化

细胞内的蛋白质合成，即蛋白质的生物合成（protein biosynthesis），首先要以 mRNA 为信息模板来合成多肽链。在此过程中，核苷酸序列"语言"要被解读转换为与之截然不同的氨基酸序列"语言"，因此又被形象地称为翻译。多肽链合成后，还要经过复杂的翻译后加工修饰才能成为成熟且有功能的蛋白质，并能正确地靶向输送至特定的亚细胞区域或分泌至细胞外，才能发挥其特定功能。

蛋白质的翻译后加工修饰有多种形式，氨基酸残基的共价化学修饰是最常见的一种。这种翻译后的化学修饰是对蛋白质的进一步加工，由专一的酶催化，特异性地在蛋白质的某个或多个氨基酸残基上以共价键方式加上相应的化学基团或分子。修饰的位置包括蛋白质的 N 端、C 端和氨基酸残基的侧链基团。这种翻译后修饰并不仅仅是一种简单而表面上的装饰，它对于调节蛋白质的溶解度、活性、稳定性、亚细胞定位，以及介导蛋白质之间的相互作用均具有重要作用。蛋白质翻译后化学修饰种类繁多，机制清楚的仅是其中的一小部分。常见的修饰有磷酸化、糖基化、乙酰化、甲基化、脂基化、泛素化和 SUMO 化修饰等。

（一）磷酸化的发现过程

19 世纪，人类首先发现磷酸盐可和蛋白质相互结合。1930 年，克里夫妇（Carl 和 Gerty Cori）在糖代谢研究中发现 2 种不同的磷酸化。厄尔·维尔伯·萨瑟兰（Earl Wilbur Sutherland）发现环磷酸腺苷（cAMP），即生命信息传递的"第二信使"于 1971 年获诺贝尔生理学或医学奖。1954 年，Fischer 和 Krebs 深入研究蛋白的磷酸化，并发现了蛋白的可逆磷酸化调控糖代谢，两人因其在蛋白质磷酸化调节机制方面的研究做出的巨大贡献共同获得 1992 年诺贝尔生理学或医学奖。蛋白质磷酸化是指由蛋白激酶（protein kinase，PK）催化下把 ATP 或 GTP γ 位的磷酸基转移到底物蛋白质中氨基酸残基上的过程。其逆转过程由蛋白磷酸酶（protein phosphatase，PP）催化，称为蛋白质的脱磷酸化（去磷酸化）。

（二）磷酸化与蛋白激酶

在蛋白质磷酸化反应中，由于蛋白质氨基酸侧链加入了一个带有强负电的磷酸集团，由此发生酯化作用，从而改变蛋白质的构象、活性及其与其他分子相互作用的性能。大部分细胞中至少有 30% 的蛋白质被可逆的磷酸化和去磷酸化修饰所调控。生物体内磷酸化位点主要发生在 Ser（丝氨酸）、Thr（苏氨酸）、Tyr（酪氨酸）残基上，其中 Ser 磷酸化最多，Thr 磷酸化次之，Tyr 磷酸化最少。另外，His（组氨酸）、Asp（天冬氨酸）和 Lys（赖氨酸）残基也可被磷酸化。蛋白磷酸化要靠蛋白激酶催化，根据底物的磷酸化位点可将蛋白激酶分为 3 大类。

1. 蛋白丝氨酸 / 苏氨酸激酶（protein serine /threonine kinase） 是一大类特异性催化蛋白丝氨酸和（或）苏氨酸残基磷酸化的激酶家族。

2. 蛋白酪氨酸激酶（protein throsine-kinase，PTK） 是一类特异性催化蛋白酪氨酸残基磷酸化的激酶家族，分为受体型 PTK 和非受体型 PTK。

3. 双重底物特异性蛋白激酶（double specific protein kinase，DSPK） 可以使底物蛋白的酪氨酸和丝氨酸或苏氨酸残基磷酸化。每个蛋白激酶都有自己的调节机制，主要的调控机制包括：①磷酸化；②与内源性肽链或外源性亚基交互作用，这些肽链或亚基本身可能就是第二信使或调节蛋白的靶点；③靶向特定的细胞内位置，如细胞核、原生质膜或细胞骨架，以增强其与特殊底物的相互作用。

（三）去磷酸化与磷酸酶

蛋白质逆磷酸化的过程称去磷酸化，由蛋白磷酸酶催化（protein phosphatase，PP），即将磷酸基从蛋白质上除去，故又称蛋白质去磷酸化（protein dephosphorylation）。蛋白磷酸酶的数量远少于蛋白激酶，与蛋白激酶相比，其底物特异性低。根据磷酸化的氨基酸残基不同可将蛋白磷酸酶分为两类：①蛋白丝氨酸 / 苏氨酸磷酸酶。将磷酸化的丝氨酸（和）或苏氨酸残基去磷酸化的蛋白酶有 PP1、PP2A、PP2B、PP2C、PPX 等，其亚细胞定位各有侧重均有亚型。PP1 主要存在于细胞质，其中 PP1A 位于糖原产生的区域，PP1G 位于肌质网，PP1M 位于肌丝，PP1N 位于细胞核；PP2A 主要存在于细胞质，少数在线粒体和细胞核；PP2C 主要存在于细胞质；PPX 存在于细胞核和中心体。②蛋白酪氨酸磷酸酶。人类基因组中存在 90 个以上有活性的酪氨酸磷酸酶基因，目前已发现 30 多种蛋白酪氨酸磷酸酶，其中约 1/3 是跨膜的蛋白酪氨酸磷酸酶，类似受体分子，约 2/3 位于胞质，为非受体型蛋白酪氨酸磷酸酶。这两类酶除了高度保守的催化亚单位以外，非催化区氨基酸序列有很大区别。激酶和磷酸酶之间存在协同作用，一些蛋白磷酸酶可稳定性地和它们的底物蛋白相结合。例如，双特异性 MAP 激酶磷酸酶 -3（MKP-3）与 MAP（mitogen-activated kinase）激酶结合。

（四）磷酸化修饰的生物学作用

蛋白质的磷酸化修饰是生物体内普遍存在的一种调节方式，几乎涉及所有生命活动过程。它能直接增强或减弱被修饰蛋白的酶活性或其他活性，改变其亚细胞定位及其与其他蛋白质或生物分子的相互作用，在细胞信号转导过程中起重要作用，是最为常见的形式。磷酸化修饰主要发生在真核细胞，是调节和控制蛋白质活力和功能的最基本、最普遍，也是最重要的机制。作为一种基础修饰类型，蛋白质磷酸化和去磷酸化几乎在每个生物的各个方面都扮演着重要角色，如基因转录、表达、神经活动、肌肉收缩、物质代谢调节、DNA 损伤修复，以及细胞增殖、分化、凋亡、信号转导、免疫调控、肿瘤发生等生理和病理过程中均起重要作用。

二、磷酸化与胃癌

磷酸化修饰与胃疾病之间相关性的研究热点主要集中在胃癌的靶向治疗，涉及数条磷酸化调控通路，并已有相关小分子抑制剂进入临床试验阶段。胃癌是全球第五大恶性肿瘤，每年新发胃癌人数及因胃癌死亡的人数分别约为 108 万人和 77 万人，在东亚、东欧和南美洲死亡率很高，尤其是在中国。由于缺乏早期症状，大部分胃癌患者通常确诊时即为晚期，严重增加治疗难度。近几十年来，随着诊查技术的提高和科研水平的进步，胃癌早期诊断率有所增加，新的有效的化疗方案也为胃癌患者带来新希望，但晚期患者的 5 年存活率仍然不足 30%。不可否认，尽管胃癌的发病率和死亡率呈降低趋势，但仍是威胁人类健康的重要因素。尤其是对于转移性胃癌（metastatic GC，mGC）和局部进展期胃癌，了解更多关于胃癌发生发展的分子机制，并有针对性地开发靶向治疗药物成为迫切需要解决的难题。采用细胞毒性药物进行全身化疗是当前治疗转移性胃癌或局部进展期胃癌的基石。尽管胃癌转移无法治愈，并且几乎所有的化疗方案都有影响患者生活质量的重大毒副作用，联合化疗依然是提高总存活率（OS）的标准治疗选择。与单药给药或单纯生命支持治疗相比，联合化疗如氟嘧啶类药物（5-FU、S-1 或卡培他滨）与顺铂的联合应用，已被证明能明显改善生存结局。目前，仅接受标准生命支持性治疗时，mGC 患者的中位 OS 约为 3 个月，而在一线综合化疗治疗时，中位 OS 可达 8～11 个月。含氟嘧啶类药物的联合化疗是 mGC 姑息治疗的主要手段。特别是基于氟嘧啶 - 顺铂缔合的二联体被广泛使用，而蒽环类或紫杉烷的添加仍然存在争议。一项大型荟萃分析显示加入蒽环类药物有明显益处，一项临床试验证实 ECF、ECX、EOF 和 EOX 方案的非劣性。其他临床试验表明 DCF 方案（多西紫杉醇加顺铂和 5-FU）在提高 OS、有效率（RR）和进展时间（TTP）方面具有作用，但毒副作用也较高。增加蒽环类药物及伊立替康或多西紫杉醇为基础的化疗仍是某些类型患者的一线治疗选择，如 HER2 阴性患者。

当前存在的问题是联合化疗常仅对部分患者有效，尚缺乏广泛有效的标准治疗方案。最近的临床研究强调特定的患者亚群，他们可以从标准化疗中添加新的生物制剂中受益。随着靶向治疗时代的到来，一些临床前和临床研究从调控胃癌发生的关键通路入手，对胃癌的个体化治疗进行了深入探索。

（一）磷酸化通路与激酶抑制剂与胃癌治疗

除了单抗类生物制剂，由于参与 mGC 发生发展的诸多蛋白质需要通过磷酸化修饰以发挥其促癌功能，当前通过抑制蛋白激酶活性以阻断蛋白质磷酸化修饰调控通路，继而实现对蛋白质活性的调控，最终达到控制 mGC 进展的治疗策略方兴未艾，诸多 KI 已进入Ⅱ期乃至Ⅲ期临床试验，并已有初步结果证实不同的 KI 在治疗 mGC 和局部进展期 GC 中的有效性。KI 是一种酶抑制剂，可阻断一种或多种蛋白激酶的作用。蛋白激酶是将磷酸基团添加到特定氨基酸或其他有机分子上的酶。根据被抑制磷酸化的氨基酸底物不同，当前蛋白 KI 主要分为丝氨酸 / 苏氨酸激酶抑制剂、酪氨酸激酶抑制剂（TKI）和同时抑制这三种氨基酸的双特异性激酶抑制剂。

从生物学特性角度出发，KI 作为 mGC 新的治疗策略具有以下优点：① KI 是较小的分子，可以穿透绝大多数靶细胞的质膜；② KI 不会引起宿主的免疫反应和清除；③多靶点 KI 可以作用于多个靶点的不同下游信号（多效性效应）。因此，如果靶点选择正确，KI 这类小分子药物有希望抑制胃癌发生发展的关键特异性通路。

结合以上诸多 KI 的作用靶点，本部分将对胃癌最相关的磷酸化调控通路进行简要分析。认识这些调控通路，不仅能更全面地认识胃癌发生发展的调控机制，还有助于更好地理解目前激酶小分子抑制剂的作用原理及前期临床试验的结果，从而推进下一步更加个性化的胃癌疗法。

（二）与胃癌治疗相关的磷酸化通路及其激酶抑制剂

1.HER2 和 EGFR 信号通路及其 TKI　EGFR 是一个由 4 个跨膜糖蛋白受体组成的家族，能与

EGF 家族蛋白结合，在多种胃肠道恶性肿瘤中均过表达。该家族由 4 个酪氨酸激酶受体组成，即 EGFR（ERB-1）、HER2（ERB-2）、HER3（ERB-3）和 HER4（ERB-4）。配体（刺激信号）与 EGFR 胞外区结合会导致 EGFR 的同源二聚化和异源二聚化，以及胞内酪氨酸激酶结构域的磷酸化，从而激活 Ras/Raf/MAPK 或 Akt/mTor 通路。在这一级联反应中，HER2 主要参与了 EGFR 的异源二聚化，因为不同的配体与 EGFR 结合后，常倾向于选择 HER2 作为它的异二聚体结合分子。有研究报道 EGFR 在 58%～86% 的胃癌中高表达，并与不良预后相关，而 HER2 也在包括胃癌在内的多种人类肿瘤中过表达。事实上，经 IHC 和 FISH 实验发现，*HER2-neu* 基因在 7.5%～22.9% 的胃食管交界癌中的表达高于 GC（33.2% *vs.* 20.9%，$P=0.001$），并且在肠型胃癌中的表达要高于弥漫性 / 混合性癌（32.2% *vs.* 6.1%/20.4%，$P=0.001$）。

（1）HER2 TKI：当前已有数项临床研究报道 HER2 TKI 对于治疗 GC 的有效性。拉帕替尼是一种可同时作用于 EGFR 和 HER2 胞内酪氨酸激酶区的 KI。多项 Ⅱ 期和 Ⅲ 期临床研究探索了该药单药或与标准化疗联合用于治疗 GC 的有效性和安全性。SWOG-S0413 研究报道 47 例 mGC 或局部进展期 GC 接受拉帕替尼单药治疗后，部分应答比例为 7%，20% 的患者疾病可以实现稳定控制。TTP 为 2 个月，OS 为 5 个月。在不良事件方面，有 1 例患者出现心脏毒性，2 例患者有疲劳，1 例出现呕吐，1 例因发生与治疗相关的中枢神经系统缺血而死亡。另一项 Ⅱ 期临床试验共纳入 21 名既往接受过抗瘤治疗的 EGFR– 和（或）HER2 阳性的上消化道肿瘤（胃腺癌或食管腺癌）患者，只有 2 名患者病情得到控制。另一项小型研究报道了 16 例存在 HER2 扩增的胃癌患者接受拉帕替尼治疗后，服药 12 周时患者开始出现应答反应，疾病进展者则退出试验。最终有一例患者病情完全缓解，并维持缓解状态 15 个月以上，而另一例患者则维持病情稳定超过 36 周。

EORTC-40071 Ⅱ 期临床研究随机选择未经治疗的 mGC 患者接受拉帕替尼联合 ECF 或 ECX 治疗。在集中评估 HER2 和 EGFR 状态后，患者被分成三组：① HER2 FISH+ 和 IHC 2/3+；② HER2 FISH– 和 IHC 2/3+；③ HER2 IHC 0/+ 和 EGFR1 FISH+ 或 IHC 2/3+。并排除 FISH 或 IHC 检测无 HER2+ 或 EGFR+ 的患者。最终由于 LOGIC 临床研究结果的率先报道，该试验提前结束。在本试验中，笔者报道了拉帕替尼联合化疗耐受性良好，但接受拉帕替尼的患者和接受安慰剂加化疗的患者之间没有统计学差异。

TyTAN 研究是另一项亚洲的随机对照 Ⅲ 期临床试验，比较了拉帕替尼联合紫杉醇与紫杉醇单药在 HER2- 阳性（FISH 或 IHC 确定）mGC 二线治疗治疗中的作用。拉帕替尼联合紫杉醇与紫杉醇单药治疗组 OS 分别为 11 个月和 8.9 个月，差异不具有统计学意义（HR：0.84；$P=0.2088$）。然而，亚组分析显示对于 HER2 IHC3+ 的患者使用拉帕替尼联合紫杉醇治疗 OS 为 14 个月，而紫杉醇单药治疗 OS 为 7.6 个月（HR：0.59；$P=0.0176$）。此外，PFS 和 ORR 指标在拉帕替尼联合紫杉醇治疗组（5.6 个月 *vs.* 27%）也明显高于紫杉醇单药组（PFS：5.6 个月 *vs.* 4.2 个月；ORR：27% *vs.* 9%）。

LOGIC 是另一项 Ⅲ 期临床试验，一共招募了 487 名患有转移性上消化道癌（胃、食管或胃食管腺癌）的患者，他们接受卡培他滨、奥沙利铂联合拉帕替尼的一线治疗，对照组为卡培他滨、奥沙利铂联合安慰剂。患者必须有 HER2 的过表达或扩增（IHC2+ 和 FISH 证明扩增，或 IHC3+，或 FISH、CISH 或 SISH 均证明扩增）。结果发现拉帕替尼组的 OS 为 12.2 个月，安慰剂组 10.5 个月（HR：0.91；95%CI：0.73～1.12；$P=0.35$），未经审查的 PFS 分别为 6.0 个月和 5.4 个月（HR：0.86；95%CI：0.71～1.04；$P=0.10$）。拉帕替尼组的 ORR 为 53%，安慰剂组为 40%。IHC 和 OS 之间没有明显关联。在安全性方面，化疗联用拉帕替尼时患者腹泻发生率增加（拉帕替尼组为 12%，安慰剂组为 3%），并存在皮肤毒性。

阿法替尼是一种有效的全表皮生长因子受体（HER）抑制剂，目前已被批准用于 EGFR 突变的非小细胞肺癌（NSCLC）的一线治疗，在基于曲妥珠单抗的治疗进展之后，最近被评估用于治疗 HER2 阳性的 GC 患者。Ⅱ 期临床试验一共招募了 20 名 HER2 阳性的 mGC 患者接受阿法替尼治疗。最终共计 42% 的患者病情得到控制或部分缓解。在患者开始应用阿法替尼前采集活检标本，并建立异种移植模型发现 2 名部分应答患者和 6 名病情稳定控制患者肿瘤中存在 EGFR 扩增，以及复发性 PIK3CA、ERBB3 和 mTOR 突变。在安全性方面，最常见的副作用是皮疹或皮肤干燥（1 ~ 2 级：80%）、腹泻（1 ~ 2 级：60%）、恶心 / 呕吐（1 ~ 2 级：40%）和疲劳（1 ~ 2 级：25%）。

（2）EGFR TKI：目前已有 2 种不同的 EGFR TKI 进入 GC 治疗的临床试验中。但初步效果显示不理想。一项 Ⅱ 期临床试验评估了厄洛替尼用于治疗以前未接受治疗 GC 患者的有效性，结果发现患者无应答。中位 OS 为 3.5 个月，未检测到 EGFR 外显子 18、19 和 21 的体细胞突变。最常见的毒副作用是皮疹、乏力和氨基转移酶升高。另一项 Ⅱ 期临床研究评估了先前接受过治疗的 mGC 患者使用吉非替尼的有效性，同样没有达到预期治疗目标。应答率为 0%，只有 18% 的患者实现病情稳定控制。

2.VEGFR 信号通路和 VEGFR TKI　VEGF 是人体最重要和最有效的一种血管生长因子，与多种肿瘤的生长和转移扩散具有相关性。VEGF 家族包括不同的亚型，分别为 VEGF-A、VEGF-B、VEGF-C 和 VEGF-D 及胎盘生长因子（PLGF）。VEGF-A 与 VEGFR-1 和 VEGFR-2 结合，VEGF-B 和 PLGF 可以与 VEGFR-1 结合，VEGF-C 和 VEGF-D 可以与 VEGFR-2 和 VEGFR-3 结合。高水平的 VEGF 浓度已被证明与 GC 血管播散和患者预后不佳具有相关性。原发性胃肿瘤基质血管中 VEGFR 表达升高也与患者生存期缩短具有相关性。尽管 AVAGAST 试验的结果为阴性，但评估贝伐单抗（针对 VEGF-A 的单抗，抑制其与 VEGFR 的结合）联合标准化疗在 mGC 中的作用依然是当前研究的热点。有几项研究评估了 VEGFR TKI 在治疗 GC 中的作用。索拉非尼是一种口服多靶点 TKI，可阻断 VEGFR-1、VEGFR-2 和 VEGFR-3 及血小板源性生长因子（PDGFR）、B-Raf、Raf-1 和 c-Kit 的生理活性。基于 Ⅰ 期临床研究的优秀结果，目前该药已进入 Ⅱ 期和 Ⅲ 期临床试验。一项 Ⅱ 期临床试验分析了索拉非尼联合多西他赛和顺铂作为

一线治疗的有效性。索拉非尼联用可使 OS 达到 13.6 个月，但 PFS 仍为 5.8 个月，低于其他化疗单用的 Ⅲ 期试验中报告的 PFS。因此，上述 OS 结果可能是随后的二线化疗所致。在安全性方面，最常见的 3 级或更严重的毒性反应是中性粒细胞减少（64%），手足综合征（HFS）（23%）、脱水（20%），疲劳（16%），厌食 / 恶心（16%）和皮疹 / 脱屑（10%）。据报道有 20% 的患者发生了 3 级电解质异常（低镁血症、低钾血症、低钠血症）。一例患者死于与癌症相关的败血症，可能与治疗有关。另一例死于肿瘤出血，索拉非尼被认为是可能的原因。另一项 Ⅱ 期临床试验评估了索拉非尼和奥沙利铂联用作为 GC 二线治疗的有效性和毒副作用。结果发现患者 PFS 中位数为 3 个月（95%CI：2.3 ~ 4.1），OS 中位数为 6.5 个月（95%CI：5.2 ~ 9.6）。3 ~ 4 级毒副作用包括中性粒细胞减少（9.8%），血小板减少（7.3%），神经毒性（4.9%）和腹泻（4.9%）。由于这些毒副作用，未再进行 Ⅲ 期临床试验。

舒尼替尼是另一种多靶点 TKI，可以抑制 RET、VEGFR 家族、PDGFRα 和 PDGFRβ，以及 FLT3、c-Kit 和 CSFR1。Ⅱ 期临床试验结果提示，该药对于诱导抗瘤治疗临床应答作用有限，RR 在 2.6% ~ 3.9%。最常见的不良事件是血小板减少、中性粒细胞减少、疲劳、不欲饮食、恶心、腹泻和口腔炎。

Cediranib 是一种 VEGFR-1、VEGFR-2、c-Kit 和 PDGFR-β 抑制剂。Ⅰ 期临床研究探索了该药与顺铂和氟尿嘧啶联用对于 GC 的有效性，研究一共纳入 14 例先前未接受治疗的晚期 GC 患者，最终仅有一例患者达到部分应答。不良反应包括食欲下降、疲劳、恶心和低钠血症。

阿帕替尼是选择性靶向 VEGFR-2 的 TKI。一项随机的 Ⅱ 期临床试验评估了 3 种不同剂量的阿帕替尼作为晚期 GC 患者三线治疗的有效性。结果发现阿帕替尼最低剂量组的 RR（13%）最高，疾病控制率（DCR）为 39.1%。三组的中位 OS 分别为 2.5 个月、4.8 个月和 4.3 个月。不良反应主要是高血压和 HFS。还有一项 Ⅲ 期临床试验研究了既往接受过阿帕替尼与安慰剂治疗的 GC 患者。与安慰剂组相比，阿帕替尼组的 OS 明

显延长（195 天 *vs.* 140 天；HR：0.71；95%CI：0.54 ～ 0.94；*P* < 0.016）。与安慰剂组相比，阿帕替尼组的 PFS 也延长（78 天 *vs.* 53 天，HR：0.44，95%CI：0.33 ～ 0.61，*P* < 0.000 1）。阿帕替尼组和安慰剂组的 ORR 分别为 2.84% 和 0.00%。3/4 级不良反应为高血压、高热综合征、蛋白尿、乏力、食欲缺乏和氨基转移酶升高；超过 2% 的患者出现这些不良反应。

替拉替尼是一种高度选择性的，效果明显且可口服的 VEGFR、PDGFR 和 c-Kit 抑制剂。一项 Ⅱ 期临床试验共纳入 19 名晚期 GC 患者，以替拉替尼联合卡培他滨和顺铂作为一线治疗。64% 的患者实现部分缓解，1 例完全缓解；PFS 中位数为 140 天，患者总体耐受良好。最相关的 3 级毒副作用是 HFS、疲劳、高血压、不欲饮食、发热性中性粒细胞减少和肺栓塞。

帕唑帕尼是 VEGFR、PDGFR 和 c-Kit 的口服多靶点 TKI，最近在临床前模型中证明了其在治疗 GC 中的抗癌活性。另一种口服的 VEGFR、PDGFR 和 c-Kit 的 TKI 阿昔替尼与标准化学疗法（顺铂和卡培他滨）Ⅰ 期临床试验中也表现出良好的安全性。但还有待进一步临床试验验证。

雷戈非尼也是一种多靶点口服 TKI，靶点包括 c-Kit、PDGFR-A、bFGFR、VEGFR-1 ～ VEGFR-3、TIE2、RET 和 BRAF，目前已被批准作为单药疗法用于既往接受过治疗的转移性结直肠癌患者。INTEGRATE Ⅱ 期临床试验共纳入 152 名既往接受过治疗的转移性 GC 患者，按 1 : 1 的比例随机分组，研究了患者接受雷戈非尼和安慰剂的疗效比较。结果发现雷戈非尼组的 PFS 中位数为 11.1 周（95%CI：7.7 ～ 12.3），而安慰剂组仅为 3.9 周（95%CI：3.7 ～ 4.0），（HR：0.41，95%CI：0.28 ～ 0.59，*P* < 0.000 1）。研究中出现的副作用包括疲劳（占 8%）、厌食症（占 6%）、GGT 和 ALT 升高（8% ～ 6%）、高血压（2%）和皮疹（2%）等，与其他临床研究相当。目前该药已进入 Ⅲ 期临床试验。

3.PI3K/AKT/mTOR 通路和 mTOR KI　PI3K/AKT / mTOR 是一条十分经典的信号转导通路，参与细胞内激活的生长因子受体的信号转导，从而调节细胞存活、增生、细胞凋亡和其他生理代谢功能。目前已发现该通路激活在包括 GC 在内的多种肿瘤的发生发展中起重要作用。

依维莫司是一种口服的 mTOR 丝氨酸 / 苏氨酸激酶抑制剂，在临床前动物模型和 Ⅰ 期临床研究中已被证明在 GC 中具有抗癌活性。一项 Ⅱ 期临床试验评估了 53 名既往接受过治疗的 GC 患者使用依维莫司治疗的有效性和安全性。虽然完全应答或部分应答均没有达到，但通过中心回顾发现，45% 的患者肿瘤大小较基线有所缩小。中位随访时间为 9.6 个月，中位 PFS 为 2.7 个月（95%CI：1.6 ～ 3.0 个月），中位 OS 为 10.1 个月（95%CI：6.5 ～ 12.1 个月）。患者对该药一般耐受性良好，有 15.1% 的病例报告发生 1 级或 2 级肺炎。另一项 Ⅲ 期临床试验 Granite-1 共招募了 656 名之前接受过治疗的晚期 GC 患者，实验组给予依维莫司治疗，对照组给予生命支持性治疗联合安慰剂治疗。最终实验组和安慰剂组的中位 OS 分别为 5.4 个月和 4.3 个月（HR：0.9；95%CI：0.75 ～ 1.08；*P*=0.124）。实验组中位 PFS 为 1.7 个月，安慰剂组为 1.4 个月（HR：0.66；95%CI：0.56 ～ 0.78，*P* < 0.000 1）。实验组在不良事件方面，贫血占 16%，食欲缺乏和乏力分别占 11% 和 7.8%。

4.Aurora 激酶通路和 Aurora KI　极光激酶（A、B 和 C）是一个促癌性丝氨酸 / 苏氨酸激酶家族，参与有丝分裂细胞周期。极光激酶 A（Aurora kinase A，AURKA）是该激酶家族中最具特征性的成员。临床前研究表明，抑制 AURKA 会干扰中心体形成、染色体分离和纺锤体组装，从而导致细胞衰老和死亡。目前已在包括胃肠道恶性肿瘤在内的多种肿瘤中发现 AURKA 存在扩增和过表达现象，并且与肿瘤化疗耐药和细胞死亡受抑具有相关性。这些证据表明 AURKA 可能成为 GC 治疗的一个新靶点。

Alisertib（ALS，MLN8237）是一种口服的第二代高选择性丝氨酸 / 苏氨酸蛋白激酶 AURKA 小分子抑制剂。最近的临床前研究表明，ALS 可浓度依赖性地抑制胃癌细胞增殖，诱导细胞周期阻滞，下调细胞周期蛋白依赖性激酶 1（CDK1）和细胞周期蛋白 B1（cyclin B1）的表达，上调 p21Waf1/Cip1、p27Kip1 和 p53 的表达。ALS 还可诱导线粒体介导的凋亡和自噬，抑制 PI3K/AKT/

mTOR 和 p38MAPK 信号通路。该药用于治疗 GC 的有效性目前正进入 I 期临床试验阶段。

5.MET/HGF 信号通路和 MET KI　MET（或 c-MET）是一种编码肝细胞生长因子（HGF）酪氨酸激酶受体的原癌基因。MET 受体的激活可促进新血管生成、细胞生长、迁移、存活和转移扩散，通常与包括胃癌在内的多种癌症的不良预后相关。在 19% 的高分化胃腺癌和 39% 未分化胃癌中已观察到其扩增。

福维替尼（XL880）是一种 c-met、VEGFR-2、PDGFR、RON、Ax1、c-Kit 和 Tie 的多激酶抑制剂，目前正被研究用于治疗胃癌的有效性。一项 II 期临床试验评估了福维替尼用于治疗既往接受过治疗的 mGC 患者的有效性。共纳入 74 例患者接受不同方案的福维替尼单药治疗。结果发现 15 例实现病情稳定控制，起效时间为 1.9 ～ 7.2 个月。67 例肿瘤标本中有 3 例 MET 扩增（FISH 检测）。这些患者中有一人实现了病情稳定控制。间歇治疗的患者高血压发生率（35% vs. 15%）和谷草转氨酶升高（23% vs. 8%）高于连续治疗的患者。

维坦替尼是一种选择性的、非 ATP 竞争性的 MET 抑制剂。有 II 期临床试验评估了先前治疗过 mGC 患者使用维坦替尼单药疗法的有效性。结果发现中位 PFS 为 43 天（95%CI：29 ～ 92 天），患者应答与 MET 基因扩增、血清或肿瘤标本中 c-met/HGF 表达水平无明显相关性。发生 3 ～ 4 级不良事件 13 例（43.3%），其中白细胞减少 4 例，贫血 4 例。另有 2 例患者因不良事件停药。

AMG337 是另一种新型口服 MET 抑制剂，最近在 I 期临床试验中证明了其有效性。80 名既往曾接受治疗的 GC、GEJ 或食管癌患者接受了不同剂量的 AMG337。结果发现 10 例患者出现 MET 扩增，其中 4 例患者实现部分应答（持续时间长达 52 周），其中 1 例患者实现完全应答（持续时间为 100 周）。

最近，作为 ALK-EML4 融合基因（阳性或 ROS1 扩增的 NSCLC）的一种有效的 KI，克里唑替尼对 MET 扩增的 GC 细胞株显示了很强的抑制活性，并在 4 例胃食管癌患者中的 2 例显示了临床抗肿瘤活性。因此，一项 II 期临床试验目前正在招募存在 ALK、MET 或 ROS1 基因突变的实体肿瘤患者，以评估克里唑替尼的疗效和安全性。

6. FGFR 信号通路与 FGFR-TKI　成纤维细胞生长因子受体（FGFR）1 ～ 4 属于受体酪氨酸激酶家族，通过与成纤维细胞生长因子相互作用介导的活化来调节细胞增殖、存活、迁移和分化。FGFR2 基因在 5% ～ 10% 的 GC 中扩增，与不良预后，较高的 T 期和 N 期，以及远处转移相关。此外，在临床前研究中，GC 中 FGFR2 基因扩增水平与对 FGFR-TKI 的敏感度具有相关性。目前正在进行 I 期和 II 期试验，以评估 FGFR-TKI（多维替尼，普纳替尼，AZD4547）在治疗具有 FGFR2 扩增或其他激活性遗传改变的 GC 患者的有效性。

7. SRC 家族激酶通路和 SRC KI　SRC 家族激酶是一个非受体酪氨酸激酶家族，与许多细胞质、细胞核和膜蛋白相互作用，通过酪氨酸残基的磷酸化来修饰这些底物。SRC 家族可通过参与许多信号通路之间的相互作用，包括整合素 /FAK、表皮生长因子受体（EGFR）、RAS/Raf/MEK、PI3K/AKT 和 JAK/STAT 通路，以促进细胞增殖、黏附、侵袭、迁移、转移和肿瘤发生。已有报道在包括胃癌在内的多种癌症中 SRC 表达和活性升高。

沙拉卡替尼（AZD 0530）是一种针对 SRC 激酶的口服苯胺喹唑酮非受体 TKI，已经在胃癌的临床前研究中进行了研究，结果显示其作为单药与标准化疗联用的抗肿瘤作用。最近，一项 II 期临床试验研究了 21 例先前接受过治疗的转移性或局部进展期 GC 或 GEJ 患者使用沙拉卡替尼的活性。共 3 例患者实现疾病控制，其中 1 例实现长时间病情控制。患者中位 OS 为 7.8 个月（95%CI：3.9 ～ 12.2 个月），中位 TTP 为 1.8 个月（95%CI：1.5 ～ 1.9 个月）。与治疗相关的最常见的不良反应是乏力、高氨基转移酶、恶心和低钠血症。有 22% 的患者出现呼吸困难和咳嗽，2 例患者出现肾上腺功能不全。

8. CDK 信号通路和 CDK KI　CDK 是一个蛋白激酶家族，参与调节细胞周期、DNA 转录、mRNA 加工和细胞分化。通过结合周期蛋白，该家族可以磷酸化丝氨酸和苏氨酸结合位点上的底物。抑制 CDK 可导致细胞周期阻滞在 G1 期或

G2 期，并可能增强癌细胞对化疗的敏感度。

阿沃西地布（黄嘌呤醇）是第一个进入临床研究的 CDK 抑制剂。它是 CDK-1、CDK-2、CDK-3、CDK-4 和 CDK-7 的强效抑制剂，已证明能诱导细胞生长停滞，并显著增强丝裂霉素 -C 和紫杉醇对胃癌细胞系的凋亡诱导作用。一项Ⅰ期临床研究结果显示，在实体瘤患者中，阿沃西地布与 FOLFOX 方案联合使用具有良好的安全性和耐受性。另一项Ⅱ期临床试验招募了 16 例既往接受过治疗的 mGC 患者接受阿沃西地布单药治疗，但研究结果呈阴性，且血栓和疲劳的发生率增加（分别为 33% 和 93%）。还有一项Ⅱ期临床试验招募了 19 例胃癌或 GEJ 癌症患者，他们单独接受盐酸伊立替康治疗或与阿沃西地布联合治疗，在联用组的 13 例患者中，1 例患者实现部分应答，4 例患者病情得到稳定控制。

总之，尽管 TOGA 试验显示 HER2 单克隆抗体联合标准化疗对 GC 具有良好的治疗效果，但针对同一通路使用 KI 却并没有达到与前期研究相媲美的治疗效果，这可能是接受治疗的 GC 患者亚群不同所致，未来进一步筛选适用 KI 的特定亚群，可能从 HER2 TKI 受益。目前诸多 VEGFR 多靶点 TKI 已被证明具有抗胃癌活性，但仍需进行Ⅲ期临床试验做进一步验证。MTOR KI、EGFR TKI 和 MET KI 作为单药疗法对未经选择的 GC 患者均显示为阴性结果，而 AMG 337 还必须在细致筛选适用 GC 亚群患者后，继续进行Ⅱ～Ⅲ期临床试验做进一步验证。其他新兴的 KI 抑制剂正处于非常早期的研究阶段，需要更广泛的临床研究计划来证明它们作为单药治疗或联合治疗的有效性和安全性。

（三）研究展望

在过去的十几年里，有许多研究工作基于高通量组学数据，如基因组与转录组报道了胃癌的分子特征。然而，临床上仍缺乏针对这些基因变异靶点的治疗手段。究其原因，是因为当前蛋白质组学高通量检测分析技术基于单一的蛋白质组学高通量检测数据，尝试去阐明胃癌发生发展过程中的分子机制尚有其局限性。例如，仅基于蛋白质的表达量，依旧难以准确地反映信号通路的活化状态，也无法揭示信号通路中关键激酶的活性。更重要的是，如果仅基于蛋白质表达量筛选候选靶点，有可能会遗漏一些表达量本身没有明显改变，但其活性状态有改变的蛋白。

近年来随着液相色谱 - 质谱（liquid chromatography-mass spectrum，LC-MS）技术的飞速发展，定量磷酸化组学技术能在短时间内高通量检测数千个磷酸化位点的修饰丰度，为从磷酸化组学出发发现癌症状态下的异常激活通路、推断激酶活性、开发激酶靶向疗法提供可能。目前磷酸化组学技术已逐步应用到整合医学研究中，越来越多的研究工作者大规模检测临床组织样本的磷酸化修饰，包括乳腺癌、卵巢癌、前列腺癌、急性髓系白血病、肝细胞癌肺癌等。未来该技术在胃癌分子机制研究、个体化靶向治疗中的作用同样令人期待。

（田苗苗　储　屹　刘　坤　周　耀
时艳婷　曹田宇　沃龙飞　张文尧
范阿慧　高小亮　张　进　付　欣
史　妮　刘　浩　苏　松
李孟彬）

参考文献

樊代明, 2016. 整合医学：理论与实践. 北京：世界图书出版公司.

樊代明, 2021. 整合医学：理论与实践 7. 北京：世界图书出版公司.

Audia JE, Campbell RM, 2016. Histone modifications and cancer. Cold Spring Harb Perspect. Biol, 8(4): a019521.

Bagchi RA, Ferguson BS, Stratton MS, et al, 2018. HDAC11 suppresses the thermogenic program of adipose tissue via BRD2. JCI insight,3(15): e120159.

Berman E, 1987. Conformational analysis and the fine structure of cross peaks in phase-sensitive homonuclear two-dimensional correlated NMR spectra of oligosaccharides. Eur J Biochem, 165(2): 385-391.

Busold S, Nagy NA, Tas SW, et al, 2020. Various tastes of sugar: The potential of glycosylation in targeting and modulating human immunity via C-type lectin receptors. Front Immunol, 11: 134.

Cai W, Su L, Liao L, et al, 2019. PBRM1 acts as a p53 lysine-acetylation reader to suppress renal tumor growth. Nat Commun, 10(1): 5800.

Capobianchi MR, Mattana P, Gentile M, et al, 1991. Role of glycosilation in the susceptibility of "acid labile" interferon alpha to acid treatment. J Biol RegulHomeost Agents, 5(4): 147-153.

Choi HK, Choi Y, Park ES, et al, 2015. Programmed cell death 5 mediates HDAC3 decay to promote genotoxic stress response. Nat Commun, 6: 7390.

Costa L, Corre S, Michel V, et al, 2020. USF1 defect drives p53 degradation during Helicobacter pylori infection and accelerates gastric carcinogenesis. Gut, 69(9): 1582-1591.

Flores CL, Rodríguez C, Petit T, et al, 2000. Carbohydrate and energy-yielding metabolism in non-conventional yeasts. FEMS Microbiol Rev, 24(4): 507-529.

Frye M, Harada B T, Behm M, et al, 2018. RNA modifications modulate gene expression during development. Science, 361(6409): 1346-1349.

Fu Y, Dominissini D, Rechavi G, et al, 2014. Gene expression regulation mediated through reversible m^{6}A RNA methylation. Nat Rev Genet, 15(5): 293-306.

García Caballero G, Kaltner H, Kutzner TJ, et al, 2020. How galectins have become multifunctional proteins. HistolHistopathol, 35(6): 509-539.

Gigek CO, Calcagno DQ, Rasmussen LT, et al, 2017. Genetic variants in gastric cancer: risks and clinical implications. Exp Mol Pathol, 103(1): 101-111.

Gruszewska E, Chrostek L, 2013. [The alterations of glycosylation in malignant diseases]. Pol Mer kurLekarski, 34(199): 58-61.

Iozzo RV, Schaefer L, 2015. Proteoglycan form and function: a comprehensive nomenclature of proteoglycans. Matrix Biol, 42: 11-55.

Karav S, German JB, Rouquié C, et al, 2017. Studying lactoferrin N-glycosylation. Int J Mol Sci, 18(4): 870.

Khan OM, Carvalho J, Spencer-Dene B, et al, 2018. The deubiquitinase USP9X regulates FBW7 stability and suppresses colorectal cancer. J Clin Invest, 128(4): 1326-1337.

Lewis CJ, Pan T, Kalsotra A, 2017. RNA modifications and structures cooperate to guide RNA-protein interactions. Nat Rev Mol Cell Biol, 18(3): 202-210.

Liu BC, Li YR, 1982. [Proteoglycan]. Sheng Li Ke Xue Jin Zhan, 13(4): 352-356.

Liu F, Fu JX, Bergstrom K, et al, 2020. Core 1-derived mucin-type O-glycosylation protects against spontaneous gastritis and gastric cancer. J Exp Med, 217(1): e20182325.

Mishra B, Priyadarsini KI, Kumar MS, et al, 2003. Effect of O-glycosilation on the antioxidant activity and free radical reactions of a plant flavonoid, chrysoeriol. Bioorg Med Chem, 11(13): 2677-2685.

Miyamoto T, Amrein H, 2017. Gluconeogenesis: an ancient biochemical pathway with a new twist. Fly (Austin), 11(3): 218-223.

Mizushima N, Komatsu M, 2011. Autophagy: renovation of cells and tissues. Cell, 147(11): 728-741.

Moro L, Simoneschi D, Kurz E, et al, 2020. Epigenetic silencing of the ubiquitin ligase subunit FBXL7 impairs c-SRC degradation and promotes epithelial-to-mesenchymal transition and metastasis. Nat Cell Biol, 22(9): 1130-1142.

Narita T, Weinert B, Choudhary C, 2019. Functions and mechanisms of non-histone protein acetylation. Nat Rev Mol Cell Biol, 20(3): 156-174.

Pendleton K E, Chen B, Liu K, et al, 2017. The U6 snRNA m(6)A methyltransferase METTL16 regulates SAM synthetase intron retention. Cell, 169(5): 824-835.e14.

Peng H, Yang J, Li G, et al, 2017. Ubiquitylation of p62/sequestosome1 activates its autophagy receptor function and controls selective autophagy upon ubiquitin stress. Cell Res, 27(5): 657-674.

Poland PA, Kinlough CL, Hughey RP, 2015. Cloning, expression, and purification of galectins for in vitro studies. Methods Mol Biol, 1207: 37-49.

Rnjak-Kovacina J, Tang F, Whitelock JM, et al, 2018. Glycosaminoglycan and proteoglycan-based biomaterials: current trends and future perspectives. Adv Healthc Mater, 7(6): e1701042.

Roundtree IA, Evans M E, Pan T, et al, 2017. Dynamic RNA modifications in gene expression regulation. Cell, 169(7): 1187-1200.

Schäffer C, Graninger M, Messner P, 2001. Prokaryotic glycosylation. Proteomics, 1(2): 248-261.

Schäffer C, Messner P, 2017. Emerging facets of prokaryotic glycosylation. FEMS Microbiol Rev, 41(1): 49-91.

Shrimal S, Gilmore R, 2019. Oligosaccharyltransferase structures provide novel insight into the mechanism of asparagine-linked glycosylation in prokaryotic and eukaryotic cells. Glycobiology, 29(4): 288-297.

Steiner B, Micová J, Koós M, et al, 2003. Some non-anomerically C-C-linked carbohydrate amino acids related to leucine-synthesis and structure determination. Carbohydr Res, 338(13): 1349-1357.

Stirzaker C, Zotenko E, Clark SJ, 2016. Genome-wide DNA methylation profiling in triple-negative breast cancer reveals epigenetic signatures with important clinical value. Mol Cell Oncol, 3(1): e1038424.

Strasser R, 2016. Plant protein glycosylation. Glycobiology, 26(9): 926-939.

Sumer-Bayraktar Z, Kolarich D, Campbell MP, et al, 2011. N-glycans modulate the function of human corticosteroid-binding globulin. Mol Cell Proteomics, 10(8): M111.009100.

Sánchez AB, Rodríguez D, Garzón A, et al, 2002. Visna/maedi virus Env protein expressed by a vaccinia virus recombinant induces cell-to-cell fusion in cells of different origins in the apparent absence of Env cleavage: role of glycosylation and of proteoglycans. Arch Virol, 147(12): 2377-2392.

Tamburini E, Dallatomasina A, Quartararo J, et al, 2019. Structural deciphering of the NG2/CSPG4 proteoglycan multifunctionality. FASEB J, 33(3): 3112-3128.

Vigerust DJ, Shepherd VL, 2007. Virus glycosylation: role in virulence and immune interactions. Trends Microbiol, 15(5): 211-218.

Wahl S, Drong A, Lehne B, et al, 2017. Epigenome-wide association study of body mass index, and the adverse outcomes of adiposity. Nature, 541(7635): 81-86.

Zhao S, Zhang X, Li H, 2018. Beyond histone acetylation-writing and erasing histone acylations. Curr Opin Struct Biol, 53: 169-177.

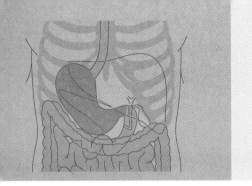

第6章 胃的微生态

第一节 胃微生态概述

胃内存在强酸环境，一直被认为是无菌器官，直到在胃内发现幽门螺杆菌（helicobacter pylori，Hp），才颠覆了这个传统观点。在过去几十年中，有关胃微生态的研究方法取得了很大进展，过去这方面的研究依赖于细菌培养，现在发展出很多不需要细菌培养的方法，如温度梯度凝胶电泳、新一代测序技术、代谢组学和蛋白质组学技术等。这些技术的应用，使得人们对胃微生态的了解更加深入，学术界发现胃内除了会存在幽门螺杆菌这一重要细菌外，很可能还有很多其他微生物菌种，并发挥重要作用。这些微生物可能同样与消化性溃疡、胃癌等胃十二指肠疾病有密切关系，只有更好地了解胃微生物群的结构、功能，以及其与胃肠道的相互作用，才能更全面地理解胃病的发病机制。

一、胃微生态研究史

胃微生态的研究史始于幽门螺杆菌的发现。19 世纪末，意大利病理学家 Giulio Bizzozero 在对哺乳类动物（犬）的胃组织学检查中发现了螺旋状杆菌的存在，并于 1893 年发表了一篇报道，提出这种螺旋状杆菌存在于犬胃的幽门和胃底部，其分布从胃腺体的基底部直到上皮细胞表面。进入 20 世纪，Krienitz 在 1906 年报道，在胃癌患者胃里发现有微生物"螺旋体"，Luger 在 1917 年和 1921 年分别发表的研究结果提示胃液内有"螺旋体"存在，而且同胃癌患者相比，健康人群中胃液内"螺旋体"则比较少见。后来，

Doenges 通过对胃尸检标本观察，在胃和肠黏膜上发现了"螺旋体"，并通过分析指出，这种微生物存在于 43% 的标本中，人胃内检测阳性率低于猴。1940 年，Freedberg 和 Barron 报道，通过银染法观察手术切除的胃组织，发现溃疡标本的"螺旋体"阳性率为 63%，而非溃疡标本中的"螺旋体"阳性率为 14%。

1954 年，Palmer 采用 HE 染色法来验证 1140 例人胃黏膜组织标本是否存在细菌，但这种检测方法没有发现胃内有细菌，于是得出了细菌不能在人胃生长的结论，并指出以往报道的胃部存在螺杆菌是标本污染所致。Palmer 的这一则研究报道，使人们在一段时间内一直认为"人体胃部无细菌生长"。直到胃镜获得广泛应用之后，关于人胃部细菌的报道又开始出现。1975 年，Steer 发现胃黏膜上皮细胞有细菌黏附，并通过研究发现，胃部细菌和溃疡是同时发生的。1979 年，Fung 等使用电子显微镜，在慢性胃炎患者的胃小凹微绒毛表面发现了很多细菌。

自 1979 年开始，澳大利亚皇家佩斯医院的病理科医师 Robin Warren 通过对胃镜活检组织标本进行传统染色，发现了胃黏膜的螺旋状细菌。随后 Robin Warren 与医师 Barry Marshall 采用 Warthin-Starry 染色法观察到胃黏膜标本上存在细菌，其感染与慢性活动性胃炎有关。Marshall 用四环素治疗 1 例胃内有细菌的老年胃炎患者，发现清除细菌后胃炎症状得到改善，随后他们开始合作，试图从胃黏膜上培养分离该细菌，但反复培养 30 余次均未获得成功。直至 1982 年 4 月进

行的第 37 次培养，终于分离出此菌。

1982 年 10 月 22 日在澳大利亚皇家内科学院的会议上，Barry Marshall 等首次报道了这种细菌与胃炎相关。随后，Barry Marshall 和 Robin Warren 于 1983 年在 The Lancet 上报道了 3 年来他们在 135 例胃黏膜活检标本中发现弯曲状或 S 状杆菌，该菌在光镜下的形态与空肠弯曲菌相似，用 Warthin-Starry 染色容易辨认，这种细菌位于胃黏膜上皮表面、胃小凹内或胃小凹之间，在胃窦部多见。

在分离培养出细菌之后，Marshall 亲自喝下菌液（在喝菌液之前，他的胃黏膜组织学检查正常），之后他出现了急性胃炎症状，在喝下菌液的第 10 天，Marshall 的胃黏膜组织学检查显示为胃炎。另两位学者 Morris 和 Nicholson 也亲自喝下菌液，Morris 在喝下菌液之前胃黏膜组织学检查也是正常的，在喝下菌液的第 11 天，从 Morris 的胃窦和胃体活检组织中成功分离并培养了细菌，并且组织学检查证实 Morris 患上了胃炎，直到 3 年后通过水杨酸铋三联疗法才根除了他胃内的细菌。这些试验提示，这种细菌的感染可能与胃相关疾病有关。

幽门螺杆菌的发现推翻了长期以来人们认为"胃内无长期定植菌"的观念，幽门螺杆菌感染与胃炎、胃溃疡甚至胃癌等疾病的发生相关，它们在胃内的定植及所产生的后果逐渐受到研究者的关注。1988 年，Sjostedt 等分析了胃癌患者的胃黏膜及胃部肿瘤组织，在这些样本中均发现了微生物定植，并分离培养出链球菌、双歧杆菌、乳酸杆菌、微球菌、葡萄球菌等。此后随着研究技术的进步，出现了一系列关于胃内非幽门螺杆菌细菌种类的报道，这些细菌和幽门螺杆菌一起被称为胃菌群（gastric microbiota）。目前，对胃黏膜菌群的认识仍处于初期阶段，高通量测序技术和宏基因组学方法的应用可以促进对胃黏膜菌群的组成及其特点的了解。

二、胃内微环境

（一）胃内环境特点

胃是消化道微生态系统中一个特别的区域，由于胃内存在较强的酸性环境，可极大抑制微生物的生长繁殖。强酸环境、胆汁反流、黏液厚度和胃蠕动等多种因素协同作用使胃内形成一个强烈的抗菌环境，因此人类的胃长期被认为是无菌的，胃独特的解剖结构和生理条件会影响到胃内菌群，例如，来自口腔的细菌可以通过咽部和食管进入胃内，同样含有胆汁和革兰氏阴性杆菌的小肠液也会反流到胃内，因而改变胃内环境，进而影响菌群组成。理论上胃体和胃窦的酸性环境还会略有不同，这也可能会适合不同种类的细菌生长和繁殖。然而，利用 16S rRNA 扩增技术并未发现这两个部位的细菌组成有明显差别。另外，性别、饮食、幽门螺杆菌感染、抑酸药、抗生素等可能会直接或间接影响胃黏膜菌群的组成及多样性。

（二）幽门螺杆菌与胃内其他生物群

当感染幽门螺杆菌时，幽门螺杆菌成为胃生态中相对丰度最高的细菌，幽门螺杆菌的发现改变了长期以来胃内无菌的传统观点，并提高了我们对微生物群落在恶劣酸性环境中如何存活的理解。幽门螺杆菌具有螺旋形态，其鞭毛具有运动能力，幽门螺杆菌产生的黏附因子、尿素酶和氨有助于细菌在不利的酸性环境中渗透、定植和存活。幽门螺杆菌的这些特征可以使其定植于胃黏膜上皮，并产生致病作用。一旦定植，就会产生复杂的炎症反应，损伤胃黏膜，并可能导致相关的疾病。幽门螺杆菌的另一个重要特征是其巨大的遗传多样性，这源于幽门螺杆菌自身的高突变率及其与宿主之间不断交换遗传物质的特性，细菌、宿主和环境之间的相互作用会导致不同的临床结局，可能产生致病或保护作用。

幽门螺杆菌曾被认为是唯一能够在恶劣的胃环境中生存的生物，近年的研究表明还有很多其他的微生物群落存在于胃和十二指肠中。随着全基因组测序、荧光原位杂交、细菌的代谢组学和转录组学分析等现代微生态研究技术的应用，人们可以更深入地了解胃生态系统组成及其在健康和疾病中的作用，更好地理解微生物与宿主之间复杂的相互关系。使用 PCR 扩增的 16S rDNA 片段的温度梯度凝胶电泳的研究表明，胃内存在丰度较高的肠球菌、链球菌、葡萄球菌、假单胞菌和口腔球菌等菌属。

人体内的微生物群落不仅与宿主相互作用，微生物群落之间也相互作用。幽门螺杆菌与其他胃微生物群之间存在错综复杂的关系。幽门螺杆菌能够改变自身的微环境，幽门螺杆菌产生大量尿素酶，可分解尿素，产生氨和碳酸氢盐。这不仅可以改变周围微环境的 pH，还可作为其他微生物群落的代谢底物。幽门螺杆菌还可诱导细胞因子和抗菌肽的产生，这些细胞因子和抗菌肽会引起慢性胃炎，并可能抑制胃环境中的其他微生物。胃生态中的其他细菌也会影响幽门螺杆菌的生长，乳杆菌对幽门螺杆菌的生长有拮抗作用，链球菌是胃生态中的共生菌，可以拮抗幽门螺杆菌的生长，并且诱导其球形变。胃生态系统结构的影响因素有很多，因此需要进一步的试验来确定幽门螺杆菌与其他胃微生物群之间的确切关系，以更好地了解其在健康和疾病中的功能。

（三）胃微生态的影响因素

胃有独特的解剖学、组织学及生理学特征，并且胃内存在强酸环境、黏液厚度和胃蠕动等多种因素协同作用，而且还会有胆汁反流，这使得胃内形成一个强烈的抗菌环境，这些特征使胃内微生态的组成与消化道的其他部分有巨大差异。

除了胃的解剖及生理结构因素，其他环境因素，如饮食习惯及药物，也是胃生态组成的重要影响因素。有关饮食对肠道微生物群结构的影响研究较多，而有关饮食对胃生物多样性的影响知之甚少。有研究发现功能性消化不良患者胃内微生物群存在明显失衡，用酸奶治疗可以纠正胃生态失衡，并且缓解消化不良的症状。

药物也是影响胃微生态的因素，包括质子泵抑制剂和抗菌药物等。质子泵抑制剂（PPI）是影响胃微生物多样性的一个重要因素，PPI 治疗会导致胃 pH 升高，允许更多的微生物群落定植于胃环境中。有研究表明 PPI 使用者的细菌清除率降低，另外有荟萃分析发现抑酸药物与胃癌风险增加有关，这可能与抑酸药物改变了胃生态有关。抗生素可以杀死胃生态中的细菌，从而改变正常的胃生态。有研究表明抗生素可减少胃内细菌，但对真菌生物多样性无明显影响，这为保护胃内健康微生物组提供了新的方向。

三、胃微生态与临床疾病

（一）胃微生态与慢性胃炎和消化性溃疡

幽门螺杆菌与慢性胃炎及消化性溃疡之间的病因学联系已得到充分证实。胃微生态中的其他微生物在胃十二指肠疾病中的作用研究较少，但是有研究提示即使在没有幽门螺杆菌的情况下，其他的胃微生物群落，如链球菌属过度增殖也可能导致胃炎。另有研究表明，胃内链球菌与消化性溃疡之间存在明显相关性。这都提示胃内非幽门螺杆菌细菌通过复杂的机制和相互作用，在胃十二指肠疾病的发病机制中发挥作用。

（二）胃生态与胃癌

几个大规模前瞻性流行病学干预研究证实了幽门螺杆菌与胃癌的病因学有密切关系。近年来发表的国内外共识均推荐通过根除幽门螺杆菌来降低胃癌发生的风险。有研究表明除了幽门螺杆菌，宿主和环境因素也与胃癌易感性增加有关。据知，幽门螺杆菌与人类共同存在了数万年，只有 1% ~ 2% 的感染者会发展为胃癌。胃癌可能是特定的幽门螺杆菌菌株、宿主遗传易感性、高血糖、吸烟、饮食和其他微生物群共同作用的结果。

越来越多的研究表明，胃微生态中其他非幽门螺杆菌微生物群落在胃癌的发生中也起重要作用。这些群落在胃腔内过度增长，通过各种机制，如促进炎症、刺激细胞增殖、产生有毒代谢物等来加强幽门螺杆菌致癌作用。有研究表明，在胃癌患者中胃微生物群的多样性是减少的，进一步研究显示，胃微生物群的多样性随着从非萎缩性胃炎到肠上皮化生和肠型胃癌的进展而减少。但是，这方面的研究结果并不一致，有些研究并未发现除幽门螺杆菌以外的细菌在胃癌的发生中起重要作用。由于新型生物计算工具在评估胃微生物群结构和相互作用方面的不断应用，未来对此问题的理解可能有突破性进展。

（三）胃微生态与上消化道外的疾病

胃微生物群与上消化道外疾病之间的相互关系越来越受到关注。有研究表明急性胃肠道感染是感染后肠易激综合征和感染后功能性消化不良的病因。过去几年的多个大规模研究提示幽门螺杆菌与结直肠肿瘤之间具有相关性，证实幽门螺杆菌感染会增加结肠肿瘤的风险。

另外有研究发现胃微生物群（尤其是幽门螺杆菌）与血液系统疾病，如特发性血小板减少性紫癜和贫血、心血管疾病、神经系统疾病、内分泌疾病，以及皮肤病之间可能存在关联，根除幽门螺杆菌可以促进这些疾病的缓解。

四、小结

从 19 世纪末，人们开始注意胃内微生物的存在。随着幽门螺杆菌的发现，在过去的几十年中，人们对胃生态的认识取得了很大进展，从胃内无菌的观点进展到更加复杂和动态的胃生态系统的认知，再到胃内常驻的微生物群落彼此相互作用并与宿主相互作用。如果存在幽门螺杆菌感染，幽门螺杆菌是胃生态中最主要的菌落，但肯定不是唯一的菌落。

幽门螺杆菌感染及其与胃炎、胃溃疡、胃癌和部分上消化道外疾病密切相关，除了幽门螺杆菌，胃内其他细菌的存在也可能与上述疾病有关；也有部分研究表明幽门螺杆菌和胃内其他细菌可能具有一定保护作用。胃内原籍微生物菌群的丧失可能增加过敏性疾病、代谢性疾病，以及肿瘤的发生率，有研究发现幽门螺杆菌感染可能与食管腺癌、哮喘和肥胖呈负相关，这些观点还需要进一步的研究。

胃微生态具有致病和保护两个方面的作用，即便是胃微生态中明确的"罪魁祸首"，也可能在维持胃生态动态平衡时发挥作用。这提示我们应该按照整合医学理念对干预胃生态的组成持谨慎态度，理想的干预应该只针对导致炎症和疾病的细菌，并且应该仅限于其不利影响。

第二节　胃微生态的生物学特性及其研究方法

胃上接食管，下通幽门和十二指肠，在自主神经系统和激素的调控下，分泌盐酸、各种消化酶、黏液及其他胃液。食物在胃内被添加酸和各种消化酶后，经过研磨和搅拌形成食糜，食糜在幽门括约肌的控制下分次从胃进入小肠。胃壁细胞分泌胃酸，使胃腔内呈高酸性环境，胃的这种酸性环境，最初使人们认为几乎没有微生物可以在胃内存活。直到 1982 年，澳大利亚学者在胃内发现了幽门螺杆菌，目前已经明确幽门螺杆菌与多种胃十二指肠疾病密切相关。人们对幽门螺杆菌感染导致胃炎的认识，引发了胃十二指肠疾病治疗策略的巨大变革。随着幽门螺杆菌被发现，研究显示胃内存有超过 100 多种细菌，胃内定植的细菌数量达到 $10^2 \sim 10^4 \mathrm{CFU/ml}$，不同菌种间相互作用，维系胃内微生态系统的平衡。

一、胃微生态的生物学特性

（一）胃微生态的组成及其特点

胃是消化道微生态系统中的一个特别区域，多种因素造成胃内的特殊环境，而其中的中心环节是胃酸分泌和胃蠕动。进入胃内的食物通过物理及化学消化过程被分解，胃通过各种途径还可以感知和调节食物的摄入、胃肠动力和人体食欲等。胃的这些功能既影响胃微生物群，也受到微生物群的影响。随着近年来深度测序技术及宏基因组学的发展，许多研究发现人类的胃具有独特的微生物生态系统，这个系统取决于胃内微生物群如何抵抗或利用胃酸，胃内的局部酸性条件和定植微生物群落影响胃内其余微生物群落。

独立于培养的、基于测序的微生物分析显示，人类的胃具有广泛的细菌多样性，但胃内微生物群的数量明显低于下消化道，这与胃腔内的低 pH 环境及胃的蠕动有关，胃的微生态系统组成在门类水平上主要包括厚壁菌门（Firmicutes）、放线菌门（Actinobacteria）、变形菌门（Proteobacteria）、梭杆菌门（Fusobacteria）、拟杆菌门（Bacteroidetes）和芽单胞菌门（Gemmatimonadetes）等；在种属水平上，包括乳酸杆菌属（*Lactobacillus*）、链球菌属（*Streptococcus*）、普雷沃菌属（*Prevotella*）、韦荣球菌属（*Veillonella*）、罗氏菌属（*Rothia*）、嗜血杆菌属（*Haemophilus*）、奈瑟球菌属（*Neisseria*）等为主的上百种不同的类群。这些微生物与幽门螺杆菌一起被称为胃微生物群（gastric microbiota）。

胃内微生物群的组成是动态变化的，任何时候胃内都可能有多种源自口腔的暂时性微生物。胃内微生物群存在空间分布的差异，胃液中的微生物群很容易受到饮食和其他因素的影响，菌群变化很大；胃黏膜微生物群较少受到干扰因素的影响，菌群相对稳定。胃黏膜微生物群对宿主的影响更为直接，其与宿主胃疾病的发病机制关系更为密切。

由微生物、宿主、环境三者之间呈生态平衡时所组成的统一体即为微生态系统，胃微生态系统作为消化道微生态系统的一部分，具有以下特点。①具有特定的时间性和空间性：在人一生的各个阶段，人体胃肠道中各部位的微生物及环境，与摄入的食物及药物互相作用，互相影响，构成特定时间和特定空间的胃微生态系统。②具有开放式的特点：人体消化道本身即为一开放系统，消化道与外界直接相通，与机体的相应器官相沟通。因此胃微生态系统随时都可与外界环境及其他器官系统进行物质、能量和信息的交流。③处于动态平衡之中：人的生长、发育、繁殖、衰老都会影响胃肠道的生理活性。日常生活，如摄食、消化、吸收，以及地理环境、心理因素、药物等都会影响胃肠道生态系统，胃和肠道的微生态平衡始终处于不断变化中。但这种变化并非杂乱无章，其每一阶段都有一定规律可循，处于相对稳定的变化状态，从而形成一种动态平衡的关系。

（二）正常胃微生物群的生理作用与胃微生态平衡的影响因素

正常的胃微生物群对于人体有多种生理作用，参与宿主的生长发育，以及宿主对营养素的消化和吸收，影响宿主的免疫、生物拮抗等。如人体内自然存在的益生菌，如乳杆菌属、双歧杆菌属、链球菌属和肠球菌属等，其在胃内具有多种对宿主的保护机制。

（1）产生有机酸、细菌素等，影响细菌代谢或毒素的产生。

（2）竞争性抑制细菌与胃黏膜上皮细胞的结合位点。

（3）与病原菌竞争营养物质。

（4）降解胃黏膜上皮细胞的毒素受体。

（5）刺激和调节宿主的免疫反应。

影响胃内微生态平衡的因素主要来自宿主、环境和微生物三个方面，宿主、环境和微生物三者的动态平衡是保持人体微生物种群组成的基本因素。宿主因素包括胃酸、胃的蠕动、胆汁、黏液、宿主的免疫功能等；环境因素包括极端的环境变化、食物、药物等；微生物因素包括微生物群落的稳定性和结构性、细菌素、对外籍菌的抑制作用等。

（三）幽门螺杆菌对胃微生物群的影响

幽门螺杆菌是胃内最常见的细菌，其决定了胃内菌群的分布状况。自幽门螺杆菌被发现以来，近年已有很多研究显示幽门螺杆菌感染是影响胃内菌群组成的关键因素，根据胃内是否有幽门螺杆菌定植，可将人体胃微生态组分为两类，即有幽门螺杆菌和无幽门螺杆菌。

幽门螺杆菌可以逃避人体的免疫系统在胃内稳定定植，其感染率约占全球总人口的 50%，大多数人被这种细菌定植后，其胃肠道菌群的结构发生变化，总体上表现为菌群多样性较低（α 多样性降低）。幽门螺杆菌影响微生物群的机制包括扰乱胃内环境、诱导激素分泌和引起炎症反应等。例如，胃酸是调节胃内微生物群落的重要因素，幽门螺杆菌感染所致的胃体炎症可导致胃酸分泌减少，使胃内 pH 长期增高，从而促使暂住细菌在胃内定植增加。幽门螺杆菌在胃内定植还可明显影响口腔和肠道微生物群落，对于胃内有幽门螺杆菌定植的个体，可以观察到肠道内琥珀酸菌科（Succinivibrio）、红椿菌科（Coriobacteriaceae）、肠球菌科（Enterococcaceae）和理岩菌科（Rikenellaceae）等细菌的丰度增加。

1890 年科赫提出了确定某种病原体致病的科赫法则，用于鉴定导致特种疾病的特定微生物病原体，将假定的病原体从受感染的组织中分离出来，并证明这种分离出来的病原体接种到健康受试者时会引起疾病。通过科赫法则，人类发现了霍乱、结核等传染病的致病菌，这是医学史上最大的进步之一。幽门螺杆菌感染作为慢性胃炎、消化性溃疡、胃癌等疾病的重要致病因素已被公认。近年来伴随着新一代测序技术的发展，人们对人体正常胃肠道菌群产生了新的认识，不仅单一病原菌可以致病，涉及多种细菌及其相互关系的肠道菌群结构或功能改变也与多种疾病的发病或维持存在因果关系。随着对消化道菌群与宿主相互作用关系的高度关注，胃内微生态的研究也逐渐转向了菌群结构改变与疾病关系的深入分析，特别是幽门螺杆菌与多种胃肠道疾病，如慢性胃炎、消化性溃疡、胃癌等疾病相关的胃内菌群改变。

二、胃微生态的研究方法

胃微生态研究的主要内容和方法包括对胃内微生物进行定性、定量分析，微生物的活性功能，以及微生物之间及其与宿主之间关系的研究。在过去的几十年，对胃内幽门螺杆菌与人类宿主之间关系的研究已较为深入，而对胃内其他微生物的认识仍然非常有限，胃内微生物群落与幽门螺杆菌及其与胃内其他微生物之间的相互作用与人类健康和疾病的关系仍在进一步探索之中。

对胃内微生态的研究方法，根据检测技术类型分为两类：①基于生物或化学的检测方法，包括直接涂片观察、微生物培养、微生物代谢产物的检测；②基于现代分子生物学技术的检测方法，如 16S rRNA 测序、全基因组测序。

在胃肠道微生物的多样性及功能活性研究方面，由于应用传统检测方法无法采集和分析完整的微生物组信息，高通量测序和宏基因组学测序等现代分子生物学技术在胃内微生态研究中的应用显得尤为重要，通过多种方法分析胃内微生物的组成与结构，有望实现从整合医学角度认识微生物与宿主健康及疾病发生发展的关系。

（一）直接涂片观察法

将标本制作成涂片，不染色或染色后使用显微镜对微生物形态、数量、比例和染色结果等进行观察。微生物形态学观察是微生态检查重要的方法之一，通过显微镜检查可以迅速了解标本中微生物的数量，根据其形态、结构和染色结果有助于菌种的判断。不同显微镜的观察特点如下。普通光学显微镜的油镜可用于观察微生物形态、染色特点；荧光显微镜可用于鉴定微生物种群、检测种群数量、观察微生物群的结构及形态；相差显微镜可用于观察活细胞或不染色的组织切片；电子显微镜可直接观察微生物与微生物之间的关系、微生物与宿主之间的关系（如黏附关系）。

（二）培养法

1. 传统培养　是细菌分离和生长所用的最古老的技术，根据微生态生境中可能存在的微生物选择不同的培养基和培养条件，尽可能分离样品中所有的微生物，获得微生物纯培养物，进而对微生物组的结构和微生物的活性进行分析。纯培养是研究特定微生物和（或）微生物与宿主相互作用的关键一步，其在描述微生物在健康和疾病中的相对作用方面不可或缺，由于微生态环境的多样性，很多物种都难以通过实验室培养的方法获得纯培养物，但是尽可能多地获得纯培养物种，对进一步在物种的水平上研究微生物特性、体外模型和宿主感染具有重要的意义。

2. 培养组学（culturomics）　是利用多种培养条件促进难以培养的微生物生长，结合基质辅助激光解析串联飞行质谱（MALDI-TOF MS）和 16S rRNA 测序等技术鉴定细菌等微生物种类的高通量培养微生物的方法，是一种分离未知微生物的有效方法。传统培养方法所认定的"不可培养"的微生物种类可以通过培养组学的方法确定其最佳培养条件。该方法对描述人类微生物群具有重要作用，可以弥补宏基因组学的不足。

（三）测序法

由于很多胃内微生物难以获得其培养物，传统培养方法和分子生物学技术无法完整反映整个微生物群落的结构信息，高通量测序技术的出现能够完整、快速地完成对微生物组信息的采集与分析，从而完善对胃微生物的认识。

第一代测序也称 Sanger 测序，其基本原理是利用微生物样本中的 16S rDNA 基因片段，通过克隆、构建文库后测序获得 16S rDNA 基因序列信息，通过与数据库中的序列信息进行比较，确定其在进化树中的位置，从而鉴定样本中可能存在的微生物种类。第二代测序技术以焦磷酸测序技术、SOLiD 技术、Solexa 技术等为代表，运用非培养法的分子生物学技术，通过显微检测系统观察记录连续测序循环中的光学信号来实现高通量测序，可以同时对几百万条 DNA 分子进行测序，从而鉴定样本中微生物的单一基因或全基因组。第三代测序技术是指单分子测序技术，以 Helicos 单分子测序、SMRT 技术、纳米孔单分子技术等为代表，该技术不再需要进行 PCR 扩增，从而降低了测序成本，缩短了检测时间，简化了文库构建过程。

1. 16S rDNA 测序　也称扩增子测序（amplicon sequencing）。在生物进化的漫长过程中，原核生物的 16S rDNA 具有高度保守的序列特性，其核苷酸位点的变化具有种的特异性，可以作为鉴别物种微生物系统发育的"分子钟"。近年来 16S rDNA 基因的扩增和测序已被认为是一种通用的细菌物种鉴定方法，被视为细菌鉴定和分类的"金标准"，主要用于菌群构成和物种多样性等分析。

2. 宏基因组学（microbiota and metagenomics）　也称群落基因组学，是通过直接测定样本中所有微生物的核酸序列来分析微生物组的生长情况，避免环境变化对微生物序列产生影响的一种方法。宏基因组学通过大规模的测序技术，能够直接获得某一环境条件下微生物组的整体结构信息，能够发现大量未知微生物新基因，对于了解胃内微生物的群落组成、进化历程和代谢特点，发现新基因等都具有重大意义。

3. 宏转录组学　研究特定环境、特定时期群体细胞在某种功能状态下转录所有 RNA 的类型及拷贝数，该技术能够将特定条件下的生物群落及其功能联系到以前对群体整体进行各种相关功能的研究中，在微生态系统功能的研究中，应用宏转录组学能够获得一些知之甚少的微生物生态学信息，对仍然未知但可能起关键作用的基因进行研究，从而能够更加深入地理解微生物群的生物学本质。

4. 分类基因组学（taxionogenomics）　使用学术界设定的遗传和表型标准，以及最新的基因组和蛋白质组学数据来描述新的微生物物种。分类基因组学能够进一步探索微生物多样性，并澄清两个物种之间的界限。

（四）微流控技术

微流控技术（microfluidic）是指在微管道（内径 $5 \sim 500\mu m$）内操控微小体系流体的新型技术，是一种交叉学科技术，是由微通道和微结构组成的具有功能性和完成特定任务的微流体系统技术，其所应用的装置通常被称为微流控芯片，微流控技术是把生物、化学、医学分析过程的样品制备、反应、分离、检测等基本操作单元集成到一块微米尺度的芯片上，自动完成分析的全过程。

近年来，已有研究利用微流控芯片实现了 DNA 的快速分离；在微流控芯片上搭载各种化学反应，进行药物的合成筛选；将微流控芯片用于体外诊断等。微流控技术具有自动化程度高、高通量性、检测成本低等特点，该技术被认为在生物医学研究中具有巨大的发展潜力和广泛的应用前景。

从传统的涂片染色镜检、分离培养技术到现今飞速发展的分子生物学技术和生物信息分析技术，微生态研究方法的进步使人类对于胃内独特微生物群的探索和认识逐渐深入。未来，人类全基因组关联分析、宏代谢组学、宏蛋白组学、培养组学等研究方法与宏基因组学数据相整合，可以更加深入地研究人类微生态群与宿主之间的相互作用关系、特定微生物群的功能及其与宿主疾病之间的因果关系。

第三节　幽门螺杆菌感染对胃微生态的影响

一、幽门螺杆菌感染与胃黏膜屏障损伤

（一）正常的胃黏膜屏障

胃作为一个与外界相通的消化管道，不可避免地会受到各种外源性及内源性不良因素的刺激，而多数情况下胃黏膜可以抵御各种不良因素的损害，并维持其完整性，完整的胃黏膜屏障在其中发挥了重要的防御和保护作用。

1. 胃黏膜屏障的概念　胃黏膜屏障（gastric mucosal barrier）又称胃黏膜保护屏障、胃黏膜防御屏障，是指胃黏膜有抵御各种物理和化学损伤的结构及功能。它是一个功能的动态过程，而不是一个静态的屏障作用。胃黏膜屏障包括胃黏膜上皮细胞之间的紧密连接、胃表面活性磷脂形成的疏水层和黏液凝胶层的完整性及连续性，以及调节上述结构和成分的一系列生理的、化学的、生物的、免疫的因素和活性介质。目前研究认为组成胃黏膜屏障功能的各种因素是一个相互联系、相互作用的网络体系。机体产生损伤的机制不同，胃黏膜发挥屏障功能的机制可能也不尽相同。当胃黏膜屏障功能减弱，有害因子作用增强时就可导致胃黏膜损伤而发生胃部疾病。

2. 黏液 - 碳酸氢盐屏障　胃黏膜表面上皮细胞可分泌黏液和碳酸氢盐（HCO_3^-），构成黏液 - 碳酸氢盐屏障。它们覆盖于胃黏膜及胃小凹表面，形成不流动的胃黏液凝胶层，厚度为 $5 \sim 500\mu m$，具有黏滞性和成胶性，其主要成分为高相对分子质量的黏蛋白。胃黏液以 2 种形式存在，即附着于胃黏膜上皮层的不溶性凝胶层，以及胃腔内水溶性黏稠的黏液。附着于胃黏膜表面的黏液凝胶是防止胃酸、胃蛋白酶及各种有害因素对胃黏膜损害的第一道防线。胃黏膜还分泌少量的 HCO_3^-，当 H^+ 逆向弥散时，与正向扩散的 HCO_3^- 相遇，使 H^+ 得到中和，这样便形成了黏液层的 pH 梯度。当腔内 pH 为 $2 \sim 3$ 时，上皮表面 pH 保持在 $6 \sim 7.5$，胃蛋白酶不能透过这层屏障，从而保护胃黏膜上皮不被消化。胃黏液中含有表面活性磷脂成分，可增强胃黏液的黏滞性，减缓 H^+ 通过黏液层的速度。胃黏液中还含有黏糖蛋白和葡萄糖甘油酯，其酸性成分唾液酸常位于 N-乙酰半乳糖苷或半乳糖的 C6 位上，而幽门螺杆菌吸附时常识别末端半乳糖的 C3 位上的唾液酸，因此幽门螺杆菌不易黏附定居于富含磷脂的胃黏液糖蛋白上。

3. 胃黏膜上皮屏障　也称胃黏膜机械屏障，是指完整、连续的胃上皮及细胞间相互连接的组织结构，包括紧密连接、中间连接、桥粒及缝隙连接等，相互联系的紧密连接能阻止 H^+ 扩散及胃蛋白酶对自身的消化，对胃黏膜保护有重要作用。同时上皮细胞的持续更新可维持胃黏膜上皮的完整性，胃黏膜上皮细胞的完全更新通常需要 $3 \sim 7$ 天，而腺体细胞的更新则需要几个月。胃黏膜上皮细胞基侧膜有 2 套离子转运系统，即 H^+/Na^+ 交换和 Cl^-/HCO_3^- 交换。H^+/Na^+ 交换可排出上皮细胞内过多的 H^+，防止细胞酸化，对于维持细胞内 pH 具有重要作用。此外，黏膜上皮细胞分泌热休克蛋白、抗菌肽等，热休克蛋白能抵抗高温、氧化应激及细胞毒性，防止蛋白变性，保护细胞免受损害；抗菌肽是阳离子多肽，对于阻止胃黏膜表面细菌定植有重要作用。

4. 胃黏膜微循环　充足的胃黏膜微循环灌注是维持正常的胃黏膜结构及胃液分泌、消化、吸收等功能的重要保证和前提条件。胃黏膜血流（gastric mucosal blood flow，GMBF）是直接反映胃黏膜微循环状态的重要指标，胃黏膜结构和功能的完整性及对各种损害因素的防御功能与丰富的 GMBF 密切相关，维持和增加 GMBF 被认为是胃黏膜保护机制的关键因素。充足的 GMBF 不仅为维持屏障的黏膜细胞提供氧气和养料、清除代谢废物和二氧化碳，还将 HCO_3^- 运输至浅表黏膜组织，并从组织中清除过多的 H^+ 载体，反渗的、过量的 H^+ 被血流中的 HCO_3^- 中和或被携走，从而对胃黏膜产生保护作用。反之，缺血会使胃黏膜中和酸的能力降低，导致组织中 H^+ 聚集、黏膜酸

化，进而引起胃黏膜损伤。研究显示，除了神经、体液因素可影响 GMBF 以外，在微循环局部调节中有 75% 是代谢性调节，组织氧张力降低，CO_2 增多，腺苷、K^+ 浓度增高能导致微血管扩张，从而使 GMBF 增加。总之，胃腔内各种伤害性刺激，都可通过多种途径调节 GMBF，并使其增加，以保证细胞代谢所需的氧源与能源，以及维持细胞内 pH 的恒定，从而实现保护胃黏膜的作用。

5. 生物及免疫屏障　既往认为胃内的高酸及富含消化酶的环境不利于各种微生物的定植，但随着研究的不断进展及细菌检测技术的进步，发现尽管幽门螺杆菌是与各种胃疾病最相关的致病因素，但并非胃内唯一可定植的微生物，在健康人胃中还发现有以普雷沃菌属、链球菌属、韦荣球菌属、罗氏菌属、嗜血杆菌属等为主的细菌定植，这些细菌和幽门螺杆菌一起被称为胃内菌群或胃微生态。人体通过自身免疫系统保留胃肠道内有益微生物并消除病原菌，在胃内定植的有益微生物构成胃黏膜的生物屏障，发挥免疫屏障功能，抵御外来病原菌的侵袭。一方面益生菌通过空间占位效应竞争性拮抗外来病原菌定植；另一方面通过增强胃黏膜免疫功能，如通过分泌强免疫原性分子、提高免疫球蛋白 A（IgA）浓度等方式来削减外来病原菌的侵袭能力。有研究发现表达尿素酶 B 的重组枯草芽孢杆菌孢子能促使胃黏膜产生体液免疫，进而抑制幽门螺杆菌增殖；而布拉酵母菌可升高胃液和血清中的螺杆菌特异性 IgA 浓度，从而保护机体免受螺杆菌侵袭。共同进化及宿主选择学说提示，人类与微生物通过漫长的进化及物竞天择的过程，其存在性皆有其合理性。胃内菌群数量较肠道菌群相比虽呈指数量级减少，但在维持正常胃黏膜屏障功能方面的作用不可小觑。此外，在免疫屏障功能方面，胃黏膜固有层分布着肥大细胞、巨噬细胞、T 淋巴细胞等"警戒"细胞，可感受胃腔内反渗入黏膜组织内的 H^+ 等有害物质、病原微生物及机体内源性的刺激等，从而发挥生理调控功能。

（二）幽门螺杆菌致病因子及其致病机制

幽门螺杆菌的致病机制非常复杂，其致病因子对胃黏膜的损伤及其对人体损伤机制至今尚未完全明了，目前认为其致病机制包括幽门螺杆菌的定植、毒素对胃黏膜的损害、宿主免疫应答介导的胃黏膜损伤、胃酸分泌异常及幽门螺杆菌与胃内微生态的相互影响等。参与幽门螺杆菌的致病因子按其性质分为定植因子和毒力因子等，其中定植因子是幽门螺杆菌感染的首要条件，幽门螺杆菌本身的动力装置、黏附特性，以及有毒性作用的酶及多种毒素既有利于其定植，又有助于幽门螺杆菌在高酸环境下存活，最终是否致病，有赖于幽门螺杆菌菌株的不同及宿主的差异。幽门螺杆菌的致病因子有很多，按其致病机制及其特点通常分成 4 大类：①与幽门螺杆菌定植有关的致病因子；②以胃黏膜损伤为主的致病因子；③与炎症和免疫有关的致病因子；④其他致病因子。这些致病因子在幽门螺杆菌致病中所发挥的作用通常是相互重叠的。

1. 与幽门螺杆菌定植有关的致病因子　幽门螺杆菌在胃黏膜的定植与细菌的鞭毛、尿素酶及幽门螺杆菌本身的黏附特性密切相关。幽门螺杆菌呈"S"形或"L"形，长 $1.5 \sim 5.0\mu m$，宽 $0.3 \sim 1.0\mu m$，电镜下可见菌体表面光滑，一端有 $4 \sim 7$ 根单极带鞘鞭毛，由鞭毛丝构成，鞭毛丝又由 FlaA 和 FlaB 两种鞭毛蛋白组成，FlaA 的致病性和免疫性更重要，它是诱导产生血清 IgG 和胃肠道 IgA 的主要抗原之一。鞭毛顶端膨大，呈球形，由鞭毛和其菌体组成的螺旋结构是幽门螺杆菌的动力装置，为幽门螺杆菌提供了省力的形态学结构，并为其穿梭胃黏液层定植于胃黏膜提供了便利条件，使其定植于胃黏膜小凹及其邻近的表面上皮而繁衍。

幽门螺杆菌的尿素酶位于菌体的表面和细胞质内，分解尿素产生的"氨云"围绕在细菌周围，使菌体周围呈中性环境，保护幽门螺杆菌免遭破坏，氨还为细菌本身蛋白的合成提供了氮源，为其在胃腔生存和定居创造了条件。尿素酶是细胞外膜蛋白，可作为黏附分子参与幽门螺杆菌定植。尿素酶还可产生电化学梯度参与腺苷三磷酸（ATP）合成，与幽门螺杆菌的能量代谢有关，促进其定植。

幽门螺杆菌具有黏附特性，使其紧密黏附于胃黏膜表面，避免与胃内食物一同排空，以及因表面上皮细胞和黏液层的脱落而被快速清除。这种黏附特性依赖于黏附素（adhesin），它是细菌黏附于人或动物组织细胞上某些组分的统称。幽门螺杆菌表达的黏附素主要有菌外膜蛋白家族（outer membrane protein，OMP），包括以下几种。①血型抗原结合黏附素（blood group antigen-binding adhesion，BabA）：能与胃黏膜上皮细胞表达的血型抗原 Lewis b 相结合。研究发现编码 Bab 的基因有 3 个等位基因：*babB*、*babA1* 及 *babA2*，只有 babA2 编码的产物是连接 Leb 必需的物质，babA2 阳性的基因型与消化性溃疡的发生相关。②唾液酸结合黏附素（sialic acid-binding adhesion，SabA）：是一种细菌表面蛋白，主要与幽门螺杆菌感染后的炎症反应和持续性黏附有关。幽门螺杆菌感染机体后诱导机体产生炎症相关的唾液酸化糖分子结构，成为炎症组织中神经节苷脂复合体中的一部分，因此幽门螺杆菌可以通过 SabA 结合于糖基化的胃黏膜上皮细胞而实现黏附作用。③炎症性外膜蛋白（outer inflammatory protein A，OipA）：是 OMP 家族中的一种促炎因子，促进幽门螺杆菌定植于胃黏膜，同时也能提高胃黏膜 IL-8 的水平。④ HopZ 蛋白质：属于幽门螺杆菌菌株 ATCC43504 外膜蛋白家族，研究显示 ATCC43504 野生株表达 HopZ 蛋白质而有很强的黏附力，其变异株缺乏 HopZ 蛋白质则黏附于胃黏膜的能力下降。

2. 以损伤胃黏膜为主的致病因子　幽门螺杆菌的空泡毒素（vaculating cytotoxin A，vacA）基因在所有幽门螺杆菌菌株中均存在，但仅有 50% 左右的菌株有 VacA 蛋白表达。根据等位基因多态性对 *vacA* 基因分型，分为 s 区、m 区及 i 区。s 区相对保守，分为 s1 型和 s2 型。m 区变异较大，分为 m1 型和 m2 型。因而这些基因可以有不同的组合，不同的菌株有不同的基因型，而不同的基因型菌株间产生的毒性大小有较大的差异。s1m1 菌株可以产生大量毒素，s1m2 菌株可以产生中等量毒素，而 s2m2 菌株产生少量或不产生毒素。研究显示 i 区与 CagA 的产生有很大联系，与幽门螺杆菌慢性感染有关。VacA 对胃上皮有直接毒性作用，损伤上皮细胞，使细胞质内形成空泡，造成胃黏膜的损伤和延缓胃上皮的修复。

细胞毒素相关蛋白（cytotoxin-associated protein，CagA）由 *cagA* 基因编码，常在 VacA 阳性菌株中出现，与 VacA 活性密切相关。60%～70% 的幽门螺杆菌菌株有 *cagA* 基因，根据是否存在 *cagA* 基因将幽门螺杆菌分为两型：Ⅰ型含有 *cagA* 基因，表达 CagA，同时具有 VacA 活性；Ⅱ型不含有 *cagA* 基因，不表达 CagA，无 VacA 活性，其中Ⅰ型与临床疾病的关系更为密切。在Ⅰ型幽门螺杆菌菌株中有一个由 27～31 个基因组成的大小约 40kb 的 DNA 片段，称为毒素相关基因致病岛（cytotoxin associated gene pathogenicity island，cagPAI）。通过 cagPAI 的Ⅳ型分泌系统进入上皮细胞，磷酸化后与蛋白酪氨酸磷酸酶（SHP-2）结合形成复合物。SHP-2 在有丝分裂信号转导中起重要作用，参与细胞扩散、迁移、黏附功能的调节，其活性被抑制后，胃上皮细胞得以异常迁移和增殖。因此，CagA 被认为是加速萎缩性胃炎发展和癌变的重要因子。另外，CagA 还能诱导产生 IL-8 和 IL-12，导致中性粒细胞、T 淋巴细胞等激活、趋化、黏附，从而导致炎症加重。

十二指肠溃疡启动因子（duodenal ulcer promoting gene，DupA）是公认的特定疾病的标记分子，由 *dupA* 基因编码。在体外研究中，DupA 阳性的幽门螺杆菌菌株对高胃酸具有很强的抵抗力，突变株会变得不耐酸。DupA 能增加十二指肠溃疡发生的风险，但是与胃溃疡和胃癌的发生没有关联。

幽门螺杆菌产生的脂多糖（lipopolysaccharide，LPS）是其主要的抗原成分，主要表达人类 Lewis 抗原的 2 型抗原决定簇，即 LewisX 和 LewisY，这些抗原决定簇也分布在胃壁细胞表面和胃腺体。感染幽门螺杆菌菌株的患者产生对 Lewis 抗原决定簇的抗体通过自身免疫反应造成胃黏膜损伤；LPS 刺激胃上皮细胞分泌 IL-8，在感染宿主的胃黏膜内诱导局部的炎症反应；LPS 还参与胃上皮细胞分泌胃蛋白酶原，胃蛋白酶的蛋白水解作用造成上皮损伤，与溃疡病的形成有关。

尿素酶也是损伤胃黏膜的主要致病因子，尿素酶水解尿素产生的氨与组织损伤有关。氨能降低黏液中黏蛋白的含量，破坏黏液的离子完整性，削弱屏障功能，造成 H^+ 反向弥散。氨消耗需氧细胞的 α- 酮戊二酸，破坏三羧酸循环，干扰细胞的能量代谢，造成细胞变性。高浓度的氨可导致细胞空泡变性，其结果类似于 VacA 所致的空泡变性。

3. 与炎症和免疫损伤有关的致病因子　尿素酶、脂多糖及细胞毒素也是与炎症和免疫损伤有关的致病因子，此外，致病因子还包括热休克蛋白（heat shock protein，Hsp）、胃上皮接触诱导表达因子（induced by contact with epithelium，iceA）、趋化因子等。

Hsp 是存在于原核生物和真核生物中的一种高度保守的蛋白质，正常细胞可低表达，对维持正常细胞功能有一定作用。研究发现幽门螺杆菌阳性患者的胃黏膜上皮内 γ/δ T 细胞增多，同时上皮细胞表达 Hsp，推测 γ/δ T 细胞参与了幽门螺杆菌引起的自身免疫，与自身 Hsp 有交叉反应，引起胃组织的炎性损伤。

iceA 是幽门螺杆菌与胃上皮接触后诱导表达的一种潜在的毒力因子，由 iceA 基因编码，与 II 型限制性核酸内切酶有显著同源性，包括 iceA1 及 iceA2 两个等位基因，iceA1 表达意味着上调幽门螺杆菌与上皮细胞的接触，与溃疡的发病密切相关，而 iceA2 菌株在非溃疡性消化不良患者中更为常见。

幽门螺杆菌可分泌中性粒细胞和单核细胞的趋化因子，这些趋化因子穿过黏膜，进入组织后诱发趋化反应、氧化反应、中性粒细胞脱颗粒等免疫病理反应，从而造成黏膜及组织损伤。

4. 其他致病因子　幽门螺杆菌可产生过氧化物歧化酶（superoxide dismutase，SOD）和过氧化氢酶（触酶），SOD 能将中性粒细胞中的过氧化物转为 H_2O_2，再通过触酶分解为 H_2O 和 O_2，避免幽门螺杆菌被中性粒细胞杀伤。幽门螺杆菌的溶血素能阻止吞噬细胞的吞噬功能，对幽门螺杆菌有一定的保护作用，但它有细胞毒性，介导炎症反应造成胃黏膜损害。幽门螺杆菌合成和分泌脂酶和蛋白酶，降解胃上皮的黏液层，使其失去保护特性。蛋白酶可使黏蛋白多聚体解聚，而脂酶，尤其是磷脂酶 A_2 使黏液脂质降解，最终导致溶血卵磷脂生成和黏膜疏水性保护层丧失。溶血卵磷脂的破坏作用还表现在抑制黏液细胞的分泌，对胃上皮的保护功能丧失。除此之外，幽门螺杆菌的致病因子还有离子结合蛋白、醇脱氢酶、生长抑制因子（growth inhibition factor，GIF）等。

二、幽门螺杆菌感染与胃内菌群演替

（一）胃内微生态

人体胃肠道是与外界相通的腔道，这为大量微生物在其中定植提供了前提，而微生物的定植很大程度受到微环境的影响。胃是消化道微生态系统中一个较特殊的区域，由于胃酸的分泌，构成了其独特的生态环境和特征性的微生物群落。目前研究发现胃内微生态同样具有生物多样性，存在着细菌、真菌、病毒等多种微生物，基于数量优势，细菌成为胃内微生态最主要的组成成分，故以下重点讨论胃内菌群。胃内的菌群数量仅为 $10^2 \sim 10^4 CFU/ml$，远低于空回肠和结肠，这与胃内天然的高酸环境、致密的黏膜层、十二指肠胆汁反流等因素可能有关。尽管胃内细菌的定植量较低，但其门类、种属分布依然很广。目前胃内正常菌群在门类水平上检测到以厚壁菌门、放线菌门、变形菌门、梭杆菌门、拟杆菌门和芽单胞菌门等为主的细菌；在种属水平上，则是以链球菌属、普雷沃菌属、韦荣球菌属、罗氏菌属和嗜血杆菌属等为主的细菌，这些细菌和幽门螺杆菌一起被称为胃内菌群或胃微生态（gastric microbiota）。胃内菌群可促进胃黏膜细胞的分化成熟和食物的消化吸收，抵御病原菌的入侵，拮抗病原菌的黏附与定植，以及调节机体免疫等，在维持胃的正常功能及维持胃微生态平衡中发挥重要作用。

胃内菌群由胃液相关菌群及黏膜相关菌群组成，前者容易受到饮食和其他因素的影响而出现较大变异，而后者较为稳定，与胃黏膜作用紧密，不容易洗脱，与疾病发生、发展及治疗关系更为密切。胃内菌群的组成主要受胃肠道疾病状态、遗传、种族、饮食、年龄、地域、药物治疗等影响而发生改变。机体只有在微生态平衡时各器官功能才能维持在正常状态，生态失衡则可引起宿主疾病的发生，许多胃部疾病的发生可能与各种原因导致的菌群失调有关。近年来有研究表明幽门螺杆菌感染可通过影响胃内微生态、黏膜屏障和黏膜免疫等改变胃肠道黏膜菌群。因此，幽门螺杆菌导致疾病的发生除了其本身毒力因子的作用，其诱导的胃肠道菌群失衡也可能参与了疾病的发生发展，同时胃肠道菌群亦可对幽门螺杆菌在胃黏膜的定植和致病产生影响。

（二）幽门螺杆菌感染与胃内菌群的相互影响

人群胃微生态组成结构相对稳定，但对个体而言可受饮食习惯、药物、年龄、疾病状态等多种因素的影响，其中幽门螺杆菌感染对胃内菌群的影响最大；且感染与胃内微生态可相互影响。

一方面，幽门螺杆菌感染会影响胃内其他菌群的改变。如 Andersson 等采用高通量测序方法对幽门螺杆菌阴性患者和阳性患者的微生态多样性进行分析比较，发现前者较后者具有更高的微生态多样性。一项来自印度的研究也发现幽门螺杆菌丰度与胃内菌群细菌多样性间存在负相关。幽门螺杆菌在影响胃内菌群多样性的同时，也影响胃内菌群种属数量的变化。如一项研究发现幽门螺杆菌感染者其胃内菌群存在变形菌、螺旋菌、酸杆菌门增多，以及放线菌、拟杆菌、厚壁菌门减少的情况。Klymiuk 等报道称，在幽门螺杆菌阳性患者的胃内菌群中幽门螺杆菌占绝对优势地位，同时伴有菌群物种多样性明显下降；幽门螺杆菌阳性者与阴性者相比，放线菌、颗粒链球菌、韦荣球菌、梭形杆菌、奈瑟菌、螺旋杆菌、链球菌及普雷沃菌属均存在明显差异。

另一方面，胃内其他菌群的改变也会影响幽门螺杆菌感染者的临床结局。Lofgren 等用无菌的转基因胰岛素 - 胃泌素（INS-GAS）小鼠模型，当同时用幽门螺杆菌和胃内菌群感染转基因小鼠时，小鼠胃上皮内瘤变的时间明显快于仅使用幽门螺杆菌感染的小鼠模型，且胃炎程度更重，提示胃内菌群参与了幽门螺杆菌的致病过程，然而由于苛刻的实验条件设置，目前尚无类似的临床试验数据以论证该观点。幽门螺杆菌也可受到胃内某些菌群的抑制，一项研究显示蒙古沙鼠胃内乳酸杆菌的增加具有抑制幽门螺杆菌生长的效果。

幽门螺杆菌可能通过以下几种机制改变胃内菌群：①长期的幽门螺杆菌感染导致胃黏膜萎缩，使胃内 pH 升高，使原本在胃内短暂停留的细菌有得以定植的机会；②幽门螺杆菌分解尿素产生的氨及碳酸氢盐为其他细菌的蛋白合成提供了氮源和基质；③幽门螺杆菌降低胃的动力，使胃清除黏附细菌的能力降低。对幽门螺杆菌感染与胃内菌群相互影响的研究可为更好治疗幽门螺杆菌感染相关疾病提供新的突破口；同时进一步明确维持胃内微生态的稳定是预防胃部病变的关键之一，而复原胃内微生态的稳态也有可能成为未来治疗胃部疾病的重要手段之一。

三、幽门螺杆菌感染的可能结局

自澳大利亚学者 1982 年首先从慢性活动性胃炎患者的胃黏膜中分离出幽门螺杆菌后，其与上消化道疾病的研究一直是消化疾病工作者的热门课题。目前已经确认幽门螺杆菌与 4 种上消化道疾病密切相关：①慢性胃炎；②消化性溃疡病；③胃癌；④胃黏膜相关性淋巴组织（mucosa-associated lymphoid tissue，MALT）淋巴瘤。

（一）幽门螺杆菌感染与慢性胃炎

70% ～ 90% 的慢性胃炎患者有幽门螺杆菌感染，幽门螺杆菌是慢性活动性胃炎的重要病因，其证据符合 Koch 法则，即病原体存在于患者体内，其存在部位与病变部位一致，清除病原体后病变好转，该病原体在动物体内可诱发与人相似的疾病，幽门螺杆菌感染可以在人与人之间传播。因此，不管有无症状或并发症，幽门螺杆菌相关性胃炎在京都共识中被认为是一种感染性疾病。

幽门螺杆菌的持续感染引起胃黏膜慢性炎症过程中，将导致一系列的病理变化。

1. 慢性炎细胞浸润　以淋巴细胞、浆细胞为主的慢性炎细胞浸润，炎症先出现在黏膜层的浅表部位，后累及全层。在慢性胃炎中，中性粒细胞浸润为活动性的表现，它存在于固有层、小凹上皮和腺管之间，可形成小凹脓肿，导致表面上皮出现变性、糜烂、坏死脱落，固有层水肿、充血、灶性出血。中性粒细胞浸润是存在幽门螺杆菌感染的敏感指标。

2.萎缩　指胃黏膜固有腺体的数量减少，目前认为是长期炎症存在造成泌酸腺或幽门腺破坏所致。病理表现为固有腺体数量明显减少，固有层变薄。

3.肠上皮化生　在细胞形态学上出现吸收细胞、杯状细胞和潘氏细胞；中性黏液分泌减少、消失，代之以酸性黏液，并可出现小肠的一些酶及异常蛋白质等。肠上皮化生多见于萎缩性胃炎，但在慢性浅表性胃炎中亦可见，幽门螺杆菌感染引起的肠上皮化生是胃肠道黏膜对慢性持续性感染的一种适应现象。根据黏液含量及成分、细胞形态，可将肠上皮化生分为3种主要类型。①Ⅰ型（完全小肠型）：化生上皮与正常的小肠型上皮相似，由成熟的吸收细胞和杯状细胞组成，后者分泌唾液酸黏蛋白；②Ⅱ型（不完全小肠型）：由柱状中间型细胞、不成熟的杯状细胞和极少数吸收细胞组成，中间型细胞分泌唾液黏蛋白及中性黏蛋白；③Ⅲ型（不完全大肠型）：其柱状上皮与分泌硫酸黏蛋白的结肠上皮相似，柱状上皮主要分泌硫酸黏蛋白。Ⅲ型肠上皮化生是发展为胃腺癌的高危因素。随着肠上皮化生的加重，不适合幽门螺杆菌的定居，因而细菌逐渐减少甚至消失。

4.异型增生（上皮内瘤变）　是胃癌的癌前病变，是细胞在再生过程中过度增生和丧失正常的极性，形态上出现细胞极性排列紊乱，可分为轻、中、重三度，轻度常由炎症引起，可以逆转，重度则需密切随诊观察，必要时予以内镜下切除治疗。慢性胃炎的病理诊断标准按"直观模拟评分法"（visual analogue scale）分为5项组织学变化和4个分级，其中5项组织学变化包括幽门螺杆菌感染、慢性炎性反应（单个核细胞浸润）、活动性（中性粒细胞浸润）、萎缩（固有腺体减少）、肠化（肠上皮化生）；4个分级包括0提示无，+提示轻度，++提示中度，+++提示重度。幽门螺杆菌持续感染导致的病理变化可从浅表型胃炎逐渐发展成萎缩型胃炎、肠上皮化生和上皮内异型增生，其中后三者均属于癌前病变，目前认为重度幽门螺杆菌相关性胃炎与非贲门部胃腺癌密切相关。

慢性胃炎的治疗应尽可能针对病因，遵循个体化原则。治疗目的是去除病因、缓解症状和改善胃黏膜炎性反应。证实幽门螺杆菌阳性的慢性胃炎，无论有无症状和并发症，均应进行幽门螺杆菌根除治疗，除非有抗衡因素存在。幽门螺杆菌胃炎治疗可参照最新的国内外共识处理意见，具体治疗时则要强调个体化治疗。

（二）幽门螺杆菌感染与消化性溃疡

1.幽门螺杆菌发病机制的现代理念

（1）天平学说：消化性溃疡的发病机制非常复杂，通常认为溃疡的发生是因为损害因素与防御因素之间的失衡，损害因素包括胃酸、胃蛋白酶、幽门螺杆菌、非甾体抗炎药、乙醇、吸烟、胆汁反流及炎性介质等；防御因素包括胃黏膜-黏液屏障、碳酸氢盐、磷脂、黏膜血流、细胞更新、前列腺素和表皮生长因子等。在攻击因子中胃酸起主导作用。

（2）消化性溃疡发病机制的三大里程碑

1）第一个里程碑：1910年Schwartz的名言"没有胃酸就没有溃疡"至今沿用不衰。抑制胃酸分泌药物始终是治疗消化性溃疡的主要手段，但停药之后溃疡容易复发，因抑制胃酸只能使溃疡暂时"愈合"，终究不能终止溃疡发病的自然病程，所以消化性溃疡的传统观念是一个复发性疾病。

2）第二个里程碑：自从1982年澳大利亚学者Robin Warren和Barry Marshall从慢性活动性胃炎患者的胃黏膜中分离出幽门螺杆菌之后，幽门螺杆菌在溃疡病发病机制中与胃酸致溃疡机制相"挑战"，Barry Marshall也提出"没有幽门螺杆菌就没有溃疡"。国内外早已有大量临床研究证实根除幽门螺杆菌.可以降低或预防溃疡复发，并终止消化性溃疡发病的自然病程，因而达到治愈溃疡的目的，这一事实已被人们普遍认可。人们也终于明白溃疡的暂时"愈合"与终止溃疡自然病程的"治愈"是两个概念不同的医学术语，所以幽门螺杆菌的发现是消化性溃疡在病因学和治疗学上的一场革命，这也是对消化性溃疡是一个复发性疾病的传统理念的挑战。

3）第三个里程碑：1990年Tarrnawski从消化性溃疡的发生和愈合质量与胃黏膜屏障关系角

度提出："健康的胃黏膜屏障就没有溃疡"，所以胃黏膜屏障是决定是否发生胃部疾病的基本条件。消化性溃疡发病非常复杂，从整体上讲，有5%～10%的消化性溃疡患者并没有幽门螺杆菌感染，但可能与长期服用 NSAID 等药物而使胃黏膜屏障遭受破坏有关。所以当今溃疡病的治疗原则是在传统的抑酸治疗的同时，必须根除幽门螺杆菌和保护胃黏膜。现在充分的理论依据证明了幽门螺杆菌的发现使溃疡病的发病机制和治疗策略发生了改变。

2. 幽门螺杆菌在消化性溃疡形成中的 4 种学说

（1）漏屋顶学说：Goodwin 把幽门螺杆菌引起的胃黏膜屏障炎症损伤比喻为漏雨的屋顶，有损伤就会漏雨。所以在给予抑酸药之后，抑制胃酸只是暂时的无雨，随之溃疡暂时愈合，证明了"无胃酸就无溃疡"这一至今沿用不衰的重要理念，但实践证明只抑制胃酸而不修复漏雨的屋顶，就不能改变消化性溃疡的自然病程，所以消化性溃疡容易复发。只有针对与炎症有关的幽门螺杆菌治疗（根除幽门螺杆菌），这才能修复损伤的胃黏膜，也就是修复好屋顶而长期防雨，溃疡就不易复发，进而达到治愈溃疡的目的。

（2）胃泌素相关学说：幽门螺杆菌分泌的尿素酶可以水解尿素，使其周围形成"氨云"，因而使胃窦部 pH 增高，胃窦胃泌素反馈性释放增加，因而胃酸分泌增加，十二指肠黏膜因酸负荷加重而发生胃上皮化生，这在十二指肠溃疡的形成中起重要作用。对于幽门螺杆菌相关性十二指肠溃疡，根除幽门螺杆菌后，溃疡是不应该复发的，再感染的发生率很低，西方国家为每年 1% 左右。

（3）胃上皮化生学说：幽门螺杆菌通过定植于十二指肠内的胃上皮化生，引起黏膜损伤，加上幽门螺杆菌释放的毒素及其激发的免疫反应导致十二指肠黏膜炎症的产生，因而导致溃疡形成。幽门螺杆菌仅在胃上皮化生部位附着定植，此为本学说的一个有力证据。

（4）介质冲洗学说：已经证实幽门螺杆菌感染可导致多种炎性介质的释放，这些炎性介质在胃排空时冲至十二指肠，导致十二指肠黏膜损伤。加上幽门螺杆菌定植于有胃上皮化生的十二指肠黏膜，这就解释了幽门螺杆菌主要存在于胃窦，

却可以导致十二指肠溃疡发生的原因。

3. 整合医学是治疗消化性溃疡的基本原则和策略　消化性溃疡发病原因多而复杂，且因人而异。随着人们对幽门螺杆菌研究的不断深入，人们也逐渐明白和接受了应该从整合医学角度来认识和诠释消化性溃疡的发病机制，所以整合医学是治疗消化性溃疡的基本原则。

幽门螺杆菌的发现是消化性溃疡在病因学和治疗学上的一场革命，根据消化性溃疡三大里程碑，其治疗原则应该包括 3 个方面：①抑制胃酸；②根除幽门螺杆菌；③保护胃黏膜。

消化性溃疡是一种异质性疾病，发病原因复杂，且因人而异。胃溃疡与十二指肠溃疡发病机制又有所不同，前者以防御因素减弱为主，后者以损害因素增强为主。关于幽门螺杆菌相关疾病的治疗通常是按照专家共识处理，但具体到每一个个体，发病原因不尽相同，可能是由一个因素或多个因素起作用，所以应该从整合医学角度，合理运用"共识"，针对患者的具体情况进行个体化治疗。

（三）幽门螺杆菌感染与胃癌

1994 年 WHO 下属的国际癌肿研究机构将幽门螺杆菌列入胃癌的 I 类致癌因子，这是根据流行病学资料及对胃癌发生过程中演变规律的认识所取得的共识。

流行病学方面支持幽门螺杆菌感染致胃癌的主要论据为：①幽门螺杆菌感染率与胃癌发生率呈明显正相关，感染者比非感染者患胃癌的风险高。我国有一项大型前瞻性研究，调查了 18 244 名自然人群，随访 10 年，幽门螺杆菌阳性者较幽门螺杆菌阴性者胃癌发生率高，OR 为 1.84。流行病学研究还显示，胃癌高发区也是幽门螺杆菌感染高发区，而且被感染的年龄很早；胃癌死亡率由低到高的地区，幽门螺杆菌感染率亦由 63% 上升至 96%。然而亦有一些流行病学调查却显示不同的结果，即胃癌的发病率与幽门螺杆菌感染无明显关系，如非洲地区，提示幽门螺杆菌感染与胃癌发生的相关性存在地区差异性。②幽门螺杆菌感染与胃癌的发生都随着年龄的增长而增加。③幽门螺杆菌主要定居于胃窦，与胃癌的好发部

位一致。

　　流行病学资料只是反映幽门螺杆菌与胃癌发生的相关性，尚无证据证明幽门螺杆菌感染是如何引起胃癌的。幽门螺杆菌本身并不分泌致癌物，目前认为它可以间接导致胃癌，如幽门螺杆菌所含的空泡毒素、尿素酶等毒力因子可损伤胃黏膜细胞，造成黏液排空，上皮脱落，电镜下可见胃黏膜细胞肿胀，细胞内质网系统扩张。幽门螺杆菌引起炎症反应，并释放炎性介质，致使细胞增殖加快，增生活跃的细胞 DNA 合成旺盛，易受基因毒致癌物的损伤，而发生细胞突变、缺失，进而导致细胞癌变。幽门螺杆菌感染时可以引起胃癌相关基因变异，包括原癌基因，如 ras、c-met、c-myc、c-$erbB$-2 等的激活，而抑癌基因 $p53$ 突变、失活。研究发现在癌前期病变中幽门螺杆菌感染者 c-met 基因表达率（61.4%）明显高于未感染者（35.4%），在浅表性胃炎、萎缩性胃炎、肠上皮化生及非典型增生病变中，c-met 的表达率和过表达率分别为 22.2%（5.5%）、44.1%（26.4%）、67.6%（37.8%）、61.9%（38.1%）；在胃癌组为 69.2%，随着病变的加重，从浅表→萎缩→肠化→异型增生（上皮内瘤变）→胃癌，c-met 表达及过表达率逐渐增加。在体外，利用幽门螺杆菌培养滤液与 GES-1 细胞一起培养，可以引起 GES-1 细胞 c-met、c-myc 原癌基因的 mRNA 过表达，表明毒素对 GES-1 细胞的生长分化有一定的影响。

　　Parsonnet 提出幽门螺杆菌导致胃癌的 3 种假说：①细胞的代谢产物直接转化胃黏膜；②类似病毒的致病机制，幽门螺杆菌的 DNA 整合到宿主胃黏膜细胞中，引起转化；③幽门螺杆菌引起炎症反应，而炎症有基因毒作用，破坏 DNA，导致基因突变和恶性转化，更多的研究支持第三种学说。有研究用幽门螺杆菌感染蒙古沙鼠于 1～1.5 年之后成功诱发了胃癌，而且是经过了炎症细胞浸润→萎缩性胃炎→肠上皮化生→异型增生（上皮内瘤变）→胃癌的演化过程。目前也有学者试图将幽门螺杆菌 -DNA 整合到胃黏膜细胞染色体中，以此来阐明幽门螺杆菌致胃癌的机制，但至今尚未见到成功的报道。近期有关胃癌发生的一个潜在的重要发现是胃癌细胞的起源可能不是来源于胃上皮细胞本身，而是骨髓起源的干细胞在幽门螺杆菌的存在和作用下分化来的胃上皮细胞，如果这一发现被证明属实，它将从本质上影响和改变幽门螺杆菌相关胃癌的治疗，以及和慢性炎症有关的其他上皮癌症的治疗。关于幽门螺杆菌如何引起胃黏膜转化，包括对细胞膜、细胞质的转导及对 DNA 的合成转录等方面的直接或间接影响，都有待今后进行更多更深入的研究。

　　目前较为认可的幽门螺杆菌胃癌发生模式为 Correa 模式，即肠型胃癌发生的自然病史，由正常胃黏膜→浅表性胃炎→萎缩性胃炎→肠上皮化生→异型增生（上皮内瘤变）→胃癌转化。许多研究资料显示，在幽门螺杆菌高流行地区幽门螺杆菌感染者较未感染者肠上皮化生率为高（43% $vs.$ 25%），与胃癌关系最密切的Ⅲ型肠上皮化生发生率在幽门螺杆菌感染高的流行区（28%）明显高于幽门螺杆菌感染低的流行区（17%）。可以认为，幽门螺杆菌感染是肠化生及异型增生的重要因素，早期感染幽门螺杆菌可以导致并加速肠上皮化生及异型增生的发生，促使正常胃黏膜向胃癌方向转化，在这一阶段给予幽门螺杆菌根除治疗，部分肠上皮化生和异型增生可以逆转，对预防胃癌发生更为重要。如果幽门螺杆菌感染持续存在，长期的慢性炎症导致肠上皮化生和异型增生不可逆转，最终会朝胃癌方向转化。

　　然而幽门螺杆菌致胃癌的发生是一个漫长的过程，从炎症开始，经若干癌前病变的中间阶段，最后才发生癌变，但癌变可能性通常 < 1%。在漫长的癌变过程中，幽门螺杆菌可能只是作为诸多致癌因子之一作用于这一过程的某一阶段。但作为胃癌发生的重要危险因素或启动因子，通过根除幽门螺杆菌来降低胃癌发生风险的这一观点还是得到人们普遍认可。但降低胃癌风险的程度与根除幽门螺杆菌的时机和胃黏膜萎缩的程度及范围相关。在胃黏膜处于非萎缩阶段，根除幽门螺杆菌可能有更大获益。关于根除幽门螺杆菌预防胃癌的研究正在逐步总结和推广中。

（四）幽门螺杆菌感染与胃 MALT 淋巴瘤

　　早在 1983 年，就有学者提出胃黏膜相关淋巴样组织（MALT）淋巴瘤的概念，其是针对非结节样淋巴组织淋巴瘤而提出的，1997 年新的 WHO 分类中将其列为一个独立的疾病类型，命名为 MALT 型结外边缘区 B 细胞淋巴瘤（MALT 淋巴瘤），是结外最常见的低度恶性淋巴瘤，常见于胃肠道和其他具有黏膜组织或腺上皮的部位，以胃肠道多见，尤其是胃 MALT 淋巴瘤，又因其可通过胃镜检查易于取材而成为研究热点。

胃 MALT 淋巴瘤的发生与生物、免疫、遗传等因素相关，其中长期的抗原刺激是重要的启动因素。幽门螺杆菌慢性感染后其自身抗原及瘤内特异性 T 细胞通过直接和间接作用，导致 B 细胞增生，诱发 MALT 淋巴瘤的产生。正常胃黏膜缺少淋巴组织，感染幽门螺杆菌后增生的胃黏膜组织中有淋巴滤泡形成，进而 MALT 型淋巴样组织在胃内聚积，故为"获得性 MALT"。本病无特异的临床症状，主要表现为消化不良、腹痛、消瘦、消化道出血等症状。内镜表现也缺乏特异度，可为巨大溃疡、大的黏膜隆起等恶性表现，也可为黏膜糜烂、小结节、黏膜增厚等良性病变表现。超声胃镜可了解病变浸润深度。胃镜活检时宜深取材，必要时行内镜下黏膜切除术取大块

黏膜活检。组织病理学特点为结外淋巴瘤，由形态不同的小 B 细胞构成，包括边缘区（中心细胞样）细胞、单核细胞样细胞、小淋巴细胞和散在免疫母细胞以及中心母细胞样细胞。部分病例存在浆细胞样分化。肿瘤生长在边缘区，围绕反应性 B 细胞滤泡，进一步扩展到滤泡内区域，肿瘤细胞浸润胃腺体的上皮为其病理特点，形成淋巴上皮病变。

对于胃 MALT 淋巴瘤的治疗，早期根除幽门螺杆菌，胃 MALT 淋巴瘤可以缩小或消失，Wotherspoon 等应用抗生素根除幽门螺杆菌后，胃 MALT 淋巴瘤缓解，为胃 MALT 淋巴瘤致病机制的探讨及治疗的研究提供了可靠的依据，并不断地被许多学者的研究证实。胃 MALT 淋巴瘤的预后大多是比较好的，然而，对抗生素治疗的反应因肿瘤浸润黏膜层次、组织分型及临床分期的不同，肿瘤缓解率不同；对于侵入黏膜下层、肌层、浆膜层或远隔脏器转移者，组织学高度恶性，对抗生素无反应，存在 t（11：18）易位的患者预后较差。但从治疗原则而言，凡是幽门螺杆菌阳性的 MALT 淋巴瘤一律应行根除治疗。

第四节　幽门螺杆菌根除治疗对胃微生态的影响

"只有死的幽门螺杆菌才是好的幽门螺杆菌"——对于成年人幽门螺杆菌感染的处理，国内外已经达成共识：除非有抗衡因素，否则均建议根除。随着耐药率的上升和新型药物的成功研发，幽门螺杆菌的根除方案经过了标准三联、序贯疗法、伴同疗法、铋剂四联等不同方案的演变，但使用的基础药物均为抑酸剂和抗生素。需要注意的是，无论是抑酸剂还是抗生素，都可能影响胃微生态的结构和功能。

一、幽门螺杆菌根除治疗的药物选择

在幽门螺杆菌的根除方案中，抑酸剂发挥着不可或缺的作用。质子泵抑制剂（PPI）作为 H^+-K^+-ATP 酶抑制剂，是一类作用强大的抑酸药物，

但目前其地位正受到新型钾离子竞争性酸拮抗剂（P-CAB）的挑战。荟萃分析显示，与以 PPI 为基础的三联疗法比较，P-CAB 为基础的三联疗法幽门螺杆菌根除率明显提高（ITT 分析：91.4% vs. 74.8%；OR: 3.68; 95%CI: 1.87～7.26; $P < 0.05$），而不良反应发生率明显降低（ITT 分析：32.7% vs. 40.5%；OR: 0.71; 95% CI: 0.53 ～ 0.95; $P < 0.05$）。但目前 P-CAB 为基础的三联疗法主要针对的是日本人群，我国人群使用该方案根除幽门螺杆菌的疗效尚缺乏有效的临床数据支持。铋剂推荐应用枸橼酸铋钾，短疗程使用有效性和安全性都较高，且不会发生耐药。目前在我国幽门螺杆菌对克拉霉素、甲硝唑和左氧氟沙星的耐药率已经很高，几乎所有报道均在 20% 以上，而对阿莫西林、四环素和呋喃唑酮的耐药率很低，不超过 5%。《第五次全国幽门螺杆菌感染处理共识报

告》建议铋剂四联疗法（PPI+ 铋剂 +2 种抗生素）为我国主要的经验性根除幽门螺杆菌的初始方案，与 2016 年发布的 Masstricht Ⅴ 全球共识在克拉霉素高耐药地区的推荐方案一致。

二、幽门螺杆菌根除治疗对胃微生态的影响

感染幽门螺杆菌之后，感染者胃内大多数的生态位被幽门螺杆菌占据，变形菌门和螺杆菌属的相对丰度明显增高，而乳酸菌、放线菌、普雷沃菌和拟杆菌的相对丰度明显减少，导致胃微生物的多样性明显下降。研究显示，根除幽门螺杆菌治疗可对胃的微生态结构及功能产生各种影响。成功根除幽门螺杆菌之后，胃内释放出来的生态位主要被放线菌门、拟杆菌门、厚壁菌门和梭杆菌门代替，微生物多样性明显提高，但根除失败患者无明显改善。幽门螺杆菌根除之后，微生物群落结构的恢复是一个缓慢的过程，需要一定时间，从根除成功开始一直持续到第 6 周、第 26 周或第 48 周。有证据表明，α 多样性可完全恢复到与健康对照者相当的水平。β 多样性和群落结构虽然也可部分恢复，但与健康对照者之间是否仍存在明显差异尚未完全明确。不同年龄或不同疾病状态的患者菌群恢复所需时间也存在差异。研究显示，儿童根除幽门螺杆菌后 4 周可恢复到与阴性对照组相似的水平，并可能在 2 个月后完全恢复。而成年患者在幽门螺杆菌根除 6 个月后其物种组成仍与健康对照组存在不同，早期胃癌患者甚至在根除治疗后 24 个月仍持续存在明显的胃微生态失调。这提示儿童菌群的自我修复能力或

许比成年人要强，也可能与儿童的菌群结构尚未完全定型，可塑性强有关。根除幽门螺杆菌之后，胃内微生物群落结构的恢复一般伴随着某些有益菌（乳酸菌、双歧杆菌、普雷沃菌等）的增加和有害菌（链球菌、嗜血杆菌、奈瑟菌等）的减少。但最近的一项研究显示，幽门螺杆菌成功根除患者的胃内菌群结构可以分为不动杆菌优势组和非不动杆菌优势组。根除治疗可使非不动杆菌优势组各种微生物群组成恢复，不动杆菌优势组则由于不动杆菌属丰度的增加和微生物多样性的减少而出现严重的微生物失调。这个结果表明，根除幽门螺杆菌治疗也可能对胃微生态产生不利影响。

此外，菌群功能分析显示，成功根除幽门螺杆菌后，患者胃黏膜鞭毛组装、细菌趋化和分泌、脂多糖生物合成与脂多糖生物合成蛋白等功能途径下调，而氨基酸、蛋白质和碳水化合物代谢等途径上调，提示根除幽门螺杆菌除了可以改善胃黏膜炎症，尚可能对各种营养物质的代谢具有调节作用。

三、临床指导意义

目前已知的证据表明，根除幽门螺杆菌的获益远超过风险。根除治疗对胃微生态环境的影响，不同人群有不同的改变，但整体呈现向健康对照者转变的趋势。在临床上，可根据不同人群的微生态结构变化，补充不同种类、剂量及疗程的益生菌辅助治疗，尽快恢复并保持胃内微生物稳态，以促进机体各种代谢功能的恢复。此外，借助不断发展的微生物技术，可以深入挖掘不同个体独特的微生态信息，或可制订出相应的具有针对性的幽门螺杆菌根除方案。

第五节　饮食和药物对胃微生态的影响

人胃内存在细菌，在门水平上，健康人的胃内菌群主要以厚壁菌门、拟杆菌门、放线菌门、梭杆菌门和变形菌门为主，在属水平上，以普雷沃菌属、链球菌属、韦荣球菌属、罗氏菌属和嗜血杆菌属为主。有研究通过对比 4 对同卵双胞胎

和其他 8 个独立个体的胃窦黏膜菌群，发现每个个体均具有独特的胃菌群（gastric microbiota），双胞胎间的胃菌群丰度和均匀度并无相关性，提示胃的微生态构成和遗传背景的关系不大。胃的微生态构成更多地取决于非固定因素，这些非固

定因素包括环境、饮食、药物、疾病状态、幽门螺杆菌感染等。饮食及药物因素是影响胃微生态的两个重要因素，越来越多的研究发现，某些饮食和药物可以通过改变胃内微环境，影响胃菌群组成及其相关的代谢，从而对胃的微生态产生影响。

一、饮食对胃微生态的影响

（一）饮食对胃内菌群的影响

尽管菌群的研究方法在不断发展，关于饮食影响胃菌群的研究仍较少，并且多停留在动物实验阶段。相对而言，有关饮食对肠道菌群影响的研究有很多，了解较为透彻。这可能与胃菌群检测取样一般是侵入性的，并且胃菌群检测取样要比肠道菌群检测取样困难有关，也可能与目前对幽门螺杆菌之外的胃菌群的生理学和病理学意义缺乏认识有关。

其实，有关饮食对胃内细菌影响的研究起步并不晚。1961 年 Brownlee 等发现，经谷物喂养的大鼠的胃黏膜非分泌性上皮内存在革兰氏染色阳性的、不运动的、不产孢子的细菌——乳杆菌，而分泌性上皮内存在酵母菌，与自主饮食的大鼠相比，每天限制进食 2.5 小时的大鼠胃内的乳杆菌数量增多，且细菌的形态短小、不聚集、不排列成链。Brockett 等通过分析不同饲料喂养小鼠的胃黏膜发现，饲料内棕榈酸和油酸的水平影响胃黏膜非分泌上皮内乳杆菌的定植，棕榈酸和油酸以 1 : 0.5 的比例添加喂养的小鼠的胃黏膜乳杆菌培养数量较 1 : 1 或 1 : 2 的比例添加喂养的小鼠要高，提示饮食成分可以影响胃菌群。Sahasakul 等通过给 BALB/cCr Slc 小鼠喂养普通饲料和纯制日粮（purified diet，也称精制饲料，其营养成分单一）2 周后发现，纯制日粮喂养组小鼠的胃黏膜乳杆菌水平低于普通饲料组，并伴随 Toll 样受体 2 的表达升高。该团队后续的研究发现，胃黏膜乳杆菌的变化可能与纯制日粮喂养导致的小鼠胃排空过快有关。Yamaguchi 等发现，纯制日粮喂养联合白念珠菌灌胃的小鼠的胃内乳杆菌水平降低，而白念珠菌的定植率升高，提示饮食不仅影响胃内细菌，也可以影响真菌的定植。

高脂饮食（high fat diet，HFD）与代谢综合征、肿瘤等诸多疾病相关。Arita 等通过 16S rRNA 基因测序发现，高脂饮食喂养 C57 BL/6 J 小鼠 1 ~ 20 周后可出现胃菌群紊乱，表现为胃内细菌数量减低，厚壁菌门增多，放线菌门和拟杆菌门减少，胃内乳杆菌水平明显升高，双歧杆菌水平明显降低。

（二）饮酒对胃内菌群的影响

饮酒可导致胃与大量乙醇接触，从而使胃产生适应性保护机制。胃黏膜上皮分泌乙醇脱氢酶（dehydrogenase，ADH），使乙醇在胃内初步代谢为乙醛，同时乙醇可以加速胃蠕动，促进胃排空，从而在一定程度上减少乙醇对胃的毒性。乙醇可导致胃酸分泌增多，而高浓度乙醇则可导致胃酸分泌减少，胃蠕动减慢。胃内细菌参与内源性乙醇合成和代谢，Kaji 等报道了日本 39 例胃肠道内乙醇发酵综合征，患者表现为进食富含碳水化合物的饮食后出现酒精中毒，该研究通过对患者的胃液、十二指肠液、粪便进行细菌培养，发现主要的致病因子是白念珠菌（Candida albicans），经过抗真菌治疗后部分患者的胃液及粪便的白念珠菌培养呈阴性，相应的症状也得到缓解，提示胃内细菌可能参与了内源性乙醇的合成。然而关于饮酒影响胃内菌群的相关研究仍有待完善。

二、药物对胃微生态的影响

（一）质子泵抑制剂对胃微生态的影响

质子泵抑制剂（proton pump inhibitor，PPI）是一类作用于 H^+-K^+-ATP 酶的抑酸药，该药物通过与胃壁细胞分泌小管膜上质子泵 α 亚单位的半胱氨酸分子的巯基（—SH）共价结合，抑制质子泵的酸分泌功能，从而抑制胃酸分泌。PPI 是根除幽门螺杆菌，以及治疗胃食管反流病及消化性溃疡的一线药物，也被广泛应用在功能性胃肠病、药物相关的胃十二指肠损伤中。PPI 的使用可以导致胃内 pH 升高，胃泌素水平升高，胃肠排空减慢，胃内环境富营养化，也可以直接作用于细菌的质子泵发挥作用，从而影响胃内菌群成分。

Sanduleanu 等采用胃液细菌培养和胃黏膜病理检查方法对抑酸药治疗的胃食管反流病（gastroesophageal reflux disease，GERD）患者与未经抑酸药治疗的消化不良患者的胃液和胃黏膜细菌进行对比，发现经 PPI 治疗的 GERD 患者胃液内和胃黏膜中的非幽门螺杆菌明显增多，其中胃液内的口咽菌群（奈瑟菌属、链球菌属和棒状杆菌属）水平高于消化不良患者，且胃液内的细菌水平随着胃内 pH 的升高而升高。朱鸣等对胃黏膜活检标本进行细菌培养，发现胃黏膜内需氧菌和厌氧菌的菌落数随胃内 pH 的升高而升高。Shi 等对 GERD 患者的胃黏膜进行 16S rRNA 测序，发现 PPI 的使用可明显改变胃黏膜菌群的丰度和菌群结构。与非 PPI 治疗的 GERD 组患者相比，PPI 治疗的 GERD 组患者的胃黏膜菌群丰度降低，但菌群的 α 多样性在两组之间无明显差异；PPI 治疗的 GERD 组患者的胃黏膜中，球菌科、草酸杆菌科、鞘脂单胞菌科的细菌丰度明显升高；与短期使用 PPI 的患者相比，长期使用 PPI 的患者的胃黏膜嗜甲基菌属丰度更高。

胃内链球菌过度生长与功能性消化不良（functional dyspepsia，FD）相关，链球菌可能通过产酸、激活中性粒细胞、诱导促炎因子释放等方式促进 FD 患者的胃内炎症，从而加重消化不良症状，而 PPI 的应用常加重这种细菌的过度生长。Sterbini 等对具有消化不良症状的人群进行研究，将 24 名患者分为 PPI 治疗组和无 PPI 治疗组，在 PPI 治疗至少间隔 12 个月后复查胃镜，对胃黏膜进行 16S rRNA 基因测序分析，发现 PPI 治疗并不影响胃黏膜菌群的 α 多样性，而 PPI 治疗组患者胃黏膜的厚壁菌门，尤其是链球菌属的相对丰度比非 PPI 治疗组患者明显升高。

PPI 治疗导致胃内链球菌过度生长在其他疾病状态中同样存在。Parsons 等采用 16S rRNA 基因测序分析胃窦黏膜的菌群发现，经 PPI 治疗的幽门螺杆菌阴性胃炎患者与正常对照组相比，胃窦黏膜菌群在操作分类单元（operational taxonomic units，OTU）水平上的蓝细菌和链球菌明显增加，而普雷沃菌、卟啉单胞菌、密螺旋体、纤毛菌属、嗜血杆菌和梭杆菌明显减少。与上述研究结果一致，PPI 并不明显改变胃黏膜菌群的组成和多样

性。Vázquez 等在对瑞典人群进行胃镜检查时使用带保护套的一次性细胞刷对胃窦进行取样，随后进行细菌培养，发现经 PPI 治疗的患者细菌培养阳性率较正常对照组高，其中最常见的菌种是与口腔同源的链球菌，其次是奈瑟菌和流感嗜血杆菌。Rosen 等在对慢性咳嗽的儿童的研究中发现，PPI 治疗组和对照组之间胃液菌群的 Shannon 指数无明显差异，提示两组之间的菌群多样性和均匀性无明显差异，但与对照组相比，PPI 治疗组胃液中的链球菌丰度增加，并且链球菌的丰度与 PPI 的剂量呈明显正相关。这些研究均提示胃黏膜及胃液的链球菌属丰度升高是 PPI 治疗后的常见改变，可以作为 PPI 致胃菌群失调的生物标志物。

（二）益生菌对胃微生态的影响

益生菌（probiotics）是一种对人体有益的活性微生物，其通过调节肠道内菌群平衡，促进营养吸收，保持肠道的健康。益生菌制剂可以制成冻干片剂、成袋包装，或存在于酸奶中。益生菌不仅可以促进胃肠道健康，还可以通过改变胃内优势菌群的水平影响胃的微生态。

Zaman 等关于蒙古沙鼠的动物研究发现，幽门螺杆菌低定植率的蒙古沙鼠胃黏膜的研磨滤液对幽门螺杆菌的体外生长具有抑制作用，乳杆菌是蒙古沙鼠胃内的优势菌群，该研究分离出 3 个乳杆菌菌种，分别为罗伊氏乳杆菌（*Lactobacillus reuteri*）、约氏乳杆菌（*Lactobacillus johnsonii*）、鼠乳杆菌（*Lactobacillus murinus*），这三种乳杆菌在体外试验中均可以不同程度地抑制幽门螺杆菌的生长。Zhou 等通过聚合酶链反应（polymerase chain reaction，PCR）- 变性梯度凝胶电泳（denaturing gel gradient electrophoresis，DGGE）技术对重型颅脑损伤大鼠的胃黏膜菌群进行研究，发现颅脑损伤后胃黏膜菌群随着病程的延长而发生动态变化。在颅脑损伤后第 7 天，添加乳杆菌组大鼠的胃黏膜细菌丰度和多样性指数明显低于对照组和合生元组（乳杆菌＋纤维素灌胃），提示乳杆菌可能改善胃黏膜菌群紊乱。但该研究缺乏基线对比，因此乳杆菌对于胃黏膜菌群的影响仍待进一步研究。

Delgado 等采用重复序列聚合酶链反应和脉冲场凝胶电泳指纹图谱的方法在正常人的胃液和胃黏膜中分离出 19 种属于乳杆菌属的菌株，其中有 2 个菌株属于罗伊氏杆菌菌种，具有良好的耐酸性、抗幽门螺杆菌和抗氧化应激能力，有望作为益生菌治疗胃菌群紊乱。Del Piano 等对长期服用 PPI 的患者进行 4 种乳杆菌的益生菌组合联合 N- 乙酰半胱氨酸口服 10 天的治疗，结果发现 PPI 治疗后胃液内的细菌培养水平较对照组明显升高，且 PPI 治疗时间越长（连续服用 PPI 超过 12 个月），胃液细菌培养的水平越高。长期 PPI 治疗患者服用益生菌后，胃液内的乳杆菌水平较服用益生菌前明显升高，胃液细菌总量有所下降。之后该研究团队改良了益生菌治疗方案，调整为 4 种乳杆菌的益生菌组合治疗的方案，治疗 2 周后，发现长期服用 PPI 人群经益生菌治疗后，胃液中的细菌总数和大肠菌群水平明显下降。

（三）抗菌药物对胃微生态的影响

抗菌药物具有杀菌和抑菌作用，从而对胃菌群产生影响。单纯抗菌药物导致的胃菌群紊乱通常具有可逆性，长期应用抗菌药物可能合并胃内真菌感染，从而导致长期胃菌群紊乱。Savage 等通过动物研究，发现在饮用含有青霉素的水 24 小时之后，大鼠胃黏膜非分泌上皮内原有的乳杆菌减少，而酵母菌在胃黏膜非分泌上皮内的定植增加，而当停用青霉素 5 ~ 8 天或停用青霉素后立即给予纯化乳杆菌 2 天后，乳杆菌重新分布在胃黏膜的非分泌上皮，而酵母菌回到胃黏膜的分泌上皮内。Mason 等采用细菌培养和末端限制性片段长度多态性（terminal-restriction fragment length polymorphism，T-RFLP）方法对 C57BL/6 小鼠进行研究，发现饮用含有头孢哌酮的水 7 天后给予白念珠菌灌胃可以导致小鼠胃内白念珠菌的定植，而头孢哌酮联合白念珠菌灌胃可导致胃微生物群组成的长期改变，随着观察时间的延长，小鼠胃内的乳杆菌数量明显减少，而肠球菌出现过度生长。

（四）胃黏膜保护剂对胃微生态的影响

硫糖铝是含有氢氧化铝的硫酸蔗糖复合物，可解离为带负电荷的八硫酸蔗糖，从而形成一层薄膜覆盖在溃疡或炎症黏膜的表面，起到保护作用。Liu 等通过对幽门螺杆菌联合硫糖铝灌胃的小鼠进行研究发现，与正常对照组相比，幽门螺杆菌感染可导致胃菌群的 α 多样性、β 多样性降低，而加用硫糖铝虽能改善幽门螺杆菌导致的胃黏膜损伤程度，但不能明显改善胃菌群。

（五）其他药物对胃微生态的影响

Tseng 等回顾了 1996 ~ 2005 年参加健康保险的中国台湾人群的医疗记录，发现 2 型糖尿病患者，以及使用胰岛素治疗的 2 型糖尿病患者、使用钙通道阻滞剂的患者幽门螺杆菌的根除成功率均增加，研究者认为胰岛素的使用提示患者的疾病状态更重，因此服用抗幽门螺杆菌药物的依从性更高，而使用钙通道阻滞剂导致的胃肠道不良反应可能导致幽门螺杆菌的临床诊断率增加，因此相应人群的幽门螺杆菌根除比例增加。然而有关胰岛素和钙通道阻滞剂对胃内幽门螺杆菌的影响的研究较为缺乏，相关机制需要进一步研究。

综上所述，胃的微生态构成与遗传背景的关系不大，更多地是由环境、饮食、药物、疾病状态、幽门螺杆菌感染等非固定因素决定。与肠道微生态一样，饮食及药物因素是影响胃微生态的两个重要因素。不同于肠道微生态，目前关于饮食对胃微生态影响的研究仍较少，并以动物研究为主，进食的时间、胃排空的速度、饮食的成分及特殊饮食可导致胃内菌群发生变化。PPI、益生菌、抗生素等药物可影响胃菌群的丰度及组成。PPI 基本上不会影响胃菌群的多样性，但可导致链球菌等菌群丰度升高。抗菌药物具有杀菌和抑菌作用，其对胃菌群的影响一般是短期的。胃黏膜保护剂、胰岛素、钙通道阻滞剂是否对胃菌群产生明显影响有待进一步研究。饮食和药物对胃微生态的影响值得人们进一步关注及更多深入研究来阐明。

第六节　胃微生态与口腔和肠道微生态的关系

一、口腔微生态的定义及组成特点

（一）口腔微生态的定义

微生态即指"微生物群"，是由寄生在宿主表面和空腔的共生微生物细胞组成。口腔定植的微生物群由多种微生物组成，每种微生物都有其特定的营养和理化要求。口腔是仅次于胃肠道的人体第二大微生物组栖息地。虽然目前认为口腔微生物群包括真菌、病毒、原生动物和细菌等多种微生物，但细菌是其中最主要的微生物。分子生物学研究表明，成年人口腔中有 500 亿～1000 亿个细菌，主要有 600 多个类群。它们定居在不同的口腔部位，包括牙齿和黏膜表面（唇、颊、腭和舌）；这些不同的口腔环境中的每一个都有其影响微生物群组成的特性。虽然这些部位定制的细菌大部分是一样的，但不同部位也存在其特异性的菌群，如罗氏菌（Rothia）通常在舌或牙齿表面定植等。唾液冲洗这些区域的大部分，据报道平均每毫升唾液中含有约 1 亿个细菌细胞。大多数情况下，口腔微生物群与宿主和谐相处，处于共生状态，各种微生物种群数量及功能上的动态平衡，构成了人类最复杂的口腔微生态；然而，在某些情况下，这种关系可能会打破，转化为寄生，疾病可能随之发生。

虽然口腔中的微生物特别是细菌种类繁多，但其生长环境相对严苛。人的口腔是一个完整而复杂的生态系，不仅具有适宜微生物定植的温度、酸碱度，还有微生物生长需要的湿度及营养源，如唾液、龈沟液或食物残渣存留物等。另外口腔有复杂的解剖、理化因素等，均为口腔各类微生物生长、繁殖和定居提供了适宜的环境和条件。早期的显微镜研究已经表明，约 1/2 的口腔微生物群无法在体外培养。PCR 方法的引入为分析口腔微生态提供了实验条件，目前报道的口腔微生态中涉及的微生物，除了培养得到的结果，很多得益于 PCR 技术的应用。有研究报道称在 98 个健康成年人口腔牙菌斑中检测到 10 000 余种微生物表型，菌种数远超传统克隆和测序定义的 700 种；

也有学者认为，尽管存在多种口腔微生物表型，但健康口腔内有核心微生物的概念，即口腔内优势菌属。

（二）口腔微生态的组成特点

口腔微生物与宿主的相互作用既有有利的一面，也有不利的一面。有利方面包括对外源性微生物的抑制；阻止和限制外源性微生物的入侵；竞争营养物质；产生抑制性代谢产物；占据空间位置；降低口腔 pH；降低口腔氧化还原电势；诱导机体产生天然抗体等。不利方面主要有内源性感染为外源性感染提供条件；口腔 pH 与氧化还原电位改变；特殊酶的产生增加了宿主的过敏风险等。在一定条件下，细菌及其代谢产物可对牙齿和牙周组织产生破坏作用。口腔的微生态失衡会导致口腔疾病，如龋病、牙周炎、口腔黏膜疾病，以及全身疾病，如炎症性肠病、肝硬化、糖尿病、肥胖等。如作为最常见的口腔慢性传染病的龋病，以细菌为主要病原体，可导致牙齿硬组织慢性和进行性破坏。食物中碳水化合物的增加可能通过增加口腔细菌，特别是链球菌的数量，形成大量胞外多糖，在龋病的形成过程中发挥作用。口腔微生物区系的改变通常先于龋病临床症状出现，所以监测口腔微生物可以预防龋病。

1. 细菌　来自培养和分子研究的数据表明，人类口腔中生活着近 1000 种不同种类的细菌群。所有细菌并不是在同一个人的任何时候都存在，而一个特定的个体可以在其口中有 100～200 个细菌种类，但大多数物种对特定的位置是选择性的。1/3 以上的口腔细菌分类群仍有待培养和充分鉴定。另外，在人生的不同阶段，微生物群的主要成员已显示出从乳牙到恒牙的变化；变形杆菌在前一种情况下占优势，而拟杆菌、螺旋体等随着恒牙列的增加而增加。然而，到了成年，口腔微生物群似乎变得更加稳定。

2. 真菌　口腔真菌也具有多样性的特点。研究报道，念珠菌种类最常见（从 75% 的参与者中分离），其次是枝孢菌（65%）、金黄色葡萄球菌（50%）、酵母菌（50%）、曲霉（35%）、镰刀菌（30%）和隐球菌（20%）。已知其中 4 个主要种属对人类有致病性。低丰度属可能代表存在于口腔中的环境真菌，也可能只是从空气中吸入的孢子或与食物一起摄入的物质。培养结果提示每个个体口腔中的物种数介于 9 ~ 23。口腔内真菌种类多样性的临床相关性尚不清楚。在个体中存在给定的真菌分离物（如念珠菌、曲霉、隐球菌和镰刀菌）可能是使宿主易受机会性感染的第一步。例如，口腔念珠菌定植已被认为是免疫缺陷患者念珠菌感染的危险因素。

口腔作为消化道的入口，具有生理功能和解剖结构的复杂性，形成了特有的微生态环境，微生物与这一环境之间的关系密切并相互影响，直接影响口腔健康和口腔疾病的发生。而在口腔的不同部位又分为不同的生态集落区，如唾液、软组织黏膜表面、硬组织牙齿或义齿等，这决定了口腔微生态环境的复杂多样性及不可重复性。约 1/2 的口腔微生物是不可培养的，这些不可培养的微生物可能与口腔疾病和健康有关，但由于很多口腔生物体无法在体外培养，因此很难深入了解它们在健康和疾病中的作用。

二、胃及肠道微生态的组成特点

胃及肠道微生物群是人体不可分割的一部分。出生时获得的微生物群随着宿主的发育而平行发展，并在成年后一直保持其时间稳定性和多样性，直至个体消失。基因组测序技术和生物信息学的发展使人们能够更详细地探索微生物群的组成和功能。目前的证据表明，虽然胃肠道各部分的微生物群是相对保守的，但在不同的健康状况和不同的生命阶段，甚至不同的社会发达程度下，这些微生物群也是动态变化的。由于微生物群在人体的免疫、代谢和结构方面发挥着重要的基础功能，其对个体的身心健康产生重大影响，也是研究热点。近年来对益生元、益生菌、药物和粪菌移植的研究取得了巨大进展。在正常状态下，口腔作为消化道的入口，和消化道的微生物群落是动态平衡的。

消化道在功能和解剖学上分为胃、小肠和大肠，其各自的微环境和理化屏障特点决定了各自不同的微生物群。

（一）胃的微生态群

在很长一段时间，由于有胃酸屏障、胆汁酸回流、黏液层和胃蠕动，胃一度被认为是无菌的。1981 年，*The Lancet* 报道了胃中存在耐酸菌株，如链球菌、奈瑟菌和乳酸杆菌。1982 年，Robin Warren 和 Barry Marshall 发现了幽门螺杆菌，并于 1984 年对其正式命名。胃中超过 65% 的细菌起源于口腔。维勒内拉菌、乳酸杆菌和梭状芽孢杆菌等源自口腔的细菌具有耐酸性和暂时性的特点。健康人的胃内细菌通常分为 5 个主要的门，即厚壁菌门、拟杆菌门、放线杆菌门、梭杆菌门和变形杆菌门。在属水平上，健康人的胃以普雷沃菌、链球菌、静脉内拉菌、罗氏菌和嗜血杆菌为主。然而，胃微生物群的组成是动态的，受饮食、药物和疾病等因素的影响。预先存在的胃微生物群与幽门螺杆菌感染之间的相互作用可能会影响个体患胃病（包括胃癌）的风险。

有综述性研究显示，幽门螺杆菌作为胃部疾病最重要的危险因素，其形成胃微生物群的能力仍有待充分阐明。除了幽门螺杆菌引起的疾病，无法确定健康或疾病的主要胃微生物群特征。胃癌可以导致微生物群逐渐改变，引起口腔和肠道类群的富集，以及宿主胃黏液蛋白表达发生明显变化。质子泵抑制剂的使用增加了胃微生物群的丰度。减重手术与患者粪便样本中潜在致病性蛋白细菌种类的增加有关。

（二）小肠的微生态群

小肠分为三部分：十二指肠、空肠和回肠。十二指肠微环境的特点是存在胆汁酸和胰腺分泌物，食物的快速运输和充足的氧气限制了细菌密度和多样性。厚壁菌和放线杆菌是十二指肠的主要细菌门类。空肠细菌具有更多的多样性和定植密度，并主要支持革兰氏阳性需氧菌和兼性厌氧菌如乳酸杆菌、肠球菌和链球菌的生长。在向回肠过渡的过程中，细菌密度高达 109CFU/ml，并以需氧菌为主。相反，回肠远端靠近回盲瓣的地方则与结肠相似，充满了厌氧菌和革兰氏阴性菌。

小肠内的宿主 - 微生物相互作用，强烈影响免疫、代谢和内分泌功能。

（三）结肠的微生态群

结肠是未消化食物吸水和发酵的主要场所，这是由于食物运输缓慢和厌氧条件造成的。结肠的厌氧菌数量比需氧菌的数量多 100 ～ 1000 倍。细菌密度达到 10^{12}CFU/ml，主要由厚壁菌和拟杆菌组成。这两个细菌门的比例在生命的不同阶段甚至不同的病理生理条件下都可能发生变化。厚壁菌和拟杆菌的比例被认为是健康和疾病的预测标志物。在肠腔中，以类杆菌属、双歧杆菌属、链球菌属、肠杆菌科、肠球菌属、梭状芽孢杆菌属、乳杆菌属和瘤胃球菌属为主，而梭状芽孢杆菌属、乳杆菌属、肠球菌属和阿克曼菌属与黏膜有关。此外，有些病原体，如空肠弯曲杆菌、肠沙门菌、霍乱弧菌、大肠埃希菌和脆弱类杆菌可能存在于结肠中，其丰度较低（0.1%）。

三、胃微生态与口腔微生态的关系

（一）幽门螺杆菌感染和根除治疗可导致口腔微生物群落和结构的改变

幽门螺杆菌是胃内致病的主要微生物，也是影响或导致疾病的主要细菌。幽门螺杆菌通过多种途径在人与人之间传播，包括胃 - 口途径和粪 - 口途径，以及受污染的水和食物。有学者推测口腔作为幽门螺杆菌的储存库，可能参与细菌传播。唾液和牙菌斑中都曾检测出幽门螺杆菌的成分。如同其他口腔内的细菌一样，口腔中的幽门螺杆菌培养也相当困难。同时，尽管使用了分子生物学检测方法，如棋盘杂交、微阵列芯片和定量实时 PCR 来识别和分类目前无法培养的细菌已经成为可能，但仍有许多低丰度的细菌种类不能被这些方法检测到，因此限制了对口腔微生态多样性的全面和深入研究。

有学者研究了 24 名志愿者胃内幽门螺杆菌感染对白天和夜间人类口腔微生物群的影响。对口腔微生态的检查使用的是口咽拭子的分子生物学检测方法，分析晨起刷牙前和晚上刷牙前不同志愿者的口腔内微生物群的情况。结果表明，与阴性者相比，幽门螺杆菌阳性者口腔内假单胞菌和玫瑰单胞菌的丰度明显升高，而梭杆菌、梭菌、嗜血杆菌和链球菌的丰度明显降低。这些差别在白天采集的样本中尤为明显。这表明胃内的幽门螺杆菌可能影响口腔微生态包括条件致病菌的丰度。

有研究者对比了胃内幽门螺杆菌根除前后的口腔微生物群，这一研究同样采用了分子生物学检测方法。根据相对分类丰度来描述细菌的分布，唾液标本共检出 11 门 21 纲 36 目 68 科 138 属 440 种。6 个最丰富的门分别是变形杆菌（占总序列的 40.1%）、厚壁菌（31.6%）、拟杆菌（13.0%）、放线杆菌（7.4%）、梭杆菌（6.1%）和 TM7（1.0%），共占总序列的 99.2%。在属水平上，唾液微生物群以奈瑟菌、链球菌、嗜血杆菌、静脉内拉菌和普雷沃菌为主，平均相对丰度分别为 20.2%、16.5%、10.5%、8.0% 和 8.0%。在门水平上，幽门螺杆菌根除组梭杆菌的丰度较高。从属的水平上看，幽门螺杆菌根除组的纤毛杆菌、弯曲杆菌和假单孢菌的表达量较高，而未感染组的异普氏杆菌和聚集杆菌的表达量较高。对幽门螺杆菌阳性者根除后 2 个月再次进行唾液分析，发现根除组样本的个体内多样性低于根除前组。与基线样本相比，根除受试者样本的个体内多样性发生了明显变化。其中雷斯顿菌属、瘦素三孢菌属、鞘氨醇单孢菌属、纤毛杆菌属、原杆菌属和不动杆菌属在根除后增加，而赭杆菌属在成功根除后减少（$P < 0.05$）。在感染者减少的属中，异普雷沃菌、聚集菌、纤毛杆菌科、细小单胞菌和梭杆菌在根除后减少（$P < 0.05$）。在门水平上，梭杆菌门在根除后有所增加。因此作者得出结论，胃内的幽门螺杆菌感染没有改变唾液微生物群的丰度和多样性，但改变了唾液微生物群的组成结构。推测幽门螺杆菌很有可能通过自身的尿素酶改变胃内的酸性环境继而改变口腔 pH，从而影响口腔微生物群落和结构。在根除治疗期间使用 PPI 将进一步抑制胃内 pH，导致唾液微生物群的进一步改变。

（二）胃食管反流病可导致口腔微生物群落和结构的改变

有研究评估了胃食管反流病（GERD）患者

与非 GERD 患者唾液细菌群落组成和无机阴离子浓度的差异。两组的唾液微生物群主要由以下属组成：链球菌属、普雷沃菌属、卟啉单胞菌属、静脉内拉菌属、奈瑟菌属、嗜血杆菌属、梭杆菌属、罗氏菌属和瘦肉精菌属。然而，GERD 患者唾液标本中放线菌属、阿托菌属、气孔菌属、瘤胃菌科、脉内拉属和瘦素三孢菌属的相对丰度明显升高，而卟啉单胞菌属、吉美拉属、消化链球菌属和奈瑟菌属的相对丰度较低。人类唾液中氯化物、磷酸盐和硫酸根离子的浓度在所有受试者和取样时间之间存在差异。GERD 患者唾液中维氏菌属、纤毛菌属和放线菌属的相对丰度明显高于非 GERD 患者，而奈瑟菌属的相对丰度则低于GERD 患者（$P < 0.05$）。它们也是正常口腔微生物群的一部分，其中大多数可以生成各种有机酸，导致唾液 pH 降低，最终导致牙齿上的釉质降解和龋齿发生。同时，GERD 组唾液标本中细小阿托波菌的相对丰度明显高于正常对照组（$P < 0.05$）。细小阿托波菌作为阿托波菌属的代表，可从人类口腔中分离出来，并与口臭有关（作为人类消化系统某些疾病的标志，伴随着口腔中厌氧微生物数量的病理性增加和口腔异味）。这些细菌及其他许多细菌可能参与产生如包括挥发性硫化合物在内的恶臭化合物。

四、胃微生态与肠道微生态的关系

胃微生态与肠道微生态密不可分，构成胃肠道微生态的有机整体。人体内微生物群是随着宿主进化而来的，是人体不可分割的一部分。微生物群是在出生时获得的，并与宿主平行发展，在整个成年期直至死亡发挥重要作用。从解剖学结构来说，从胃到小肠、结肠是连续的通道，因此胃肠道的微生物群在某种程度上是"共享"的。一个世纪的研究表明，子宫、胎盘、羊水和胎粪是无菌的，出生后开始获得微生物群。在阴道分娩过程中，阴道内微生物进入婴儿胃肠道；剖宫

产出生的婴儿从母亲的皮肤中获得包括葡萄球菌、棒状杆菌和丙酸杆菌属在内的微生物。较低的微生物多样性和类杆菌延迟定植导致剖宫产婴儿易受某些病原体和特应性疾病的影响。出生后，母乳喂养的婴儿比配方奶粉喂养的婴儿通过母乳摄入更多的溶菌酶、免疫球蛋白、乳铁蛋白、聚糖、唾液酸和其他复合低聚糖。因此，母乳喂养婴儿的肠道菌群以双歧杆菌和乳酸杆菌为主，而配方奶粉喂养婴儿的肠道菌群以梭状芽孢杆菌、颗粒杆菌、柠檬酸杆菌、肠杆菌和嗜双歧杆菌为主。这些证据表明，阴道分娩和母乳喂养的婴儿与配方奶粉喂养的婴儿相比，肠道微生物更健康。到3 ～ 5 岁时，胃肠道的微生物群的结构和组成开始分化，并开始与成年人相似（40% ～ 60%），随着微生物群的变化，胃肠道的功能也从最早的乳酸利用到植物多糖消化、维生素生物合成和外源降解。如果成年后长期的饮食习惯、抗生素治疗、压力和病理生理学没有改变，已建立的微生物群的组成和功能将保持不变。

越来越多的证据表明，适宜的消化道微生物群是健康和长寿的基础。我国一项对百岁老人（100 ～ 108 岁）的研究表明，与 80 ～ 89 岁及90 ～ 99 岁年龄组的老年人相比，百岁老年人的蔷薇属和大肠杆菌的丰度明显升高，而乳杆菌、粪杆菌、副杆菌、蓖麻酸丁酯、粪球菌、巨单孢菌、三角菌、苏特勒菌和阿克曼菌的丰度明显降低。这些微生物群的变化可能与高纤维饮食相关。

现代生活方式和日益增长的环境压力给人类的生存带来了新的挑战。人类无法快速进化以适应这种变化。然而，人体，尤其是胃肠道微生态的动态调整变化很可能有助于适应环境的不断变化。有证据表明，与人体共生的微生物群落可能有助于人类健康。消化道作为人体重要器官，口腔、胃、小肠、结肠所组成的通路中连续的微生态群落与人体健康息息相关，对其进行深入了解将有助于人们在需要时制订有针对性的干预策略。

第七节 胃微生态与胃疾病的关系

胃微生态作为胃内微环境的一部分，在胃疾病的发生发展过程中具有重要作用。目前关于胃微生态与胃疾病关系的研究主要涉及慢性胃炎、胃癌、消化性溃疡、功能性消化不良等。

一、胃微生态与慢性胃炎

近年来，随着对胃微生态认识的逐渐深入，关于慢性胃炎与胃微生态关系的研究也在逐步展开。研究通过分析健康状态和慢性胃炎患者之间胃微生态的差异，进一步认识慢性胃炎的发病机制，并寻找潜在的治疗靶点。对于慢性胃炎与胃微生态的关系，大多集中在伴有或不伴有幽门螺杆菌感染的慢性萎缩性胃炎（chronic atrophic gastritis，CAG）及肠上皮化生方面，有关慢性浅表性胃炎及自身免疫性胃炎（autoimmune gastritis，AIG）的研究较少。研究表明，CAG患者胃内菌群的细菌丰度和多样性较健康者有所下降，而AIG患者的这两个指标则高于健康患者。幽门螺杆菌阳性胃炎患者的胃内菌群在门水平主要为变形菌门（Proteobacteria），而幽门螺杆菌阴性慢性胃炎患者和AIG患者胃内主要为厚壁菌门（Firmicutes）。

（一）幽门螺杆菌相关胃微生态变化与慢性胃炎的关系

幽门螺杆菌持续感染是大多数慢性胃炎的主要原因，而胃微生态与幽门螺杆菌在慢性胃炎的发生与进展中的协同作用在近10年才得以关注。主要集中在以下3个方面。

1. 不健康的胃微生态环境可能更易导致幽门螺杆菌感染，而部分益生菌及其代谢产物可能限制其定植。韩国的一项研究发现，与幽门螺杆菌阳性CAG患者比，幽门螺杆菌阴性CAG患者胃内蓝藻门（Cyanobacteria）高度富集。幽门螺杆菌阳性患者在根除治疗后，胃内蓝藻门菌的丰度未能提高。研究提示，蓝藻产生的多糖可阻碍幽门螺杆菌附着于胃黏膜。由此推断，蓝藻门丰富的微生物群可能对幽门螺杆菌感染具有保护作用。

2. 幽门螺杆菌感染会导致宿主胃微生态改变。幽门螺杆菌阳性CAG患者胃菌群与健康者相比，其多样性和除幽门螺杆菌以外其他微生物的丰度有所下降，特别是坦纳菌属（Tannerella）、密螺旋体属（Treponema）和普雷沃菌属（Prevotella）的丰度均明显下调。幽门螺杆菌根除治疗1年后，受试者胃菌群的多样性明显增加，但嗜血杆菌属（Haemophilus）、奈瑟菌属（Neisseria）和放线杆菌属（Parvimonas）的丰度明显下降。淡黄色奈瑟菌（Neisseria subflava）可以诱导胃上皮细胞系中IL-8产生，并可加速低酸性胃病的发展。根除幽门螺杆菌后胃微生态的变化进一步表明幽门螺杆菌可影响其他胃微生物的相互作用，并可能促进慢性胃炎患者胃内炎症和癌前病变的发展。

3. 胃微生态的组成与幽门螺杆菌的毒力及幽门螺杆菌相关胃炎的程度相关。动物实验表明，使来源于不同饲养环境（Charles River Lab和Taconic Farms两家公司）中生长的C57BL/6小鼠感染相同的幽门螺杆菌菌株后，Charles River Lab来源的小鼠胃炎程度和肠上皮化生率更高。对胃菌群测序后发现，两组小鼠之间乳杆菌属（Lactobacillus）的丰度存在明显差异，提示乳杆菌属对幽门螺杆菌感染性胃炎患者有保护作用。将幽门螺杆菌阳性浅表性胃炎和CAG患者的胃菌群相比较，发现CAG患者的轻型链球菌（Streptococcus mitis）和黏膜奈瑟菌（Neisseria mucosa）的比例增加，它们与幽门螺杆菌的相互作用可能是幽门螺杆菌感染者胃黏膜发生萎缩性病变的重要因素。三甲胺N-氧化物（TMAO）是一类重要的细菌代谢产物，肉类、蛋类、乳制品等食物也能少量产生。研究表明TMAO水平与全身炎症相关。在利用胃上皮细胞的研究中，相比阴性对照组及单纯给予幽门螺杆菌或单纯TMAO处理的细胞，幽门螺杆菌与TMAO联合可以明显增强与免疫炎症相关的 *il6*、*cxcl1*、*cxcl2*、*fos* 和 *c3* 基因的表达。

（二）胃内非幽门螺杆菌细菌与慢性胃炎的关系

并非所有类型的慢性胃炎均由幽门螺杆菌感染引起，幽门螺杆菌阴性慢性胃炎的胃微生态有其独特的特征，并可能参与胃炎的发生与发展。伊朗的一项研究表明，幽门螺杆菌阴性慢性胃炎患者的胃窦活检标本中铜绿假单胞菌（*Pseudomonas aeruginosa*）和金黄色葡萄球菌（*Staphylococcus aureus*）的定植比例明显高于幽门螺杆菌阳性慢性胃炎患者，尤其是铜绿假单胞菌，定植比例高达 91.8%，提示除幽门螺杆菌以外，其他细菌也可能引发局部胃黏膜的慢性炎症。一项比较了幽门螺杆菌阴性 CAG 患者与无明显胃炎患者的胃菌群后发现，前者厚壁菌门明显富集，而其他菌门的相对丰度均有所下降。在科水平方面，胃炎患者链球菌科（Streptococcaceae）、肠杆菌科（Enterobacteriaceae）相对丰度更高，而普雷沃菌科（Prevotellaceae）、梭杆菌科（Fusobacteriaceae）和丙酸杆菌科（Propionibacteriaceae）相对丰度则较低。对根除幽门螺杆菌 1 年后仍存在持续炎症的患者进行胃菌群测序，发现其鲁氏不动杆菌（*Acinetobacter lwoffii*）、咽峡炎链球菌（*Streptococcus anginosus*）和青枯菌属（*Ralstonia*）明显富集，而罗氏菌属（*Roseburia*）、鞘氨醇单胞菌属（*Sphingomonas*）和已知的益生菌普氏粪脂杆菌（*Faecalibacterium prausztnii*）减少或彻底消除。此外，消化链球菌属（*Peptostreptococcus*）和链球菌属等细菌与胃黏膜萎缩和肠上皮化生的发生和持续存在相关；菌群功能预测发现胃黏膜萎缩和肠上皮化生患者氨基酸和肌醇磷酸代谢增加，叶酸合成和 NOD 样受体（NOD-like receptor，NLR）信号减少。这一研究结果提示，在无幽门螺杆菌感染的情况下，胃内微生物在慢性胃炎及其进展中亦具有潜在作用。

AIG 患者也存在胃微生态紊乱的现象。AIG 患者胃中链球菌属、弯曲菌属（*Campylobacter*）和嗜血杆菌属的比例高于健康者，且出现了健康者不存在的孪生球菌属（*Gemella*）和博斯氏菌属（*Bosea*）定植。相比于 CAG，AIG 患者的厚壁菌门丰度更高，而变形菌门和蓝藻门丰度较低。与其他类型胃炎相比，AIG 患者的链球菌属、颗粒链菌属（*Granulicatella*）、（*Selenomonaus*）和芽孢杆菌属（*Bacillus*）丰度更高，其中颗粒链菌属和新月形单孢菌仅在 AIG 患者中被检出。

（三）调节胃微生态对胃炎的治疗作用

由于胃炎患者普遍存在胃微生态紊乱，调节胃微生态（如益生菌治疗）已成为胃炎患者潜在的治疗方式。多个单独使用益生菌或与抗生素联合使用以治疗幽门螺杆菌相关胃炎的临床试验表明，特定的益生菌治疗不仅可以提高临床上幽门螺杆菌的根除率，还可以减少抗生素治疗引发的副作用，维护宿主胃肠道菌群的平衡。乳酸杆菌（*Lactobacillus*）是公认的益生菌，具有抑制幽门螺杆菌对胃黏膜的黏附，以及减少与幽门螺杆菌相关的胃部炎症的作用。在幽门螺杆菌导致胃炎的小鼠模型中，给予植物乳杆菌 ZJ31616S 可降低幽门螺杆菌的相对丰度，同时降低黏膜 IFN-γ 和 IL-6 水平，提高 IL-10 水平，有利于黏膜损伤修复。应用罗伊氏乳杆菌 ATCC55730 的人体研究和细胞实验显示，此菌可抑制幽门螺杆菌和胃上皮细胞的相互作用，减弱幽门螺杆菌的尿素酶的活性。双歧杆菌是一种革兰氏阳性菌，已被证明具有免疫调节活性。双歧杆菌与胃肠道上皮细胞密切接触，形成生物屏障，阻止病原菌或条件致病菌的入侵，还可以通过产生抗菌肽来抑制幽门螺杆菌的定植与生长。关于益生菌治疗幽门螺杆菌阴性胃炎的报道非常有限，仅有的动物实验提示，罗伊氏乳杆菌 DSM17938 可以降低 $TRPV_1$ 受体的表达和 SP 水平，减轻小鼠胃黏膜氧化应激反应，发挥对酒精性胃炎的保护作用。

目前关于胃微生态与慢性胃炎之间关系的研究还处于起步阶段。更多关于菌群构成、变化及其作用机制的研究亟待深入。除细菌外，人类对胃部病毒或真菌在影响慢性胃炎发生、发展中的作用的认识仍然有限。

二、胃微生态与胃癌

幽门螺杆菌是胃内最主要的微生物，研究表明世界范围内至少 90% 的胃癌是由幽门螺杆菌感染引发的。幽门螺杆菌持续感染通过触发炎症级联反应，引起慢性胃炎，部分慢性胃炎患者可发展为萎缩性胃炎、肠上皮化生、非典型增生，甚至胃癌。幽门螺杆菌感染可通过多种机制促进胃癌的发生与发展。如影响胃黏膜上皮细胞的增殖和凋亡，导致腺体萎缩；诱导诱导型一氧化氮合酶的表达，产生大量的一氧化氮，造成 DNA 损伤等。此外，幽门螺杆菌的毒力因子，如细胞毒相关基因 A（cytotoxin associated gene A，CagA）蛋白和空泡毒素（Vacuolation toxin A，VacA）蛋白与胃癌的发生密切相关。CagA 可影响细胞间连接的结构和功能，破坏黏膜的完整性；还可通过触发致癌的 YAP 通路促进胃癌患者的上皮间质转化。VacA 可通过干扰线粒体的功能促进胃上皮细胞凋亡，VacA 诱导的自噬是其引起胃炎和促进胃癌的另一种机制。

随着基因组学和高通量测序技术的应用，曾经认为是无菌器官的胃被发现除了会感染幽门螺杆菌，还含有其他耐酸细菌。研究发现胃内菌群主要由变形菌门（Proteobacteria）、厚壁菌门（Firmicutes）、拟杆菌门（Bacteroidetes）、放线菌门（Actinobacteria）和梭杆菌门（Fusobacteria）组成。尽管世界范围内幽门螺杆菌的胃内定植率超过 50%，但只有 1% ～ 3% 的幽门螺杆菌感染者会发展成胃癌，根除幽门螺杆菌并不能完全阻止胃癌的发生。此外，目前幽门螺杆菌感染率呈下降趋势，但某些地区胃癌的发病率却未下降。这些均提示除幽门螺杆菌外的其他一些因素，包括胃内的细菌也参与胃癌的发生与发展。在无幽门螺杆菌感染的自发性胃癌胰岛素 - 胃泌素转基因（INS-GAS）小鼠模型中，与感染幽门螺杆菌和其他胃内微生物的小鼠相比，单独感染幽门螺杆菌的小鼠肿瘤的发生较为延迟，这提示除幽门螺杆菌外的其他细菌在小鼠胃癌的发生与发展中也起潜在作用。胃癌患者胃内除幽门螺杆菌定植外，还有许多其他细菌在胃黏膜或胃腔内定植。长期幽门螺杆菌感染或使用质子泵抑制剂（proton pump inhibitor，PPI）等药物可以减少胃酸分泌，导致胃内 pH 升高，酸屏障功能破坏，从而为其他细菌的定居和繁殖创造有利条件，这些微生物也能与胃黏膜发生相互作用。

研究显示非萎缩性胃炎、肠上皮化生和胃癌患者的胃内菌群有明显差异，其中菌群多样性从非萎缩性胃炎到肠上皮化生再到胃癌逐渐减低；幽门螺杆菌丰度降低，源于肠道及口腔的共生菌丰度增加，胃内的菌群失调存在动态演变，并与胃癌的进展相关。有证据表明，宿主胃内菌群和胃黏膜之间复杂的相互作用具有维持胃内环境稳态的功能，如菌群失调会导致炎症发生，会增加对病原体和疾病（包括癌症）的易感性。

（一）胃内微生物的多样性与胃癌的发展

微生物的多样性对于维持菌群结构的稳定起重要作用，但目前对于微生物多样性与胃癌发展阶段的关系尚未达成共识。有几项研究试图通过胃内微生物的多样性来表征不同严重程度的疾病，包括正常胃黏膜、CAG、肠上皮化生和胃癌。其中 2 项研究未发现胃癌患者和对照组之间胃内菌群门水平物种多样性指数的差异，如包括了 212 例慢性胃炎患者和 103 例胃癌患者的研究，通过对胃黏膜活检样本进行分析，未能发现两组之间黏膜菌群的 α 多样性（Chao1 指数和 Shannon's 多样性指数）存在明显差异。尽管这两个指标在胃癌和慢性胃炎患者之间没有差异，但与慢性胃炎患者相比，胃癌患者的黏膜细菌载量增加。这一发现支持低胃酸诱导的细菌载量增加可能在胃癌的发展中起作用。

另外一些研究发现，胃癌患者的胃内微生物多样性与对照组相比存在差异。我国一项包括 21 例浅表性胃炎、23 例 CAG、17 例肠上皮化生和 20 例胃癌患者的研究显示，具有肠上皮化生和胃癌患者的胃黏膜微生物含量明显减少。纳入了 81 例葡萄牙患者的研究也发现，与慢性胃炎患者相比，胃癌患者的微生物多样性明显降低。此外，Hu 等对 11 例中国患者使用宏基因组测序方法对胃内微生物进行分析。结果显示，与慢性胃炎患者相比，胃癌患者微生物的多样性明显降低。还有研究发现，胃癌患者胃内微生物多样性和菌群丰度是增加的。针对 31 例患有慢性胃炎、肠上皮化生或胃癌的韩国患者的胃内微生物分析结果发现，胃癌患者组胃内菌群多样性和丰度均高于另外两组。中国学者对 32 例受试者（12 例胃癌患者、

20 例功能性消化不良患者）的研究结果也得出相似结论。

以上研究主要比较了胃癌患者和胃病不同阶段患者胃微生物多样性的差异。Liu 等最近检测了 276 例胃癌患者的正常组织、瘤周组织和肿瘤组织，发现与正常胃组织相比，瘤周组织和肿瘤组织微生物的多样性和丰度明显降低。这提示胃微生物的丰度和多样性不仅随着胃黏膜从 CAG 向胃癌的进展而变化，而且同一患者胃内不同病变部位，胃微生物的丰度和多样性也不同。

（二）特定微生物在胃癌发生中的潜在作用

虽然胃内微生物的多样性与胃癌之间的关系尚不完全清楚，但有些研究已经表明特定微生物与胃癌之间存在关联。在属水平方面，胃癌组织中无色杆菌属（*Achromobacter*）、柠檬酸杆菌属（*Citrobacter*）、叶状杆菌属（*Phyllobacterium*）、梭状芽孢杆菌属（*Clostridium*）、红球菌属（*Rhodococcus*）和乳杆菌属（*Lactobacillus*）的相对丰度明显高于慢性胃炎；贲门腺癌组织中普雷沃杆菌属（*Prevotella*）、链球菌属（*Streptococcus*）、韦荣菌属（*Veillonella*）、嗜血杆菌属（*Haemophilus*）和奈瑟菌属（*Neisseria*）的相对丰度较非瘤组织明显升高。在种水平方面，胃癌组织中黑素普雷沃杆菌（*Prevotella melaninogenica*）、咽峡炎链球菌（*Streptococcus anginosus*）和痤疮丙酸杆菌（*Propionibacterium*）增多，幽门螺杆菌和单形拟杆菌（*Bacteroides uniformis*）减少。此外，最近一项研究也发现胃癌发展不同阶段微生物组成的变化，其中口腔消化链球菌（*Peptostreptococcus stomatis*）、咽峡炎链球菌（*Streptococcus anginosus*）、微小副单胞菌（*Parvimonas micra*）和卡氏肺孢子菌（*Dialister pneumosintes*）在胃癌进展中具有潜在的重要作用。以上结果表明，微环境中一些高丰度的细菌可能在胃癌的发生、发展中起重要作用。

（三）胃内非幽门螺杆菌细菌促进胃癌发生的机制

胃内非幽门螺杆菌细菌可能通过诱导炎性反应，影响免疫应答及代谢产物的作用，进而促进胃癌的发生。

在一项纳入 268 例胃癌患者和 288 例对照者的队列研究中，携带痤疮丙酸杆菌（*Propionibacterium acnes*）和普雷沃菌（*Prevotella*）相对丰度较高的个体患胃癌的风险明显高于非携带者。有研究表明，淋巴细胞性胃炎可能是由高丰度的痤疮丙酸杆菌引起，而与痤疮丙酸杆菌相关的淋巴细胞性胃炎产生促炎细胞因子，如 IL-15，可促进胃癌的发展。而普雷沃菌通过产生氧化还原蛋白诱导多种炎性反应，可能导致胃癌的发生。因此，可以假设，痤疮丙酸杆菌和普雷沃菌可能通过影响炎症条件促进胃癌的发生，但具体机制尚待进一步研究。

胃内非幽门螺杆菌细菌可通过多种机制影响宿主免疫应答，从而促进胃癌的发生和发展，包括触发 T 细胞对细菌抗原的反应，这些细菌抗原可以与肿瘤抗原交叉反应；或通过模式识别受体介导的抗炎作用导致肿瘤特异性抗原的识别等。近期一项研究表明，胃癌组织中含有丰富的梭状芽孢杆菌（*Clostridium*）、梭杆菌（*Fusobacterium*）和乳杆菌（*Lactobacillus*）。巨核梭菌（*Fusobacterium nucleatum*）已被证实在大肠癌、胰腺癌等癌变过程中具有潜在作用，可影响免疫细胞的功能和表型，如巨噬细胞、T 细胞、NK 细胞、树突状细胞、肿瘤相关的中性粒细胞等，从而形成有利于肿瘤生长的免疫抑制环境。

胃内非幽门螺杆菌细菌还可以通过其代谢产物如乳酸、亚硝酸盐、胆汁酸等影响胃癌的发生。研究表明，胃癌患者中产乳酸菌如链球菌（*Streptococcus*）、乳杆菌（*Lactobacillus*）和乳球菌（*Lactococcus*）等的丰度增加，这些细菌可增加活性氧和 N-亚硝基化合物等的产生，促进胃癌发生，而其产物乳酸可促进炎性反应、血管生成、新陈代谢和免疫调节，从而影响胃癌的结局。此外，胃癌患者中硝酸盐还原菌包括奈瑟菌（*Neisseria*）、梭菌（*Clostridium*）和葡萄球菌（*Staphylococcus*）等种类增加。硝酸盐还原菌会增加亚硝酸盐和 N-亚硝基化合物的浓度。研究发现，外源性亚硝基化合物在促进胃癌的发生、发展中发挥重要作用。另外，胆汁酸失衡也可影响胃癌的发生，当幽门括约肌受损或功能障碍时，胆汁酸可通过胆汁反流至胃。而梭状芽孢杆菌可能利用残留在胃中的初级胆汁酸产生次生胆汁酸，从而促进胃癌的发展。

总之，目前的多数研究证实，胃内微生态在胃癌的发生、发展和转移中发挥重要作用。胃内非幽门螺杆菌细菌可能通过诱导炎性反应、影响免疫应答及代谢产物（如乳酸、亚硝酸盐、胆汁酸）等机制促进胃癌的发生。

三、胃微生态与消化性溃疡

胃微生态的组成受幽门螺杆菌感染、抗菌药物、PPI 及胃黏膜炎症等因素影响，研究胃微生态的组成特点及其与上述因素的相互作用有望为胃微生态在消化性溃疡发病、治疗、预后中扮演的角色提供依据。

（一）消化性溃疡胃微生态的组成特点

目前仅有少数研究观察过消化性溃疡胃微生态的组成特点，具体见表 6-1。与健康胃黏膜组织的主要菌门相似，变形菌门（Proteobacteria）、拟杆菌门（Bacteroides）、厚壁菌门（Firmicutes）为胃窦及十二指肠溃疡患者胃和十二指肠黏膜组织中的优势菌门，但两者优势菌属不同。十二指肠溃疡患者中可发现主要存在于口腔和食物中的链球菌（Streptococcus）和奈瑟菌（Neisseria），且可能受肠道菌群多样性的影响，链霉菌（Streptomyces）等菌属的比例也明显高于胃窦部溃疡的患者。此外，研究提示，胃溃疡患者非幽门螺杆菌的定植率低于非溃疡性消化不良患者，胃窦部溃疡患者胃黏膜组织的菌群多样性低于十二指肠溃疡患者。

表 6-1　消化性溃疡胃微生态组成特点

文献	研究对象	幽门螺杆菌诊断方法	样本来源	样本检测方法	主要研究结果
Chen et al	18 例幽门螺杆菌阳性的胃窦溃疡或十二指肠溃疡患者	培养、组织病理学	胃及十二指肠黏膜组织	16S rRNA 高通量测序	幽门螺杆菌为胃窦部黏膜的优势菌属；除幽门螺杆菌外，普雷沃菌、奈瑟菌、链球菌也为十二指肠黏膜的优势菌属 胃窦部黏膜菌群多样性低于十二指肠黏膜
Hu et al	103 例患者：胃炎（n=23）、胃溃疡（n=21）、十二指肠溃疡（n=42）、反流性食管炎（n=4）、非溃疡性消化不良（n=13）	培养、聚合酶链式反应	胃窦和胃体黏膜组织	基质辅助激光解吸电离飞行时间	非溃疡消化不良患者的非幽门螺杆菌定植率高于胃溃疡患者
Khosravi et al	215 例患者：非溃疡性消化不良（n=185）、消化性溃疡（n=22）、胃癌（n=8）	培养	胃窦和胃体黏膜组织	基质辅助激光解吸电离飞行时间、16S rRNA 高通量测序	链球菌与消化性溃疡之间存在相关性

（二）胃微生态与消化性溃疡发病因素的相互作用

研究表明，幽门螺杆菌感染、长期服用非甾体抗炎药（non-steroidal anti-inflammatory drug，NSAID）可使黏膜侵袭因素与防御/修复因素之间失去平衡，在消化性溃疡发病中发挥重要作用。其中，胃酸在黏膜损伤中亦发挥重要作用。探讨胃内菌群与上述因素的相互作用有助于理解胃微生态在消化性溃疡发病中的作用。

幽门螺杆菌对菌群组成的影响结论不一。一项基于 16S rRNA 测序技术的研究显示，幽门螺杆菌阳性者变形菌门、螺旋体（Spirochetes）、酸杆菌门（Acidobacteria）的相对丰度增加，放线菌门（Actinobacteria）、拟杆菌门、厚壁菌门的相对丰度减少，约28%的菌群多样性变化可归因于幽门螺杆菌感染。另有研究报道，幽门螺杆菌阳性和阴性患者的胃内菌群组成没有明显差异。但该研究是通过培养诊断幽门螺杆菌感染，可能由于假阴性结果的存在导致结果偏倚。

NSAID 对胃微生态的影响尚不清楚。既往研究显示，不同NSAID药物类型可影响肠道菌群组成，但尚无研究评估NSAID类药物对胃微生态的影响。

胃内酸性环境可影响胃内菌群组成。胃黏膜组织及胃液的细菌计数与胃内 pH 呈明显正相关。胃酸分泌与萎缩性胃炎、PPI 药物干预、年龄等因素有关。服用 PPI 可增加胃内菌群多样性。与未治疗组相比，PPI 治疗后链球菌属、韦荣球菌科（Erysipelotrichaceae）和梭菌科（Clostridiales）胃内定植率增加。PPI 的上述作用可能是直接靶向微生物的质子泵或通过降低胃内酸度而间接影响胃内菌群组成。

（三）抗幽门螺杆菌治疗及微生态调节剂对胃微生态的影响

幽门螺杆菌感染可诱发胃黏膜炎性反应、胃酸分泌改变，导致胃微生态失衡。多项研究证实，根除幽门螺杆菌后胃内菌群多样性明显增加，幽门螺杆菌根除可增加乳酸杆菌（Lactobacillus）、柔嫩梭菌（Clostridium leptum）和肠杆菌（Enterobacteria）定植率，有利于恢复胃微生态。此外，多项益生菌联合四联方案的研究显示，添加益生菌虽未能进一步提高幽门螺杆菌根除率，但可降低治疗的不良反应。

胃微生态与胃酸、幽门螺杆菌等消化性溃疡发病因素密切相关，胃内菌群受胃内酸性环境影响，并可能通过与幽门螺杆菌相互作用参与胃十二指肠黏膜的损伤与修复过程，参与消化性溃疡的发生、发展。虽然目前胃微生态在消化性溃疡中的发病机制尚未明确，但了解胃内菌群在消化性溃疡中的组成及变化对消化性溃疡的有效治疗和预后改善有重要意义。

四、胃微生态与功能性消化不良

功能性消化不良（functional dyspepsia，FD）属于功能性胃肠病，罗马Ⅳ分类及诊断标准中提到低度炎症、消化道菌群改变及脑-肠轴功能均参与了 FD 的发生。近些年，胃内微生态和 FD 发病之间的关系受到关注。

胃微生物群的变化可能通过黏膜微生物群的代谢活动参与 FD 的发病机制和病理生理学，也可通过黏膜相关微生物群的代谢活动影响宿主的免疫-微生物相互作用。研究发现，与健康患者相比，FD 患者胃液中的普雷沃菌属（Prevotella）丰度明显较低，且缺乏酸杆菌门（Acidobacteria），而双歧杆菌（Bifidobacterium）和梭菌属（Clostridium）的丰度较高。在应用含有 LG21 的酸奶后，FD 患者胃液中普雷沃菌属的丰度明显提高，并且患者餐后饱胀感得到缓解（$r=0.52$，$P=0.009$）。还有研究显示，肠道内菌群的改变也会引起 FD 患者的症状，FD 患者中链球菌的相对丰度增加，厌氧菌属普雷沃菌、维勒内拉菌和放线菌减少。Fukui 等报道 FD 患者上消化道内肠链球菌增加，并且微生物群变化与上消化道症状相关，这些发现表明微生物群可能影响 FD 的病因和症状。幽门螺杆菌感染与 FD 之间的联系已被普遍接受，根除幽门螺杆菌对消化不良症状的改善已在不同的临床试验中得到证实。幽门螺杆菌参与 FD 的发病机制尚不清楚，可能和炎症、胃内菌群改变相关。研究发现幽门螺杆菌阳性患者胃液内变形杆菌增加，而放线杆菌、拟杆菌和厚壁菌减少，此外也有研究显示幽门螺杆菌可通过促进十二指肠嗜酸性粒细胞浸润参与到 FD 的发生过程中，但尚未得到完全证实。

尽管有上述研究揭示了胃微生态和 FD 发生存在相关性，但目前关于胃微生态如何参与 FD 发生和发展的研究仍然较少，未来还需更多研究进一步阐释两者之间的关联，并且需要一些临床试验来明确调节胃微生态对 FD 的治疗价值。

五、胃手术对胃微生态的影响

除以上疾病外，目前关于胃手术对胃微生态影响的研究也有一些进展。胃手术涉及对消化道结构的改造与重建，同时对人体生理功能也有重要影响。多项研究均提示，胃手术对胃内菌群组成的影响值得深入探讨。

胃液酸度、胃黏膜病理状态、胃动力状态等多种因素可以影响胃的微生态系统；其中，胃pH的变化被认为是最主要的影响因素。当胃液pH > 4时，胃液杀菌作用减弱，更多的耐酸菌增殖，形成新的胃微生态环境。胃大部切除术常用于远端胃癌患者；术后，患者失去了分泌胃泌素的胃窦和部分泌酸的胃体，使胃内的酸度明显下降。与术前相比，接受胃大部切除术的患者，胃内微生物的多样性更加丰富。在门水平方面，胃大部切除术后变形菌门（Proteobacteria）和放线菌门（Actinobacteria）微生物群明显减少，厚壁菌门（Firmicutes）明显增加；而在属水平方面，优势菌属由术前的螺杆菌属（Helicobacter）和罗尔斯特菌属（Ralstonia），转变为链球菌属（Streptococcus）和普雷沃菌属（Prevotella）。类似地，高选择性迷走神经切断术同样明显影响胃酸分泌，导致术后胃内菌群丰度明显上升。

消化道解剖的改变不但影响胃的酸度，同时也影响胃肠动力状态；胆汁反流是胃术后常见的并发症之一。Billroth Ⅱ式重建导致胆盐持续反流入胃，由此重塑胃的微环境，为能够代谢胆盐的微生物提供潜在的环境。Carboni 等的研究比较了 Billroth Ⅰ式和Ⅱ式重建对胃菌群的影响，后者胃内 pH 和总菌数皆明显高于前者，提示胆汁反流对胃微生态的潜在效应。Tseng 等研究表明，胃术后胃内菌群胆盐水解酶的水平增加。胃术后胃内大肠杆菌、粪链球菌、类杆菌、梭状杆菌、克雷伯菌定植增加；这些菌属能够使初级胆酸脱氢、脱羟、转化成次级胆酸，后者不仅具有在中性环境下破坏胃黏膜屏障的作用，同时也是辅助的致癌物质。因此，术后残胃菌群过度增殖并伴有胆汁反流，可能带来残胃癌变的风险。

胃术后胃内菌群 NO 还原酶（NOR）及 N_2O 还原酶（N_2OR）表达增加。NO 是细菌的一种有毒代谢产物，可以由活化的白细胞生成，介导杀菌效应，进而对抗胃黏膜的病原定植；而细菌通过 NOR，能够将对自身具有毒性作用的 NO 还原为 N_2O，并进一步在 N_2OR 作用下生成无害的 N_2。术后胃内菌群 NOR 及 N_2OR 表达增加，提示术后胃内菌群具有更强的 NO 解毒作用。这可能

是胃术后胃内菌群丰度上升的原因之一。

肥胖在全世界发病率日益上升，减重手术成为治疗病理性肥胖的一种重要选择，有关术式主要包括 Roux-en-Y 胃分流术（Roux-en-Y gastric bypass，RYGB）、袖状胃切除术（sleeve gastroectomy，SG）、胆肠分流术（bilio-intestinal bypass）等。RYGB 手术将胃分为近端和远端两个囊袋；而 SG 手术直接切除胃约 85% 的部分，其中包括大部分幽门螺杆菌定植区域和产酸细胞，适用于风险更高的肥胖患者。减重手术通过减少胃的容积、改建消化道，进而改变食物消化吸收的过程，并介导机体产生一系列复杂的内分泌和代谢改变，可以带来体重迅速下降的效果。研究表明，减重手术能够改变胃内菌群。Ishida 和 Faintuch 等研究了 RYBG 术后 2 个胃囊中胃微生态的改变，结果提示术后 2 个囊袋中培养出的细菌和真菌计数总数均较术前增加。术后近端胃囊 pH 为（7.0 ± 0.2），接近中性，革兰氏染色阳性需氧菌和厌氧菌的数量增加；而远端胃囊的酸度下降程度稍弱 [pH 为（3.3 ± 2.2）]，细菌总数增加程度也相对较低。上述改变可能与手术造成的胃酸分泌下降及总能量摄取的减低有关。而另一项术后随访时间平均达 14.7 年的研究提示，RYBG 术后胃囊内细菌过度生长持续存在，但患者均缺乏与细菌过度生长有关的临床症状（如腹泻、吸收不良、腹痛等）。

尽管胃手术对胃微生态的影响越来越受到关注，但目前大多数研究仍停留在探索两者的关联上，很少有研究深入探讨胃手术介导菌群改变的深层机制，且不同研究的结论不甚一致。这些问题背后的原因可能包括：①胃微生态的组成、分布、生理功能受到宿主年龄、生活习惯、药物等多重因素的影响，而手术通常伴随着一系列生活方式的调整和药物使用，研究难以厘清手术本身的效应；②胃内特殊的酸性环境对多数微生物有灭活效应，导致培养难以进行，且基于 DNA 的检测方法也可能受到细菌降解片段的干扰；③对胃内菌群的检测方法主要包括黏膜取材检测和胃液检测两种，均主要在内镜下进行，进镜沿途的微生物组可能对结果造成干扰；④和动物实验研究不同，目前对人体胃黏膜的活检取材，无

法区分不同层次的微生态组成（如上层黏液、下层黏液、上皮等），难以进行更加精细的分析。因此，仍需要更多高质量的研究以明确手术对胃微生态的影响及其影响机制。

（牟方宏　成　虹　陈　烨　林天雨
杨桂彬　高　文　崔梅花　张庄宜
张存正　陈　晨　段汝乔　朱玲玲
陶河清　段丽萍　胡伏莲　李孟彬）

参考文献

樊代明，2016. 整合医学：理论与实践. 北京：世界图书出版公司.

樊代明，2021. 整合医学：理论与实践7. 北京：世界图书出版公司.

郭飞，胡伏莲，贾博琦，1998. 幽门螺杆菌感染者胃黏膜癌前病变与 c-met 原癌基因蛋白表达的关系. 中华医学杂志，78(7): 488.

胡伏莲，2009. 消化性溃疡发病机理与治疗新理念 / 胡伏莲，周殿元. 幽门螺杆菌感染的基础与临床. 北京：中国科学技术出版社.

胡伏莲，2016. 论幽门螺杆菌感染的"共识"意见与"个性化治疗". 中华医学杂志，96(4): 241-243.

胡伏莲，2019. 从整合医学角度诠释幽门螺杆菌感染处理原则和策略. 中华医学杂志，99(20): 1521-1522.

胡伏莲，黄志烈，王菊梅，等，1996. 幽门螺杆菌的根除及其在十二指肠溃疡愈合和复发中的作用. 中华消化杂志，16(2): 106-107.

刘芸，滕贵根，王蔚虹，等，2019. 硫糖铝对幽门螺杆菌感染小鼠胃黏膜损伤的保护作用及其对胃肠菌群的影响. 中华医学杂志，99 (20): 1546-1552.

谢勇，吕农华，2018. 幽门螺杆菌感染与胃肠道微生态研究进展. 中华消化杂志，38 (4): 219-221.

杨志平，樊代明，2016. 整合医学的理论解析. 中华医学杂志，96(4): 247-249.

中华医学会消化病分会幽门螺杆菌学组，全国幽门螺杆科研协作组，2017. 第五次全国幽门螺杆菌感染处理共识报告. 中华消化杂志，37(6): 364-378.

中华医学会消化病学分会，2017. 中国慢性胃炎共识意见 (2017 年，上海). 中华消化杂志，37(11): 721-738.

中华医学会消化病学分会幽门螺杆菌学组，全国幽门螺杆菌研究协作组，2017. 第五次全国幽门螺杆菌感染处理共识报告. 胃肠病学，22(6): 346-360.

中华预防医学会微生态学分会，2020. 中国微生态调节剂临床应用专家共识 (2020 版). 中华临床感染病杂志，13 (4): 241-256.

周铖，孙鹏飞，解昕轶，等，2020. 质子泵抑制剂对消化道菌群组成变化的相关性研究进展. 南京医科大学学报 (自然科学版)，40(9): 1386-1390,1402.

周澄蓓，房静远，2018. 胃微生态组成及其影响因素的研究进展. 中华内科杂志，57(9): 693-696.

周敏，朱京慈，尹华华，2011. 乳杆菌对重型颅脑损伤大鼠胃内菌群的影响. 中华创伤杂志，27(7): 654-658.

朱鸣，吴本俨，宫媛，等，2010. 人体胃内细菌数量相关因素分析. 胃肠病学和肝病学杂志，19(3): 249-251.

Adak A, Khan MR, 2019. An insight into gut microbiota and its functionalities. Cell Mol Life Sci, 76(3): 473-493.

Chua EG, Chong JY, Lamichhane B, et al, 2019. Gastric Helicobacter pylori infection perturbs human oral microbiota. PeerJ, 7: e6336.

Coker OO, Dai Z, Nie Y, et al, 2018. Mucosal microbiome dysbiosis in gastric carcinogenesis. Gut, 67(6): 1024-1032.

Conti L, Borro M, Milani C, et al, 2021. Gastric microbiota composition in patients with corpus atrophic gastritis. Dig Liver Dis, 53(12):1580-1587.

Dorssman DA, 2016. 罗马Ⅳ功能性胃肠病 . 4 版 . 方秀才，侯晓华，译 . 北京：科学出版社,.

Ferreira RM, Pereira-Marques J, Pinto-Ribeiro I, et al, 2018. Gastric microbial community profiling reveals a dysbiotic cancer-associated microbiota. Gut, 67(2): 226-236.

Guo Y, Zhang Y, gerhard M, et al, 2020. Effect of Helicobacter pylori on gastrointestinal microbiota: a population-based study in Linqu, a high-risk area of gastric cancer. Gut, 69(9): 1598-1607.

He C, Peng C, Wang H, et al, 2019. The eradication of Helicobacter pylori restores rather than disturbs the gastrointestinal microbiota in asymptomatic young adults. Helicobacter, 24(4): e12590.

Ji Y, Liang X, Lu H, 2020. Analysis of by high-throughput sequencing: Helicobacter pylori infection and salivary microbiome. BMC Oral Health, 20(1): 84.

Lagier JC, Dubourg G, Million M, et al, 2018. Culturing the human microbiota and culturomics. Nat Rev Microbiol, 16(9): 540-550.

Li Q, Yu H, 2020. The role of non-H.pylori bacteria in the development of gastric cancer. Am J Cancer Res, 10(8): 2271-2281.

Malfertheiner P, Megraud F, O'Morain C, 2017. Management of Helicobacter pylori infection-the maastricht V/ Florence consensus report. Gut, 66: 6-30.

Miao R, Wan C, Wang Z, 2020. The relationship of gastric microbiota and Helicobacter pylori infection in pediatrics population. Helicobacter, 25(1): e12676.

Miftahussurur M, Waskito LA, El-Serag HB, et al, 2020. Gastric microbiota and Helicobacter pylori in Indonesian population. Helicobacter, 25(4): e12695.

Ozbey G, Sproston E, Hanafiah A, 2020. Helicobacter pylori infection and gastric microbiota. Eur J Hepatogastroenterol, 10(1): 36-41.

Park CH, Lee AR, Lee YR, et al, 2019. Evaluation of gastric microbiome and metagenomic function in patients with intestinal metaplasia using 16S rRNA gene sequencing. Helicobacter, 24(1): e12547.

Parsons BN, Ijaz UZ, D'Amore R, et al, 2017. Comparison of the human gastric microbiota in hypochlorhydric states arising as a result of Helicobacter pylori-induced atrophic gastritis, autoimmune atrophic gastritis and proton pump inhibitor use. PLoS Pathog, 13(11): e1006653.

Rajilic-Stojanovic M, Figueiredo C, Smet A, et al, 2020. Systematic review: gastric microbiota in health and disease. Aliment Pharmacol Ther, 51(6): 582-602.

Satoh Takayama N, Kato T, Motomura Y, et al, 2020. Bacteria-induced group 2 innate lymphoid cells in the stomach provide immune protection through induction of IgA. Immunity, 52(4): 635-649.e4.

Schulz C, Schutte K, Koch N, et al, 2018. The active bacterial assemblages of the upper GI tract in individuals with and without Helicobacter infection. Gut, 67(2): 216 - 225.

Serrano CA, Pierre R, Van Der Pol WJ, et al, 2019. Eradication of Helicobacter pylori in children restores the structure of the gastric bacterial community to that of noninfected children. Gastroenterology, 157(6): 1673-1675.

Shin CM, Kim N, Park JH, et al, 2021. Changes in gastric corpus microbiota with age and after helicobacter pylori eradication: a long-term follow-up study. Front Microbiol, 11: 621879.

Sung JJY, Coker OO, Chu E, et al, 2020. Gastric microbes associated with gastric inflammation, atrophy and intestinal metaplasia 1 year after Helicobacter pylori eradication. Gut, 69(9): 1572-1580.

Vasapolli R, Schutte K, Schulz C, et al, 2019. Analysis of transcriptionally active bacteria throughout the gastrointestinal tract of healthy individuals. Gastroenterology, 157(4): 1081-1092.

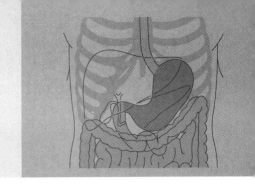

第7章　胃与相关脏器及其疾病

第一节　胃与食管

一、解剖生理关系

食管（esophagus）是连接在口咽与胃贲门部之间的肌性管道，经颈部和胸腔最终到达腹腔。在解剖位置上与胃毗邻，是胃的上位器官。在组织结构上，食管与胃相似，食管壁的4层基本结构由内向外依次为黏膜层、黏膜下层、肌层和外膜。

在发育学上，食管和胃均由内胚层形成的原始消化管分化而来。胚胎第4周时，随着颈的出现，以及心、肺的下降，食管迅速增长，表面上皮由单层变为复层，上皮周围的间充质则分化为食管壁的肌肉组织和结缔组织。第4～5周时，食管尾端的前肠开始膨大，形成胃的原基。随后，胃的背侧缘迅速生长，形成大弯侧，腹侧缘由于生长相对缓慢形成胃的小弯侧，胃大弯的头端膨起，进而形成胃底。

通常将食管下段、贲门、胃底统称为胃食管连接区，在生理上起到推动食团入胃和抗胃食管发流的作用。在此区域内，食管黏膜层的复层鳞状上皮与胃黏膜柱状上皮相连接，因外观呈锯齿状，故被称为齿状缘。食管下段的肌肉为内环外纵的两层平滑肌，在膈食管裂孔水平上下方存在一宽3～5cm的高压带，在生理状态下其静息压力为15～25mmHg，恒定高于腹内压，具有抗胃食管反流的括约肌的作用，故称为食管下括约肌（lower esophageal sphincter，LES）。

食管运动的基本形式是蠕动，分为原发性蠕动和继发性蠕动两类。原发性蠕动发生于食物吞咽时环咽部的收缩高压，并以2～4cm/s的速度向下传导，推动食团入胃。继发性蠕动起于食管体部，由食管扩张和某些刺激引起，具有协助食物排空的作用。食管运动的调节主要受神经支配，胃肠激素对食管运动亦有调节作用。

二、胃的功能状态与胃食管反流病

胃食管反流病（GERD）是胃内容物反流进入食管引起的一系列症状和并发症，以胃灼热、反酸为突出症状，也会引起耳、鼻、喉等部位的食管外相关症状。在临床实践中，根据内镜下表现，又将GERD分为糜烂性和非糜烂性反流病及Barrett食管，其中以非糜烂性反流病最为常见。GERD的发生是多因素参与的复杂病理过程，其确切机制尚未完全阐明。目前认为，胃食管交界处功能和结构异常、食管抗反流屏障减弱是最主要的病因。研究表明，各种原因导致胃的功能和状态异常是胃食管反流的重要诱因。

（一）胃排空障碍

胃的主要功能是混合食糜，并控制其流入十二指肠，当胃的分泌和运动功能受损时，不仅可以导致胃炎、消化不良、胃排空延迟等胃部疾病，还会诱发食管相关疾病的发生。

胃排空障碍在GERD的发生中具有重要作用，

有近 50% 的 GERD 患者伴有不同程度的胃排空延迟。胃排空延迟导致胃内残留食物和残留容积增加，以及胃腔与食管下段静息压力之间压力增大均提示胃食管反流与胃排空延迟有关。

早期的研究多采用超声波检查技术、24 小时 pH- 阻抗监测和放射性核素法测定胃排空功能，但由于在患者纳入标准和所使用膳食方面的差异，导致研究结果的差异性，但大多数研究均证明 GERD 患者与胃排空延迟有关。此外，还有研究发现，胃排空延迟与食管清除率受损及原发性食管蠕动失败的频率之间存在关联，提示 GERD 患者可能整个上消化道均存在运动功能障碍。近年来，随着电子工程技术的发展，新的高分辨胃电图技术（EGG）可以精确地反映机体自然的消化道运动过程。最新的一项纳入了 13 项研究 591 名受试者的荟萃分析显示，GERD 患者的餐前和餐后 EGG 记录时间较健康患者分别减少了 17.3% 和 18.7%，RE 和 NERD 患者的 EGG 异常率均明显高于健康患者。

如果将胃按功能分区，可以分为近端的食物储存容量区和远端的胃窦泵区。进食后，近端胃以松弛容纳食物，胃窦通过时向性收缩将食物挤压通过幽门。研究表明，胃动力异常导致近端胃内容物滞留增加，促进了 GERD 的反流发作，表现为进餐后近端胃张力恢复明显延迟和更明显的胃松弛扩张。其可能机制是长时间或过度的胃扩张和机械感受器刺激的增加，触发了更多与酸反流相关的 TLESR，诱导 GERD 的发生。

因此，在理论上，增强食管运动或胃排空应该可以减少反流的发生。国内外的专家共识意见也均认为促动力药可作为抑酸剂的辅助用药用于 GERD 的治疗。在一项伊托必利治疗 GERD 有效性和安全性的大规模临床试验中，仅在服药第 3 天胃食管反流的频率和严重程度均显著降低。我国的一项随机对照研究中，86 例 GERD 患者随机接受 PPI 联合多潘立酮（$n = 42$）和单用 PPI（$n =44$）治疗，结果显示前者症状改善有效率明显优于后者。Chen 等采用的随机双盲安慰剂交叉对照研究也显示莫沙必利在降低症状总积分、减少反流次数和时间等方面均优于安慰剂。最近研究表明，PPI 治疗有效和无效的患者胃酸抑制水平无明显差异，这说明残留胃酸在持续性胃食管反流症状中的作用不明显，提示除了增强胃酸抑制作用外，其他药物如促动力剂的使用是治疗 PPI 难治性胃食管反流病的基本途径。在一项纳入 14 项研究、1437 例患者的 META 分析中，PPI 联合促动力剂增加了 GERD 患者的症状缓解率（RR=1.185，95%CI：1.042 ~ 1.348，P=0.010），但并没有提高食管黏膜内镜下缓解率（RR=0.996，95%CI：0.929 ~ 1.068，P= 0.917）。

（二）胃内压升高

已知，肥胖是胃食管反流发生的独立危险因素，肥胖者发生 GERD 的风险是体重正常者的 2 ~ 3 倍，BMI 每增加 1 个单位，GERD 的风险就会增加 30%。而肥胖者易发生胃食管反流的一个重要因素就是胃内压升高。肥胖患者腹部堆积的脂肪会导致腹内压升高，进而导致胃内压升高，跨膈压差增大。研究表明，BMI 每增加 1 个单位，胃内压即升高 10%，且餐后胃内压升高增加了 GERD 患者胃酸反流量。研究发现，TLESR 在肥胖者中更为频繁，且与酸反流相关，与 BMI 和腰围存在剂量效应关系。也可以说，过度进食导致的胃胀可能会导致 TLESR 增加。因此，可以推断，各种原因导致的胃内压升高同样是 GERD 发生的诱因。

（三）胃肠激素

食管的运动除受神经系统的支配外，也受胃肠激素的调节。研究表明，胃肠激素与胃食管反流的发生密切相关，胃泌素、P 物质、蛙皮素、胃动素能够提高 LES 压力，促进食管运动；而胆囊收缩素、血管活性肠肽、生长抑素、阿片肽、促胰液素、胰高血糖素、抑胃肽等能够降低 LES 压力，抑制食管运动。

胃泌素主要由胃窦部的 G 细胞分泌，具有促进胃酸和胃蛋白酶分泌，促进胃窦和幽门括约肌收缩，促进胃肠运动和胆囊收缩的生理功能。胃泌素通过与 LES 平滑肌的 CCK-2 受体结合，促进 LES 收缩和食管的推进性蠕动。早期的一些研究提示，血清胃泌素水平较低，与 GERD 的发生有关。在 Lipshutz 等的一项研究中，GERD 组基础血清胃泌素和 LES 压力均明显低于正常对照组,当在胃内输注碱和葡萄糖混合液后,GERD 组刺激后的胃泌素增量和 LES 压力增量也明显低于正常对照组。该研究表明,胃泌素分泌不全是 LES 功能不全的一个重要原因,其机制可能与胃内酸度增高、反馈性抑制胃窦 G 细胞分泌胃泌素,使 LES 压力下降有关。意大利学者对比了 100 例 GERD 患者和 184 例消化不良患者的胃泌素 -17 水平,结果显示,GERD 组的胃泌素 -17 水平明显低于对照组。国内的研究也证实了这一点,在对 GERD 患者皮下注射人工合成的五肽胃泌素后,LES 压力明显升高,平均增幅达 4.0mmHg。有趣的是,研究并未发现注射后食管和胃内 pH 发生变化。

三、食管胃交界部肿瘤

食管胃交界部(esophagogastro junction,EGJ)是管状食管与囊状胃的结合部,位于 His 角水平的一个解剖学区域。关于 EGJ 的定义,生理学和病理学观点又略有不同,生理学观点认为 EGJ 是食管下括约肌最远端的边界,病理学观点则认为 EGJ 是食管鳞状上皮和胃柱状上皮的交界处。因解剖学和组织学的复杂性,该区的命名和定义略显混乱。WHO 对食管胃交界部肿瘤(esophagogastric junction cancer,EJC)的定义为:肿瘤中心居于 EGJ 上下 5cm 范围内,且肿瘤本身须跨越或直接接触 EGJ,两者缺一不可。我国 2018 年食管胃结合部腺癌(AEJ)外科治疗专家共识也明确指出,EGJ 为管状食管与囊状胃结合处所在的虚拟解剖交界线,且解剖交界线可以与组织交界线不重叠。但传统意义上我国仍习惯视食管胃结合部为“贲门部”。从解剖学角度看,贲门是以从贲门切迹至胃与食管右缘连续处所做的连线作为标志,国内临床外科常以此作为胃和食管的分界。但是,从食管胃黏膜线来看,胃与食管的分界在解剖学分界之上。在组织来源上,发生在该区肿瘤可能来源于食管下段黏膜,也可能来源于近端胃黏膜,而国内既往多根据病理类型来诊断,即鳞癌为食管癌,腺癌为贲门癌。近年来随着研究的进展,国内外多倾向于使用“食管胃交界部肿瘤”的说法,但学术界对此仍有争议。

目前,国际上对 EJC 的分型方法主要有 Siewert 分型及 Nishi 分型。Siewert 分型为 1987 年德国学者 Siewert 提出,主要包括肿瘤中心位于 EGJ 上下 5cm 的腺癌,共分 3 型,分别为:①Ⅰ型,肿瘤中心居于 EGJ 以上 1 ~ 5cm;②Ⅱ型,肿瘤中心居于 EGJ 以上 1cm 至以下 2cm;③Ⅲ型,肿瘤中心居于 EGJ 以下 2 ~ 5cm。该分型目前在国际上被广泛使用。Nishi 分型只强调肿瘤部位,未对病理分类进行区分,且范围仅局限于 EGJ 上下 2cm。因此仅局限于在日本使用,其他国家很少使用。

国际抗癌联盟 / 美国肿瘤联合会(UICC/AJCO)和第 8 版胃食管交界部肿瘤 TNM 分期系统规定肿瘤中心位于 EGJ 以下 2cm 近侧(含 2cm)且侵犯 EGJ 的按照食管癌进行分期;肿瘤中心位于 EGJ 以下 2cm 以远,无论是否侵犯 EGJ,均按照胃癌进行分期。按此标准,Siewert Ⅰ型和Ⅱ型肿瘤应按照食管癌进行分期和治疗,而 Siewert Ⅲ型肿瘤则应按照胃癌进行分期和治疗,对于早期肿瘤(Tis,T1a)可行内镜下黏膜切除术。

食管胃结合部肿瘤的治疗仍以手术为主,尽管国内指南并未推荐对局部进展期预期可 R0 切除患者行新辅助放化疗,但已有临床研究显示,与单纯切除相比,整合治疗可明显提高伴有局部病变的食管癌和 EGJ 肿瘤患者的存活率。早年英国的一项临床试验比较了患者单独手术与化疗联合手术治疗之间的总生存率差别,结果显示,联合治疗组在 5 年内存活率提高 13%。而在法国的一项类似临床试验中,接受新辅助化疗的患者存活率提高了 14%。在荷兰的 CROSStrial 临床研究中,对术前接受化疗和放射治疗的患者与只接受手治疗术的患者进行比较,结果显示新辅助治疗组切缘阴性的切除率和总生存率均更高。综上,目前虽尚无理想的食管胃交界部肿瘤标准治疗方式,但临床上应聚焦于基于肿瘤分期分型的整合治疗。

无论是西方国家还是我国,食管胃交界部肿瘤的发病率均有上升。根据美国国立癌症研究所的数据,1975 ~ 2001 年 EGJ 鳞癌呈下降趋势,而食管胃结合部腺癌(AEG)呈逐渐上升趋势。日本的研究提示其可能原因是人幽门螺杆菌感染率及慢性萎缩性胃炎患病率下降，反流性食管炎和 Barrett 食管发病率上升。我国尚缺乏相应的大规模流行病学调查研究，但现有资料显示，国内食管胃交界部肿瘤（贲门癌）高发于食管癌和胃癌高发区，流行趋势与食管癌和胃癌相反。由此推测经济社会的发展和人群生活方式的改变是发病率变化的主要原因，如幽门螺杆菌感染率下降、饮食结构的变化等。

由于食管胃结合部解剖位置特殊，对于该区域的肿瘤在分期、分型、治疗模式等重大问题上均存有争议。研究显示，我国食管胃交界处肿瘤主要起源于近端胃贲门处，具有独特的流行病学特征。目前，中国人群 EGJ 肿瘤的发生机制尚不清楚，适合中国人的分型分期体系亦未建立。诸多问题还需进一步研究，以期更多的患者从中获益。

第二节　胃与肠道

胃位于膈下，向上通过贲门与食管相接，向下通过幽门与肠道相通。肠道是指从胃幽门至肛门的消化管，是消化道中最长的一段，也是功能最重要的一段。哺乳类动物的肠道包括小肠和大肠。小肠分为十二指肠、空肠及回肠。大量的消化作用和几乎全部消化产物的吸收都是在小肠内进行。大肠分为盲肠（包括阑尾）、升结肠、结肠右曲、横结肠、结肠左曲、降结肠、乙状结肠、直肠。大肠的主要功能是浓缩食物残渣，形成粪便，再通过直肠经肛门排出体外。胃和肠均作为人体内重要的消化器官，且两者相邻相通，因此在多个方面都有紧密的联系。

一、胃肠道消化酶

在胃与肠道的消化过程中，消化酶发挥了重要作用。消化酶合成和分泌时多采用无活性的前体形式，即酶原，而后在合适的部位被激活转变为有活性的酶。胃主细胞合成和分泌胃蛋白酶原。在胃腔内，经盐酸或已有活性的胃蛋白酶作用后被激活，胃蛋白酶原发生去折叠，使其可以以自催化的方式对自身进行剪切，从而生成具有活性的胃蛋白酶。其转变为胃蛋白酶后能够将蛋白质分解成䏡、陈及少量多肽。随后，生成的胃蛋白酶继续对胃蛋白酶原进行剪切，产生更多的胃蛋白酶。这种在没有食物消化时保持酶原形式的机制，避免了过量的胃蛋白酶对胃壁自身进行消化，是一种保护机制。该酶在胃内酸性环境下（pH 为 0.9～1.5）具有较高的活性，当胃蛋白酶随食物

进入小肠后，在胰液、胆汁及肠本身分泌液的混合下，在中性或碱性 pH 下该酶不可逆地失活。生理情况下胰腺合成和分泌大量的消化酶原，多种无活性的胰酶原（胰蛋白酶原、淀粉酶原、脂肪酶原、弹性蛋白酶原、磷脂酶原、糜蛋白酶原等）在腺泡细胞粗面内质网合成，转运至高尔基体，后形成消化酶原颗粒。腺泡细胞在各种生理刺激下，促使酶原颗粒释放，经胰管、十二指肠乳头进入十二指肠，在肠激酶的作用下被激活，发挥其消化食物功能。不同的营养物质在消化道中被不同的酶消化。

（一）蛋白质

蛋白质的消化与吸收主要发生在胃与小肠。在胃蛋白酶的作用下，胃中的蛋白质和多肽开始消化。胃酸改变胃蛋白酶原的构象，使其自身裂解，在胃中成为活性胃蛋白酶；胃酸还能使蛋白质变性，使其构象改变，部分展开，蛋白酶能更好地接触到蛋白质的肽键。胃蛋白酶在不同的裂解点开始将蛋白质水解成较小的多肽 -1。胃蛋白酶对部分蛋白质羧基提供的肽键具有更高的剪切特异性，如芳香族氨基酸（酪氨酸、苯丙氨酸、色氨酸和亮氨酸）。胃蛋白酶在胃内能够消化饮食中 10%～15% 的蛋白质，更多的蛋白质和多肽依赖于肠道内消化。

当食糜进入小肠时，胰腺蛋白酶与分泌的碳酸氢盐通过奥迪括约肌排入十二指肠，碳酸氢盐开始中和胃酸，并将 pH 提高到更适宜胰腺蛋白酶活性的水平。胰腺蛋白酶都是以酶原形式分泌，

在胰腺内不会被激活，从而避免胰腺炎的发生。胰腺是消化系统中蛋白酶的主要来源，包括胰蛋白酶原、糜蛋白酶原、弹性蛋白酶原、羧肽酶原等，用于消化摄入的蛋白质。肠肽酶（故称肠激酶）是空肠内一种拥有刷状边缘的酶，其在胆盐作用下被激活。在小肠中，胰蛋白酶原被肠肽酶裂解，形成胰蛋白酶；胰蛋白酶能够催化其他酶原，使其裂解成活性形式。胰腺的多种蛋白酶能够将多肽裂解成寡肽和氨基酸。胰蛋白酶是最具有特异性的，能剪切赖氨酸或精氨酸旁的肽键。胰凝乳蛋白酶的特异性较低，会剪切疏水性氨基酸附近的肽键。弹性蛋白酶剪切丙氨酸、甘氨酸和丝氨酸旁的肽键。

除胰腺外，肠细胞也能产生几种氨肽酶、2 种羧肽酶、2 种内肽酶和 γ- 谷氨酰转肽酶 4，在胃和胰酶最初水解复杂蛋白质后，这些酶能够有效地消化小分子肽类。羧肽酶从肽链的羧基末端去除氨基酸，羧肽酶 A 特异性剪切释放缬氨酸、亮氨酸、异亮氨酸和丙氨酸，羧肽酶 B 特异性剪切释放碱性氨基酸精氨酸和赖氨酸。多肽和蛋白质在经蛋白酶消化后，所得分解产物包括游离氨基酸（30%）和包含 2 ~ 8 个氨基酸的寡肽（70%）。一些寡肽位于游离氨基端，被位于肠道刷状缘细胞膜上的氨肽酶进一步水解成游离氨基酸、二肽和三肽。随后吸收性肠细胞刷状缘膜在特异性转运蛋白介导与促进下，吸收氨基酸、二肽和三肽。

（二）脂类

在口腔中，脂类的消化首先通过舌腺产生的舌脂酶开始。在胃中，主细胞产生的胃脂酶继续进行脂类的消化。脂类的水解开始于胃，后在十二指肠由胰液中的脂肪酶完成。脂肪乳剂进入肠道前，胃脂酶能够消化 10% ~ 30% 的脂肪酸。进入肠道后，它们与来自胰腺的消化酶和胆汁混合。胰腺能够分泌多种脂肪酶，消化食物中的脂肪。在十二指肠中，脂肪的存在会刺激胰酶的分泌（包括脂肪酶和酯酶），同时导致胆囊收缩及 Oddi 括约肌松弛，从而释放胆汁和胰液。胆汁和胰液都通过十二指肠上部的 Oddi 括约肌进入肠腔后，胆盐、磷脂和胆固醇能够包裹分散的脂肪颗粒，形成稳定的乳状形式，从而防止分散的脂肪颗粒再

次聚结。由于消化脂肪酶已被证实在水油分界线上更容易发挥功能，所以将食物中的脂肪转化为乳状液的细小油滴增强了脂肪酶的作用。较小的脂肪小球具有更大的表面积，更容易被活性胰酶进一步分解。与胃蛋白酶不同，胰脂酶是以活性形式分泌的，是促进脂类消化的必需酶。胰磷脂酶以原磷脂酶的形式分泌，并被胰蛋白酶激活。胰腺脂肪酶能够与摄入脂肪结合，有助于三酰甘油进入脂肪酶发挥水解功能的活性部位。胰腺脂肪酶还可以防止胆盐使脂肪酶失活。胰腺脂肪酶水解甘油部分第 1 位和第 3 位脂肪酸，产生游离脂肪酸和 2- 单甘油酯。食物中胆固醇在羧酸酯水解酶转化为脂肪酸。类似，食物中胆固醇由羧酸酯水解酶（也称为胰酯酶、胆固醇酯酶或溶血磷脂酶）去除，磷脂酶 A2 将食物中的磷脂分解成游离脂肪酸和溶血磷脂。三酰甘油通常被空肠上部的胰脂酶 / 脂肪酶消化。在人体研究中，胃脂肪分解从饮食三酰甘油中释放出 10% ~ 30% 的脂肪酸。三酰甘油的消化的产物脂肪酸能够通过一系列物理化学改变，从而抑制胃脂酶的脂解作用。胃的脂解作用促进了胰腺脂肪酶随后的水解。在胰腺功能不全的情况下，胃脂肪酶可以部分弥补胰腺脂肪酶的不足。早产儿和新生儿胰腺脂肪酶生理缺陷时，可依靠胃脂酶有效消化膳食脂肪。胃脂酶提供了囊性纤维化患者水解和吸收残余脂肪的能力。此外，在这些患者的十二指肠中，胃脂酶以高活性形式存在。类似的结果也出现在患有慢性胰腺炎的成年人中。现有研究显示，该类患者十二指肠中的胃脂酶活性增高，且胃脂酶水解了约 30% 的膳食脂肪酸。

二、胃肠道菌群

近年来，随着对胃肠道微生物相关研究的深入，曾经被忽视的胃肠道这一组成部分对个体健康的重要性越来越被重视。尽管人类微生物群在个人内部和人与人之间有很大的差异，但当这种变化被划分为群体类型时，其可进行相互预测，并体现不同生活史的特征。在健康的胃肠道中，一个独特而稳定的微生物群落遍布每个胃肠道区域，并形成许多功能。在胃中，菌落形成单位（CFU）

的浓度为 10^3 个 /ml；在小肠中，菌落形成单位的浓度为 $10^2 \sim 10^9$ 个 /ml；在大肠中，菌落形成单位浓度为 $10^4 \sim 10^{12}$ 个 /ml。共生微生物区系和宿主是胃肠道连续体中一个独特的实体，其中任何一个成员的变化都能影响整体的动态平衡。

（一）胃微生物群

胃内环境是最为极端的，胃内高酸性环境使得存活微生物种类少，数量也少。已有研究发现胃液标本中的主要菌类为拟杆菌和放线杆菌，而胃黏膜标本中以厚壁菌和变形杆菌为主。幽门螺杆菌是特例。幽门螺杆菌是一种革兰氏阴性病原体，在世界各地广泛存在。幽门螺杆菌能够通过脲酶活性，中和胃环境中的酸，从而耐受和定居在恶劣的胃内条件下。幽门螺杆菌是胃微生物群的重要成员，与胃内各种病理状态（如慢性胃炎、消化性溃疡、胃癌和胃淋巴瘤）的发展有关。这是胃微生物区系中最重要的组成部分，是该区域特有的，也是研究最多的。胃肠道微生物菌群丰度和幽门螺杆菌丰度改变有关。幽门螺杆菌感染者体内的微生物丰度持续下降，阳性个体的微生物谱发生了巨大变化，幽门螺杆菌占细菌测序读数的 70% ～ 97%。在对胃活检组织进行的温度梯度凝胶电泳分析后，鉴定出肠球菌、链球菌、葡萄球菌和口腔球菌，它们属于呼吸道和口腔的正常微生物群。有研究鉴定胃黏膜菌群发现 128 个不同的菌门，其中变形杆菌、纤毛杆菌、类杆菌、放线杆菌和梭杆菌为主要菌门；在这 128 个菌门中，不能在培养基中生长的细菌占 50%，而 67% 的细菌也存在于口腔中，这表明口腔 - 食管物种有可能在胃中定植。总体而言，需要进一步的证据来验证是否有特定的胃微生物区系（不包括幽门螺杆菌），以及是否有来自胃以上消化道区域的污染。

幽门螺杆菌感染与胃微环境的变化有关，反过来会影响胃的微生物区系组成，但也可能引发肠道微生物区系的变化。有研究利用幽门螺杆菌感染 6 个月以上小鼠构建模型，观察发现虽然幽门螺杆菌感染影响局部胃环境，但它也可引起全身性影响，改变结肠微生物区系。肠道本身微生物菌群主要包括 4 个微生物门，分别是厚壁菌、类杆菌、变形杆菌和放线菌，占肠道微生物区系的 98%，可分为 3 大类严格厌氧菌群，包括类杆菌、梭菌属群 XIV a（如拟球梭菌）和梭菌属群 IV（柔嫩梭菌类群）。但事实上，在幽门螺杆菌感染后，小鼠胃内细菌种类转变为结肠优势菌群，如类杆菌、普雷沃特氏菌和梭状芽孢杆菌等；而在未感染的小鼠中，乳杆菌属占优势。在蒙古沙土鼠感染幽门螺杆菌 14 个月后，发现患有严重的胃部疾病如萎缩性胃炎和癌前病变的蒙古沙土鼠盲肠中大肠杆菌、肠球菌及类杆菌和普氏杆菌属负荷增加。除此之外，研究还发现，长期感染表现为 IV 型分泌系统完整的幽门螺杆菌野生株会导致远端未发生炎症的消化道区域微生物系明显改变，但不会导致近端易发生炎症的消化道微生物系组成出现明显变化。幽门螺杆菌诱导的胃部免疫相关病变，如低盐酸和高胃泌素血症，可能会引起大肠微生物区系的变化，但确切的潜在机制需要进一步揭示。总体而言，我们可以推测幽门螺杆菌对消化道系统有特殊的影响。它能影响人体系统的所有重要途径，也能影响消化道的微生物区系组成。这可能会导致肠道共生微生物的正常功能发生变化，从而导致消化道新的生理平衡。

（二）幽门螺杆菌与肠道疾病

幽门螺杆菌作为消化道溃疡（胃溃疡和十二指肠溃疡）的病因，已被大量研究所证实。在活动性十二指肠溃疡患者中，幽门螺杆菌的根除与胃窦生长抑素免疫反应细胞（D 细胞）数量的增加及生长抑素 mRNA 数量的增加有关，即与胃生长抑素合成和释放的增加有关。幽门螺杆菌引起十二指肠溃疡的发病机制取决于炎症，与 Th1 获得性免疫反应和激素变化有关，包括高胃泌素血症。胃窦为主的炎症导致非炎症的胃腺体产生的酸增加，易导致十二指肠溃疡。现有研究证实了结直肠癌与幽门螺杆菌感染之间呈正相关。有研究通过多重血清学分析法分析了结肠癌病例确诊前的血清样本及来自前瞻性队列无癌对照样本，各 4063 例，发现幽门螺杆菌毒力因子 VacA 特异性血清阳性患者患结肠癌的概率增加 11%（OR：1.11；95%CI：1.01 ～ 1.22），且随着 VacA 抗体水平的升高，患结肠癌的风险明显增加。在 15.6

万人的大型横断面研究中发现，幽门螺杆菌胃炎增加了结肠肿瘤的风险，包括结肠增生性息肉、腺瘤性息肉、晚期腺瘤、腺癌等。一项回顾性队列研究发现，持续幽门螺杆菌感染的患者发生结直肠腺瘤的风险高于根除组（RR：3.04，95% CI：1.899，5.864），未感染幽门螺杆菌的患者结直肠腺瘤发生比例与根除组相似。代谢综合征与胰岛素抵抗密切相关，胰岛素抵抗是代谢异常的主要机制，幽门螺杆菌感染被认为是其中的促进因素。幽门螺杆菌感染被认为与胰岛素抵抗、代谢综合征（包括腹部肥胖、2 型糖尿病、血脂异常、高血压等）存在联系。幽门螺杆菌感染合并代谢综合征特征（如 HbA1c 升高、高血压等）与结肠腺瘤风险增加密切相关。因此，有学者推荐患有幽门螺杆菌相关代谢综合征的患者可能需要更早的进行结直肠癌筛查。在幽门螺杆菌感染的过程中，其能够有效地逃避先天免疫检测，保持持续感染状态，并持续定植在人类宿主。幽门螺杆菌可通过调节免疫细胞核免疫因子诱导免疫耐受和局限炎症反应。目前已有研究表明，人群中幽门螺杆菌带菌状态与一系列自身免疫性疾病呈负相关，抗幽门螺杆菌感染的治疗与自身免疫性疾病的风险明显增加相关。近年来，两项 Meta 分析研究发现，幽门螺杆菌感染对炎性肠病（inflammatory bowel disease，IBD）的发展具有保护作用，血清幽门螺杆菌 CagA 阳性与 IBD（特别是克罗恩病）发病率降低明显相关。但关于幽门螺杆菌感染对炎性肠病的这种"保护作用"的原因，目前仍无一致看法。

（三）肠道菌群与胃部疾病

最近的另一项研究表明，粪便微生物群的改变，特别是优势菌门，如拟杆菌、厚壁菌和变形菌，可能参与了幽门螺杆菌相关胃部疾病变进展的过程。在胃癌发生过程中，肠道细菌物种丰度增加，物种多样性下降。在大鼠模型中，不同病变状态的大鼠肠道菌群不同，癌前病变组中以厚壁菌门和拟杆菌门为主，胃癌组以变形菌门和放线菌为主。在对消化道肿瘤患者粪便样本进行检测的过程中发现，与健康个体相比，胃肿瘤患者肠杆菌水平较高，直肠肿瘤患者双歧杆菌科水平较低。

结肠肿瘤患者中乳酸菌丰度较低。另外，根除幽门螺杆菌也会重塑和影响肠道生态系统的平衡。根除抗生素治疗方案对消化道微生物群可产生巨大的伤害，现被证明其可明显改变口腔和结肠微生物群，明显降低菌群丰度，而益生菌的使用能减少肠道菌群结构的改变和失衡。

三、胃肠道的反射及运动

（一）肠胃反射

肠胃反射（enterogastric reflex）是一种消化系统的生理作用，是指十二指肠壁上的感受器受到酸、脂肪、渗透压及机械扩张等刺激时，抑制迷走神经及壁内神经丛，抑制胃的运动，引起胃排空减慢。在 19 世纪末，小肠上部酸抑制胃排空的现象被首次描述。随后的研究发现，该现象不仅存在于犬身上，也存在于人身上。随着进一步研究，有学者发现该生理作用下胃排空延迟不是由于幽门痉挛，而是由于整个胃的运动减少，且内脏神经切除术并不能阻断该效应。有学者发现即使行迷走神经切断术和交感神经切断术后，空肠的酸对胃运动的抑制作用仍然存在，腹腔神经节切除后也没有阻断该效应，这些结果提示肠胃反射的通路是通过神经节后交感神经形成的。

（二）胃结肠反射

胃结肠反射是指进食后，胃部充盈可以反射性地引起结肠蠕动增加，从而将内容物推向直肠，引起排便反射。正常的胃结肠反射虽然可引起结肠的电活动和运动增加，但在 40 ～ 50 分钟后可以恢复到基线水平。1904 年，有学者通过 X 线观察发现，进食后结肠运动表现为集团运动增加。1913 年，有学者将这种反射命名为胃结肠反射。1978 年，有学者建议将胃结肠反射的概念改为结肠对进食的反应，目前这两种概念已被普遍接受并使用。如果胃结肠反射时间过长、强度过大或反应缓慢，容易造成腹泻和便秘。前者主要表现为结肠集团蠕动增加，基础节律性减少，可以引起腹痛和腹泻。而后者主要表现为升结肠、横结肠和降结肠反应减弱，持续时间较短，高频振幅传播次数减少。目前学者认为胃结肠反射主要受神经、激素的调节，与食物中的脂肪含量有关。即使在全胃切除术的患者中，食物刺激亦可引起结肠反射。

有研究表明，相比于其他营养物质，食物中的脂肪含量是刺激结肠动力增加的主要刺激物，且进食后高频振幅传播次数及推进性收缩次数明显增加。碳水化合物和脂肪均能引起结肠运动活性增加，研究发现肠内淀粉发酵可刺激结肠推进性活动的产生，碳水化合物主要以刺激非推进性收缩为主，缓慢而持久。只有脂肪能诱发结肠的同步收缩波和逆向收缩波。与之相反，食物中的蛋白质和氨基酸成分可抑制结肠动力增加。固态食物可增加降结肠、乙状结肠和直肠的动力，呈液态匀浆形式的食物亦可减少结肠动力反应。

（三）迁移运动复合波

在 19 世纪初，俄国生理学家首先发现，空腹时胃存在活动期和静止期，分别为 20 分钟和 80 分钟，且该规律可被进食所阻断。19 世纪中期，美国生理学家发现该运动模式不仅在胃中，且能够扩散到十二指肠、空肠、回肠和结肠，从而证实了禁食状态下的胃肠动力是一种周期性现象，称为迁移运动复合体（migrating motor complex，MMC）。在正常 MMC 周期有 4 个阶段，第 I 相为间断蠕动期，胃肠偶出现间断性收缩，胃基本上无运动，各运动之间不具有明显传递性；第 II 相是胃肠不规则收缩期，这个阶段胃肠开始间歇的、不规则的低振幅收缩波，具有推进性，并逐渐增强活跃；第 III 相是胃肠规则的强烈收缩期，由规则的高振幅收缩的短脉冲组成；第 IV 相为收缩消退期，活跃逐渐减弱，无节律，过渡至第 I 相的静息期。移行性运动复合体（MMC）以消化间期胃肠收缩为特征，能够被进食所打断。MMC 的生理重要性在于机械和化学清洗空腹，为下一餐做准备。

移行运动复合体的第 III 相在防止十二指肠胃反流和清除胃窦部反流物质方面起着重要作用。在观察胆汁反流性胃炎患者胃肠道运动特征时发现，患者移行运动复合体频率降低。这可能发生在胃或胆道手术后，也可能出现于原发性胆汁反流患者。胆汁反流性胃炎可与十二指肠胆汁过多、

幽门作为抗逆流屏障功能缺乏，以及胃和十二指肠顺行蠕动减弱有关。最常见的易患人群是曾进行过胆囊切除、切除、破坏或绕过幽门导致十二指肠内容物无抵抗性反流的手术的患者。原发性胆汁反流发生在胃肠道未经手术的情况下，危险因素包括胆囊功能障碍和胃或十二指肠功能障碍。在胆囊切除的犬体内，十二指肠胃反流和幽门舒张频率增加，促胃肠动力药物能够抑制了上述情况。这些发现提示胆囊切除术后幽门舒张频率的增加导致了十二指肠胃反流。而胃黏膜由于反复过度暴露于胆汁反流，可导致有症状或无症状的胃镜表现和组织学改变，引起胃部炎症甚至癌前病变。虽然胆汁反流性胃炎患者中阿片类镇痛药的使用、2 型糖尿病的发病率及肠移植手术率都在增加，但这些都与胃十二指肠运动障碍有关。当十二指肠反流局限于窦腔时，从正常的分泌黏膜排出的酸增加，在十二指肠可能发生溃疡。当碱性反流影响胃体时，产生胃炎，伴有局部胃底分泌亢进，可导致受损胃黏膜溃疡。因此，十二指肠反流可能是胃溃疡和十二指肠溃疡的共同发病因素，它可能通过产生激素缺陷而起作用。

（四）不同营养物质对胃肠反馈的影响

有研究发现，一顿饭的排空速度不仅与其热量成反比，还取决于渗透压和黏度等，这些影响大部分是由十二指肠胃负反馈机制控制。十二指肠灌注脂质、碳水化合物或蛋白质，以及氨基酸，可诱导胃松弛和胆囊收缩素的释放。与脂质和碳水化合物不同，但十二指肠对蛋白质的反应较慢，且与胃扩张的敏感度增加无关。在上消化道，暴露于营养物质所引起的十二指肠胃负反馈机制，通过迷走神经反射和激素信号介导的负反馈机制，抑制近端胃张力、胃相收缩和刺激幽门关闭，从而延迟酸性、高渗透或高热量的胃内容物进入十二指肠的时间。当食物或酸到达十二指肠时，肠腔内会通过激素的调节创造一个更接近中性的 pH。这对保持参与消化脂质、蛋白质和碳水化合物的胰酶的活性至关重要。寡肽的存在刺激十二指肠 G 细胞释放胃泌素，同时机械因素仍可能在一定程度上起作用，十二指肠扩张也会刺激胃泌素的释放。相反，十二指肠酸化会抑制胃泌素的

释放，从而抑制胃酸的分泌。脂质的存在会释放多种肽，如胆囊收缩素、葡萄糖依赖性胰岛素样生长因子、神经降压素、YY 肽和生长抑素等，协同抑制胃酸分泌和刺激胰酶分泌。脂质的存在，伴随着 CCK 的释放，也会刺激胆囊收缩。同时，负反馈迷走神经反射在激素效应的协同作用下，会抑制胃的收缩，并会因营养物质、低 pH 或小肠内高渗透压而减慢胃排空。在结肠中，注入乳果糖能够抑制胃张力，并且引起下食管括约肌一过性松弛，这些效应也能被短链脂肪酸和乳果糖发酵的代谢物所诱发。

四、胃肠肽类激素

胃肠激素是胃肠道黏膜具有内分泌功能的细胞分泌的激素，在化学结构上属于肽类，故又称胃肠肽。因为胃肠黏膜的面积巨大，胃肠信使细胞的总数超过体内所有内分泌腺的总和，所以胃肠道不仅是体内的消化器官，也是体内最大、最复杂的内分泌器官。不同的胃肠肽类激素在胃肠道不同部位合成和分泌，发挥不同的功能，可为协同作用，也可为拮抗作用。

（一）胃泌素

胃泌素（gastrin）是由分布在胃窦和十二指肠的 G 细胞分泌的，胰岛的 D 细胞也可分泌。胃泌素作用于胃部，可刺激胃酸、胃蛋白酶的分泌，使胃窦和幽门括约肌收缩，帮助消化，延缓胃排空。在小鼠模型中，大剂量胃泌素注射能促进胃酸分泌，抑制胃黏膜萎缩，高水平胃泌素可促进多种损伤后肠道上皮再生，使培养的十二指肠、结肠黏膜细胞 DNA 合成增加，从而促进其生长；高胃泌素血症可通过促进肠道上皮细胞增生，引起结肠癌癌前病变。前瞻性队列研究发现，高胃泌素患者发生非贲门胃癌的风险明显增加。结直肠癌患者血清胃泌素浓度升高提示胃泌素具有致瘤作用。小鼠模型证明，胃泌素通过直接受体介导的增殖信号或培养肿瘤微环境（如巨噬细胞活化），促进了肠息肉的发生。高胃泌素可以促进胃癌细胞增殖，还可以通过诱导胃上皮细胞凋亡，从而参与胃癌的发生发展。十二指肠溃疡患者常

见的生理紊乱包括胃窦黏膜释放的胃泌素增加，胃酸对胃泌素释放的抑制作用受损，该现象与幽门螺杆菌感染有关。存在胃排空障碍的消化功能不良（functional dyspepsia，FD）患者空腹和餐后血浆促胃动素明显低于胃排空正常的 FD 患者和正常患者，胃泌素水平则相反，该结果提示胃排空延缓可能与促胃动素、胃泌素分泌紊乱有关；此外，有研究表明，只有少部分对胃动力药无效的 FD 患者血浆中促胃动素、胃泌素出现显著的降低。由此可推测胃肠激素低下可能与 FD，特别是与难治性 FD 有关。

（二）胆囊收缩素

胆囊收缩素（Cholecystokinin，CKK）是刺激胰液分泌和胆囊收缩的主要激素，由肠道（十二指肠及上段小肠黏膜的 I 型细胞）分泌释放，同时存在于大脑神经元，是典型的脑肠肽。其作用于胃时，能使近端胃松弛，增加胃顺应性，抑制胃窦运动，增强幽门括约肌紧张度，从而延缓胃排空。胆囊收缩素具有与胃泌素竞争壁细胞上的共同受体，对胃泌素引起的胃酸分泌反应可产生抑制作用。除此之外，还能够刺激十二指肠的分泌。肠道的远端有大量分泌缩胆囊素神经元。在人体内，CCK 可经由初级传入神经元，通过迷走神经反射和壁内神经元或直接作用于平滑肌松弛近端，胃抑制胃窦、十二指肠运动，兴奋幽门收缩活动，引起胃排空延迟。供给外源性 CCK 可明显增强小肠收缩，缩短小肠转运时间，升高乙状结肠和直肠内压力。研究发现，内源性缩胆囊素具有促进胃黏膜血流，防止胃黏膜受到胆酸、乙酸等损伤的作用。胃泌素及其相关肽 CCK 能够激活胆囊收缩素二型受体 -CCK2R（也称为 CCKBR），参与胃肠道癌症和其他恶性肿瘤的生长。胆囊收缩素受体在许多肿瘤细胞中都有表达，胃泌素和 CCK 的广泛生理功能是由 2 个同源受体介导，在胃癌和结直肠癌主要表达 CCKBR。在人结肠腺瘤息肉早期 CCK2R 的表达上调，而在相应的正常组织中不表达或低表达，这表明 CCK2R 在肿瘤细胞的发生发展中起重要作用。CCK 也与 FD 有关，在 FD 患者中出现了空腹和餐后血浆 CCK 浓度升高。

（三）血管活性肠肽

血管活性肠肽（vasoactive intestinal peptide，VIP）是由 28 个氨基酸组成的直链肽，属于促胰液胃肠肽，是重要的脑肠肽激素，主要分布在中枢神经系统，以及消化道黏膜及肠壁神经丛，在胃肠道黏膜中，以结肠和十二指肠分布最多。它的功能包括增加肠液分泌的同时抑制吸收，松弛平滑肌并调节张力诱发的反射，降低肠道细胞旁通透性，增加胃肠道上皮细胞的增殖，释放胰酶。作为抑制性神经递质，血管活性肠肽能够调节胃肠活动，发挥抑制性作用，引起全胃肠环形肌松弛。在犬体内，血管活性肠肽的胃酸分泌抑制作用是通过抑制胃泌素的释放来实现的。VIP 通过激活胰腺 D 细胞上的受体和释放生长抑素来抑制胃酸分泌；相反的，VIP 类似物通过肠嗜铬样细胞内的组胺释放来刺激胃酸分泌，与激活 D 细胞上的 VIP 受体释放生长抑素同步。腹泻型肠易激综合征与肥大细胞功能增强和 VIP 释放相关，特别是在女性群体中，发现肥大细胞数量及组织中 P 物质和血管活性肠肽的免疫反应性较高。VIP 受体拮抗剂被证实能够治疗腹泻型肠易激综合征患者出现的应激性腹泻，能够减少肠道运动的数量和频率。VIP 被认为是 IBD 的生物标志物，其血浆浓度在活动期明显升高。最近的一项研究还报道，克罗恩病或溃疡性结肠炎患者血浆和回肠或结肠组织中的 VIP 含量分别高于健康受试者。VIP 敲除的小鼠在结肠炎模型中发生更严重的结肠炎，能够通过外源性 VIP 挽回。

（四）P 物质

P 物质和相对缓激肽同为血管活性物质，而相对缓激肽（如血管活性肠肽），P 物质属于速激肽类，是兴奋性神经递质，可直接作用于纵行肌、环形肌，引起胃肠道收缩，促进胃肠蠕动，导致血压降低、平滑肌收缩及血管舒张。最初发现 P 物质是由神经细胞及胃肠道分泌细胞所分泌的，广泛存在于中枢神经系统和肠道肌间的神经丛中，能够介导哺乳类动物肌间神经丛的信号传递。P 物质可以通过促进脂肪组织中心或外围的扩张，创造局部促炎环境（如肥胖），进而影响肠道炎症的进展。P 物质能够促进人胃癌和结肠腺癌细胞系生长。

结直肠癌患者血清 P 物质水平明显升高。近年来的研究表明，P 物质可能是通过参与消化间期移行性复合波来调节胃肠蠕动。在大鼠肠绒毛上皮下成纤维细胞和传入神经元通过 ATP 和 P 物质相互作用，可能通过协调绒毛运动，影响绒毛结构和功能的成熟，在机械反射途径的信号转导中发挥重要作用。

（五）5- 羟色胺

5- 羟色胺（5-hydroxytryptamine，5-HT）是参与调节胃肠道运动和分泌功能的重要神经递质和旁分泌信号因子。5-HT 是由肠黏膜中一种由内分泌细胞（肠嗜铬细胞）合成、储存和释放的物质。在人类的病理条件下，激活的肥大细胞也可能合成和释放 5-HT，从而导致超敏反应等。5-HT 对消化道的调节功能包括以下几个方面：①运动性，5-HT 可协调外肌收缩和舒张产生的运动模式，以有助于混合和推动管腔内容物；②上皮分泌，5-HT 可通过介导神经源性分泌或旁分泌刺激肠上皮分泌，稀释和中和管腔内容物；③血管舒张，5-HT 可促进消化和吸收的活性过程。5-HT 可以通过不同的机制影响肠道炎症。5-HT 在肠道发育和修复过程中起保护作用。5-HT 与肠道炎症息息相关。研究发现 5-HT 具有促炎作用，肠嗜铬细胞释放 5-HT 可以作用于固有层树突状细胞上的受体，从而引发促炎的级联反应；固有层中的 5-HT 可以被 T 细胞和 B 细胞吸收，激活免疫反应；它也能发挥抗炎作用，肠嗜铬细胞释放的 5-HT 能够增加促进黏液分泌，改善屏障功能，促进上皮细胞伤口愈合，还可以促进和保护肠神经细胞的存活。5-HT 一直被认为是通过激活，使其重摄取转运体和受体来促进结直肠癌细胞的增殖；结直肠癌患者血浆 5-HT 水平升高，而且高水平的 5-HT 水平与肿瘤淋巴结转移密切相关，对复发生存率和总生存率无影响。研究发现 FD 患者近端胃黏膜中嗜铬细胞数量增多，且 5-HT 合成增加，这可能与功能性消化不良的发生有关。

（六）胰高血糖素样肽 -1

胰高血糖素样肽 -1（glucagon-likepeptide-1，GLP-1）在消化道中由肠道黏膜 L 细胞和胰岛 α

细胞合成分泌，在中枢系统由孤束中的神经元合成分泌，也是一种重要的脑肠肽。GLP-1 是胰高血糖素分泌的强抑制剂，其严格依赖于葡萄糖的浓度，能够直接作用于胰腺 α 细胞，也可通过邻近的 δ 细胞和 β 细胞（生长抑素和胰岛素水平的增加）的旁分泌效应而实现。目前 GLP-1 已作为 2 型糖尿病的治疗靶点。GLP-1 对胃肠动力也有明显影响。小肠腔中营养物质的存在，特别是在富含 L 细胞的回肠中，会引起 GLP-1 的释放，从而延迟胃排空，继而导致肠道营养吸收的推迟，减少餐后血糖明显波动。这种生理现象被称为"回肠刹车"。重要的是，胃排空延迟似乎依赖于 GLP-1 受体的间歇性激活，因为当 GLP-1 受体持续激活时，这种作用就会消失。GLP-1 通过激活下丘脑和脑干中的 GLP-1 受体来促进饱腹感，从而减少食物摄入量，最后导致体重减轻。总的来说，GLP-1 可抑制胃排空，减少肠蠕动，故有助于控制摄食，减轻体重。在肠道缺血的小鼠和人体内，GLP-1 血浆水平都迅速上升，提示 GLP-1 有可能作为肠道缺血的生物标志物。GLP-1 还具有心脏和神经保护作用，减少炎症和细胞凋亡等功能。GLP-1 能够通过降低促炎因子 IL-1β 的表达，增加杯状细胞，保护结肠炎模型的肠上皮结构，减轻结肠炎。炎性肠病中肠道黏膜 GLP-1 的释放增加可能导致胃排空的紊乱。

（七）抑胃肽

抑胃肽（gastric inhibitory peptides，GIP）是由十二指肠和空肠黏膜隐窝的 K 细胞合成和分泌，并在营养刺激下释放到循环中。GIP 和 GLP-1 都以葡萄糖依赖的方式刺激胰岛素分泌，因此被归类为肠促胰岛素。在大鼠胃、肠、脂肪组织、肾上腺皮质、垂体、脑、心肺及大血管内皮中都有相当水平的 GIP 受体。除了它的促胰岛素活性，GIP 还发挥许多其他作用，包括促进胰岛 β 细胞的生长和存活，以及刺激脂肪的形成。GIP 能够抑制无神经支配的犬胃中的胃酸分泌，但在有神经支配的犬胃中，其促进分泌胃酸的效果很弱。动物体内研究发现，GIP 可能通过降低副交感神经张力引起胃生长抑素的分泌，从而抑制体内酸的分泌。交感神经激活的生长抑素通过肠胃反射

后增强 GIP 效应。GIP 能够刺激肠道水和电解质运输和葡萄糖摄取。GIP 可抑制犬胃窦和十二指肠运动与啮齿动物胃排空，这种作用可能是间接通过刺激 GLP-1 而实现。

（八）胃动素

胃动素（motilin）主要由十二指肠和空肠上段内分泌细胞合成，小肠腔内 pH 发生变化时会引起胃动素的释放，主要作用是在消化间期刺激胃和小肠运动。促胃动素是经典的脑肠肽之一，具有强烈的刺激上消化道的机械运动和生理性肌电活动的作用。其在禁食期间每隔 1 ～ 2 小时进行 1 次周期性释放，刺激胃肠运动，调节 MMC，是启动胃肠道 MMC 第Ⅲ相的重要启动因子之一。胃动素直接参与了胃第Ⅲ相的启动，其诱发的收缩功能具有区域依赖性，与小肠无关。近年来，许多研究都证实，外源性胃动素能够诱发 MMC 第Ⅲ相，同时能够增加其发作频率。胃动素已被证实能够缩短糖尿病胃轻瘫患者的胃排空时间。胃动素类似物能够导致 MMC 胃期提前，并且引发饥饿感，由此可推测胃动素诱导的胃第Ⅲ相是人胃肠道的饥饿信号。

（九）胃肠激素与移行性运动复合波

在清醒犬中，MMC 循环是通过胃动素和 5-HT 的正反馈机制相互作用而介导的。5-HT 的腔内给药参与了十二指肠第Ⅱ相和第Ⅲ相启动，伴随着血浆胃动素释放的增加。静脉注射胃动素可增加胃液中 5-HT 的含量并诱导 MMC 第Ⅲ相，5-HT$_4$ 拮抗剂能够明显抑制胃和肠第Ⅲ相，而 5-HT$_3$ 拮抗剂仅抑制胃第Ⅲ相，提示 MMC 中胃相受迷走神经、5-HT 受体（5-HT$_3$/5-HT$_4$）和胃动素的调节，MMC 肠相受内源性初级传入神经元（IPAN）和 5-HT$_4$ 受体的调节。迷走神经激活的减少能够减弱清醒犬的胃第Ⅲ相，而不影响肠第Ⅲ相；部分 FD 患者表现出迷走神经活动减少和胃第Ⅲ相受损。MMC 中胃相受损可能会加重进食后的消化不良症状。维持 MMC 周期处于消化间期状态是预防餐后消化不良症状的重要因素。迷走神经控制 MMC 的作用似乎仅限于胃，因为迷走神经切断术消除了胃的运动活动，但保留了小肠的周期性活动。

MMC 的缺失可能与胃轻瘫、假性肠梗阻和小肠细菌过度生长有关。

MMC 的各相过程均与胃肠激素密切相关。在胃第 I 相，胃、胰和胆汁的基础分泌逐渐增加十二指肠的腔压，导致肠嗜铬细胞释放 5-HT；释放的 5-HT 通过内在初级传入神经元的 5-HT 受体 5-HT$_4$ 启动十二指肠第 II 相。十二指肠第 II 相导致十二指肠压力进一步增加，从而刺激释放更多的 5-HT；压力增加和 5-HT 释放构成的正反馈回路，逐渐增强了十二指肠第 II 相的振幅，导致十二指肠第 III 相。最后，十二指肠压力明显刺激

胃动素释放；释放的胃动素刺激大量的 5-HT 释放，除作用于内在初级传入神经元的 5-HT$_4$ 受体外，还作用于迷走神经传入的 5-HT$_3$ 受体；释放的胃动素通过迷走神经反射诱导胃第 III 相。此外，神经降压素是可使 MMC 小肠相转变为餐后样运动模式。蛙皮素可抑制 MMC 小肠第 III 相活动。胃泌素不仅能刺激胃酸分泌促进胃肠运动破坏自发和胃动素诱发的 MMC 第 III 相活动，而且使空腹样胃肠运动转变为餐后样运动。大剂量胃泌素可破坏 MMC 小肠相活动，从而使空肠和结肠收缩。

第三节　胃与胆道

一、胃参与胆汁分泌、排放的调节

胆道系统包括胆囊与胆管，其主要功能为分泌、排放胆汁。胆汁的分泌与排放受到神经和体液因素的调节，以体液调节更为重要。胃肠道内的食物是导致胆汁分泌和排出的自然刺激物，其中高蛋白质食物导致胆汁分泌最多，高脂肪或混合食物次之，糖类食物的作用最小。胃黏膜分布有多种内分泌细胞，可通过分泌胃肠激素参与胆汁分泌、排放的调节。

在胆管、胆囊和奥迪括约肌组织中有丰富的交感神经、副交感神经及内在神经丛。进食动作，以及食物对胃、小肠等的机械化学刺激，可通过迷走神经引起胆汁分泌增加和胆囊收缩。

胃肠激素对胆汁分泌具有重要的调节作用。缩胆囊素（CCK）是引起胆囊收缩作用最强的胃肠激素。小肠内蛋白质和脂肪的分解产物刺激小肠黏膜中的 I 细胞释放 CCK，CCK 通过血液途径到达胆囊，引起胆囊强烈收缩和奥迪括约肌舒张，使胆汁大量排出。研究表明，血中 CCK 浓度是决定胆囊排空和充盈的主要因素。同时 CCK 还可抑制胃的分泌和运动。此外，胃窦及十二指肠黏膜的 G 细胞可分泌促胃液素，直接作用于肝细胞和胆囊，促进肝胆汁和胆囊收缩。在胆管、胆囊和奥迪括约肌上还分布有生长抑素受体，生长抑素

由分布于胃窦和胰岛的 D 细胞分泌，可拮抗 CCK 对胆囊和奥迪括约肌的作用，抑制肝细胞胆汁的生成和分泌，参与对胆汁分泌的调节。

二、胆汁反流性胃炎

胆汁反流性胃炎是临床常见疾病，由胆汁经十二指肠胃反流引起的化学性胃病。其症状包括上腹痛、消化不良、恶心伴胆汁性呕吐等。

胆囊切除术后患者，因失去胆囊储存胆汁，导致流入十二指肠的胆汁增多。胆道括约肌切开也可导致通过奥迪括约肌的胆汁流量增加。

人胃在空腹状态时的消化间期移行性复合波（MMC）分为 4 个时相。I 相为运动静止期，不出现胃肠收缩。II 相为少锋电位期，胃肠道出现散发的蠕动。III 相为强烈收缩期，胃肠出现规则的高振幅收缩。IV 相为过渡期，是从 III 相转至下一周期 I 相之间的短暂时期。胃 - 十二指肠运动紊乱可表现为 MMC II 相幽门松弛频率增加、MMC III 相收缩减少，同时十二指肠逆蠕动增加等。胃肠激素失调可引起十二指肠反流，监测发现胆汁反流性胃炎患者胆囊收缩素、胰泌素水平明显增高，两者属于肠抑胃素，可抑制胃蠕动，延迟胃排空。

胆汁反流性胃炎患者临床表现为上腹痛、消

化不良等非特异性消化道症状，通常以胆汁反流和胃炎的同时诊断作为诊断依据。胆汁反流的检测方式包括内镜检查、Bilitec 2000 法胆红素监测、胆道放射性核素扫描、胃内胆汁酸浓度测定，以内镜检查最为常用。按照 Kellosalo 分级，胃镜下胆汁反流根据黏液湖颜色可分为 0 ～ Ⅲ级，其中 0 级，黏液湖清亮、透明；Ⅰ级，黏液湖清亮，淡黄色；Ⅱ级，黏液湖黄色清亮；Ⅲ级，黏液湖呈深黄色或深绿色。胃炎的诊断主要通过内镜和病理活检。胆汁反流性胃炎典型的胃镜表现是胃窦或吻合口纵行分布的条状红斑，病变以胃窦或吻合口周围最重，近端胃较轻。还可有胃黏膜水肿、充血、肿胀、糜烂和上皮下出血等非特异性表现。组织病理学表现为小凹增生明显但黏膜炎症不明显的化学性胃病，这些特征与慢性非甾体抗炎药使用和其他化学损伤相似，需要明确病因诊断。

反流性胃炎的治疗包括一般治疗、药物治疗和手术治疗。一般治疗包括保持良好生活习惯，规律作息时间、合理饮食、适量运动，保持良好身心状态。药物包括胃黏膜保护剂、质子泵抑制剂（PPI）、促胃肠动力药、利胆类药物。胃黏膜保护剂铝碳酸镁可起到中和胃酸的作用，在胃内酸性环境还可结合胃内胆汁酸。PPI 可通过抑酸减少胆汁、胰液的分泌，从而减少十二指肠反流。常用的有奥美拉唑、泮托拉唑、艾司奥美拉唑、雷贝拉唑等。促胃动力药包括阿片肽受体激动剂（曲美布汀）、多巴胺受体拮抗剂（多潘立酮）、

5-HT$_4$ 受体激动剂（莫沙必利）等，在临床上有助于控制胆汁反流，效果较好。另外胃动素受体激动剂红霉素低剂量（40mg）也可以帮助清除胃内十二指肠反流物，但因其同时也是一种抗生素，长期使用易导致胃肠道内菌群失调，故较少使用。常用于治疗胆汁反流性胃炎的利胆类药物为熊去氧胆酸（UDCA）。UDCA 能竞争性地抑制内源性毒性胆酸在回肠的吸收，改变胆汁成分，减少胆汁反流对胃黏膜的损伤，常与其他药物联用治疗胆汁反流性胃炎。严重胆汁反流性胃炎患者经非手术治疗无效时，可考虑手术治疗。主要方式为 Roux-en-Y 胃大部切除术，但因手术治疗创伤较大，不作为常规治疗手段。

三、胆汁反流与胃癌

胃癌是目前世界上主要的致死性癌症，其发生机制尚不完全明确。幽门螺杆菌感染被认为是主要的危险因素，但同时也存在大量的幽门螺杆菌阴性的胃癌患者，提示存在其他的胃癌危险因素。残胃癌发生于胃大部切除后的残胃内，也可发生于胃肠吻合术后的全胃内，常局限于吻合口，被认为与胆汁反流密切相关。因此胆汁反流与胃癌的关系开始受到关注。研究发现，幽门螺杆菌和胆汁反流对促进胃上皮细胞增殖有协同作用。然而胆汁反流对胃癌的促进作用尚待在人体上得到验证。

第四节　胃与肝

由胃组织产生的可溶性分子（如胃肠激素）可参与能量稳态和肥胖调节，胃肠激素是导致代谢综合征的一个主要因素。非酒精性脂肪性肝炎（nan-alcoholic steatohepatitis，NASH）患者体内胃促生长素（ghrelin）浓度较高，并且胃生长素和肥胖抑制素（obestatin）浓度随着肝组织纤维化程度的增加而增加。在非酒精性脂肪性肝病（non-alcoholic fatly liver disease，NAFLD）中，炎症信号通路十分关键，NAFLD 进展为 NASH 和随后的纤维化涉及氧化应激、细胞凋亡启动、胰岛素

抵抗和局部及外周炎症环境等多种因素。IL8RB/CXCR2 是 IL8 趋化因子的受体，在肝脏炎症、再生和修复及其他炎症条件下的中性粒细胞积聚中起重要作用。在伴有 NASH 相关炎症的病态肥胖患者中，胃内 IL8RB 表达水平增加，表明 IL8RB 的激活不仅限于肝巨噬细胞，具有系统性的特征。胃巨噬细胞或中性粒细胞上的 IL8RB 在与 IL8 结合时局部激活中性粒细胞，反过来，活化的中性粒细胞可释放额外的趋化因子和（或）通过门静脉循环进入肝，循环中 IL8 水平在氧化应激下增

加，并且又刺激炎症细胞的局部募集，从而促进氧化应激介质水平的进一步增加，同时使胃组织中 IL-8 及其受体水平增加，导致炎症恶性循环，影响 NAFLD 的进展。

胃泌素由 G 细胞分泌，主要通过 G 蛋白 - 磷脂酶 C 途径发挥生理作用。胃泌素的主要生理作用为促进胃酸分泌，并与组胺及乙酰胆碱有协调作用；对胃肠道黏膜有营养作用；还能通过激活钙通道活性引起胞外钙离子内流而触发细胞的增殖。肝炎后肝硬化患者空腹血清胃泌素水平明显升高。一般认为，胃泌素的降解和代谢并不发生在肝，但有研究表明 90% 以上的各种胃泌素活性片段是在肝内灭活的，这可以解释肝硬化时为何会出现高胃泌素血症。

胃肠道内稳态的改变可促进肝脏疾病，胃内的肠球菌能引起终末期肝病患者自发性细菌性腹膜炎，其毒力因子(如明胶酶 E27)能促进细菌移位，也可导致肝脏疾病。在肝硬化患者中，细菌感染及其并发症的风险与抑酸药物密切相关。根据小鼠模型和人类的数据，胃酸分泌的减少可促进肠球菌过度生长，进而促进酒精性肝病、非酒精性脂肪肝和非酒精性脂肪性肝炎的进展。因此，质子泵抑制剂等胃酸抑制药物使用的增加，可能会导致慢性肝病发病率的增加。

胃肠器官通过肝门静脉与肝相连，从而有利于胃癌、结直肠癌和胰腺癌等的转移。血行播散是胃癌播散的主要途径之一，而肝是最常受累的器官。同时，肝硬化患者（尤其是男性）胃癌患病率明显增加。在胃癌肝转移患者胃、肝联合根治性切除术生存效益的回顾性研究中，胃癌伴肝转移患者实施有治疗目的的肝脏手术（包括射频消融），能提高患者的 5 年生存率并降低死亡风险。在小鼠模型中，革兰氏阴性螺杆菌的肝脏定植与慢性活动性肝炎和肝细胞肿瘤的发生密切相关，并且人类肝病患者中也存在幽门螺杆菌肝脏定植，胃标本幽门螺杆菌阳性的患者，在其肝脏标本中也检测出幽门螺杆菌，而胃标本幽门螺杆菌阴性患者的肝脏标本有相同的阴性结果。胃内幽门螺杆菌可在肠道和胆汁酸中存活，经十二指肠和胆总管进入肝脏。胃幽门螺杆菌可通过直接在肝脏定植，也可以通过间接在胃内分泌特定的毒素，

从而诱导肝癌。

胃旁路术是首选的减重手术方式，但减重手术对肝功能的影响仍有争议。尽管有研究表明，肥胖患者术后原发性非酒精性脂肪性肝病患者的肝功能和组织学检查有所改善，但也不乏术后肝衰竭的病例报道。胃旁路术后肝衰竭的发生可能是多种因素作用的结果。第一，营养元素（特别是氨基酸）吸收不良，可通过外周游离脂肪酸动员增加和载脂蛋白 β-100 合成减少导致肝脂肪积累。第二，氨基酸和微量元素的吸收不良降低了肝的抗氧化能力，再加上肝脂肪酸过氧化率较高，导致氧化应激增加和随后的肝细胞功能障碍。第三，术后盲环中细菌过度生长在减重手术术后肝功能不全中也起重要作用。细菌过度生长增加肠道通透性，从而使门静脉系统吸收更多的细菌毒素，最终导致肝细胞损伤。此外，高密度脂蛋白、胆固醇水平的降低会导致胆汁酸合成减少，胃旁路手术后胆汁酸肠肝循环减少也会导致胆汁酸水平降低，而胆汁酸在肝再生中起重要作用。

许多肝硬化患者伴有胃肠道症状，如腹胀、腹痛和打嗝。与没有肝硬化的患者相比，肝硬化患者有胃肠运动障碍、胃排空延迟和小肠运输时间延长等特点。食管胃十二指肠镜检查（EGD）中胃残留有食物可作为胃排空延迟的标志，肝硬化患者在 EGD 中更容易检测出残留食物，并且肝硬化失代偿程度越高，EGD 时胃内食物的含量越多。肝硬化与一氧化氮（NO）生成增加、肠道激素改变和影响胃肠动力的自主神经病变有关。与胰岛素抵抗有关的胃肠激素改变包括高血糖、高胰岛素血症和低胃生长素血症，在肝硬化患者胃排空障碍的病理生理学中起重要作用。门静脉高压也被认为是肝硬化胃排空障碍的一种潜在机制，因为餐后门静脉血流减少会导致胃壁充血，以及胃窦顺应性和运动受损。

胃 MALT 淋巴瘤与 HCV 感染之间存在明显的相关性。丙型肝炎病毒的治愈可逆转这种获得性淋巴瘤的消失。虽然胃幽门螺杆菌感染目前被认为是胃 MALT 发展的主要原因，但在某些情况下低级别 B 细胞胃 MALT 淋巴瘤也在没有感染幽门螺杆菌的患者中被发现。HCV 在胃 MALT 淋巴瘤中可以检测到，HCV 阳性患者大多数在抗病毒

药物治疗后 MALT 消失。在先前感染过幽门螺杆菌的患者中胃 MALT 的消失可能仅仅是因为幽门螺杆菌合并 HCV 感染后，接受抗病毒治疗并根除幽门螺杆菌后 MALT 的自然消退史。但幽门螺杆菌阴性的患者，在抗病毒治疗后 MALT 也消失，可见在 HCV 治愈和胃 MALT 消失之间有着明显

的相关性。HCV 病毒的淋巴特性可使 HCV 病毒在胃 MALT 淋巴瘤发生中起作用。同时，以 HCV 病毒为代表的慢性抗原刺激可能导致 B 淋巴细胞的克隆性增殖，增加 B 细胞淋巴瘤的风险。持续性 HCV 抗原（特别是 E2 病毒抗原）刺激边缘区 B 细胞，也可能参与胃 MALT 淋巴瘤的发病机制。

第五节　胃与胰腺

一、胃与胰腺解剖位置

胰腺手术历来被腹部外科学家重视，作为上腹部器官，其解剖位置特殊，相当于轴心位置，在肝胆胰外科及胃肠外科均可涉及。胰腺解剖复杂，位置深，周围分布有重要的血管及脏器，其相关手术相应也较复杂，手术并发症及手术时遭遇意外情况也较多，且常比较棘手。

二、胃与胰腺疾病的关系

（一）胰腺假性囊肿

胰腺假性囊肿是胰腺常见的囊性病变，多位于胰腺尾部，约占胰腺囊性病变的 75%。胰腺假性囊肿多由急性胰腺炎、慢性胰腺炎、胰腺损伤继发引起胰腺腺泡及实质损伤，致使胰液渗漏聚集在胰腺周围，在局部炎症的作用下，肉芽组织及纤维组织增生，将渗漏的液体包裹，因囊壁不具有上皮细胞及分泌功能，故称为假性囊肿。直径 ≥ 6cm 的囊肿患者可表现出腹痛、腹胀及腹部包块，甚至因压迫消化道而出现恶心、呕吐。胰腺假性囊肿可侵及周围脏器血管，引起假性动脉瘤并破裂出血，临床上较为少见，但死亡率高。其中最易侵及的血管为脾动脉，约占 50%，其次为胃十二指肠动脉、胰十二指肠动脉，而侵及胃左动脉并引起破裂出血的文献报道极少。胰腺假性囊肿引起动脉破裂出血的原因主要为：①假性囊肿周围炎症因子持续刺激动脉管壁；②假性囊肿内部分活化的胰酶对于动脉管壁的消化作用。

胰腺假性囊肿侵及动脉引起出血的治疗措施主要包括介入动脉栓塞治疗、手术切除治疗，但其最佳治疗措施仍存在争议。有学者介入动脉栓塞治疗具有微创、精确止血、便捷的优点，应作为治疗的首选。但是一方面介入栓塞不能彻底解决胰腺病变，随之带来复发的可能；另一方面，彻底的动脉栓塞可能引起该血管供应的组织缺血坏死，如脾梗死、严重者出现空腔脏器穿孔等。有文献报道，其成功率为 7.0% ～ 97.0%，病死率仅为 4.0% ～ 19.0%。所以目前处理此类出血时，动脉栓塞治疗仍是有效的治疗措施。外科手术的创伤大，术后并发症多，但是对于介入栓塞治疗失败、再次发生急性出血的情况，外科手术干预也是有效的措施之一。

（二）胃部异位胰腺

异位胰腺又称迷走胰腺或副胰，是指发生在正常胰腺组织以外的，与正常胰腺无任何血管、解剖关系的孤立胰腺组织。异位胰腺可发生在消化道的多个部位，约 90% 的异位胰腺位于上消化道，主要是胃，通常位于距幽门 5cm 以内的大弯侧。正常胰腺的病变如囊性变、急慢性胰腺炎、癌变等都可发生于异位胰腺。超声内镜联合胃镜诊断异位胰腺，结果与病理诊断符合率可达 86.8%，原因是超声内镜可以清晰地显示胃壁的 5 层结构，由内到外依次为：第一层黏膜层，强回声；第二层黏膜肌层，低回声；第三层黏膜下层，强回声层；第四层固有肌层，低回声层；第五层浆膜层，强回声层。异位胰腺的超声胃镜下特点为：病变多起源于黏膜下层，病灶回声以低回声和混杂回

声多见，对疾病诊断治疗具有指导意义。超声内镜下表现与病理分型有密切联系，病理以腺泡细胞为主，超声内镜表现为低回声病变，而以导管组织或脂肪细胞为主则表现为高回声病变，混杂回声病变对应病理特征为大量腺泡细胞伴局灶导管组织或脂肪组织。胃异位胰腺通常无症状，如病变发生胰腺炎、溃疡、出血等，可引起相应的非特异性症状，若病变较大且位于幽门附近，可引起梗阻。异位胰腺的处理方案包括内镜下治疗、外科手术及观察随访。随访要求定期行胃镜检查，给患者经济和心理上均带来一定压力。外科手术创伤较大，并非适合每个年龄段的人群，术后生活质量常受到影响。因此，目前首选的方法是内镜下治疗。随着超声内镜对胃异位胰腺诊断率的提高，ESD逐渐成为胃异位胰腺的主要手术方式，一次性切除率为 93.1% ～ 98.3%。

第六节　胃与脑

中医称胃为"仓官"，是腹腔中容纳食物的器官，主受纳腐熟水谷，为水谷精微之仓、气血之海，胃以通降为顺，与脾相表里，脾胃常合称为后天之本，气血生化之源。神的产生是以水谷精微、气血津液为物质基础，脾胃的运化功能正常与否，直接影响神的盛衰，从而对人体的正常活动产生影响。古代医家有"胃不和则卧不安"的重要论述，认为脾胃病患者不寐是多种原因导致胃气失于和降，浊气上泛，扰乱心神。脑功能正常，则脾胃能正常地运化水谷精微，水谷精微运化正常又可充盈脑髓，两者为相互依存。

现代医学认为，脑肠轴是胃肠道与中枢神经系统相互作用的双向调节机制，也是胃脑相互影响的纽带。下丘脑 - 垂体 - 肾上腺（HPA）轴、自主神经系统、肠道菌群及脑肠肽在脑肠互动中发挥重要作用，如肠道菌群可通过合成神经递质、代谢产物、细菌成分影响中枢神经系统功能，胃肠内分泌细胞可感知肠道菌群变化，释放不同的胃肠激素，调节脑肠轴的某些生理过程，如能量摄入及情绪反应；肠道菌群可直接调控某些胃肠激素释放或参与其代谢过程，胃肠激素也会影响肠道菌群组成；脑 - 肠神经内分泌细胞受中枢神经系统、肠神经和自主神经调节，并通过分泌神经递质和相关激素来维持脑肠道轴的正常运行。中枢神经系统既影响胃肠道功能，也受到胃肠道的影响。目前研究多集中在胃肠道及其微生物对大脑的影响，大脑影响胃肠功能的研究相对较少。胃消化食物能引起特定脑区活化，消化食物引起的迷走传入信号影响情绪，胃功能紊乱是情绪紊乱，如焦虑和抑郁的危险因素。此外，大脑功能异常也影响胃的分泌、运动及 Hp 的胃内定植等。胃-脑互动异常表现为胃功能紊乱、食欲调节异常，最终引起进食行为异常和情绪异常。对胃 - 脑互动机制的研究有助于发现靶向胃的疗法来改善大脑功能，以及靶向大脑来防治肥胖和胃部疾病。

一、胃内食物的消化

胃内食物消化是一个复杂的生理过程，包括化学消化和机械消化。化学消化与胃液分泌密切相关，胃液分泌分为头相、胃相及肠相。头期胃液分泌受食物外形、气味等影响，通过条件反射和非条件反射引起胃液分泌。胃期胃液分泌则受胃内食物机械和化学刺激影响，分泌量大，酸度高，但酶含量较头期减少。肠期胃液分泌受肠腔内因素调节，分泌量、酸度及酶含量均明显减低。胃液中的盐酸有助于消灭食物中的有害微生物，促进胃蛋白酶原活化以初步消化蛋白质。

胃处理固体和液体食物的方式不同，大块固体食物被机械磨碎以增加表面积，分泌消化酶含量丰富的胃液，将食物与其混合。胃能感受食糜的成分，并通过迷走神经传入信号到下丘脑外侧和边缘系统，作为味觉刺激信号影响进食行为，胃扩张感受器被刺激后会有胀满和饱腹感。胃受刺激后出现的这些变化会影响食欲及与进食相关激素的分泌。固体食物的消化能够引起特定脑区活化。胃内输注营养液激活更大范围下丘脑和前扣带回的活化。来自胃、视觉、嗅觉和进食预期刺激神经和激素信号，经大脑整合后影响进食和其他行为模式。有证据表明，胃的传入影响情绪。动物研究提示胃功能不全可能是情绪紊乱，如焦虑和抑郁的危险因素。胃内不仅有幽门螺杆菌定植，也有大量其他细菌定植。大量的证据表明幽门螺杆菌能改变能量的摄入和情绪，但胃内其他微生物对大脑功能的影响尚不清楚。

消化道包括胃在内能感知腔内物质的容积或张力、渗透压、酸度和营养成分等，这些感觉信息部分通过肠神经系统介导以促进分泌、吸收和运动，通常机体并不能意识到，能够意识到的胃内感觉，如胀满感和饱腹感能够调节饮食行为。

胃壁平滑肌通过迷走神经-迷走神经反射使其自身松弛以便食物储存，随着最初的适应性舒张。近端胃的张力逐渐增加，将食物逐渐推向远端胃，远端胃通过紧张性收缩和蠕动磨碎食物并将其推进十二指肠，并通过十二肠胃反射调节胃的排空速度，以匹配小肠的消化能力。协调良好的运动对胃期食物消化至关重要，这个过程受多种复杂反馈机制调节，机械和化学感受器感知腔内食物理化特性后发生。这些受体触发肠道（内在）或迷走神经和交感神经（外在）通路来调控肠道的运动和分泌，可被肠壁特定受体感知，并通过内在（肠）神经系统或外在（迷走神经和交感神经）启动反射通路，调控和协调胃收缩活动。胃的两个自主神经系统通过相互平衡来调整胃部微环境。通常，支配胃的副交感神经兴奋，胃分泌增加，平滑肌收缩增强。反之，交感神经兴奋则倾向于减少胃液分泌并抑制平滑肌收缩。两者兴奋都会改变胃的微环境，通过控制酸、蛋白酶、黏蛋白和免疫因子改变胃的微生物群组，影响胃功能。精神心理因素通过影响消化液的分泌及胃的运动而对胃的功能发挥重要调节作用。

二、胃-脑互动通路的研究方法

（一）用标准化胃扩张（机械刺激）来量化感觉功能

很多人类研究用胃扩张来评估胃的感觉功能，通过功能性磁共振成像（fMRI）或正电子发射断层扫描（PET）评估症状强度和（或）大脑活动。

球囊扩张压力的感知阈值与最大耐受值明显相关，表明感觉压力和疼痛可能有相同的机制和途径。利用不同的扩张方案，发现同一患者对扩张压力的感知阈值与最大耐受值并无差异。球囊扩张压力的感知阈值与最大耐受值高度相关，表明低强度刺激时引起的感觉和强烈刺激出现的疼痛都是由胃壁内机械感受器介导的。

（二）研究胃-脑互动的神经影像学

目前，功能性神经影像学广泛用于评估胃或内脏刺激的效应，可以更好地表征中枢神经系统、饥饿感、饱腹感和进食之间的关系。不同于气囊扩张的机械刺激，胃内给予流食也显示出不同的大脑反应，表明脑内信号的中枢处理不只反映胃内食物的机械刺激。利用fMRI证明在胃扩张期间杏仁核和岛叶激活。因此，杏仁核作为边缘系统的一部分，与岛叶一同参与胃内刺激的感知。

Tack等使用脑H_2O-PET发现FD患者感到不适的球囊扩张感阈值较正常对照组低；未发现FD患者脑室周围前扣带皮质（pACC）等特定脑区的激活；与正常对照组相比，患者在扩张和假手术期间缺乏背侧脑桥或杏仁核失活。有趣的是，焦虑与pACC和中扣带回皮质活动呈负相关，与背侧脑桥活动呈正相关。由此推断FD与pACC活性呈负相关，扩张时不能使背侧脑桥失活。此外，假手术未能使杏仁核失活，可能提示唤醒焦虑驱动的疼痛调节失败。

（三）研究胃-脑互动神经机制的新方法

为了阐明胃肠道中不同类型迷走传入神经如何影响食欲，Knight团队使用现代遗传技术来系统性表征构成该通路的细胞类型。他们对特定的神经元群进行基因改造，使其可以被光有选择地刺激，让饥饿的小鼠停止进食。结果发现刺激感知胃或肠道拉伸的神经节内板状末梢（intraganglionic laminar ending，IGLE），一种围绕胃和肠道肌肉层特殊的机械敏感受体，对小鼠进食发挥的效应并不相同。该团队还利用该技术精确记录小鼠特定神经元的活动，发现饥饿神经元会在小鼠看到或闻到食物后就关闭，似可预测食物摄入量。而口渴神经元在首次尝到水的味道时就会关闭，该变化远早于机体体液平衡的任何变化，颠覆了大脑中的神经元通过感知体内的营养物和水分平衡做出反应来激发饮食的传统观点。目前该团队正在进一步探讨胃部和肠道中的营养物、盐分和拉伸如何影响这些控制饮食的神经元，可能会颠覆饥饿和口渴的传统理论。利用该技术还鉴定出肠道感觉神经元与脑内多巴胺释放相连的神经奖赏通路，有望为迷走神经刺激疗法治疗情绪/精神疾病（如抑郁症）提供新思路。

有研究者使用狂犬病毒株来追踪从胃到大脑的连接。通过大鼠胃前壁注射狂犬病毒，根据病毒感染追踪胃交感和副交感神经回路来确定大脑皮质胃功能区。结果显示，影响胃的副交感输出的皮质神经元来源于喙岛和内侧前额叶皮质的部分区域，这些区域与互感和情绪控制有关。相对应地，影响交感神经输出到胃部的皮质神经元绝大部分来源于初级运动皮质、初级体感皮质和次级运动皮质，这些区域与骨骼运动控制和动作有关。该发现为解释压力导致溃疡和其他胃肠疾病的机制，开发新的治疗途径提供了依据。

三、脑 - 胃互动的神经解剖结构和生理机制

人类大脑中约有 1000 亿个神经元，肠道中也含有 5 亿个神经元，两者通过神经系统相连。迷走神经就是肠道和大脑联系的"高速公路"，它可以双向传递信息，即大脑到肠道"自上而下"的信号和肠道到大脑的"自下而上"的信号。迷走神经是连接肠和脑的重要纽带，传递不同的肠源性信号，与胃肠道、神经和免疫疾病有关；迷走神经感觉神经元沿着胃肠道形成各种机械感觉和化学感觉末梢来接收肠脑信号，此外，肠内分泌细胞能够与相邻的神经形成突触，协助迷走神经接收肠道信号；迷走神经借助脑干的孤束核，通过多突触联系完成与大脑的沟通；迷走神经是菌群 - 肠 - 脑轴的主要联系途径之一，菌群可通过调节迷走神经元来影响大脑；迷走神经在炎症中的作用机制尚不清楚。

（一）上行传入通路

胃肠道有大量的神经末梢在监测内脏的压力、牵张、疼痛、温度、特定化学物质等，这些迷走神经末梢可分为三类：在肠道内层，排列在黏膜末梢，可感知激素水平，从而向大脑反映营养吸收状况；围绕胃和肠道肌肉的 IGLE，感受牵拉扩张；肌内排列的神经末梢（IMA），功能尚不清楚。

迷走神经收集的信息经脊髓传入系统的传入通路向大脑传递，首先投射到特定的大脑区域，如孤束核，次级投射上升到丘脑，并直接投射到其他大脑结构。这些通路涉及觉醒、稳态和情绪行为，区域包括下丘脑、蓝斑、杏仁核和中脑导水管周围灰质。三级神经元从丘脑投射到感觉皮质。新近确定的大脑皮质胃功能区：胃副交感神经回路由迷走神经背核、孤束核和大脑皮质 V 组成，其皮质神经元主要在岛区（81%）和部分前额叶皮质中部（13%）；胃交感神经回路由腹腔神经节、脊髓中间外侧柱、延髓头端腹外侧和大脑皮质 V 组成，其皮质神经元主要在初级运动皮质（62.2%），初级感觉皮质（15.4%）和次级运动皮质（8.3%）；胃和肾交感神经区 M1/S1 部分重合。识别这些连接大脑和胃部的神经通路有助于理解常见的胃肠道疾病的发病机制。

既往认为，胃扩张感受器感知进食量，肠道激素受体感知摄入能量。但新近发现选择性刺激肠道中不同类型的激素感受黏膜末梢时，并不影响小鼠进食。刺激胃部 IGLE 神经元会抑制小鼠进食，在消除饥饿小鼠食欲方面，刺激肠道内的 IGLE 拉伸受体比刺激胃内的更加有效。胃拉伸受体感知食量，而肠激素受体感知食物的质量。同时，研究者发现刺激肠道这类机械感受器时大脑中枢负责饥饿感的神经元确实会受到持久的影响，进一步证实肠道吃撑后脑子才强烈"醒悟"不能再吃了。肠道发出"吃撑"的信号对于抑制进食发挥更大的作用。

胃肠道的脑肠肽传入信号对调节饮食行为非常重要。饥饿素主要存在于近端胃黏膜中，破坏饥饿素与迷走神经之间的沟通，会使大鼠情景记忆能力受损，进食频率增加。其他神经肽如影响

食物摄入的神经肽 Y，不但参与进食行为的调节，也影响人的情绪和行为，如饥饿怒的发生，这两种激素就发挥核心作用。

脑干感受器与恶心和呕吐有关。腹部迷走神经传入感知肠腔内容物和胃张力，终止于孤束核。来自孤束核的神经元投射到一个中央模式发生器，它负责协调呕吐的行为。这些信号也直接与延髓腹侧和下丘脑的不同神经元群如呕吐中枢有关。

（二）下行传入抑制

大脑前扣带回可直接或通过阿片能、5- 羟色胺能和去甲肾上腺素能神经通路间接抑制脊髓背角突触前传入的疼痛信号。由于参与下行性疼痛抑制的脑区也参与内脏、注意力和情绪等相关信息的处理，这些结构抑制性传出信息的传导也可能由认知、情绪和行为等因素介导。

（三）饱腹感的神经机制

通过建立靶向小鼠肠 - 脑轴迷走感觉神经元的光遗传学方法，研究鉴定出将肠道感觉神经元与脑内多巴胺释放相连的神经奖赏通路。支配上端肠胃的迷走神经中，左右分支以不对称的方式上升至孤束核中的不同区域；小鼠行为实验表明，激活右侧而非左侧的迷走神经感觉神经节，可以诱导中脑黑质释放多巴胺；右侧迷走神经节 - 孤束核 - 臂旁核 - 黑质 - 纹状体通路是胆囊收缩素调节小鼠摄食行为的途径。总之，支配上部肠管和胃的右侧迷走神经在肠 - 脑轴的神经奖赏通路中有关键作用。这些发现为迷走神经刺激疗法治疗情绪 / 精神疾病（如抑郁症）提供新思路。

四、大脑对胃功能的影响

（一）心理因素与内脏传入

处理内脏感觉信息的大脑区域与边缘系统联系密切，边缘系统对情绪和情感的调节至关重要，还参与内脏疼痛的感知和传递。已发现与突触功能相关的候选基因，如 *CACNA1C*（rs1006737）似乎与情绪障碍时大脑解剖结构的异常有关。此外，大脑对胃刺激的反应不仅是由刺激本身决定，遗传因素也调节胃刺激后的大脑反应。有研究发现，纹状体区域的激活，在完美饮食奖赏中起作用，与体瘦者相比，肥胖者的纹状体多巴胺受体减少，与 A1 等位基因 TaqIA 限制性片段长度多态性有关。这与纹状体多巴胺 D_2 受体（DRD_2）基因结合有关，并损害纹状体多巴胺信号转导。FGID 患者的焦虑评分与症状强度密切相关，这表明中枢情感和认知与内脏传入的处理过程有关，最终可能影响 FGID 的临床表现。

（二）心理应激与胃功能

有许多研究探讨过心理应激对胃功能的影响，最早在 1833 年，美国外科医师威廉·博蒙特出版一本关于消化生理学的专著，他报道了对加拿大人亚历克西斯·圣马丁消化（胃）功能的系统观察，该患者在 19 岁时遭受枪伤，并形成了永久性胃瘘，博蒙特通过瘘口对黏膜状态和胃分泌进行了长达 10 年的观察，观察了胃消化过程的重要方面，他发现在不同场合情绪因素会引起胃的生理变化。

健康人对照实验研究表明，急性精神应激如心算对胃生理分泌无明显影响，但延迟消化间期 Ⅲ 相复合波的发生，减少胰蛋白酶分泌。急性精神应激不会改变膳食刺激引起的酸分泌；但与压力源的反应，以及与人格特质相关的个体反应（如使用标准化人格测试测量的冲动性）之间存在明显的个体变异。

McDonald-Haile 专注于酸相关症状的研究，评估胃食管反流病患者接受心理中性或压力任务后放松对症状的影响。虽然压力任务诱发了心血管反应，但没有观察到对食管酸暴露客观指标的影响。与中性任务相比，放松会降低食管酸暴露的客观参数，降低压力任务的症状评分和焦虑评分。与正常对照组相比，压力任务还导致血压、焦虑的主观评价和反流症状明显增加。

（三）心理因素与上腹部症状

流行病学研究表明，焦虑和抑郁所表现出来的心理困扰与 FGID 临床表现有关。抑郁、躯体化和 FGID 症状可通过自我报告问卷进行测量。此外，恒压研究被用来确定内脏感觉阈值。验证性因素分析用于分析罗马Ⅲ症状亚组之间的相关性，并评估症状因素与胃感觉运动功能、抑郁和躯体化的关系。这项研究包括 259 名 FD 患者，观察到胃敏感和抑郁与 PDS 相关症状和恶心呕吐相关。

（四）脑活动对胃酸分泌和运动的影响

受试者被催眠并被引导想象进食各种美味时出现胃酸分泌增加。志愿者还按照随机顺序被要求在催眠下想象深度放松并消除饥饿的想法。与无催眠的对照患者相比，催眠明显降低了未受刺激和五肽胃泌素刺激的峰值酸分泌。

在另一项研究中，Bresnick 等测试了健康者和非活动期十二指肠溃疡患者对二分法听力诱导应激和在对照条件下胃酸分泌的影响。虽然应激没有改变健康受试者的胃酸分泌，但十二指肠溃疡患者较正常者在情绪应激期间胃酸分泌显著增加，提示十二指肠溃疡患者对应激的反应不同。一般认为消化性溃疡与胃内幽门螺杆菌定植有关，幽门螺杆菌影响胃肠生理和胃泌素等胃肠激素的释放，目前尚不清楚消化性溃疡患者对应激的不同反应是幽门螺杆菌感染的结果，还是一种与幽门螺杆菌相关的特有应激反应模式。

口服药物后测定血浆对乙酰氨基酚水平，发现健康志愿者使用丙泊酚轻度镇静后不会影响胃排空。另外，在接受单独用丙泊酚、丙泊酚和阿芬太尼或丙泊酚和芬太尼诱导的小型妇科手术麻醉的患者较健康者胃排空均明显延迟，提示外周阿片受体不是介导胃排空的唯一因素。

五、胃部刺激对中枢神经系统的影响

（一）胃部刺激对大脑功能的影响

一方面，来自消化道的信息会影响行为，如饥饿感或饱腹感等感觉能改变行为；另一方面，进食也会影响情绪。在膈下迷走传入神经阻滞的大鼠模型中，测试迷走神经传入对先天性焦虑、条件性恐惧和边缘系统神经化学参数的影响。结果表明，先天焦虑和条件性恐惧都受内脏迷走传入神经调节，这些影响很可能是通过边缘系统进行调节的。因此，不仅是大脑改变了胃肠道功能，而且胃和胃的传入神经也改变了大脑功能和情绪。

胃起搏或电刺激可以促进胃排空，已用于治疗功能性腹痛和胃轻瘫患者。电刺激犬胃可激活脑干区域、杏仁核和枕叶区域，却对阿扑吗啡诱发的呕吐和胃节律障碍不产生影响。

胃扩张是引起胃部症状或疼痛的典型模型。Ouelaa 等研究胃电刺激的伴随效应，通过测量假情感反射反应（血压变异）来评估疼痛反应，同时利用中枢神经系统 c-fos 免疫组织化学和背根神经节 ERK1/2 磷酸化来确定神经元激活。学者发现胃扩张降低了血压变异，电刺激可防止胃扩张引起的背根神经节 ERK1/2 磷酸化及孤束核和下丘脑室旁核的激活。因此，电刺激胃抑制中枢性疼痛反应可能通过直接调节胃的脊髓传入来实现。

（二）胃部炎症对脑功能的影响

炎症被广泛认为是抑郁症和焦虑症发病机制的一个因素。这些假设源于对患有焦虑症或抑郁症的其他医学健康个体中观察到急性期蛋白和促炎细胞因子水平较高。一直以来，肠道微生物群的变化，以及由此产生的促炎通信级联效应是精神健康疾病中观察到的免疫调节障碍的一个可能原因。外周炎症可能与脑功能有关，通过信号转导穿过血脑屏障和免疫细胞渗透入脑。炎性信号还激活迷走神经传入，迷走神经传入将信息从肠神经系统传递至大脑，诱导局部中枢神经系统去甲肾上腺素和乙酰胆碱的增加，从而抑制炎症。此外，脂多糖和细菌代谢产物的浸润可能激活先天性耐药受体，从而导致中枢神经系统炎症。假设对该系统的长期诱导会削弱 HPA 轴激素的下调，导致焦虑和抑郁状态下持续性的皮质醇循环水平升高。

胃部炎症 HPA 轴导致雌性而非雄性大鼠的焦虑和抑郁样行为，表明胃部炎症可以损害大脑的正常功能，并通过胃 - 脑轴改变心理及行为。

短暂刺激新生儿胃部可导致长时间持续增多的抑郁和焦虑样行为，并使 HPA 轴对压力更为敏感，这些发现可解释功能性肠病患者心理共病的发病机制，提示胃部传入刺激不仅能短暂改变大脑功能，而且对大脑功能也有长期影响。

（三）饥饿对情绪的影响

饥饿怒是指由于饥饿而产生的一种感觉或表现出的愤怒。人类可以对饥饿感做出选择性应对。当忙碌或超负荷工作时，经常选择忽视饥饿信号，等待合适时机才会进食。而身体信号被忽视会引起情绪反应如焦虑和压力，进而激发行为反应。身体信号被忽视的时间越长，情感反应就越强。

胃和大脑相互联系，两者之间的很多沟通都与饥饿和饱腹感信号相关。在 *Pnxeedings of the National Academy of Sciences of the United States of America* 上发表的一项研究报道表明饥饿、愤怒和低血糖之间有相关性。总体来讲，当两餐的间隔时间太长时，血糖水平就会下降，这会激让激素大量释放的信号。

胃黏膜中的饥饿激素可以刺激机体产生饥饿感，也会在大脑中产生焦虑，而这正是产生饥饿怒的源头。当人感到饥饿时，不仅会变得易怒，而且对自己的情绪意识也会更敏感，由此强化寻找食物和满足营养需求的动力。胃饥饿素的释放会让人感到饥饿，这种饥饿感会激发寻找食物的动力。当进食时，胃饥饿素消失，焦虑也随之消失。如果这种饥饿信号被忽略，就会使人体内的其他激素代谢紊乱。

饥饿时低血糖会引发与压力相关的激素分泌，如皮质醇和肾上腺素。随着这两种激素的增加，身体进入战逃反应。由此，饥饿怒所产生的影响会通过精神、情绪和身体表现出来。饥饿时，脑前额叶皮质就无法充分发挥作用，会影响个性、自我控制、规划能力甚至暂时关闭长期记忆。在情绪上，大脑开始感到焦虑和压力，这会导致失去耐心和注意力，甚至出现行为异常。在身体上，心率、血压和呼吸频率都会增加。

如果忽视胃饥饿素，再加上皮质醇和肾上腺素的激增，身体将进入恐慌状态。此时，身体会释放神经肽 Y，后者会让人对周围的人更具攻击性。此外，神经肽 Y 会刺激食物摄入量的增加，以及对可快速消化碳水化合物的偏好。最后，神经肽 Y 的释放增加了进食大量食物的动力，延长了食物让人感到满足所需的时间。总之，饿怒会让你的胃口超过正常水平，尤其是对碳水化合物的食欲骤增，最终会导致暴饮暴食。

六、临床常见的胃 – 脑互动异常

（一）机械感觉胃传入（感觉功能）的改变

50% 的 FD 患者内脏机械感觉功能异常。与无症状对照组相比，FD 患者的机械感觉阈值明显降低。另一个关键特征是缺乏适应性（反复扩张后阈值增加）。神经影像学研究显示，FD 患者存在局部脑影像异常。此外，异常的脑功能连接主要存在于边缘 / 旁边缘旁系统、前额叶皮质、节奏顶叶区和视皮质内部和之间。这些功能与患者的消化不良症状、抑郁自评量表和焦虑自评量表得分有关。然而，这些脑部异常表现是 FD 的伴随现象还是致病因素，尚不清楚。

（二）虐待史引起胃功能改变

虐待史通常与 IBS 和其他 FGID 有关。比利时的一项研究表明，虐待尤其是性虐待，可能影响胃的敏感性和运动功能。有证据表明，发育过程中的神经可塑性表现为一种区域性高度特异性的适应性脑反应。这种可塑性重组可能具有保护作用，但会在以后的生活中引起其他问题，如行为异常。

（三）脑损伤和胃排空

脑损伤伴或不伴脑内压增高可作为脑对胃排空影响的模型。在一项针对 21 名脑损伤患者的研究中，胃排空与初始格拉斯哥昏迷评分无关。然而，颅内压升高与胃排空延迟有关。

（四）胃外科干预及对脑功能的影响

众所周知，在下丘脑，刺激饥饿素受体 -1A（GHSR-1A）、瘦素受体 b（LEPRb）、黑素皮质素 -4 受体（MC_4R）和大麻素 -1 受体（CB_1R）对能量平衡和体重至关重要。胃袖状切除术作为治疗肥胖的一种常见术式，能明显降低肥胖大鼠的体重。在残胃中，生长素前体素和饥饿素释放肽酰基转移酶的 mRNA 水平降低，与 CB_1R mRNA 长期降低有关。同时，术后 30 天下丘脑 GHSR 增加，

CB$_1$R 和 LEPRb 减少，随后 90 天内 CB$_1$R 进一步下调，MC$_4$R 增加。表明袖状胃切除可能引起胃 - 脑轴的变化，酰基饥饿素在肠 - 脑轴中引发的分子事件可能与体重减轻相关，也表明大麻素途径可能参与体重减轻。

（五）胃的内脏感觉

胃会产生很多不同的内脏感觉，如胀满或饱腹、不适或疼痛和恶心等。恶心是一种有害的不适感，通常位于上腹部。恶心可能与胃肌电节律紊乱有关，胃肌电节律紊乱是胃动力紊乱的外在客观标志。在实验研究中，恶心可以通过虚拟的自我运动、输注阿扑吗啡等药物或摄入过量的水或营养素而引起。利用这些中枢或外周作用的刺激，发现恶心与胃节律紊乱如胃快波（3.75 ～ 10cpm）和胃慢波（1.0 ～ 2.5cpm）有关。

饱胀感是一种由胃引起的感觉。心室内注射 GLP-1 抑制食物摄入，与胃内有无食物或胃排空无关。外周给药的 GLP-1 也影响中枢对饱腹感和饥饿感的调节。因此，GLP-1 协同作用于中枢和外周受体可能是激素对影响饱腹感的原因。此外，在动物实验中，脑池内注射 GLP-1 也明显延迟胃排空。腹腔神经节切除术可部分逆转这种效应，但阿托品或 N（G）- 硝基 -l- 精氨酸甲酯（l-NAME）不能逆转这种效应。

（六）FD 患者的大脑、人格和治疗反应

众所周知，FD 患者的症状局限于上腹部和上消化道，只有部分 FD 患者对药物治疗有反应。在一项前瞻性、安慰剂对照研究中，给患者抑酸治疗并评估其对治疗的反应。结果表明，75 人中有 25 人对治疗有应答。焦虑和躯体化是应答阳性的预测因素，而动力障碍样症状与不良反应有关。

（七）胃内细菌定植或胃部炎症对脑功能、情绪和行为的影响

幽门螺杆菌感染了全球 50% 以上的人口，在某些发展中国家，幽门螺杆菌感染率可能接近 100%。胃内还有大量其他细菌，目前尚不清楚这些细菌是如何相互作用的。然而，在健康受试者和患者的大队列研究中粪便微生物使用鸟枪法不太可能提供相关信息。已有很好的证据表明，全身炎症与焦虑和抑郁有关，这个现象不仅见于 FGID，也见于炎性肠病，甚至肝炎。最常见的胃炎病因是幽门螺杆菌感染。

胃部炎症是否会影响人类情绪和精神状态还没未得到证实。然而，动物研究表明，雌性大鼠，而非雄性大鼠胃部炎症可通过 HPA 轴引起焦虑和抑郁样行为。这可能表明，胃部炎症可以损害正常的大脑功能，并通过胃肠道到大脑的信号转导，以性别相关的方式诱发心理行为的变化。

一项生态学研究很好地证明肥胖与幽门螺杆菌胃内定植呈负相关，提示幽门螺杆菌很可能通过多种（体液）因素影响热量摄入。因此，胃黏膜炎症可能通过中枢机制影响动物的行为，特别是饮食行为。

（八）中枢神经系统对胃的调控应用

消化性溃疡是中枢信号与胃内微生物相互作用的一个具体例子。胃溃疡最常见病因是幽门螺杆菌感染。然而，幽门螺杆菌的生长可以受到迷走神经传达的副交感神经指令信号的影响，选择性胃迷走神经切除术是一种常见的成功干预措施。例如，幽门螺杆菌感染通常会触发溃疡的形成，但来自大脑皮质的递减信号可能会通过调节胃液分泌影响细菌的定植和生存环境，从而影响细菌的生长。

有研究证实，对于那些常规治疗无效的 FGID 如 FD 或 IBS 等，采用心理、认知行为治疗等非药物疗法可有积极和持久的治疗效果。2019 年发布的基于 384 篇 FGID 行为催眠治疗的 Meta 分析表明，催眠疗法可以通过调节某些关键的病理生理过程来改善胃肠道疾病症状，对 FD 患者，催眠治疗相对于支持治疗和药物治疗可以更好地提高疾病缓解率，长期改善患者胃肠功能。

使用狂犬病毒的逆行经神经元传输来确定最直接影响大鼠胃的副交感和交感控制的皮质区域，在机制上证实了心理、行为干预对胃肠疾病的积极影响，同时也为基于大脑的 FGID 治疗提供了皮质靶点。提示使用无创经颅刺激单独或联合认知、行为和运动疗法，改变胃功能和（或）微生

物的可能性，提供了一种处理胃肠疾病的新方法，有可能在未来改变临床胃肠病诊疗实践。

第七节　胃与糖尿病（糖代谢异常）

糖尿病（diabetes mellitus，DM）患者遍及全球，发病率在近几十年不断攀升。DM 引起的胃肠运动障碍在全消化道均可出现，其中胃轻瘫是最重要的表现。糖尿病胃轻瘫（diabetic gastroparesis，DGP）是指以 DM 为基础，以胃肠动力低下为特征，多有恶心、呕吐、早饱、腹痛、餐后腹胀等常见消化道症状，其中早饱、餐后腹胀为主要表现，还可伴有胃电活动异常、胃肠消化时间延长、排空功能障碍等病理生理学特征，给患者带来诸多困扰并加重医疗经济负担。国内外近年研究结果表明，很多因素均与 DGP 发生、发展有关，目前比较认可的是高血糖、自主神经病变及肠神经肌肉炎症和损伤等原因。

DM 患者出现以下症状，如恶心、呕吐、腹胀等在排除胃出口阻塞后，并明确存在胃排空延迟应考虑 DGP，胃排空延迟定义为饭后 4 小时胃潴留 > 10%。1 型糖尿病（type 1 diabete，T1D）和 2 型糖尿病（type 2 diabete，T2D）都可引起胃轻瘫。研究提示 10 年内 T1D 患者出现胃排空障碍的累计发病率（5%）高于 T2D 患者（1%）。在另一项有 7000 多例 T1D 患者的研究中发现，胃轻瘫发生率为 4.8%，女性（5.8%）发病率明显高于男性（3.5%）。在对美国急诊就诊患者的研究统计中发现，过去近 8 年内，胃轻瘫患者就诊率急剧增加，其中 DGP 患者的急诊就诊次数从 5696 次增加到 14 114 次，每 100 000 急诊就诊次数中 DGP 患者就诊次数从 4.7 次增加到 10.5 次，急诊就诊及随后入院的总相关费用从 0.84 亿美元增加到 1.82 亿美元；在 1997 ～ 2013 年，T1D 患者的胃轻瘫出院诊断也较前增加了 6 倍，T2D 患者的胃轻瘫出院诊断较前增加了 3.7 倍（$P < 0.001$）。这些变化可能反映了以下几点：DGP 认识加深，诊断治疗手段不断更新，以及 DM 患者对 DGP 的重视程度加强。

出现胃轻瘫症状时，胃动力检测可表现为胃排空延迟和胃排空加速，前者多见于 T1D，后者见于 T2D 胃内液体的快速排空，多伴有早期疾病。胃排空延迟可能与肠神经系统功能障碍、高血糖、自主神经病变等有关，其中肠神经系统异常、高血糖一致被认为是 DGP 发生的主要因素。在 DM 患者全胃组织病理检查中发现，ICC 细胞减少，肠神经丢失，免疫细胞浸润。Moraveji 等发现，胃轻瘫患者幽门 ICC 丢失是胃窦的 2 倍，幽门平滑肌的纤维化几乎是胃窦的 3 倍。综上可以得出以下结论：DM 患者继发胃轻瘫时，电镜下一方面 ICC 数量锐减，它作为胃肠动力的起搏器，因而产生的慢波减少，间接导致产生于慢波基础上动作电位数量减少，胃肠蠕动功能减弱；另一方面肠神经损伤，免疫细胞浸润，胃壁发生纤维化，肠神经肌肉系统功能障碍，进一步减弱胃肠动力。因为胃蠕动减弱，固体食物分解成微小颗粒的时间延长，间接延缓了胃内食物向小肠内排出；而液体食物容易消化吸收，同时幽门平滑肌内纤维化，可能存在幽门关闭功能障碍，当胃运动时，液体就可以从胃内流入肠道。因此进食固体食物时，由于食物排空延迟而出现恶心、呕吐、早饱、腹胀等一系列消化道症状。具体机制需要大量实验验证。

老年 2 型糖尿病周围神经病变多数呈现渐进性变化，患者神经组织细胞出现凋亡及失活现象，且神经组织中的轴突与结构均发生变化，周围神经组织、胃肠自主神经细胞均受到损伤，肢体末端的神经末梢发生异常，胃肠运动功能出现障碍，导致分泌功能出现病变。自主神经病变、神经细胞受损及血糖异常升高产生的毒性反应与糖尿病患者胃肠动力障碍有密切的关系。肠胃运动主要作用于胃肠功能神经细胞中，其交感神经末梢可促进去甲肾上腺素的生成，使消化腺分泌能力受到抑制，阻断胃肠运动。胃肠神经节后纤维可促进乙酰胆碱生成，会刺激胃壁细胞，使胃肠道平滑肌运动加快，促进腺体和胃酸的分泌并进入胃肠道，且抑制括约肌在消化道内的运动。老年 2

型糖尿病周围神经病变程度越重，其胃肠动力障碍越重，胃动力障碍与老年 2 型糖尿病患者周围神经病变程度呈正相关。不同程度 2 型糖尿病周围神经病变临床症状的患者，需尽早进行胃电图检查，动态监测胃电图，及时预防胃动力障碍的发生。

糖尿病大鼠结肠黏膜和胃窦超微结构存在较大差异，集中表现在平滑肌细胞病变和微血管病变，其中微血管病变则体现在毛细血管中断、增厚、纡曲等，让胃肠道处于缺血状态，降低了胃肠道的修复能力。此外，2 型糖尿病还会引起胃轻瘫症状，降低了患者胃窦收缩幅度，且存在幽门开放不协调等情况，延长了胃部排空时间，继而增加了胃肠道疾病的发生率，生活质量较差。糖尿病患者长期的高血糖状态，会刺激胃肠道，增高胃动素及胃泌素水平，对胃酸分泌进行刺激，继而引起胃肠黏膜损伤。胃轻瘫属 2 型糖尿病常见并发症，会延迟胃排空时间，为幽门螺杆菌的生长繁殖提供优质环境，引起胃部生长抑素和胃泌素的异常分泌，导致胃肠黏膜局部炎性病变的出现，

会破坏肠道黏膜屏障，导致十二指肠病变的出现。

通过检测 49 例肥胖患者（正常血糖、高血糖和糖尿病患者）袖状胃切除术切除的胃标本，并用免疫组织化学方法定量 ghrelin/chromogranin 内分泌细胞的密度，结果发现肥胖组与正常对照组相比，ghrelin 细胞密度无显著性差异，但肥胖患者的 ghrelin mRNA 表达明显增加。肥胖组均保持独特的 ghrelin 细胞超微结构。在高血糖肥胖患者中，ghrelin 的高表达与内分泌亢进的超微结构特征相匹配，包括粗面内质网扩张和内分泌颗粒的密度、大小和电子密度降低。ghrelin 基因表达与血糖值、体重指数、山羊体重呈正相关。

此外，糖尿病和幽门螺杆菌感染相互影响。首先，糖尿病患者的幽门螺杆菌感染率明显升高，同时幽门螺杆菌根治效果较差；其次，幽门螺杆菌感染会加重 2 型糖尿病患者的胰岛素抵抗，这种现象可能与机体免疫系统的失衡相关；最后，幽门螺杆菌感染可能导致糖尿病患者发生难以控制的血糖波动，进而加重微血管病变。

第八节　胃与其他系统

胃作为消化系统的重要成员，其生理功能的异常除了与食管、十二指肠、空肠、回肠、结直肠、肝脏、胆囊等消化系统脏器密切关联外，也与多个其他系统的疾病密切相关。

一、胃与呼吸系统疾病

胃食管反流病（gastroesophageal reflux disease，GERD）是一种由胃十二指肠内容物反流入食管或以上部位引起不适症状和（或）并发症的疾病。其临床表现分为食管内症状（反流、胃灼热、胸痛等）和食管外症状（慢性咳嗽、咽喉炎等）。在 GERD 的食管外症状中，呼吸系统疾病是最常见的临床表现。多种呼吸系统疾病如慢性咳嗽、哮喘、特发性肺纤维化、慢性阻塞性肺疾病等都与 GERD 相关。

（一）GERD 与慢性咳嗽

胃食管反流性咳嗽是常见的慢性咳嗽之一，常表现为单纯性咳嗽，容易被临床医师忽视而使治疗效果较差。因此，对于一些难治性慢性咳嗽应注意评估 GERD 的可能。目前其发病机制尚不明确，可能和多种因素相关：①反流物到达咽喉甚至误吸到肺部，直接或间接刺激咳嗽感受器引起咳嗽；②反流物的长期刺激使咳嗽感受器数目增多，敏感度增高；③反流物刺激食管下段的化学和机械感受器，进而通过食管 - 支气管反射兴奋咳嗽中枢引起咳嗽。

（二）GERD 与哮喘

哮喘是一种慢性非特异性气管支气管炎症性疾病，也是呼吸系统的常见疾病之一。研究发现 GERD 与哮喘存在相互作用。GERD 可以直接或间接影响哮喘，加重哮喘的症状：①反流物进入

气管后刺激迷走神经感受器引起支气管痉挛；②反流物刺激分布在食管的迷走神经引起支气管痉挛等。

此外，哮喘的反复发作也可以引起 GERD：①哮喘发作时腹内压升高，以及胸腔内负压增加可诱发或加重 GERD；②哮喘治疗药物，如支气管舒张剂能松弛食管下段括约肌，诱发或加重 GERD。

（三）GERD 与特发性肺纤维化

特发性肺纤维化是一种慢性、进行性、纤维化型间质性肺炎，病因尚不明确。GERD 可能是特发性肺纤维化的重要致病因素：反流物的长期刺激损伤肺泡上皮细胞，进而引起上皮细胞异常增生和组织异常修复导致肺纤维化，如肺泡上皮受损引发周围毛细血管扩张，血管通透性增加，血浆蛋白渗出增加，导致肺间质中纤维蛋白沉积。

（四）GERD 与慢性阻塞性肺疾病

慢性阻塞性肺疾病是以持续性气流受限和呼吸系统症状为特征的一种常见的慢性呼吸系统疾病。其发病机制尚不明确，研究发现 GERD 可能是慢性阻塞性肺疾病的重要危险因素：①反流物进入气管直接引起气道炎症；②反流物刺激分布在食管的迷走神经，通过食管 - 支气管反射引起支气管痉挛等。

二、胃与耳鼻咽喉疾病

GERD 也与多种耳鼻咽喉疾病密切相关，如慢性咽喉炎、慢性鼻窦炎、慢性中耳炎、阵发性喉痉挛、咽喉部肿瘤及阻塞性睡眠呼吸暂停低通气综合征等。因此，对于经过正规治疗后疗效欠佳的耳鼻咽喉疾病应该首先考虑 GERD 的可能。

三、胃与血液系统疾病

幽门螺杆菌感染不仅与慢性胃炎、消化性溃疡、胃癌等胃肠疾病密切相关，也和缺铁性贫血、巨幼细胞性贫血、特发性血小板减少性紫癜、过

敏性紫癜、胃黏膜相关淋巴组织淋巴瘤等多种血液系统疾病相关。例如，幽门螺杆菌感染使胃黏膜上皮功能紊乱，影响铁和维生素 B_{12} 吸收，进而引发缺铁性贫血和巨幼细胞性贫血。幽门螺杆菌感染可以导致机体免疫功能紊乱，进而引发特发性血小板减少性紫癜、过敏性紫癜及胃黏膜相关淋巴组织淋巴瘤等。幽门螺杆菌在上述血液系统疾病的发生和发展过程中起重要作用，且幽门螺杆菌的根除能够有效缓解相关疾病的临床症状。

此外，胃作为重要的消化器官，当发生癌变时常影响机体对铁、叶酸及维生素 B_{12} 的吸收，因此胃癌常可引发贫血。所以，当患者出现贫血时，在排除血液系统疾病后应当考虑胃癌的可能。

四、胃与皮肤疾病

研究发现，幽门螺杆菌感染和多种皮肤疾病如慢性荨麻疹、银屑病、干燥综合征等相关，且根治幽门螺杆菌有利于上述皮肤疾病的治疗。

五、胃与心脑血管疾病

研究提示，幽门螺杆菌感染可能是心脑血管疾病的危险因素之一，可能通过影响血管内皮功能、脂质代谢、炎症反应和同型半胱氨酸表达参与心脑血管疾病的发生。

六、胃与口腔疾病

幽门螺杆菌感染和口腔健康状况相关，可以影响患者牙周炎的发生和疾病程度。

（张路遥　吴斯然　赵行雨　曲晓东
赵曙光　季　刚　卫江鹏　吴　键
时永全　王　新　李孟彬）

参考文献

陈胜良, 许平, 高玮, 等, 2008. 莫沙必利治疗胃食管反流病的随机、

双盲、安慰剂交叉对照研究 . 胃肠病学，13(10): 580-583.

樊代明，2016. 整合医学：理论与实践 . 北京：世界图书出版公司 .

樊代明，2021. 整合医学：理论与实践 7. 北京：世界图书出版公司 .

国际食管疾病学会中国分会（CSDE）食管胃结合部疾病跨界联盟，中国医师协会内镜医师分会腹腔镜外科专业委员会，中国医师协会外科医师分会上消化道外科医师专业委员会，等，2018. 食管胃结合部腺癌外科治疗中国专家共识 (2018 年版). 中华胃肠外科杂志，21(9): 961-975.

黄勤，方诚，樊祥山，等，2015. 我国胃 - 食管交界部癌主要源于近端胃贲门部 . 中华消化杂志，35(03): 152-155.

李莉，2010. 奥美拉唑联合多潘立酮治疗胃食管反流病的临床疗效分析 . 临床医学，30(11): 49-50.

梁锦雄，蒋丽蓉，郭秀东，等，2002. 儿童功能性消化不良与胃肠激素、胃动力学相互关系探讨 . 临床儿科杂志，20(11): 677-679.

刘杰，张亚敏，刘立思，2009. 胃食管反流病与耳鼻咽喉科疾病 . 中国耳鼻咽喉颅底外科杂志，(1): 77-80.

刘玉成，张正，杨丽，等，2003. 五肽胃泌素对胃食管反流者食管运动的影响 . 四川大学学报 (医学版)，34(3): 586-587.

彭娟，2012. 咽喉反流性疾病与胃食管反流病的关系研究进展 . 中国社区医师 (医学专业)，14(34): 20-21.

秦新裕，雷勇，2001. 胃肠肽类激素与胃肠动力 . 中国实用外科杂志，21(6): 329-331.

任恒杰，迟戈夫，2016. 幽门螺旋杆菌与胃外系统疾病发生发展关系的研究进展 . 辽宁医学院学报，37(6): 101-104.

唐卓斌，刘为纹，2001. 17 肽胃泌素及其受体拮抗剂 L365260 对人胃癌细胞株 SGC7901 生长的影响 . 第三军医大学学报，23(1): 17-19.

汪忠镐，李春民，来运钢，2007 胃食管反流病与呼吸和耳鼻喉疾病 . 医学研究杂志，36(9): 1-2.

王丽，朱飞叶，石灯汉，等，2008. 功能性消化不良与胃肠激素的关系及中药调节胃肠激素的研究 . 浙江中医药大学学报，32(4): 554-556.

叶芳，2019. 幽门螺杆菌感染与血液系统疾病的相关性研究进展 . 肿瘤学杂志，25(6): 552-556.

袁莉莉，季锋，2018. 胃食管反流病与呼吸系统疾病的相关性研究进展 . 中华胃食管反流病电子杂志，5(1): 31-33.

赵平，董蕾，兰康，等，2005. 多种胃肠激素在消化间期移行性复合运动中作用的研究 . 中华消化杂志，25(2): 95-97.

朱良如，钱伟，侯晓华，2006. 功能性消化不良患者肠嗜铬细胞数量及功能改变 . 中华消化杂志，26(9): 583-585.

Bhat S, Varghese C, Carson D A, et al, 2021. Gastric dysrhythmia in gastroesophageal reflux disease: a systematic review and meta-analysis.

Esophagus, 18(3): 425-435.

Butt J, Varga MG, Blot WJ, et al, 2019. Serologic response to helicobacter pylori proteins associated with risk of colorectal cancer among diverse populations in the United States. Gastroenterology, 156(1): 175-186. e2.

Eusebi L H, Ratnakumaran R, Yuan Y, et al, 2018. Global prevalence of, and risk factors for, gastro-oesophageal reflux symptoms: a meta-analysis. Gut, 67(3): 430-440.

Houghton LA, Lee AS, Badri H, et al, 2016. Respiratory disease and the oesophagus: reflux, reflexes and microaspiration. Nat Rev Gastroenterol Hepatol, 13(8): 445-460.

Kienesberger S, Cox LM, Livanos A, et al, 2016. Gastric Helicobacter pylori infection affects local and distant microbial populations and host responses. Cell Rep, 14(6): 1395-1407.

Kikuchi H, Fukuda S, Koike T, et al, 2021. Association of residual gastric acid secretion with persistent symptoms in gastroesophageal reflux disease patients receiving standard-dose proton pump inhibitor therapy. Esophagus, 18(2): 380-387.

Murphy G, Abnet CC, Choo-Wosoba H, et al, 2017. Serum gastrin and cholecystokinin are associated with subsequent development of gastric cancer in a prospective cohort of Finnish smokers. Int J Epidemiol, 46(3): 914-923.

Richter JE, Rubenstein JH, 2018. Presentation and epidemiology of gastroesophageal reflux disease. Gastroenterology, 154(2): 267-276.

Schmidt TSB, Raes J, Bork P, 2018. The human gut microbiome: from association to modulation. Cell, 172(6): 1198-1215.

Tepler A, Narula N, Peek RM Jr, et al, 2019. Systematic review with meta-analysis: association between Helicobacter pylori CagA seropositivity and odds of inflammatory bowel disease. Aliment Pharmacol Ther, 50(2): 121-131.

Xi L, Zhu J, Zhang H, et al, 2021. The treatment efficacy of adding prokinetics to PPIs for gastroesophageal reflux disease: a meta-analysis. Esophagus, 18(1): 144-151.

Yadlapati R, Kaizer AM, Sikavi DR, et al, 2021. Distinct clinical physiologic phenotypes of patients with laryngeal symptoms referred for reflux evaluation. Clin Gastroenterol Hepatol, S1542-3565(21)00563-2.

Youssef O, Lahti L, Kokkola A, et al, 2018. Stool microbiota composition differs in patients with stomach, colon, and rectal neoplasms. Dig Dis Sci, 63(11): 2950-2958.

Yu C, Su Z, Li Y, et al, 2020. Dysbiosis of gut microbiota is associated with gastric carcinogenesis in rats. Biomed Pharmacother, 126: 110036.

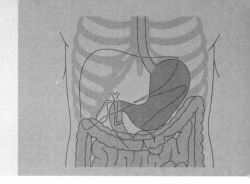

第8章 儿童及老年人的胃及其疾病的特征

第一节 儿童的胃及其疾病特征

一、小儿胃部解剖生理特点

（一）胃的解剖与运动

婴儿胃呈水平位，胃容量出生时为 30～60ml，以后随年龄增长而增大，1～3 月龄为 90～150ml，1 岁为 250～300ml。婴儿胃贲门括约肌松弛，幽门括约肌发育良好，因自主神经调节差，易引起幽门痉挛而出现呕吐。

婴儿胃排空时间随食物种类不同而不同，水为 1.5～2 小时，母乳为 3～4 小时。早产儿/低体重儿比足月儿/正常体重儿胃排空速度慢，母乳比配方奶胃排空速度快。此外，早产儿胃排空速度还与进奶体积有关，体积越大速度越快；前 30 分钟胃排空速度快于前 60 分钟，而奶中酪蛋白含量高则可延缓胃排空。

胃排空与肠运动紧密相关，依赖于胃肠反馈调节机制。新生儿和幼儿呈现不规则的小肠蠕动模式，蠕动收缩幅度、频率和收缩传播速度均不及成年人。但儿童与成年人的空腹肠运动模式相似，餐后肠道的运动模式则受到食物的类型和体积影响，并受胆囊收缩素的反馈调节。

（二）胃液与消化酶

营养摄入对儿童生长发育非常关键，影响体格生长、神经发育、激素分泌与调节等。然而，儿童的消化系统发育不成熟，对食物消化和吸收与成年人相比存在很大差异。

新生儿胃酸和胃蛋白酶活性均低，4～6 月龄约为成年人的 1/2。食物类型（母乳或配方奶）对新生儿胃蛋白酶分泌量和活性没有影响。成年人则不同，如与含 25% 脂肪热量膳食相比，50% 脂肪热量膳食增加成年人空腹胃蛋白酶活性。刚出生新生儿胃 pH 呈中性，出生后 2 周内下降到 4.6～2.6，2 周后降至 1.3～2.3。2 岁以下儿童 pH 个体差异大、范围宽，而 2 岁以后 pH 相对稳定。因此，婴幼儿胃内具有以下特点：脂肪酶分泌量和活性高，蛋白酶活性低，餐后 pH 较高。这些特点有利于消化乳汁中脂肪产生的游离脂肪酸，但不适宜胃蛋白酶作用，从而保护乳汁中的活性成分，如乳铁蛋白、免疫球蛋白 A、溶菌酶发挥抗菌抗病毒作用。

二、幽门螺杆菌与儿童胃病

幽门螺杆菌与人类共生已上万年之久，是人体内最常见的细菌之一。绝大部分成年人幽门螺杆菌始于儿童的早期感染，全球儿童幽门螺杆菌感染率介于 3.1%～73.3%，地域分布差异很大，发展中国家甚至高达 90%。我国自然人群中儿童、青少年幽门螺杆菌总感染率约为 29%。儿童幽门螺杆菌感染既可能使感染持续至成年人期，也有少数导致消化道疾病，与儿童慢性胃炎、消化性溃疡等疾病密切相关。

不良卫生习惯是儿童幽门螺杆菌感染较高的

重要原因，如家长咀嚼食物喂养或使用自己的筷子喂食，经常亲吻幼儿，孩子啃手指、啃玩具、饭前便后不洗手等均为学龄前儿童幽门螺杆菌感染的危险因素。

儿童胃炎中幽门螺杆菌阳性率较高，幽门螺杆菌感染是其病理改变，即胃黏膜淋巴滤泡增生和肠上皮化生的重要原因。不同类型胃病中幽门螺杆菌阳性患儿胃黏膜淋巴滤泡和肠上皮化生阳性率均高于幽门螺杆菌阴性患儿。尽管儿童和成年人有相似的幽门螺杆菌菌株和细菌定植水平，但儿童的胃黏膜炎症反应程度一般较成年人轻，可能与儿童抑制性 T 细胞免疫反应上调相关。

儿童幽门螺杆菌感染缺乏特殊症状，大多为"无症状携带者"，慢性腹痛是最常见和最突出的表现。幽门螺杆菌感染可引起胃食管反流和变应性疾病，与缺铁性贫血、维生素 B_{12} 缺乏和特发性血小板减少性紫癜也有关系。在儿童时期感染幽门螺杆菌可导致以胃体胃炎为主的慢性胃炎，而成年人则以胃窦胃炎为主。

^{13}C 尿素呼气试验适用于能够配合检查的学龄前后儿童，是比较理想的检查方法。由于儿童幽门螺杆菌感染可能对免疫平衡有潜在益处，加之儿童幽门螺杆菌感染后发生严重疾病者较少，而且幽门螺杆菌根除后再感染率较高，如果不合并溃疡，根除幽门螺杆菌后，症状改善不明显。因此，对于儿童幽门螺杆菌感染更应采取个体化处理措施。对功能性腹痛患儿及 14 岁以下儿童一般不需要进行常规幽门螺杆菌检测。

三、小儿胃病的特点

（一）先天性发育异常多

先天性肥厚性幽门狭窄（congenital hypertrophic pyloric stenosis，CHPS）是新生儿期常见的消化道畸形，由于幽门环形肌肥厚导致幽门狭窄，出现幽门梗阻。我国每 1000 例活产婴儿中有 1 例，男女比例为（4～5）∶1。CHPS 多见于婴儿出生后 6 个月内。肥厚性幽门狭窄也可见于成年人，但发病率远低于婴儿幽门肥厚症。

（1）病因与发病机制：目前认为除遗传因素外，CHPS 主要与先天性幽门肌肥厚及神经支配

异常、激素调控异常相关。主要有以下几方面。①遗传学问题。发病有明显的家族性。本病系多基因遗传，发生于同胞兄弟的概率为 3%～6%，同卵双生儿为 22%。这种遗传倾向受一定的环境因素而起作用，如社会阶层、饮食种类、季节等。常见于高体重的男婴，但与胎龄无关。②幽门肌间神经丛异常。CHPS 患儿肠肌间神经节细胞数目减少、Dogiel Ⅰ 型神经节细胞选择性缺失及退行性改变。新近研究证实，在 CHPS 患儿中，含脑啡肽、神经肽 Y、P 物质、血管活性肠肽（VIP）和胃泌素释放肽的肽能神经纤维减少。这些抑制性肽能神经纤维支配幽门环形肌，其缺失导致幽门不能正常松弛，继而引起幽门平滑肌肥厚及胃流出道梗阻。③幽门肌层先天性发育异常。出生后早期梗阻症状不明显，随着奶量增加，胃蠕动增强，奶块刺激幽门部黏膜，使通过受阻加重，黏膜水肿，幽门窦部肌肉痉挛，而产生呕吐。机械性刺激一方面造成黏膜水肿增厚，另一方面也导致大脑皮质对内脏的功能失调，使幽门发生痉挛。以上两种因素促使幽门狭窄形成严重梗阻而出现症状。④其他。近年研究还发现，CHPS 患儿胃液中前列腺素（E_2 和 E_{2a}）含量明显升高，提示幽门肌层局部激素浓度升高，使肌肉处于持续紧张状态，进而导致发病。此外，本病发病率有明显的季节性高峰，以春秋季为主，可能与病毒感染有关。

（2）临床表现：该病可见胃蠕动波、扪及幽门肿块和喷射性呕吐三项主要征象。

呕吐是主要症状，呕吐物均为胃内容物，无胆汁。可因呕吐而致便秘、脱水。呕吐症状出现于出生后 3～6 周，极少数发生在出生后 4 个月之后。上腹部可扪及卵圆形肿块，直径达 1～2cm，可见胃蠕动波。少数病例由于刺激性胃炎，呕吐物含有新鲜或变性的血液。未成熟儿的症状常不典型，喷射性呕吐并不明显。

由于反复呕吐、热量摄入不足导致肝的葡萄糖醛酸转移酶活性低下而致间接胆红素升高出现黄疸。也有学者认为可能是幽门肿块或扩张的胃压迫胆管引起的肝外梗阻性黄疸。一旦幽门梗阻解除后 3～5 天黄疸即消退。

（3）影像学检查：①超声检查。幽门肥厚的

诊断标准：幽门管长径＞16mm，幽门肌厚度≥4mm，幽门管直径＞14mm，若以上3个标准未同时达到，仅有一项或两项达到标准，则采用超声评分系统。评分≥4分时诊断为先天性肥厚性幽门狭窄，≤2分时为阴性，=3分时建议进一步检查。②钡剂检查。诊断的主要依据是幽门管腔增长（＞1cm）和狭细（＜0.2cm）。胃肠透视表现为幽门前区呈"鸟嘴样"突出，幽门管细长呈"线样征"。胃窦及胃腔扩大，胃内充满内容物之光点及液性暗区回声，可见胃蠕动现象并增强，有时可见逆蠕动波、胃排空延迟等征象。

（4）诊断与鉴别诊断：①诊断。依据典型的临床表现，见到胃蠕动波、扪及幽门肿块和喷射性呕吐3项主要征象，诊断即可确定。其中最可靠的诊断依据是进行实时超声检查或钡剂检查。②鉴别诊断。婴儿呕吐有各种病因，应与下列各种疾病相鉴别，如喂养不当、肺炎和先天性心脏病、颅内压增高的中枢神经系统疾病、进展性肾脏疾病、感染性胃肠炎、各种肠梗阻、内分泌疾病、胃食管反流和食管裂孔疝等。

（5）治疗：①外科治疗。诊断确定后，应早期施行幽门环肌切开术。术前必须经过24～48小时的准备，纠正脱水和电解质紊乱，补充钾盐。营养不良者静脉给予营养，改善全身情况。②内科治疗。喂养饮食疗法需要长期住院护理，目前多不主张采用内科治疗。

（6）预防：本病属先天性消化道畸形，无有效预防措施，药物治疗无法纠正畸形，早发现早治疗是防治的关键，故需尽早行幽门环肌切开术，预后较好。

（二）功能性疾病多

1. 早产儿喂养不耐受（feeding intolerance，FI）

（1）病因：①早产儿胃肠功能不成熟。早产儿由于胃肠神经肌肉及激素受体发育不成熟，胃肠功能弱，尤其是胃肠动力差。胎龄小于31周的早产儿，小肠呈低幅而无规律地收缩，几乎没有推进性活动，随着胎龄的增长，蠕动的频率、振幅和时间逐渐增加，并能向下移行；早产儿结肠动力也不成熟，易出现胎粪排出延迟。另外，早产儿胎粪的成分（糖蛋白、糖类、钙、铜、铁和磷）较足月儿有所不同，胎粪较稠厚、黏稠，难于排出，胎粪易积聚在乙状结肠及直肠内，阻塞肠道，引起肠道功能障碍，患儿逐渐出现烦躁不安、喂养不耐受，严重者可有呕吐、腹胀等低位肠梗阻表现。出生胎龄越小，胃肠功能发育越不成熟，喂养不耐受的发生率越高。②疾病因素。围生期窒息、胎盘异常、围生期感染、呼吸系统疾病、机械通气等是喂养不耐受的危险因素，而产前糖皮质激素的使用、胎龄、体重、早期开奶是喂养不耐受的保护性因素。伴有较大动脉导管未闭的早产儿发生喂养不耐受的概率增加。③喂养方式。早产儿大多需要肠外营养支持。全肠外营养早产儿正常的胃肠组织结构和功能消失，肠绒毛变短，肠黏膜DNA丢失。因此，一般提倡早期肠道内喂养。母乳是最理想的肠道喂养来源，新鲜母乳是喂养不耐受的保护性因素。极低出生体重儿（VLBW）特别是有宫内发育迟缓者，使用标准的早产儿配方奶、液体配方奶易发生喂养不耐受。

（2）诊断：喂养不耐受通常是通过胃残余量、腹胀及呕吐或喂养的结局指标进行评价，至今尚无国际统一的诊断标准。

我国《早产儿喂养不耐受临床诊疗指南（2020）》推荐意见：以下2条推荐意见符合1条则可诊断为喂养不耐受。①胃残余量超过前一次喂养量的50%，伴有呕吐和（或）腹胀。②喂养计划失败，包括减少、延迟或中断肠内喂养。不推荐通过测量腹围或观察胃残余物的颜色诊断喂养不耐受。

（3）治疗：喂养方式及乳品选择如下。①早期肠道内微量喂养。建议出生后尽快微量喂养，可促进胃肠道的成熟，改善喂养不耐受。微量喂养不作为营养的来源，仅作为一个过渡到全肠道喂养的方法，可以促进和改善肠道喂养的能力，缩短过渡到全肠道喂养的时间，体重增长快，减少喂养不耐受，减少光疗，增加血清胃泌素水平，促进小肠功能成熟，降低胆红素浓度，缩短住院时间，不增加坏死性小肠结肠炎（necrotizing enterocolitis，NEC）发生率。间断性喂养通常为每2～3小时喂养10～20分钟，持续性喂养通常是通过输液泵持续喂养。两种喂养方式达到全肠内营养的时间及发生NEC的风险无差异，但持续性喂养时因营养液流速极慢，可导致脂肪等营养素附着在输液管壁，造成营养成分丢失。②水解配方奶。喂养不耐受时首推母乳和强化母乳。目前，对于部分水解配方奶、深度水解配方奶及氨基酸奶粉的研究亦比较多。水解奶粉可以明显改善早产儿喂养耐受性，与早产儿标准配方奶相比可以使 VLBW 更快地建立全肠道喂养。近期的一项研究指出，在胎龄 ≤ 33 周的喂养不耐受和有胃食管反流的早产儿使用深度水解奶粉，可以减低食管的酸暴露。

药物治疗：①目前在喂养不耐受中研究比较多的是胃肠动力药，如红霉素类。红霉素作为一种胃动素激动剂，可通过刺激胃动素分泌来促进胃肠道运动。临床使用红霉素仍有争议。②促红细胞生成素（erythropoietin, EPO）是一种内源性糖蛋白激素，可促进红细胞生成，但有研究显示，当 EPO 与新生儿肠道的 EPO 受体结合时，可促进肠道细胞迁移，对肠道发育有重要作用。但针对 EPO 治疗或预防喂养不耐受仍存争议。研究发现，EPO 可缩短达到全肠内营养的时间，不影响患儿血液中的红细胞生成素及血细胞计数。但最近的研究却认为，EPO 不能减少喂养不耐受、呕吐及中断喂养的发生，并且可升高中性粒细胞绝对值计数。故临床暂不推荐使用 EPO 治疗或预防喂养不耐受。③益生菌。益生菌具有通过多种途径提高肠道成熟度及改善肠道功能的潜能。研究发现，使用益生菌可缩短达到全肠内营养的时间，且无不良反应。目前研究较多的益生菌有乳酸杆菌、双歧杆菌、鼠李糖乳杆菌、布拉氏酵母菌等，但针对益生菌的剂量、使用起始时间及疗程等尚无定论。④益生元：临床研究指出，益生元低聚糖可以调节胃电活动和胃排空，可能改善早产儿的喂养耐受性。

生长受限是早产儿目前面临的一个重大问题，生长受限会影响远期身高、器官发育，对以后的行为和认知产生影响，因而早期早产儿的营养、早产儿喂养不耐受的预防及治疗相当重要。VLBW/ELBW 出生早期由于消化系统尚未成熟，需要用肠外营养补充，但肠外营养带来的负面影响也会对未成熟的消化系统造成伤害。所以，应尽早建立肠内营养，用最短时间完成肠外营养向肠内营养的转变，达到全肠内营养，满足 VLBW/ELBW 最佳生长发育的需要。

2. 胃食管反流（gastroesophageal reflux, GER） 在婴儿中发病率约为 18%，病理性反流患儿轻者表现为溢乳、呕吐，重者可引起食管炎、吸入性肺炎、生长发育障碍，甚至窒息死亡。早产儿胃食管反流也是影响尽快达到足量肠内营养的重要因素。

（1）病因及发病机制：以下 3 种情况多见。

1）抗反流功能下降：首先，食管下端括约肌压力降低。食管下端括约肌压力（lower esophageal sphincter pressure, LESP）受神经体液调节，迷走神经、胃泌素使其增强；而胰泌素、胆囊收缩素（CCK）、肠抑胃肽（GIP）、血管活性肽（VIP）等可使其降低；蛋白餐后胃泌素增加，LESP 增高，脂肪餐后 CCK 大量释放，使 LESP 降低。LESP 低的患儿其胃内容物极易反流入食管。其次，食管胃交接处与胃底形成的 His 角为锐角，使胃黏膜在食管口外侧形成一活瓣，起到抗反流的作用。此角的角度亦取决于腹腔内食管长度，年龄 < 3 个月的婴儿腹腔食管段很短，易发生 GER。最后，食管对反流物的清除包括食管蠕动、唾液分泌等。在一些病理性 GER 患儿常有食管蠕动振幅低，继发性顺蠕动减弱或消失。

2）食管黏膜屏障功能破坏：正常食管黏膜表面有一层黏液，发挥物理化学屏障作用，避免食管上皮被胃反流物化学性消化。当食管黏膜接触酸、胃蛋白酶或胆汁酸时，黏膜保护层可被破坏。

3）胃排空功能障碍：使胃内容物增多和胃内压力升高，导致胃食管反流。胃容量增加又导致胃扩张，致使贲门食管缩短，使抗反流功能下降。新生儿直到出生后 12 周才出现正常的胃蠕动波，这就影响了胃排空，故易发生胃食管反流。胃窦 - 十二指肠运动的不协调也影响胃排空。

（2）临床表现：胃食管反流的临床表现随年龄而不同，主要包括以下内容。①呕吐：新生儿表现为喷射性呕吐，吐出乳汁或奶块，少数为黄色液体或咖啡液；婴幼儿反复性呕吐，多在餐后 1 小时发生，平卧或头低仰卧位易诱发。不能将某些症状，如呼吸暂停、血氧饱和度下降、心动过缓或一些非特异性症状（如呕吐、咳嗽、背部拱起、激惹等）归结为 GER。②食管炎：年长儿可出现胸骨下烧灼痛及吞咽疼痛、食管黏膜糜烂、出血。③吸入综合征：表现为反复发作的支气管哮喘、吸入性肺炎。④其他：包括生长发育迟缓，消瘦、贫血、营养不良，早产儿呼吸暂停和窒息，婴儿猝死综合征等。

（3）辅助检查

1）影像学检查：上消化道 X 线钡剂检查可以了解患者是否存在先天性食管畸形、食管裂孔疝，也可以观察食管蠕动情况。B 超可探测食管腹段的长度、黏膜纹理状况、食管黏膜的抗反流作用及有无食管裂孔疝。

2）食管测压及 pH 监测：早期诊断 GER 多采用食管 pH 探头，但这种方法不能检测非酸性的胃食管反流，而只使用多通道腔内阻抗（MII）探针又低估了酸性 GER 病例。因此，目前采用 MII-pH 结合的监测方法，这也是诊断小儿胃食管反流的金标准。监测内容包括酸反流发作的次数、反流的平均持续时间、食管酸化时间占总时间的比例等。

3）食管内镜检查及黏膜活检：主要用于诊断食管炎及 Barrett 食管。其诊断标准如下。①轻度：红色条纹和红斑，累及食管下 1/3；②中度：糜烂＜1/2 食管圆周，仅累及食管中、下段；③重度：Ⅰ级，糜烂累及＞ 1/2 食管圆周，或已累及上段，或形成溃疡＜ 1/3 食管圆周；Ⅱ级，溃疡累及＞ 1/3 食管圆周。通常情况下，对于小儿食管炎内镜下形态学改变明显者，可不进行活检。

（4）诊断与鉴别诊断

1）诊断：①根据病史、X 线检查、食管压力测定、食管 pH 监测、核素扫描等，证实有无胃食管反流；②以内镜检查和食管黏膜活检组织学检查为主要手段，证实有无食管炎。

2）鉴别诊断：以呕吐为主要症状者需注意是否存在代谢性疾病，解剖学上的异常（如肠旋转不全、先天性幽门肥厚性狭窄、肠梗阻、胃扭转等）或变态反应疾病，还需除外贲门失弛缓症（achalasia）。贲门失弛缓症又称贲门痉挛，是食管下括约肌松弛障碍导致的食管功能性梗阻，通过 X 线钡剂造影、胃镜和食管测压可以确诊。此外，以呼吸系统症状为主者，则应注意排除原发性呼吸道疾病。

（5）治疗：治疗原则是改善食管下端括约肌功能，减少胃食管反流，降低反流液的酸度，增加食管清除能力和保护食管黏膜。

1）体位治疗：在餐后早期左侧位和餐后晚期俯卧位食管酸性反流较少。建议喂奶后将早产儿头部抬高 30° 左侧卧位，并在 30 分钟后将其翻身。

2）饮食治疗：婴儿饮食可采用黏稠、厚糊状食物，以高蛋白低脂肪餐为主，少量、多餐，避免刺激性调味品和影响食管下端括约肌张力的食物和药物。

3）药物治疗：①抑酸药。H_2 受体阻滞剂一般疗程为 8 ～ 12 周。常见不良反应有头痛、头晕、皮疹、腹泻、便秘，男性乳房发育、肝肾功能受损、心动过缓及精神错乱少见。质子泵抑制剂疗效优于 H_2 受体阻滞剂，重度 GER 应首选该药，以迅速缓解症状。儿童剂量为 0.6 ～ 0.8 mg/（kg·d），每天清晨顿服，1 个疗程为 4 周，常见不良反应有头痛、头晕、口干、恶心、腹胀等。②黏膜保护剂。常用的药物有硫糖铝 10 ～ 25mg/（kg·d），分 4 次口服，1 个疗程为 8 ～ 12 周；双八面体蒙脱石每次 1.5 ～ 3.0g，达喜每次 0.25 ～ 0.5g，每天 3 次，饭后 1 小时服用。③胃肠动力促动剂。有多巴胺受体拮抗剂甲氧氯普胺、多潘立酮、西沙必利等。

4）外科治疗：极少数 GER 患儿经体位疗法及饮食调整和药物治疗后仍然无效，需施行手术治疗。外科手术指征如下：①严重食管炎，尤其是反复出血、溃疡和纤维化狭窄者。②食管炎致梗阻或裂孔疝嵌顿，或发现有裂孔疝者。③合并反复肺炎、哮喘、窒息及婴儿猝死综合征。④进餐后呕吐，难以维持正常生长发育。

（6）预后：无并发症的婴儿胃食管反流是一种自限性疾病，经饮食调整、体位改变，在 12 ～ 18 个月后好转。食管狭窄、Barrett 食管在患儿中少见。

（三）儿童胃病发病特点与成年人不同

胃病是儿童消化系统多发病之一。儿童胃病多属炎症，且常症状不典型。对于多数患儿来说，胃黏膜损伤一般较轻，胃肠功能失调易好转，加之儿童胃酶分泌量小，很少转变成慢性。近年来，随着胃镜的普及和应用，儿童胃炎的检出率明显增高。因此，对儿童胃病应重在预防，同时也应重视其临床表现，及时对症治疗。

1. 急性胃炎（acute gastritis）

（1）病因

1）微生物感染：进食被微生物和细菌毒素污染的食物引起，细菌毒素以金黄色葡萄球菌毒素多见，偶为肉毒杆菌毒素。近年来，发现幽门螺杆菌也是急性胃炎的病原菌。

2）化学及物理因素：①药物，多为水杨酸盐类药物，如阿司匹林、吲哚美辛等。②误服强酸（如硫酸、盐酸、硝酸）、强碱（如氢氧化钠、氢氧化钾）或其他腐蚀剂引起胃壁腐蚀性损伤。③误食毒蕈、砷、灭虫、杀鼠等化学毒物或进食过冷、过热、难以消化的粗糙食物，均可损伤胃黏膜。

3）应激状态：某些危重疾病，如窒息、颅内出血、败血症、休克、大面积烧伤等，使患儿处于严重的应激状态，导致急性糜烂性胃炎。

（2）临床表现：进食污染食物者起病较急，常在进食后数小时至 24 小时发病，症状轻重不一，表现为上腹部不适、疼痛，甚至绞痛、厌食、恶心、呕吐。若为药物或刺激性食物所致，症状相对较轻，局限于上腹部。查体可见上腹部或脐周压痛，肠鸣音可亢进。有些患儿可因药物过量，使胃黏膜出血。应激性胃炎在严重疾病应激状态下诱发，起病急骤，常以呕血或黑粪为突出症状，大量出血可引起休克及重度贫血。误服强酸、强碱的患儿，除口腔黏膜糜烂、水肿外，常有中上腹剧痛、绞窄感、恶心、呕吐、呕血和黑粪。急性期后可遗留贲门或幽门狭窄，出现呕吐等梗阻症状。

（3）辅助检查：感染因素引起者有外周血白细胞计数和中性粒细胞计数增加。如有腹泻，便常规可有少量黏液及红细胞、白细胞。内镜检查提示胃黏膜明显充血、水肿，黏膜表面覆盖厚的黏稠炎性渗出物。糜烂性胃炎还可见到点状、圆状、片状、线状或不规则糜烂，中心为红色新鲜出血或棕红色陈旧性出血，伴白苔或黄苔，常为多发亦可为单个。胃镜检查时应取胃黏膜检测幽门螺杆菌。上消化道钡剂检查可见病变黏膜粗糙，局部压痛，但不能发现糜烂性病变，且急性或活动性出血时不宜进行检查。

（4）诊断与鉴别诊断：诊断主要依靠病史及内镜检查。以上腹痛为主要症状者应与急性胰腺炎、胆道蛔虫病等相鉴别。

（5）治疗

1）病因治疗：对细菌感染尤其伴有腹泻者，可选用氨苄西林、头孢唑林钠等抗生素。18 岁以下禁用喹诺酮类抗菌药物。如为幽门螺杆菌感染则应进行幽门螺杆菌根除治疗。对药物引起者，停用相关药物。应激性胃炎应积极治疗原发病。对腐蚀性胃炎，应根据腐蚀剂性质给予相应的中和药物，如口服镁乳氢氧化铝、牛奶、鸡蛋清等治疗强酸剂腐蚀。

2）饮食治疗：宜给予清淡流食或半流质饮食，必要时应停食 1～2 餐，如有胃出血应禁食。

3）对症治疗：包括解痉止吐、口服黏膜保护剂、纠正水电解质紊乱、控制出血等。有严重出血可用 H_2 受体拮抗剂，如西咪替丁、法莫替丁，或质子泵抑制剂，如奥美拉唑，以及止血药（如注射巴曲酶、口服凝血酶等）。

（6）预后：药物性和饮食性胃炎常在数天内恢复，如致病因素持续存在，可发展为慢性胃炎。腐蚀性胃炎可产生幽门梗阻、食管狭窄等后遗症。

2. 慢性胃炎（chronic gastritis）

（1）病因及发病机制

1）幽门螺杆菌感染：儿童慢性胃炎幽门螺杆菌感染率高达 40%，慢性活动性胃炎幽门螺杆菌感染率则高达 90% 以上。病理形态改变主要是胃窦黏膜小结节、小颗粒状隆起，显微镜下淋巴细胞增多及淋巴滤泡形成。用药物清除幽门螺杆菌后胃黏膜炎症可明显改善。

2）化学性药物损伤：反复使用非甾体药物，如阿司匹林、吲哚美辛等，可使胃黏膜内源性保护物质前列腺素 E_2 减少，胃黏膜屏障功能降低，从而致胃黏膜损伤。

3）不合理饮食习惯：大量吃冷食、冷饮，使胃长期受寒冷和化学物质的刺激，易导致胃黏膜水肿甚至糜烂出血等。偏食或暴食容易引起胃功能紊乱及平滑肌运动失调，加重消化负担。学习过分紧张或受到刺激、情绪不稳定等，也会造成胃肠功能紊乱。

4）细菌、病毒及其毒素作用：食用被污染的食物，使细菌或病毒在胃内大量繁殖，直接造成胃黏膜的炎症和胃肠功能紊乱。鼻腔、口咽部的慢性感染病灶，如扁桃体炎、副鼻窦炎等细菌或其毒素经吞咽进入胃内，长期慢性刺激也可引起胃黏膜慢性炎症。急性胃炎后胃黏膜损伤经久不愈或反复发作亦可发展为慢性胃炎。被动吸烟可引起胃壁小血管收缩，胃黏膜血流量减少，最终导致胃黏膜损伤、胃液分泌减少和消化不良。

5）十二指肠液反流：幽门括约肌功能失调时，十二指肠液反流入胃。反流的胆盐可增加胃黏膜屏障对氢离子的通透性，并使胃窦部 G 细胞释放胃泌素，增加胃酸分泌；H^+ 通过损伤的黏膜屏障并弥散进入胃黏膜，引起炎症改变、血管扩张，使慢性胃炎持续存在。

（2）临床表现：主要表现为反复发作、无规律性的腹痛、腹胀，常在进食后加重；疼痛多位于上腹部及脐周。幼儿可仅表现为不安和正常进食行为改变；年长儿常述上腹痛，轻者为隐痛或钝痛，重者有剧烈绞痛，伴有嗳气、早饱、恶心、上腹部不适、反酸。进食冷、硬、辛辣等食物或受凉、气温下降可引发或加重症状。常伴食欲缺乏、乏力、消瘦。伴有胃糜烂者可呕血、黑粪。

（3）辅助检查

1）幽门螺杆菌检测：①胃黏膜组织切片染色与幽门螺杆菌培养。②尿素酶试验。③血清学幽门螺杆菌 IgG 抗体测定。④ ^{13}C 或 ^{14}C 尿素呼吸试验。

2）壁细胞抗体检测：萎缩性胃炎血清中可出现壁细胞抗体、胃泌素抗体和内因子抗体等，多数萎缩性胃炎的胃蛋白酶原分泌减少，而浅表性胃炎多属正常，恶性贫血时血清维生素 B_{12} 水平明显减少。

3）胃镜：直接观察胃黏膜病变，也可取黏膜做病理学检查，是慢性胃炎最可靠的诊断方法。

（4）诊断与鉴别诊断：慢性胃炎的确诊主要依靠胃镜检查与病理组织活检。

鉴别诊断：在慢性胃炎发作期，排除肝、胆、胰、消化性溃疡、反流性食管炎；并应注意与肠痉挛、腹型癫痫、阑尾炎早期鉴别。

（5）预防：早期去除各种诱发原因。避免精神过度紧张、疲劳与各种刺激性饮食；注意气候变化，防止受凉；积极治疗口腔、鼻咽部慢性感染病灶；少用对胃黏膜有刺激的药物。

（6）治疗

1）饮食治疗：选择易消化的食物，避免食用刺激性食物。

2）清除幽门螺杆菌：对幽门螺杆菌引起的胃炎，尤其是活动性胃炎，应给予根除幽门螺杆菌治疗。

3）对症治疗：腹胀、恶心、呕吐者，给予促胃肠动力药物，如多潘立酮等。高酸或胃炎活动期，可给予 H_2 受体阻滞剂，如西咪替丁、雷尼替丁或法莫替丁。有胆汁反流者，给予达喜、熊去氧胆酸及促进胆汁排空的药物。

（7）预后：本病预后好，多数儿童经治疗后能痊愈，极少数发展为严重的萎缩性胃炎。

3. 消化性溃疡　儿童消化性溃疡又称小儿溃疡病。近年研究资料显示，不合理的饮食习惯和过量食用市售不合格的假冒伪劣小食品，以及家长、医务人员对儿童患病的必然性认识不足、延误诊治时机而导致该病发生率呈上升趋势。

小儿溃疡病可发生于各个时期，甚至胎儿也可以发生慢性消化性溃疡。新生儿在出生 24 小时内即可发病，婴儿期发病率较低，随着年龄增长发病率明显升高。学龄期儿童多见，且以十二指肠溃疡为主，男童较女童发病率高。不仅如此，小儿溃疡病与成年人溃疡病密切相关。国外报道，成年人溃疡病例的 1.6% 开始于婴幼儿期，2.1%～50% 开始于学龄前期及学龄期。

（1）病因和发病机制：儿童期消化性溃疡分为急性和慢性两类。急性消化性溃疡大多发生于新生儿和婴儿，一般是由于自主神经系统功能尚未健全且通常继发于其他多种疾病，如肺炎、败血症、重度营养不良、胸膜炎等，通常可随原发疾病的治疗、转归、恢复而愈合。而慢性消化性溃疡则多见于年长儿，其诱发因素常与情绪波动、精神刺激、季节变化、饮食不节等诸多因素有关。

胃酸与胃蛋白酶对胃十二指肠黏膜的侵袭与黏膜本身防御能力之间失去平衡是消化性溃疡形成的必要条件。幽门螺杆菌感染与溃疡有着密切关系，其感染有家族集聚性。此外，社会因素、心理因素、遗传因素、环境因素、饮食习惯、药物诱因、细菌病毒感染、自身胃肠动力与分泌功能紊乱等均对小儿溃疡病的发生有一定的影响。

（2）病理特点：溃疡的部位多在十二指肠球部，胃溃疡相对较少，并以角切迹和胃窦部多见。溃疡的形态多为卵圆形或圆形，直径多在0.5～2.0cm；多数伴有慢性浅表性胃炎。溃疡层可分为4层：第一层为白色纤维素样渗出物，其中含有大量炎细胞和红细胞；第二层为嗜酸性纤维坏死带；第三层为炎性肉芽组织含有丰富的毛细血管；第四层为致密的纤维组织。大多数溃疡表浅仅达黏膜肌层，愈合较成年人快。

（3）临床表现：消化性溃疡的主要症状有呕吐、上腹部疼痛、食欲缺乏、贫血消瘦、便秘、频繁哭闹、嗳气、呕血等。因此，凡儿童有下列症状1个及1个以上时应考其本病：①家族中有胃及十二指肠溃疡病史，而且有泛酸、腹部不适等胃肠症状。②不定时地经常反复出现与进食有关的呕吐。③空腹、进餐时，或清晨、夜间常感上腹部、脐周部疼痛及压痛且无肠寄生虫感染史。④营养不良、贫血，同时便隐血检验阳性及不明原因呕吐、便血、休克、胃穿孔等。⑤长期食欲缺乏、面色萎黄、体质消瘦、病程在2～3个月。

不同年龄期的临床特点：年龄不同，其临床表现亦有很大差异。小儿消化性溃疡年龄越小症状越不典型，临床上常易误诊或漏诊而延误治疗。

1）新生儿期：常急性起病，以突然呕血、便血或穿孔为最早发现的症状。大多发生在出生后24～48小时，以胃溃疡多见，多为应激性溃疡，常伴窒息缺氧、重症感染、颅内出血；腹胀、休克，易被误诊，病死率较高。

2）婴儿期：以应激性溃疡多见，胃溃疡与十二指肠溃疡发病率相近，主要表现为呕血、黑粪；有些患儿伴食欲缺乏，体重增加缓慢、慢性进行性贫血。溃疡穿孔伴急性腹膜炎少见。

3）幼儿期：以十二指肠球部溃疡多见。常述腹部不适，疼痛，多在进食后出现，可伴嗳气、反酸、食欲缺乏。有消瘦及体格发育迟滞，亦可发生呕血、黑粪。

4）学龄前期和学龄期：十二指肠球部溃疡多于胃溃疡，以反复腹痛、不规则脐周痛、呕吐为主要表现，呕血、黑粪发生率低。

并发症较成年人多见，常见并发症有：①消化道出血（发生率为10%～15%）。出血前患儿可无任何腹部症状和体征，以突发呕血、黑粪为主要表现。②穿孔。③幽门梗阻。

（4）诊断：小儿消化性溃疡由于症状不典型，症状的叙述不准确，常被误诊为消化不良、肠寄生虫病或肠痉挛等疾病。因此对有临床表现的患儿，应进行必要的检查，及早确诊。

1）X线钡剂检查：小儿消化性溃疡典型X线影像是在胃壁或十二指肠球部显示持久充盈的龛影；未发现龛影，而有十二指肠球部激惹现象时，并不能诊断为十二指肠球部溃疡，应进一步检查。

2）胃镜检查：是确诊小儿消化性溃疡的最好方法，不仅能直接发现病变及溃疡形态，还可进行黏膜活检，以及镜下止血。

3）其他：如胃液分析，胃肠激素测定及幽门螺杆菌检测有助于病因诊断。

（5）治疗

1）治疗原则：缓解症状，促进愈合，预防复发，防治并发症。

2）一般治疗：生活规律，睡眠充足，避免过度疲劳及精神紧张。重症者可卧床休息3～7天，有利于减少胆汁反流，减轻腹痛，预防溃疡出血。饮食以少量多餐为主，给予易消化、少刺激性食物，不宜暴饮暴食，要细嚼慢咽。少吃冷饮、糖果及油炸食品。避免食用人工着色的饮料、浓茶、咖啡、酸辣的调味品。急性期宜食用豆浆、牛奶、米汤，缓解期可食面条、馒头、粥类。及时补充水、电解质和热量。加强支持治疗，改善全身状况。

3）药物治疗

A.制酸剂：如组胺H_2受体拮抗剂。①西咪替丁（甲氰咪胍）：小儿用量20～40mg/（kg·d），分3～4次口服。溃疡出血时，需静脉给药，20～30mg/（kg·d），分次静脉滴入。主要副作用有头痛、皮疹、粒细胞减少，肝肾功能受损，男性乳房发育，个别患儿发生精神错乱，甚至昏迷，故婴幼儿应尽量避免使用。②雷尼替丁：副作用小且安全，不引起内分泌紊乱、不透过血脑屏障，无中枢神经中毒反应。小儿每次

75 ~ 150mg，每天 1 ~ 2 次，1 个疗程为 4 ~ 8 周。
③法莫替丁：对胃酸分泌的抑制作用比西咪替丁强 50 ~ 100 倍，比雷尼替丁强 6 ~ 10 倍，小儿每次 0.4mg/kg，每天 2 次。

B. 质子泵抑制剂：常用奥美拉唑，婴儿 5mg/d，幼儿 10mg/d，学龄前儿童 15mg/d，清晨顿服，1 个疗程为 4 周，十二指肠愈合率约为 95%，胃溃疡愈合率为 70% ~ 80%；对于所谓的"难治性溃疡"，1 个疗程为 8 周，大部分均可痊愈。

C. 胃黏膜保护剂：硫糖铝每次 0.25 ~ 0.50g，每天 3 次，餐前嚼服。在小儿除可引起便秘外，未见其他副作用。双八面体蒙脱石 1 岁以内 3g/d，1 ~ 2 岁 3 ~ 6g/d，2 ~ 3 岁 6 ~ 9g/d，3 岁以上 9g/d，分 3 次，两餐之间服用。

D. 胶体次枸橼酸铋：9mg/（kg·d），分 3 ~ 4 次服用，1 个疗程为 4 周。少数患者服药后出现便秘、恶心，一过性氨基转移酶升高。

4）根除幽门螺杆菌：目前根除幽门螺杆菌感染主要使用一线三联治疗方案（奥美拉唑＋阿莫西林＋克拉霉素），近年来，我国幽门螺杆菌耐药菌株不断出现，耐药率逐渐升高，根除率明显下降。在治疗过程中，抗生素不良反应较多，主要表现为腹部不适加重、恶心、食欲减退、味觉异常、肠道菌群紊乱、假膜性肠炎等，部分患儿未能正规服用药物、存在中断治疗现象。根除幽门螺杆菌时联合使用胃黏膜保护药物或益生菌，有助于减少不良反应、提高根除成功率。

外科治疗：小儿消化性溃疡大多数经内科治疗能很快痊愈，少数患儿反复发作可并发消化道出血、穿孔或局部瘢痕性狭窄导致幽门梗阻，需予以手术治疗。外科治疗的适应证包括急性大出血；经内科非手术治疗无效，溃疡穿孔，器质性幽门梗阻，经住院正规治疗，疼痛仍持续无好转，且影响小儿正常生活、营养和生长发育的难治性溃疡。

（6）预防：儿童期罹患消化性溃疡，常因患儿主诉表达不清或难以表达，加之其症状表现在初期并不典型，不易引起家长重视，通常发现较迟。所以，对于儿童期消化性溃疡，应在日常生活过程中倍加重视和防范。首先，应在日常生活过程中密切观察胃肠症状，做到早发现、早诊断、早治疗。一经确诊，应在医生指导下规律、全程治疗，定期复查，以观察病情的转归、恢复状况。其次，应耐心细致地教育和培养儿童逐步养成文明、健康、科学的生活方式与良好的饮食习惯，做到不偏食、不挑食、不厌食、不暴饮暴食。最后，应注意讲究精神卫生，调适心理情绪，缓解各种不良因素对心理的刺激，创建幽雅温馨舒适的环境，造就儿童欢愉乐观、天真活泼的健全性格，促进身心健康。

第二节　老年人的胃及其疾病的特征

一、胃的增龄性特点

（一）胃分泌功能

最近研究表明，大多数健康老年人仍保持正常的胃酸分泌。血清胃泌素浓度仅在幽门螺杆菌感染时下降，未感染的老年人无变化。胃蛋白酶也无年龄相关性改变。胃酸分泌减少与胃黏膜萎缩的病理过程有关，而与衰老过程关系不大。胃黏膜组织萎缩是萎缩性胃炎的结局，而胃老化主要的特征是与萎缩性胃炎相关的无酸或低酸。在 60 岁以上的无症状患者中，大多数有萎缩性胃炎。老年人胃酸分泌减少的其他机制包括胃黏膜前列腺素含量减少及年龄相关性微血管硬化；在胃液分泌的激素调节中，胃体 D 细胞分泌生长抑素，具有抑制胃酸分泌的作用。也有研究发现，老年人胃液中生长抑素增高，可能与胃酸减少有关。胃酸减少和缺乏具有重要的临床意义，一些依赖胃酸的物质，如铁和钙在胃酸缺乏时吸收减少。胃酸造成的高酸环境能够抑制消化道细菌的生长，而胃酸缺乏可引起细菌过度生长综合征，临床表现为腹部不适、呕吐、腹泻，以及吸收不良所致的体重减轻。老年人的胃电生理仍保持正常。

（二）胃运动功能

研究发现，在健康老年人中，胃的液体排空时间明显延长，固体食物的排空与年轻人相当。因此，消化不良、不能解释的恶心、胃排空时间延长不能被认为是老龄化的结果。相关报道显示，衰老对胃排空及小肠转运率无影响，餐后胃窦的收缩不受性别及体重指数的影响。但是，某些疾病会影响老年人的胃排空，如帕金森病、糖尿病等。这些老年患者餐后的胃收缩力下降、排空延迟，可能与活动减少、老年患者小肠胆碱能神经元减少，以及与氧化应激有关的肠道神经元的退行性变有关。此外，老年患者更易发生药物相关性胃肠道副作用，进而影响胃肠动力。

（三）胃"黏膜-碳酸氢盐"屏障

胃黏液细胞可分泌大量黏液，形成松软的凝胶层，覆盖于黏膜表面，同时分泌的 HCO_3 也渗入此凝胶层，形成"黏液-碳酸氢盐屏障"；此屏障加上胃黏膜表面的一层磷脂，共同构成疏水性屏障。胃黏膜上皮细胞之间的紧密连接与黏液-碳酸氢盐-磷脂屏障共同构成胃黏膜屏障。此外，胃黏膜能合成大量的前列腺素，它们可抑制胃酸、胃蛋白酶原的分泌，刺激黏液和碳酸氢盐分泌，扩张黏膜下血管，增加血流，有助于维持胃黏膜的完整性和促进受损胃黏膜的修复。Farinati 等研究发现，随着年龄的增长，胃体壁细胞数量增加，黏液细胞减少；而胃黏膜前列腺素含量下降可能导致胃黏膜血流减少及胃黏膜内谷胱甘肽减少，从而破坏了黏膜的完整性。使用阿司匹林及NSAID 可进一步破坏黏膜屏障。胃黏膜屏障破坏，血流量减少，导致胃溃疡和萎缩性胃炎等疾病的发生率在老年患者中明显上升。

（四）幽门螺杆菌感染率增高

老年人萎缩性胃炎明显增高。据文献报道，80 岁以上的老年人患者萎缩性胃炎的发病率可达 50% ～ 70%。研究显示，萎缩性胃炎与幽门螺杆菌感染明显相关，有胃肠道疾病的老年人群幽门螺杆菌感染率超过 70%，而无症状的老年人群中仅 40% ～ 60% 存在幽门螺杆菌感染。Kokkola 等报道，严重的萎缩性胃炎可以通过清除幽门螺杆菌得到改善或治愈。

二、老年人胃的菌群特点

胃内菌群密度与环境、遗传、摄食及身体状态有关，胃内主要菌群大概分为 5 类：厚壁菌门、拟杆菌门、变形杆菌门、放线菌门及梭状菌门。其中胃黏膜中主要是变形杆菌门和厚壁菌门，胃液中主要是厚壁菌门、拟杆菌门和放线菌门。胃内细菌数量与 pH 密切相关，以 pH=4 为界，1 天内 pH > 4 的时间越长，胃内细菌增殖越旺盛。一些老年人泌酸能力减弱，胃酸、内因子等分泌减少，胃蛋白酶原转变为活性的胃蛋白酶减少，蛋白质在胃内水解消化能力减弱，久之胃内有益菌群减少，条件致病菌增多。多项研究发现，幽门螺杆菌感染率随年龄增长而升高，而且除幽门螺杆菌外，还有大量其他细菌种属，常见的有链球菌、奈瑟球菌和乳酸菌属。幽门螺杆菌与胃内其他菌群相互影响、相互作用，如乳杆菌、双歧杆菌和酵母菌属等益生菌可以阻止幽门螺杆菌在胃黏膜的定植、黏附和生长。十二指肠内细菌与胃相似。幽门螺杆菌感染在消化系统疾病的发生、发展中扮演了重要角色，尤其是老年慢性胃炎、消化性溃疡、胃癌与幽门螺杆菌感染密不可分。

三、老年人胃病症状学特点

老年胃病患者症状和体征不典型。不同老年人即使患同一种疾病，其临床表现可能有很大差异。在老年人群中，患者常无明显胃灼热、反酸及腹痛等典型症状，常表现为腹部不适感，以及恶心、腹胀、呃逆，食欲减退、体重减轻、贫血及黑粪等。这可能与老年人对内脏痛的敏感度降低有关。此外，胃病常慢性反复发作、病程长，导致部分老年患者伴有精神心理异常。

四、老年人功能性消化不良

功能性消化不良（functional dyspepsia，FD）

是指一组源于上腹部，持续存在或反复发生的症候群。临床表现主要包括上腹部疼痛或烧灼感、上腹闷胀、早饱感或餐后饱胀、食欲缺乏、嗳气、恶心或呕吐等症状，但上消化道内镜和生化检查均未见明显异常。老年人上消化道结构和功能存在生理性退化，是 FD 的高危人群。比利时一项研究显示，65 岁以上人群 FD 的患病率达 24.4%，我国广东地区的流行病学调查结果显示该地区 FD 的患病率为 24.5%。胃动力障碍是老年消化不良的主要病因，其他因素还包括消化酶分泌减少、幽门螺杆菌感染、营养不良、胃肠道血供异常、活动量减少、内脏高敏感、多重用药（如非甾体抗炎药、降糖药物、抗菌药物、抗帕金森药物等），以及精神心理和环境因素。老年 FD 患者的治疗包括：① 促胃动力药（甲氧氯普胺、多潘立酮、莫沙必利等），是一线治疗，应注意监测药物锥体外系副作用；② 抑酸剂，如 H_2 受体拮抗剂及质子泵抑制剂，其中泮托拉唑及雷贝拉唑与老年常用药物之间的相互作用少，建议优选；③根除幽门螺杆菌治疗；④ 助消化药物，包括消化酶制剂和微生态制剂；⑤ 精神心理治疗，对以上药物治疗效果差，且伴有明显的精神心理障碍的患者应进行行为、认知治疗及心理干预，可选择三环类抗抑郁药及 5-HT 再摄取抑制剂。

五、老年人非甾体抗炎药相关性消化性溃疡

非甾体抗炎药（non-steroidal anti-inflammatory drug，NSAID）是治疗心脑血管疾病、关节炎及骨骼肌肉病变的有效药物，也是临床广泛应用的镇痛药，研究显示近 50% 的 NSAID 使用者为老年人。长期大量服用 NSAID，可抑制胃黏膜前列腺素的合成，从而破坏黏膜屏障，导致胃十二指肠溃疡，甚至并发出血或穿孔。高危人群包括年龄大于 65 岁，既往有消化道溃疡病史，服用大剂量 NSAID、短期 NSAID 服药（＜1 个月）及同时服用糖皮质激素或抗凝剂。幽门螺杆菌感染增加 NSAID 相关性消化道并发症的危险性。预防：①若需长期使用 NSAID，可协同使用 PPI、高剂量（2 倍）H_2 受体拮抗剂（H_2RA）或前列腺素 E 类似物；② 在使用 NSAID 前应评估危险因素，若合并幽门螺杆菌感染，应在使用 NSAID 前清除幽门螺杆菌。

六、老年人急性胃黏膜病变

急性胃黏膜损伤（acute gastric mucosal lesion，AGML）是指在危重疾病、严重创伤、大型手术、严重心理障碍等应激状态下，胃黏膜发生的以不同程度的糜烂、浅表溃疡及出血等为标志的病理性变化，包括出血性胃炎和应激性溃疡。老年患者 AGML 常见病因包括机械通气（＞48 小时）、全身严重感染、多器官功能障碍综合征、休克、心脑血管意外等。高龄、多重用药（如阿司匹林等 NSAID，抗血小板药物，类固醇，抗肿瘤药物及抗生素等）、出凝血功能异常、肝肾功能障碍、吸入性肺炎、幽门螺杆菌感染、住院时间延长均为 AGML 的高危因素。其病理生理机制包括内脏及黏膜灌注不足，胃黏膜缺血、缺氧导致防御功能减弱，胃酸对胃黏膜的直接损伤等。治疗上应去除诱因，给予必要的液体复苏及支持治疗，合理使用抑酸剂（PPI 及 H_2RA）和胃黏膜保护剂（如硫糖铝、前列腺素 E 等）。

（宁晓暄　李　翠　贾　新
樊　蕊　李孟彬）

参考文献

陈梅红，严谨，党旖旎，等，2019. 幽门螺杆菌对抗菌药物耐药的研究进展. 胃肠病学，24(2)：115-118.

陈荣华，赵正言，刘湘云，2017. 儿童保健学. 第 5 版. 南京：江苏凤凰科学技术出版社.

陈烨，2018. 儿童幽门螺杆菌感染处理指南与共识进展. 中华消化杂志，.38(4)：217-218.

丁国芳，2016. 极低出生体重儿尽早达到足量肠内营养喂养策略——《极低出生体重儿喂养指南》解读. 中国实用儿科杂志，31(2)：85-89.

董哲，张英杰，蔡源，2017. 小儿先天性肥厚性幽门狭窄的 X 线诊断探讨. 医药前沿，(2)：41.

樊代明, 2016. 整合医学: 理论与实践. 北京: 世界图书出版公司.

樊代明, 2021. 整合医学: 理论与实践 7. 北京: 世界图书出版公司.

何洋, 李文星, 唐军, 等, 2020. 早产儿喂养不耐受临床诊疗指南 (2020). 中国当代儿科杂志, 22(10): 1047-1055.

黄寿奖, 秦琪, 吕成杰, 等, 2019. 多学科诊疗和"双下沉"在先天性肥厚性幽门狭窄围手术期加速康复外科管理中的应用. 中华小儿外科杂志, 40(9): 784-789.

李立帜, 徐迪, 陈珊, 等, 2018. 先天性肥厚性幽门狭窄与神经生长因子及其受体表达的相关性研究. 中国临床药理学杂志, 34(11): 1375-1377.

刘玉华, 2016. 先天性肥厚性幽门狭窄的超声诊断及临床价值分析. 临床医药文献杂志 (电子版), 3(32); 6439, 6442.

王卫平, 孙锟, 常立文, 2018. 儿科学. 第 9 版. 北京: 人民卫生出版社, 214-217.

吴本俨, 2007. 老年人消化系统的衰老改变. 中华老年医学杂志, 26(1): 76-78.

熊晶晶, 黄永坤, 2017, 益生菌在抗儿童幽门螺杆菌感染中应用. 中国实用儿科杂志, 32(2): 106-109.

徐晓飞, 陈慧萍, 杨继国, 2019. 儿童消化系统发育生理研究进展. 中国儿童保健杂志, 27(11): 1196-1200.

郑松柏, 2015. 老年人功能性消化不良诊治专家共识. 中华老年病研究电子杂志, 2(03): 1-7.

中国医师协会急诊医师分会, 2015. 中国急性胃黏膜病变急诊专家共识. 中华急诊医学杂志, 24(10): 1072-1077.

de Oliveira SC, Bellanger A, Ménard O, et al, 2017. Impact of human milk past eurization on gastric digestion in preterm infants: a randomized controlled trial. Am J Clin Nutr, 105(2): 379-390.

Miwa H, Ghoshal UC, Gonlachanvit S, et al, 2012. Asian consensus report on functional dyspepsia. J Neurogastroenterol Motil, 18(2): 150-168.

Van Den Abeele J, Rayyan M, Hofman I, et al, 2018. Gastric fluid composition in pediatric population: age-dependent changes relevant for gastrointestinal drug disposition. Eur J Pharm Sci, 123: 301-311.

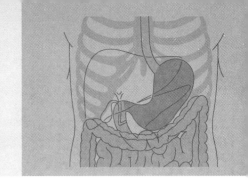

第9章　中医对胃及其疾病的认识

第一节　中医对胃结构的认识

一、脾胃学说的起源及内容

脾胃学说是中医理论体系最具生命力的学说之一,脾胃为人体气机升降运动之枢纽,后天之本,气血生化之源。秦汉时代成书的《黄帝内经》《难经》和《伤寒论》中关于脾胃学说的论述初步奠定了脾胃学说的基础。《素问·灵兰秘典论》曰:"脾胃者,仓廪之官,五味出焉。"《黄帝内经》曰:"饮入于胃,游溢精气,上输于脾,脾气散精,上归于肺,通调水道,下输膀胱,水精四布,五经并行",阐述了脾胃在人体水液代谢中重要的枢纽作用。在《黄帝内经》学术理论基础上,金元时期著名医家李杲所著的《脾胃论》进一步阐述了脾胃在人体的重要作用,对后世影响极大,李杲被后世称为"脾胃学说"的创始人。李杲认为,"胃为水谷之海,饮食入胃,而精气先输脾归肺,上行春夏之令,以滋养周身,乃清气为天者也;升已而下输膀胱,行秋冬之令,为转化糟粕,转味而出,乃浊阴为地者也。"脾胃有伤,上影响肺,下波及肾,并涉及大肠、小肠和九窍,提出"脾胃内伤、百病由生"的理论。在临床用药时注重用味甘性温的药物滋养脾胃、补益气血、升发阳气,创立了补中益气汤、调中益气汤、升阳补气汤、当归补血汤等多个经典名方,临床疗效明显,沿用至今。

二、中医对胃结构的认识

胃是腹腔中容纳食物的器官。其外形屈曲,上连食管,下通小肠。主受纳腐熟水谷,为水谷精微之仓、气血之海,胃以通降为顺,与脾相表里,脾胃常合称为后天之本。胃与脾同居中土,胃为燥土属阳,脾为湿土属阴。

中医学将胃腔称为胃脘,分上、中、下3部:胃的上部为上脘,包括贲门;下部为下脘,包括幽门;上脘和下脘之间为中脘。贲门上接食管,幽门下接小肠,为饮食物出入胃腑的通道。胃的外形为屈曲状,有大弯小弯。如《灵枢·平人绝谷》说:"屈,受水谷,其胃形有大弯小弯。"《灵枢·肠胃》又说:"胃纡曲屈。"

第二节　中医对胃功能的认识

一、中医对胃生理功能的认识

（一）胃主受纳水谷

饮食入口，经过食管，容纳并暂存于胃腑，这一过程称为受纳，故称胃为"太仓""水谷之海"。"人之所受气者，谷也，谷之所注者，胃也。胃者水谷之海也"（《灵枢·玉版》）。"胃司受纳，故为五谷之府"（《类经·脏象类》）。机体的生理活动和气血津液的化生，都需要依靠饮食的营养，所以又称胃为水谷气血之海。胃主受纳功能是胃主腐熟功能的基础，也是整个消化功能的基础。若胃有病变，就会影响胃的受纳功能，而出现纳呆、厌食、胃脘胀闷等症状。

（二）胃主腐熟水谷

胃主腐熟是饮食物经过胃的初步消化，形成食糜的过程。"中焦者，在胃中脘，不上不下，主腐熟水谷"（《难经·三十一难》）。胃接受由口摄入的饮食物，并使其在胃中短暂停留，进行初步消化，依靠胃的腐熟作用，将水谷变成食糜。饮食物经过初步消化，其精微物质由脾运化而营养周身，未被消化的食糜则下行于小肠，不断更新，形成了胃的消化过程。如果胃的腐熟功能低下，就出现胃脘疼痛、嗳腐食臭等食滞胃脘之候。胃主受纳和腐熟水谷的功能，必须和脾的运化功能相配合，才能顺利完成。所以说："脾，坤土也。坤助胃气消腐水谷，脾气不转，则胃中水谷不得消磨"（《注解伤寒论》）。脾胃密切合作，"胃司受纳，脾司运化，一纳一运"（《景岳全书·饮食》），才能使水谷化为精微，以化生气血津液，供养全身，故脾胃合称为后天之本，气血生化之源。"人以水谷为本，故人绝水谷则死"（《素问·平人气象论》）。中医学非常重视"胃气"，认为"人以胃气为本"。胃气强则五脏俱盛，胃气弱则五脏俱衰，因此提出"有胃气则生，无胃气则死"的观点。

所谓胃气，其含义有三。其一，指胃的生理功能和生理特性。胃为水谷之海，有受纳腐熟水谷的功能，又有以降为顺、以通为用的特性。由于胃气影响整个消化系统的功能，直接关系到整个机体的营养来源，所以在临床治病时，要时刻注意保护胃气。其二，指脾胃功能在脉象上的反映。临床上有胃气之脉以和缓有力，不快不慢为其特点。其三，泛指人体的精气。"胃气者，谷气也，荣气也，运气也，生气也，清气也，卫气也，阳气也"（《脾胃论·脾胃虚则九窍不通论》）。胃气可表现在食欲、舌苔、脉象和面色等方面。食欲如常，舌苔正常，面色荣润，脉象从容和缓，不快不慢，一般称之为有胃气。临床上，通常以胃气之有无作为判断预后吉凶的重要依据，即有胃气则生，无胃气则死。所谓保护胃气，实际上保护脾胃的功能。

二、中医对胃生理特性的认识

（一）胃主通降

胃主通降与脾主升清相对。"凡胃中腐熟水谷，其滓秽自胃之下口，传入于小肠上口"（《医学入门·脏腑》）。饮食物入胃，经过胃的腐熟，初步进行消化之后，下行入小肠，再经过小肠的分清泌浊，其浊者下移于大肠，然后变为粪便排出体外，从而保证了胃肠虚实更替的状态。这是由胃气通畅下行作用而完成的。故曰："水谷入口，则胃实而肠虚；食下，则肠实而胃虚"（《素问·五脏别论》）。"胃满则肠虚，肠满则胃虚，更虚更满，故气得上下"（《灵枢·平人绝谷》）。胃之通降是降浊，降浊是受纳的前提条件。胃失通降，可以出现纳呆脘闷、胃脘胀满或疼痛、大便秘结等胃失和降之证，或恶心、呕吐、呃逆、嗳气等胃气上逆之候。

（二）喜润恶燥

"胃喜柔润"（《临证指南医案》）。"胃以阳体而合阴精，阴精则降"（《四圣心源》）。胃气下降必赖胃阴的濡养；胃之喜润恶燥与脾之喜燥恶湿阴阳互济，从而保证了脾升胃降的动态平衡。胃之受纳腐熟，一方面赖于胃阳的蒸化，另一方面需要胃液的濡润。胃中津液充足，方能消化水谷，维持其通降下行之性。因此，要注意保护胃阴，治病过程中不可妄施苦寒之品，以免化燥伤阴。

第三节　中医与西医对胃病的整合医学认识

人之夭寿，脾胃为要，中焦失则周身隕，可见脾胃于人身之重量。仲景论"胃"有"胃气""胃中"之别。"胃气"不和，一为不畅，二为不足。中焦脾胃作轴，转枢滑利则百气通，若胃气不和，气旅不调，逆上而生呕吐、呃逆，聚下而衍痞满、闷胀，此为不畅。"邪之所凑，其气必虚"，风雨寒暑砭人肌骨，食伤脾胃，辛辣刺激灼人容器，饥饱生冷耗人中阳，胃气不足，抵之不力，胃阳亏耗，饮液不归正化，上不得行头目而眩，下不得调水液，或燥屎不通，或肠鸣流泻，中攒痰湿而滋息肉、酝癥瘕，横生"胃中"病，是为胃之病理，形气一体，无形化有形。

揆度胃病之治，概为护"胃气"，守"胃中"，一主调顺，二主培益。木郁土壅，不通则痛，调顺可从肝气，有柴胡、郁金疏肝敛肝、抑肝缓急，有半夏、竹茹、佛手引资肝经、降逆止呃、理气下膈，又见大黄、芒硝急下存阴、治气保形；调顺也可散火生阳，脾胃升清降浊，东垣以升阳药助中气，固护胃气升发之性，其御药，柴胡升少阳，升麻、葛根发阳明，羌活、防风散太阳，独活尤善引少阴之火，取意"火郁发之"；脾胃阳明燥土，调顺又可散湿活血，清障而气走，除渗湿利水外，风药辛温，能行能散，故也有经典如羌活胜湿汤，以质轻善行之风药克重浊黏滞之湿饮。而培益胃气，功在元阳，生化神机、温煦蒸腾，力在甘温补益，以参芪之流，培煨气血，助脾酝势。

病机如此，遣药亦如此，然现代医学桑田沧海，由胃病衍划诸多病种，如萎缩性胃炎、胃溃疡、消化不良、胃食管反流、胃癌、继发性胃瘫等，如此种种，盘根错节，中医药如何操刀解牛，与时偕行？其实，阡陌殊途，治法同归，以下述典型胃病为例。

（一）慢性萎缩性胃炎

慢性萎缩性胃炎（chronic atrophic gastritis CAG）是以胃黏膜上皮损伤变薄，腺体萎缩，伴或不伴肠腺化生和假幽门腺化生，或不典型增生的慢性胃病。而中医中药可以不同程度地杀灭幽门螺杆菌及逆转萎缩的胃黏膜、肠上皮化生和异型增生，毒副作用小。《慢性萎缩性胃炎中西医结合诊疗共识意见（2017年）》将CAG辨证划分为6型，分别为：①肝胃郁热证（化肝煎合左金丸加减）；②肝胃气滞证（柴胡疏肝散加减）；③脾胃亏虚证（黄芪建中汤加减）；④胃阴不足证（一贯煎合芍药甘草汤加减）；⑤脾胃湿热（连朴饮加减）；⑥胃络瘀血证（失笑散合丹参饮）。谨守病机，不离"不畅"与"不足"4字。王秋生、闵广斌等的临床研究肯定了活血化瘀法对胃黏膜萎缩及其上皮肠腺化生的改善作用，认为活血化瘀能改善微循环，促进萎缩胃黏膜腺体的营养供应，使萎缩腺体再生。李道宽、李林辉、章谙鸣等则分别从健脾、存阴、化痰角度，发挥中药方剂在GAG中的临床价值。实验亦发现，益气化瘀解毒方可增加CAG大鼠胃液分泌量和胃蛋白酶活性，抑制炎症因子水平及ROS生成，可能是其实现调控的有效途径。柴芍六君汤可以改善CAG肝郁脾虚证萎缩胃黏膜，其机制可能与抑制NF-κB/STAT1异常激活，下调胃黏膜组织NF-κB mRNA和STAT1蛋白过表达有关。复方胃炎合剂可能通过抑制JAK1/STAT3信号通路，调控炎性细胞TNF-α、IL-6、IL-8、IL-10的转录及释放，从而阻止或延缓CAG进展。

（二）胃溃疡

胃溃疡（gastric ulcer，GU）是胃蛋白酶、胃酸自身消化胃黏膜引起的、在胃内壁黏膜或更深层发生的溃疡病变，常由攻击 - 防御因子失衡引起。胃酸分泌异常、幽门螺杆菌感染、NSAID 是引起胃溃疡的最常见病因。其有灼痛、钝痛、饥饿样痛等多重痛型，常伴胃灼热、反胃、嗳气、恶心、呕吐、失眠、多汗等临床症状。《消化性溃疡中医诊疗专家共识意见（2017 年）》将消化性溃疡分为 6 型：①肝胃不和证（柴胡疏肝散）；②脾胃虚（寒）证（黄芪建中汤）；③脾胃湿热证（王氏连朴饮）；④肝胃郁热证（化肝煎 + 左金丸）；⑤胃阴不足证（益胃汤）；⑥胃络瘀阻证（失笑散 + 丹参饮）。常用方剂还有半夏泻心汤、香砂六君子汤等。临床研究表明，半夏泻心汤能够降低患者内皮素含量，提高胃溃疡患者幽门螺杆菌清除率，调整血清 IL-2、IL-6 水平，抑制机体炎症反应，加快溃疡黏膜、肉芽组织的生长，还能调节血管舒缩因子来改善供血提高临床疗效，且安全性良好；香砂六君子汤能够加速黏膜恢复，抑制黏膜水肿及胃蛋白酶活性；黄芪建中汤能够抑制患者胃酸分泌，清除幽门螺杆菌，促进溃疡的愈合。而陆喜荣也总结称，中医"消、托、补"三步法可促进溃疡面修复，提高黏膜愈合质量，提高幽门螺杆菌的根除率，减少复发，临床疗效明显。

（三）胃食管反流病

胃食管反流病（gastroesophageal reflux disease，GERD）是指胃、十二指肠内容物反流至食管引起反酸、胃灼热、吞咽困难等一系列症状或并发症的疾病。促进食管黏膜愈合的 PPI 及提高食管下括约肌压力的胃肠动力药具备有效性，却无法实现根治性与长效性。中医药优势则在于可减少 PPI 和促胃动力药的用量和副作用，降低疾病复发率，降低食管高敏感度，调节食管动力紊乱状态，改善焦虑抑郁状态。《胃食管反流病中医诊疗专家共识意见（2017 年）》将 GERD 分为 6 型：①肝胃郁热证（柴胡疏肝散合左金丸）；②胆热犯胃证（小柴胡汤合温胆汤）；③气郁痰阻证（半夏厚朴汤）；④瘀血阻络证（血府逐瘀汤）；⑤中虚气逆证（旋覆代赭汤）；⑥脾虚湿热证（黄

连汤）。我国的相关研究表明，中医药治疗可强化 GERD 的抗反流屏障，同时增加食管体部蠕动强度，增强食管酸清除能力，其机制可能与增加食管下括约肌压力，降低血清中 SP、CGRP、IL-4、IL-17、IL-23、IFN-γ 水平，降低食管下括约肌 NO 和 NOS 含量，以及提高血清 GAS、MTL 水平有关。

（四）胃癌

胃癌是发生于胃黏膜上皮细胞的恶性肿瘤，以癌组织是否浸润深入到黏膜下层以下分为早期和进展期。中药作用在于纠正癌前病变，补充术后肠内营养，促进胃肠功能恢复，降低化疗毒副反应，减少复发转移。《恶性肿瘤中医诊疗指南》将胃癌分为 5 型：①肝胃不和证（逍遥散合参赭培气汤）；②脾胃虚寒证（理中汤）；③痰瘀互结证（二陈汤合膈下逐瘀汤）；④胃热伤阴证（麦门冬汤、竹叶石膏汤）；⑤气血双亏证（十全大补汤）。由于现代医学对胃癌的中医药研究早已深入到分子基因蛋白水平领域，胃癌的证型研究也正向广度和深度发展。多项研究分别发现不同证型之间 E- 钙黏蛋白（E-Cadherin）、E-Cad）、CD44 v6、VEGF 在肝胃不和型胃癌中高表达，可能是胃癌肝胃不和证的相关基因之一。胃腺体缺失、肠化生和异型增生是肠型胃癌的癌前病变。研究发现，中药对其干预机制与抑制磷脂酰肌醇 -3- 激酶 / 蛋白激酶 B/ 缺氧诱导因子 -1α 信号通路激活，抑制有氧糖酵解代谢产物乳酸脱氢酶 A 表达，阻断细胞恶性增殖与肠上皮化生，以及改善缺氧微环境有关。而中药对癌细胞抑癌基因活化与癌基因表达抑制的协调性，类似于其对两类基因"阴阳"平调的结果。

经方演绎下的胃病治疗，从实验到临床，从整体到个体均呈现了多样化与个性化。胃病现代病种虽繁冗，而治法方理却相似。知理知法明药，胃气不畅，治以调顺，胃气不足，施以培益，"和于阴阳，调于四时"，以"和"为纲，护"胃气"，守"胃中"，助胃约太过、弥不及，方来复气机，循环流注。

第四节　中药与西药治疗胃病的整合医学认识

中医药源远流长的发展进程中，各代医家通过对前人经验长期的积累与整理，形成了以病因学、病机学、诊断学、治疗学等为基础的多学科、多层次、全面发展的中医内科学理论体系，有效指导临床实践。鸦片战争以后，临床医学传入我国，不可避免地与中医学产生了一定的碰撞与整合，中西汇通派在这种条件下产生。近现代，临床医学与中医学不断交融，相互为用，取长补短，使中医学有了日新月异的发展。中医药依靠先进的科学技术与现代化的设备，在治疗临床医学棘手的慢性病、疑难杂症方面具有明显的优势，正逐渐走向世界舞台。

脾胃病是一类临床上较多见的疾病，病因多与感受外邪、情志失调、饮食不节、素体虚弱等因素有关。现代临床医学认为消化系统疾病可能与幽门螺杆菌感染、免疫异常、上皮功能与平滑肌功能异常等有关，环境因素与基因相互作用，最终导致疾病的发生。脾与胃同属中焦，脾主升，胃主降，两者相表里，为人体气机升降之枢纽，有"后天之本"之称。脾胃病的病机主要是受纳腐熟的功能受损、气机升降的异常及运化水谷功能的失调，胃痛、痞满、呕吐、呃逆、泄泻等是脾胃功能受损后最常见的中医病证，对应的临床医学病名则是胃溃疡、胃癌、慢性胃炎、急性胰腺炎、炎性肠病等疾病。

一、中药方剂和成药的治疗和补充作用

随着对中药成分研究的不断深入，人们对中医治疗学有了更深层次的理解。中医药通过多靶点、多层次对病灶发挥治疗作用，并增强西药的疗效，减少药物毒副作用，具有一定的优势。临床医学中胃溃疡、胃癌、胃炎等皆属于中医胃痛的范畴，治疗方法依据辨证结果而出现一定差异。左金丸是治疗肝郁化火、肝胃不和所致的胃痛、呕吐的常用药物，现代研究发现方中小檗碱、吴茱萸碱及吴茱萸次碱可通过对神经体液的调控来

提升胃黏膜的防御及修复功能，包括减少 IL-8 及 TNF-α 的分泌，促进前列腺素 E_2（PGE_2）及谷胱甘肽（GSH）的合成，改善表皮生长因子（EGF）分布和表皮生长因子受体（EGFR）表达，达到治疗胃炎及胃溃疡的目的。

（一）摩罗丹

摩罗丹作为一种纯中药制剂，可通过阻止表皮生长因子及其受体通路的激活，抑制胃酸分泌，促进胃黏膜的防御和修复，在临床上应用较为广泛。自 1985 年上市至今，多项随机临床试验表明，摩罗丹对于治疗各种原因引起的胃部不适均有较好的临床疗效和安全性，在治疗胃癌前病变和胃癌前疾病，尤其是逆转异型增生方面有明显效果，2020 年摩罗丹已写入中成药治疗慢性胃炎临床应用的指南中。

（二）荆花胃康胶丸

荆花胃康胶丸是以民间验方为基础，采用现代制药工艺，从土荆芥及水团花中提取挥发油制成的胶丸。研究发现，荆花胃康胶丸具有较好的体内外抗幽门螺杆菌的作用，且对幽门螺杆菌造成的胃黏膜损伤有一定的修护和保护作用，通过抑制 NF-κB 介导的炎性通路，抑制免疫及炎性因子。研究表明，荆花胃康胶丸联合 PPI 三联疗法在幽门螺杆菌根除率方面与四联疗法相似，并能减少服用抗生素所出现的一系列副作用，在临床上可代替铋剂使用。

（三）保和丸

治疗食积的常用方剂，出自《丹溪心法》，由山楂、神曲、莱菔子、半夏、陈皮、茯苓、连翘组成，具有消食导滞的作用。诸多研究发现，保和丸在治疗食积或食积所引起呕吐、胃食管反流、急性腹泻、腹痛、腹胀、便秘等病症效果突出，临床缓解率高，甚至优于一些西药。一方面，保和丸可通过对肠道致病菌的抑制，防止肠道细菌过度生长，维持肠道微生态平衡；另一方面，通过调节消化酶的活性，增加胃动素和胃泌素的

分泌，加速胃排空。

另外，三九胃泰颗粒、积术宽中胶囊、健胃消食口服液等都是生活中常见的中成药，在治疗胃痛、呕吐、痞满等脾胃病证方面都有良好的效果。作为中医药与现代医学融合碰撞而逐渐发展的中成药，研发质量正逐年提高，在经过与西药相同的临床与基础研究程序后，有效性与安全性也都能得到保证。在中医药传承和发展中，中成药发挥了不可替代的重要作用，在现代医疗行为和医药经济中的地位日益凸显，中成药的疗效也成为中医药事业发展的关键因素。

二、补中益气汤与胃病

补中益气汤，乃东垣方，出自《内外辨伤惑论》。顾名思义，该方具有补中益气、升阳举陷的功效，常用于治疗脾胃气虚证、气虚下陷证及气虚发热证。

（一）胃者，水谷气血之海也

《黄帝内经》载："胃者，水谷气血之海也。海之所行云气者，天下也。胃之所出气血者，经隧也。经隧者，五脏六腑之大络也。"仲景云："人受气于水谷以养神，水谷尽而神去，故云安谷则昌，绝谷则亡。水去则营散，谷消则卫亡，营散卫亡，神无所根据"。又云："水入于经，其血乃成，谷入于胃，脉道乃行。故血不可不养，卫不可不温，血温卫和，营卫乃行，得尽天年。"

（二）补中益气固脾胃

李东垣认为元气之充足，皆由脾胃之气无所伤，而后能滋养元气；若胃气之本弱，饮食自倍，则脾胃之气既伤，而元气亦不能充，而诸病之所由生也。即贼邪不能独伤人，诸病皆从脾胃而生矣。故从脾胃论治，以黄芪补中益气、升阳固表为君；人参、白术、甘草甘温益气，补益脾胃为臣；陈皮调理气机，当归补血和营为佐；升麻、柴胡协同人参、黄芪升举清阳为使。综合全方，一则补气健脾，使后天生化有源，脾胃气虚诸证自可痊愈；一则升提中气，恢复中焦升降之功能。

（三）实验研究

现代医学认为，补中益气汤中含有多糖类、黄酮类等成分，可调节免疫、促进机体新陈代谢、调节胃肠功能运动、调节消化液分泌、减轻组织炎性反应、增加 T 淋巴细胞亚群、促进蛋白质合成、提高机体免疫功能。此外，还发现补中益气汤能干扰肿瘤细胞增殖，促进细胞凋亡，纠正肿瘤细胞耐药，增强机体自身免疫力等方面发挥抗肿瘤作用。

Liang 等通过对大鼠建立气虚发热模型后发现不同剂量的补中益气汤均能起到明显的降温作用，此外，可使血清中 $CD4^+$、$CD4^+/CD8^+$ 及淋巴细胞转化率明显提高，$CD8^+$ 明显降低，以改善气虚发热大鼠机体细胞免疫功能。

胃癌患者免疫系统中辅助性 T 细胞减少，抑制性 T 细胞增加，且随着病情恶化其趋势更加明显，免疫细胞各亚群水平的变化在胃癌发生发展过程中起关键作用，可作为评估胃癌治疗效果的重要指标。裴俊文等发现补中益气汤加减联合化疗治疗胃癌后，其免疫指标 $CD4^+$、CD4/CD8、$IFN-\gamma$、$TNF-\alpha$、Th1 和 Th1/Th2 值均明显高于单纯化疗组胃癌患者，即能提高胃癌患者免疫功能，改善 Th1/Th2 免疫失衡状态。

杨海卿等对 96 例老年反流性食管炎（RE）患者进行临床观察，发现通过 4 周的连续治疗，加味补中益气汤联合奥美拉唑对 RE 患者的临床效果明显，能明显改善患者食管黏膜氧化应激反应和胃肠激素表达，同时可有效提高生活质量，降低复发率。

岳红梅等发现胃痛证属脾胃虚寒的慢性胃炎患者中，采用补中益气汤加减联合温针灸治疗者在治疗 2 个疗程后，与服用兰索拉唑胶囊联合铝碳酸镁片治疗者相比，其胃部隐痛、反酸、嗳气、胃胀、恶心、呕吐的症状明显减轻，有统计学意义（$P < 0.05$），且治疗期间无不良反应出现，疗效确切，有助于改善中医证候，且安全性高。王芳等对 86 例幽门螺杆菌阳性的 CAG 患者进行四联疗法治疗时发现，采用补中益气汤治疗组与未使用补中益气汤治疗组相比，其胃镜下征象、病理评分较低（$P < 0.01$），在总有效率方面也明

显较高（93.02% *vs* 74.42%，χ^2=4.181，$P < 0.05$），且在治疗后血清 AQP3、AQP4 水平高于对照组（$P < 0.01$）。即可改善胃黏膜的病理变化，提高疗效，且可上调血清 AQP3、AQP4 水平。

此外，很多研究也发现补中益气汤能明显改善胃癌患者各种治疗后的不良反应，促进功能恢复，提高生存率和生活质量。一项采用随机数字表法对 92 例晚期胃癌患者进行分组观察的临床研究，发现在常规化疗期间给予补中益气汤治疗，能明显改善消化道不适症状，有效缓解癌因性疲乏，提高患者的生存质量。另一项对 90 例晚期胃癌患者进行近期疗效和远期生存观察的研究，发现晚期胃癌患者在 xelox 化疗同时加入补中益气汤治疗，能提高有效率、疾病控制率、降低肿瘤标志物含量、提高患者的 1 年生存率（$P < 0.05$）。有助于提升近期疗效，延长远期生存率，且具有良好的用药安全性。

现代医家近年来对补中益气汤的实验研究和临床研究均取得了较大进展。补中益气汤在治疗不同疾病时，体现了中医"异病同治"的思想，但其中医病机总归为脾胃气虚，中气下陷。只有知理知法明药，才能取得更好的疗效。

三、榄香烯口服乳治疗胃癌

（一）临床研究

近年来，中医药在治疗胃癌中取得了较大的进展，特别是联合化疗后可增强化疗敏感性，提高化疗有效率。Qian 等研究榄香烯（注射液）联合 SOX 方案对晚期转移性胃癌患者具有较高的近期和远期疗效，且其毒副作用较少，安全性较高，具有一定的临床推广意义。李景等发现榄香烯口服乳联合 DOF 方案，治疗组的临床缓解率为56.25%，疾病控制率为 87.50%，较化疗组增加了30%，且延长了患者中位疾病无进展时间，不良反应少，具有一定的临床推广价值。除此之外，孙氏等发现单药榄香烯口服乳对于治疗食管癌、胃癌患者，可有效提高患者的局控率和生存率，减轻患者疼痛，提高患者生活质量。

（二）实验研究

陆氏等通过研究榄香烯口服乳 100 ～ 200mg 灌胃给药 W256 腹水源流胃肌层内的胃癌动物，发现榄香烯口服乳能明显延长动物的生存时间。谭氏等发现榄香烯注射液联合化疗治疗晚期胃癌临床效果明显，可有效降低 MMP-2 和 VEGF 水平，且不良反应发生率较低，有利于患者预后。研究还发现 β- 榄香烯有如下作用。

1. **抑制胃癌细胞增殖和诱导细胞凋亡** 如管氏等发现榄香烯乳与 5-FU 具有协同抑制胃癌细胞 AGS 细胞增殖的作用。王小晓等对人胃癌BAC823 细胞研究发现，β- 榄香烯能够抑制胃癌细胞 BCA823 的增殖，其抑制效果与 β- 榄香烯浓度呈正相关。进一步研究发现，β- 榄香烯通过上调 P38MAPK 表达，可调节丝裂素活化蛋白激酶（mitogen-activated protein kinase，MAPK）级联反应中关键信号的产生和传递，使细胞周期停滞于 S 期，从而诱导细胞凋亡。韩氏等发现 β- 榄香烯还可通过激活 Bax 表达、抑制 Bcl-2 活性，诱导 SGC7901 细胞凋亡，从而明显抑制胃癌细胞 SGC7901 的增殖，但对正常胃黏膜上皮细胞 GES-1 无明显毒性。此外，β- 榄香烯还治疗 $CD44^+$ 的胃癌细胞后，*Notch-1* 和 *Hes1* 基因表达水平下降，导致细胞内微血管密度（microvessel density，MAD）降低，说明 β- 榄香烯可通过干扰 Notch 信号通路，抑制 $CD44^+$ 胃癌细胞中 CSC 的血管生成能力。β- 榄香烯可诱导胃癌 SGC-7901 细胞发生保护性自噬，下调 *Beclin1* 基因有助于降低保护性自噬的发生，从而增强 β- 榄香烯的抗癌效果。

2. **抑制胃癌细胞腹膜转移** 如 Deng 等通过β- 榄香烯作用抑制非受体蛋白酪氨酸激酶（focal adhesion kinase，FAK）活性，下调 Claudin-1 蛋白水平，进而抑制胃癌细胞的腹膜转移和扩散。β-榄香烯还可以通过调节 FAK / Claudin-1 信号抑制胃癌细胞腹膜转移。

3. **逆转胃癌多药耐药** 如 Zhang 等发现 β- 榄香烯能够抑制胃癌细胞 SGC7901 中 P-gp 蛋白的表达，提高癌细胞中化疗药物的浓度，逆转癌细胞的耐药性。

四、羔羊胃提取物维 B_{12} 治疗萎缩性胃炎

（一）实验研究

羔羊胃提取物维 B_{12} 胶囊是由新疆天山绵羊第 4 胃（皱胃）提取物和维生素 B_{12} 合成的一种新型复方制剂，包含凝乳酶、胃蛋白酶、黏蛋白、双歧因子等多种生物活性成分，已有文献报道其可用于慢性非萎缩性胃炎、萎缩性胃炎、腹泻等多种消化系统疾病。研究发现，胃蛋白酶可对蛋白质进行分解，从而促进胃对蛋白质的吸收，改善胃消化功能；凝乳酶能够同胃蛋白酶结合，增加蛋白质的吸收速度；黏蛋白可在胃黏膜表面覆盖，促进胃壁细胞增殖，减少黏膜损伤，对胃黏膜起保护作用，而药物中所含的维生素 B_{12} 可加速红细胞成熟与发育，并同羔羊胃提取物中生物活性成分产生协同效果，加强胃黏膜保护作用。有研究发现，羔羊胃提取物维 B_{12} 胶囊可逆转胃黏膜萎缩和 IM。然而，其对降低 CAG 的胃癌风险的作用尚未明确。王国栋等通过建立大鼠萎缩性胃炎模型，按照相应剂量比，对 CAG 大鼠进行药物治疗，进一步探明羔羊胃提取物维 B_{12} 药物逆转萎缩及肠化的潜在机制。研究发现，羔羊胃提取物维 B_{12} 胶囊对大鼠慢性萎缩性胃炎的治疗作用涉及的机制可能是促进正常腺体的增殖，以及抑制异常的腺体凋亡及氧化应激反应。Ki-67 组化染色显示，给药组病变处增殖活力增高，活力与正常组相当，未给药组的相同组织部位的增殖活力低于给药组，统计发现给药组与非给药组无统计学差异；Bax 组化染色显示，给药组病变处细胞凋亡减轻，未

给药组的相同组织部位凋亡染色结果强于给药组，提示羔羊胃药物可能抑制胃组织细胞的凋亡，从而避免萎缩加重；比较各组大鼠血清氧化应激因子水平发现，给药后，给药组大鼠的血清 SOD 水平和 GSH-Px 水平明显升高，MDA 水平则明显下降，与正常组大鼠血清相应因子水平差距减小，与非给药组相比，差异有统计学意义。

（二）临床研究

屈霄等收集了 107 例中重度慢性萎缩性胃炎患者，分别给予羔羊胃提取物维 B_{12} 胶囊和胃复春治疗 2 个疗程，每个疗程为 6 个月，结果发现羔羊胃提取物维 B_{12} 胶囊可改善中重度慢性萎缩性胃炎患者临床症状，逆转胃黏膜萎缩、肠化生等病理转归。刘洁等收集了在西京医院就诊的 173 例慢性萎缩性胃炎伴肠化生患者的病例，所有患者均口服羔羊胃，分别于治疗 6 个月和 12 个月行胃镜检查和胃黏膜组织活检，根据治疗前后 OLGA 分期和 OLGIM 分期变化来评估治疗效果。治疗 6 个月后，患者的 OLGA 分期有效率为 49.7%，OLGIM 分期有效率为 32.9%，总有效率为 64.7%。治疗 12 个月后，OLGA 分期有效率为 56.4%，OLGIM 分期有效率为 41.8%，总有效率为 70.9%。

（肖海娟　李孟彬）

参考文献

樊代明 , 2016. 整合医学 : 理论与实践 . 北京 : 世界图书出版公司 .

樊代明 , 2021. 整合医学 : 理论与实践 7. 北京 : 世界图书出版公司 .

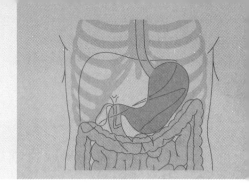

第 10 章　胃病的检查方法

第一节　内镜检查

一、概论

自 1868 年德国医生库斯莫尔（Adolph Kussmaul）受街头吞剑表演启发，首次成功使用长 56cm、直径 13mm 的金属管观察胃以来，胃镜检查实现了从硬质镜到纤维镜（1957 年），再到电子镜（1983 年）、胶囊内镜（2000 年）的不断飞跃，目前已广泛应用于临床。胃镜检查可清晰直观地观察食管、胃、十二指肠球部和十二指肠降部的黏膜，是诊断上消化道疾病最常用和最准确的检查方法，是发现早期胃癌的强有力工具。它不仅能直视病变，还能取活检以准确诊断疾病，对胃肠道疾病诊断的准确性优于 X 线钡剂造影等影像学检查。

（一）适应证

凡怀疑上消化道（食管、胃十二指肠）疾病或普查人群无禁忌证者。

1. 有消化道症状，怀疑食管、胃及十二指肠炎症、溃疡及肿瘤的患者。

2. 消化道出血、病因及部位不明。

3. 其他影像学检查怀疑上消化道病变，无法明确病变性质。

4. 上消化道肿瘤高危人群或有癌前疾病及癌前病变普查或复查。

5. 判断药物对溃疡、幽门螺杆菌感染等的疗效。

（二）绝对禁忌证

1. 严重心肺疾病，无法耐受内镜检查。

2. 怀疑有休克、消化道穿孔等危重患者。

3. 患有精神疾病，不能配合内镜检查者。

4. 消化道急性炎症，尤其腐蚀性炎症患者。

5. 明显的胸腹主动脉瘤、脑梗死急性期、脑出血患者。

（三）相对禁忌证

1. 心肺功能不全。

2. 消化道出血患者，血压波动较大或偏低。

3. 严重高血压患者，血压偏高。

4. 严重出血倾向，Hb < 5g/dl 或 PT 延长 1.5 秒以上。

5. 高度脊柱畸形或巨大消化道憩室。

（四）检查前准备

1. 对患者做好解释工作，争取患者配合。

2. 检查当天需禁食 4 ～ 6 小时，在空腹时进行检查。

3. 术前常规使用咽部麻醉，一般采用吞服含利多卡因的麻醉糊剂，必要时可服用祛泡剂。

4. 术前一般均不必使用药物。但对于精神紧张明显者可在检查前 15 分钟肌内注射地西泮 10mg；为减少胃肠蠕动及痉挛，便于观察及利于内镜下手术，可术前使用阿托品 0.5mg 或山莨菪碱 10mg 肌内注射。

（五）检查方法

1. 患者体位：患者取左侧卧位，两膝屈曲，咬住口圈，下颌微抬。

2. 插入口咽部及食管：医师左手握住操纵部，右手扶持插入食管的前端，沿舌根对向咽喉部，对准食管入口，轻轻推镜入食管，沿食管腔缓慢入胃。

3. 胃及十二指肠的观察：内镜通过齿状线即进入胃的贲门部，注气后沿胃小弯循腔进镜即可到达幽门，当幽门张开时，将内镜推入即可进入十二指肠球部，将内镜旋转 90°～180°，并将镜角向上，使前端对向降部的肠腔推进内镜即可进入十二指肠降部，并可视及乳头。由此退镜观察，逐段扫描，配合注气及抽吸，可逐一检查十二指肠、胃及食管各段病变，并注意胃肠腔的大小和形态、胃肠壁及皱襞表现、黏膜、黏膜下血管、分泌物性状及胃蠕动情况。在胃窦时注意观察胃角及其附近，退镜时注意观察贲门及其附近病变，应无盲区逐段仔细观察，注意勿遗漏胃角上部、胃体垂直部、后壁及贲门下病变。

4. 对有价值部位可摄像、活检、刷取细胞涂片及抽取胃液检查助诊。

5. 术毕尽量抽气，防止腹胀；取活检者嘱其勿立即进食热饮及粗糙食物。

（六）并发症

经过多年的临床实践及广泛应用，已证实内镜检查有很高的安全性，但也会发生一些并发症，严重者甚至会导致死亡。并发症的发生或是患者不配合或不能耐受检查，或是医生操作不当、动作粗暴所致；死亡原因多为出现严重并发症时没有及时发现、诊断和治疗。随着内镜设备的不断改进及医师技术的持续提升，近年来胃镜检查的并发症较初期已明显减少。目前内镜检查的并发症主要包括以下几种情况。

1. 一般并发症

（1）咽喉部损伤：多由于插镜时损伤咽部组织或梨状窝所致。

（2）下颌关节脱臼：是一种不多见的并发症，多由于检查时张口过大或插镜时恶心所致。一般无危险，手法复位即可。

（3）喉头或支气管痉挛：多发生于胃镜误插入气管所致，拔镜后经对症处理即可缓解。

（4）癔症：多发生于有癔症史者，检查前或检查时精神紧张不能自控所致，必要时可应用镇静药。

（5）食管贲门黏膜撕裂：常发生于患者在检查过程中剧烈呕吐、反应较大时。

（6）唾液腺肿胀：由于检查过程中腮腺导管开口阻塞及腮腺分泌增加引起，多为暂时性，无须处理可自行消退。

2. 严重并发症

（1）出血：胃镜检查导致胃肠道出血在临床上较为少见，少量出血可静脉给予 PPI 及止血药，必要时可内镜下或介入止血治疗。

（2）消化道穿孔：穿孔的原因通常是患者不合作，而检查者盲目插镜、粗暴操作，一旦发生需立即禁食，胃肠减压，建立静脉通道，维持有效血容量，应用抗生素预防感染，如非手术治疗无效应请外科医师会诊并及时手术。

（3）感染：比较常见的是吸入性肺炎，大多由术前应用麻醉剂、口咽部插管等引起。

（4）心血管并发症：最常发生的心血管并发症有诱发心绞痛、心律失常、心肌梗死和心搏骤停等。主要发生于原有缺血性心脏病、慢性肺病的患者及老年患者。

二、正常胃的内镜下形态

正常胃黏膜呈均匀的橘红色。贲门呈卵圆形，常处收缩状态，其与食管的连接处可见到由食管、胃鳞柱状黏膜交界形成的齿状线。胃底部黏膜皱襞排列紊乱，在充气状态下皱襞消失，这时胃底呈光滑圆屋顶状，黏膜下血管常显露；此外，由于胃底位置较低，胃内黏液等液体聚积于此处，称为黏液湖。胃体部小弯侧黏膜充气后无皱襞，短而平滑；胃体大弯侧黏膜皱襞较粗，一般有4～6条，沿胃长轴上部纤曲而下部呈脑回状，充气后不易消失；胃体前、后壁黏膜皱襞呈分叉状，充气后易消失。胃角则是胃镜检查时容易找到的重要定位标记，呈光滑弧形，它的前端达胃前壁，后端止于胃后壁，其一方为胃体腔，另一方为胃窦。

胃窦部黏膜充气后一般看不到黏膜皱襞，胃镜检查时，有时可看到胃窦部蠕动收缩使胃窦腔闭锁而形成假幽门。胃幽门呈圆形，常处于关闭状态，有时也可呈开放状，从开放的幽门口可看到十二指肠球部。

三、常见胃病的内镜下表现

（一）急性胃黏膜病变

急性胃黏膜病变常由饮酒、药物、脑损伤等所致的应激状态、过敏性紫癜等原因引起，多以上消化道出血为首发症状。胃镜下表现为胃内多发性糜烂、浅溃疡，其周围黏膜常有充血水肿；典型的胃体急性溃疡呈壕沟状。

（二）慢性胃炎

传统上慢性胃炎分为浅表性、萎缩性及肥厚性 3 种，其内镜下表现亦为国内大多数医师所熟悉及使用。1990 年国际上推出了"悉尼分类法"，将慢性胃炎内镜下表现分为 7 种类型：充血渗出性、平坦糜烂性、隆起糜烂性、萎缩性、出血性、反流性及皱襞增生性，但这一分类法在我国未得到广泛采用。故下文按我国使用较广泛的浅表性、萎缩性、特殊性分类进行介绍。

1. 浅表性胃炎　黏膜表面可见充血斑点，散布出血点及小糜烂、水肿，可有黏液附着。

2. 萎缩性胃炎　黏膜红白相间，以白色为主，由于腺体萎缩、黏膜变薄，黏膜下血管显露，色泽灰暗，皱襞变平甚至消失。可伴有颗粒样或扁平样增生隆起改变。

3. 特殊性胃炎

（1）疣状胃炎：表现为黏膜呈疣状隆起，顶端常伴凹陷、发红和糜烂，多见于胃窦部。

（2）鸡皮状胃炎：因胃黏膜形如鸡皮面得名，多见于小儿和年轻患者，可能与幽门螺杆菌感染有关。

（3）门脉高压性胃病：为特殊性胃炎的一种，主要由门脉高压引起。胃镜下表现程度较轻者主要为淡红色小斑点或猩红热样疹；黏膜皱襞条索状发红；马赛克图案，呈蛇皮状；程度严重者表现为樱桃红斑和弥漫性出血。

（三）胃溃疡

胃溃疡内镜下表现为胃壁组织局限缺损，形成一个较明显凹陷，多呈圆形或类圆形，表面披覆黄色或白色苔，当愈合时可出现周围黏膜皱襞向溃疡集中之征象。依据溃疡形态可分为活动期（A1、A2）、愈合期（H1、H2）及瘢痕期（S1、S2），还可见到胃溃疡并发症的征象，如并发出血、癌变、胃腔变形等。

（四）胃良性隆起性病变

根据其形状，常以山田分型法分为 4 型，即①Ⅰ型：隆起起始部平滑呈慢坡上升、无明显境界；②Ⅱ型：隆起呈半球状或平盘状；③Ⅲ型：有亚蒂隆起；④Ⅳ型：有蒂隆起。其中一般Ⅰ型多为良性，Ⅱ型直径＜ 5mm、Ⅲ型直径＜ 10mm 者多为良性，Ⅳ型多为良性，但直径＞ 20mm 者则有恶性可能。胃良性隆起性病变主要包括以下表现。

1. 胃息肉　内镜下可呈多种形态，表面发红。

2. 平滑肌瘤　胃镜下表现为表面黏膜色泽与周围黏膜相同的隆起性病变，有的表面可见有溃疡。

3. 脂肪瘤　为隆起性病变，表面色泽稍黄或与周围黏膜同色，触之柔软，可见软垫征阳性。

4. 血管瘤　多见于胃体部，常单发，表面呈淡蓝色或稍发红，有毛细血管扩张。

5. 胃间质瘤　是胃的间叶源性肿瘤，具有潜在恶性倾向，占所有胃肠道间质瘤的 60% ～ 70%，是胃内最常见的黏膜下肿瘤。免疫组化检测 CD34、CD117 等特异性肿瘤标志物表达阳性。胃镜下表现为向胃腔突出的类圆形、半球形或结节融合形隆起，表面黏膜色泽与周围黏膜相同，＞ 2cm 的病变顶端可有溃疡，可有典型的"脐状"表现。

6. 胃癌　是上皮性恶性肿瘤，根据癌的浸润深度，可将胃癌分为早期胃癌和进展期胃癌。早期胃癌内镜下所见与其分型相似；Ⅰ型（隆起型）病变呈息肉状向胃腔内突出；Ⅱ型（平坦型）病变隆起或凹陷均不明显，细分为 3 个亚型，Ⅱa型病灶轻度隆起、Ⅱb型病灶凹陷或隆起均不明显、Ⅱc型病灶轻微凹陷，类似于糜烂；Ⅲ型（凹陷型）病灶凹陷明显，类似于浅溃疡。其他有关恶性病灶的征象还有色泽变浅，表面粗糙或脆性增加，溃疡面岛状黏膜及周围皱襞形态改变等。早期胃癌诊断不易，特别是Ⅱb型者，故对有可疑征象者要细致观察，可行黏膜染色及放大内镜观察，准确定位后行活检以确诊。

四、特殊内镜检查

（一）染色内镜

染色内镜是指通过各种途径（口服、直接喷洒、注射等）将染料导入内镜下要观察的黏膜，使病灶与正常黏膜颜色对比更加明显，从而有助于病变的辨认及目标性活检，又称色素内镜。自 1966 年日本津田等首创胃黏膜染色法内镜检查技术以来，该方法被广泛应用于诊断食管、胃黏膜病变，特别是在诊断早期消化道肿瘤方面显示出很高的价值，成为普通胃镜检查的有力补充。有文献报道，染色内镜还可提示癌肿浸润范围，为选择手术方法及范围提供依据。常用的染色方法有碘染色、靛胭脂色素染色、亚甲蓝染色、刚果红染色和酚红染色等。

染色内镜的适应证为所有能接受消化道普通内镜检查的病灶，原则上均可行染色内镜检查。

染色内镜的禁忌证为对碘过敏患者禁用碘染色；由于尿素 - 酚红、尿素 - 麝香草酚染色有产生高氨的危险，肝硬化患者慎用。此外，有极少数病例仍可能具有过敏的危险，因此检查前应了解患者过敏史，尤其是对染色剂有过敏反应者。

1. 靛胭脂染色

（1）染色原理：靛胭脂染色利用色素对比原理，让不能使胃黏膜着色的深蓝色靛胭脂沉积于胃黏膜的皱襞与胃小凹间，使其显示出胃黏膜凹凸变化及其立体结构。正常胃黏膜的胃小区清晰可见，胃底腺表现为红色、规则、厚，且有光泽区域，幽门腺黏膜则为黄色不规则、薄且暗淡区。

（2）适应证：靛胭脂染色法常用于胃内糜烂、隆起性病变、良恶性溃疡的鉴别诊断，并可辅助内镜下 EMR、ESD 等治疗。

（3）临床意义：①诊断早期胃癌。病变处表面胃小区凹凸不平，有异常的细颗粒乃至细小结节，局部发红、褪色、易出血、黏膜下血管紊乱

甚至消失；病变处隆起或溃疡区皱襞细化、肥大或融合；病变处黏膜僵硬或变形。②判别胃溃疡是否彻底治愈。通过观察溃疡瘢痕中心有无微小凹陷，再生黏膜上皮和发红表现以判断溃疡的恢复情况。

2. 亚甲蓝染色

（1）染色原理：亚甲蓝又称美蓝，使用浓度为 0.2%～1.0%，最常用 0.5%～0.7% 浓度的溶液供直视下喷洒，喷洒后，亚甲蓝不被正常黏膜上皮吸收，但易被肠腺化生上皮吸收，并可与糜烂、溃疡和癌变表现的白苔结合染成蓝色，即使用水冲洗 1～2 分钟也不褪色。一般肠化上皮呈淡蓝色，不典型增生多呈蓝色，癌变上皮则呈黑色或深蓝色。

（2）适应证：亚甲蓝染色多用于诊断胃食管黏膜的充血、粗糙、糜烂、溃疡等病变，尤其在鉴别肠上皮化生、Barrett 食管、胃腺瘤、胃的良恶性溃疡方面有较优的功效。

（3）临床意义：①判别肠上皮化生。肠上皮化生时胃黏膜 1 分钟即呈浅染色，在胃窦部呈散在点状，而在胃体部则呈弥漫性。②判别和诊断肠上皮化生和胃腺瘤。肠上皮化生的胃黏膜可逐渐明显染色，而胃腺瘤不染色或仅显示甚清淡地染色。③判别和诊断良性胃溃疡与凹陷性早期胃癌。良性胃溃疡表面白苔经染色后可在其边缘形成一层较薄的收缩环，或其边缘染色较中间浅，而凹陷性早期胃癌表面苔呈均一染色，或其边缘中央染色更深。

3. 刚果红染色

（1）染色原理：刚果红是一种功能性染色指示剂，它可随胃黏膜 pH 的不同而呈现不同的颜色，pH < 3 时呈蓝紫色，pH > 5.2 时为红色。通常用 0.3% 刚果红和 0.2mol 碳酸氢钠均匀散布于胃黏膜表面，然后肌内注射五肽胃泌素 5μg/kg，数分钟后可观察到由于胃酸分泌面使刚果红变成点状黑青色，互相融合成变色区，称"变色带"。变色带范围与胃底腺范围一致，不变色带则为幽门腺黏膜或萎缩的胃底腺。

（2）适应证：常用此方法来测定胃酸分泌功能，特别是诊断萎缩性胃炎。

（3）临床意义：正常胃黏膜呈蓝黑色，变色

区提示有胃酸分泌功能，不变色的部位说明缺乏胃酸分泌。位于变色区有胃酸分泌的胃息肉多为腺体囊性扩张，位于变色区无胃酸分泌的胃息肉多为增生性改变，位于不变色区且无胃酸分泌的胃息肉多伴有严重的炎症及肠上皮化生，组织学主要为异型增生，此类息肉易癌变，应密切随访。

4. 酚红染色

（1）染色原理：酚红在碱性环境中由黄色变为红色，利用幽门螺杆菌可分解尿素产生 NH_3 的特性，使酚红变色，以此诊断幽门螺杆菌的存在部位。

（2）适应证：疑似幽门螺杆菌感染时采用。

（3）临床意义：如有黄色变成红色的部位，即为幽门螺杆菌存在的部位。

（二）放大内镜

放大内镜与普通内镜原理基本相同，只是在物镜周围装有放大镜头，当物镜靠近黏膜表面时，通过调节镜头，可以将黏膜放大 20～170 倍，用于观察胃黏膜的微细改变，根据黏膜的表面形态、颜色、腺体开口特点、血管的走行等，发现普通胃镜难以发现的微小病变，尤其是早期恶性肿瘤，提高早期肿瘤的诊断率。

1. 正常胃黏膜的放大观察　正常胃黏膜由表面上皮、黏膜固有层和黏膜肌层组成，其表面的浅沟将黏膜分为许多胃小区。黏膜内腔面覆着分泌黏液的单层柱状上皮，凹凸有序。凹陷部为胃腺开口部，即胃小凹，其在放大内镜下表现为凹陷的小白点。放大内镜胃黏膜腺体情况大致分为 6 型：①A 型，圆点型小凹；②B 型，短棒状小凹；③C 型，稀疏而粗大的线状小凹；④D 型，斑块状小凹；⑤E 型，绒毛状小凹；⑥F 型，小凹结构模糊不清，排列紊乱，为极度不规则的小凹。

2. 放大内镜与胃部疾病的诊断

（1）胃炎：由于慢性胃炎常伴有幽门螺杆菌感染和一定程度的黏膜腺体萎缩，因此放大内镜的图像多变，随着部位的不同、感染阶段和除菌阶段的差别，以及萎缩程度的差异而有不同形态。放大胃镜不仅能显示胃小凹的形态，而且可以清晰地看到小凹周围毛细血管网的结构是否规则。幽门螺杆菌感染时，放大内镜下可见胃小凹的形态改变，如小凹不均匀发红、集合静脉的混乱或消失。其中，轻度胃底体炎症时小凹的形态仍为 A 型；胃窦部慢性浅表性炎症，由于炎症、水肿的存在，小凹变得纤曲、延长，小凹分支弯曲可以增多，形态多为 B 型；萎缩性胃炎由于腺体萎缩和肠化生的出现使胃小凹增宽、纤曲、分布稀疏，小凹的形态为 C 型或 D 型；而重度萎缩性胃炎伴重度肠上皮化生的胃黏膜多为 E 型。

（2）消化性溃疡良恶性鉴别：胃良性溃疡周边黏膜胃小凹分型主要以 C 型和 D 型为主，而恶性溃疡周边黏膜胃小凹分型主要以 E 型为主，且胃小凹模糊不清，明显减少，分布错乱。此外，良性溃疡边缘可见规则微血管网，而恶性溃疡边缘可见不规则的微血管。

（3）早期胃癌：放大内镜主要根据黏膜颜色、小凹形态、血管密度、大小及分布与形状的改变等对早期胃癌进行判断。一般来说，早期胃癌组织颜色充血发红或色泽变淡，与周围的正常组织有明确的分界线；且肿瘤周围正常组织的小凹结构及毛细血管形态多规则，而肿瘤内部的小凹结构及毛细血管形态根据其病理类型的不同有很大的差异。小凹形态的改变及形状不规则肿瘤血管的出现常为早期胃癌的特征。

（三）窄带成像内镜

窄带成像（narrow band imaging，NBI）内镜又称内镜窄带成像术，它利用滤光器过滤掉内镜光源所发出的红蓝绿光波中的宽带光谱，仅留下窄带光谱用于诊断消化道各种疾病。NBI 的主要优势在于其不仅能够精确观察消化道黏膜上皮形态，如上皮腺凹结构，还可以观察上皮血管网的形态，能够更好地帮助内镜医生区分胃肠道上皮及胃肠道早期肿瘤腺凹的不规则改变，从而提高内镜诊断的准确率。NBI 常与放大内镜一起应用，称为窄带成像放大内镜（narrow band imaging system with magnifying endoscopy，NBI-ME）。

对于黏膜浅表微血管的观察是 NBI 的突出优势，它改善了图像的对比度，使胃小凹和集合小静脉显示地更加清晰。NBI 胃镜可以清楚地显示微血管形态，这些微血管可以是正常的毛细血管和集合静脉，也可以是肿瘤区域的新生血管。正常胃黏膜和浅表性胃炎、轻度萎缩性胃炎均表现为规则形毛细血管；而不规则形毛细血管的出现及微血管结构的缺失则为重度萎缩性胃炎和胃癌的表现，其与周围正常组织规则的微血管及胃小凹有明确的分界线。此外，在诊断胃部疾病方面，放大胃镜结合NBI不仅能较好地显示黏膜血管，还可以清晰地显示病变部位胃小凹形态，有助于早期胃癌的诊断。对于怀疑为进展期胃癌的病灶，应用NBI胃镜也有一定的优势，可以在NBI图像高度怀疑为肿瘤的区域进行活检，如对微血管形态不规则形甚至缺失的部位进行活检，以提高活检阳性率。

（四）其他电子染色内镜检查

电子染色内镜应用各种电子光学手段来增加病变部位与正常组织的对比度，以提高对病变部位的检出率并准确判断病变性质与病变范围，目前已广泛应用于临床。目前常用的电子染色内镜有富士能智能分光染色放大内镜（Fujion intelligent chromoendoscope，FICE）、蓝激光成像（blue laser imaging，BLI）和联动成像（linked color imaging，LCI）等。电子染色内镜结合放大内镜可以通过黏膜血管颜色深浅的差别来清晰地显示血管走行的形态，弥补普通内镜的不足，对早期黏膜病变、消化道肿瘤表面微血管形态模式及胃肠黏膜炎症性损伤等病灶的显示均有较好的评价效果。

1. FICE　是计算机采用任意波长的红、蓝、黄3种光组合，对普通光学内镜图像进行再处理，以得到黏膜微结构与微血管增强效果的成像方法。FICE于2005年应用于临床，但随着2011年BLI的出现，已逐渐被BLI取代。

2.BLI　使用410nm和450nm 2种波长的激光作为光源，不仅具有白光观察的功能，还具有清晰的窄带成像功能。其中蓝光成像具有2种BLI模式，即BLI模式和BLI-bri模式，后者采用激光波长为450nm，更加明亮和适合观察较远视野的病变。BLI与NBI均有窄带成像功能，但是前者采用激光作为光源，因而图像更为明亮，成像更加清晰。

3. LCI　为窄带成像与白光成像同时作用而产生一种白色更白、红色更红的增强染色技术，其可提高萎缩性胃炎、胃底腺息肉、幽门腺息肉等存在色泽变化的病变的观察效果。

如今，操作者可根据自己的需要随时进行不同成像技术的切换。各种电子染色内镜的出现有助于提高消化道早癌的检出率及准确判断病变的范围及深度，有利于消化道肿瘤的早期微创治疗，降低消化道肿瘤的病死率。

五、超声内镜

超声内镜（endoscopic ultrasonography，EUS）是将微型高频超声探头安置在内镜顶端，当内镜插入消化管腔后，一边通过内镜直接观察消化管腔内黏膜表面的形态结构和病变，一边进行实时超声扫描，以获得消化管壁层次结构、病变起源和浸润范围，以及周围邻近脏器组织结构及其病变的超声图像的技术。它将内镜和超声技术有机结合，为消化道疾病的诊治开辟了新途径。

（一）适应证

1. 食管、胃、十二指肠及结肠内隆起性病变诊断及鉴别诊断。

2. 食管癌、胃癌、结肠癌侵犯深度及周围淋巴结转移情况的判断，进行术前TNM分期或可切除性判断。

3.食管胃底静脉曲张及孤立性静脉瘤的诊断，以及静脉曲张内镜治疗的疗效判断。

4. 食管壁、胃壁外压迫的起源和性质。

5. 贲门失弛缓症的诊断和鉴别诊断。

6. 胃溃疡的良恶性鉴别。

7. 胃壁僵硬者，进行病因诊断。

8. 纵隔、盆腔占位性病变的诊断与鉴别诊断。

9. 胰腺占位的诊断、鉴别诊断和术前分期。胰腺神经内分泌瘤的定位诊断，以及慢性胰腺炎的诊断和鉴别诊断。

10. 胆管结石的诊断；胆囊、胆管占位、胆管狭窄的病因诊断。

11. 十二指肠壶腹部肿瘤的诊断与鉴别诊断。

12. 腹腔、腹膜后不明原因包块的诊断与鉴别诊断。

（二）绝对禁忌证

1. 严重心肺疾病。
2. 食管腐蚀性烧伤的急性期。
3. 严重精神疾病。

（三）相对禁忌证

1. 一般心肺疾病。
2. 急性上呼吸道感染。
3. 严重的食管静脉曲张。

（四）并发症

消化道 EUS 检查比较安全，一般无严重并发症。其主要并发症为窒息、吸入性肺炎、麻醉意外、器械损伤、出血、穿孔、心脑血管意外等。

（五）超声内镜在胃部疾病中的应用

1. 正常胃部超声图像　胃壁通常可呈现 5 层结构，回声显示高—低—高—低—高的表现，分别对应组织学上的浅层黏膜、深层黏膜及固有层、黏膜下层、固有肌层、浆膜层。

2. 常见胃病的超声下表现　①胃息肉：一般情况下胃息肉表现为稍高回声或等回声病灶，在超声内镜下观察多数息肉起源于浅或深的黏膜层，炎性纤维息肉也可见与黏膜下层关系密切，息肉较大时可见其中的滋养血管。②脂肪瘤：胃壁脂肪瘤多表现为高回声或偏高回声病灶，起源于黏膜下层，其实质内无血管性结构。③异位胰腺：病变多位于胃壁黏膜下层，有时分界不清，可与固有肌层或黏膜层紧密粘连，超声内镜下表现为不均匀高回声病灶，有时可见腺管样结构。④间质瘤：胃壁间质瘤是起源于胃肠 Cajal 细胞的特殊类型肿瘤，超声内镜下表现为固有肌层起源的低回声占位。⑤神经内分泌肿瘤：胃内较少发现神经内分泌肿瘤，超声内镜下多为起源于黏膜深层的低回声占位，可侵及黏膜下层。⑥胃癌：早期胃癌病变较浅，多表现为黏膜层局部的低回声增厚；而超声内镜下进展期胃恶性肿瘤常见胃壁正常层次结构紊乱，多数为低回声融合性病变。依据病变侵犯的程度进行 T 分期，并且在超声镜下通常能够进一步对于胃周的淋巴结进行观察，并结合细针穿刺活检术提高 N 分期的准确性。⑦胃

底静脉曲张：超声内镜下多显示为黏膜下层血管样结构纡曲成团，内部血流丰富，有时可见交通支延伸至胃壁外的静脉曲张。

六、磁控胶囊胃镜

磁控胶囊胃镜（magnetical controlled capsule gastroscopy，MCCG）系统由胶囊定位器、Navicam 磁控胶囊内镜、胶囊控制系统、便捷记录器及显示软件 5 部分组成。其采用遥控磁场技术，控制胶囊向各个方向运动，可对胃进行全方位检测。

（一）适应证

磁控胶囊胃镜适用于怀疑胃部疾病患者，包括健康管理（体格检查）和胃癌初步筛查，尤其适用于下列病症。

1. 需行胃镜检查，但不愿接受或不能耐受胃镜（包括无痛胃镜）检查者。
2. 健康管理（体格检查）人群的胃部检查。
3. 胃癌初筛。
4. 检测药物（如抗血小板药物、非甾体抗炎药等）相关性胃肠道黏膜损伤。
5. 部分胃部病变的复查或监测随访，如胃底静脉曲张、萎缩性胃炎、胃溃疡规范治疗后、胃息肉等。
6. 胃部分切除和内镜下微创治疗术后的复查随访。

（二）绝对禁忌证

1. 无手术条件或拒绝接受任何腹部手术者（一旦胶囊滞留将无法通过手术取出）。
2. 体内装有心脏起搏器，但除外起搏器为新型 MRI 兼容性产品的情况。
3. 体内置入电子耳蜗、磁性金属药物灌注泵、神经刺激器等电子装置，以及磁性金属异物；妊娠期女性。

（三）相对禁忌证

已知或怀疑有胃肠道梗阻、狭窄和瘘管，吞咽障碍者。

总之，目前磁控胶囊胃镜已广泛应用于国内外临床，成为胃病初筛和检查的重要工具。多项研究已证实磁控胶囊胃镜对胃部疾病诊断的准确性和传统电子胃镜高度一致，具有舒适、安全、无须麻醉、无交叉感染风险等优点，人群接受度高，是传统电子胃镜的有益补充。我们相信，随着临床应用实践经验和研究证据的逐步积累，磁控胶囊胃镜新技术将对我国胃部疾病的早发现和早诊断发挥越来越重要的作用。

七、人工智能在胃镜中的应用

人工智能（artificial intelligence, AI）诞生于20世纪40年代，特指计算机执行与智能相关的任务，包括模拟人类认知功能、自我学习能力等。近年来出现的深度学习算法是一类特殊的机器学习方法，其使人工智能与各学科交叉融合成为可能，使得医疗大数据和人工智能逐步应用于医学各个领域，尤其是在胃镜检查中显示了极强的优越性。

（一）盲区监测与质控系统

胃镜是诊断上消化道病变最常用的检查方法之一。然而，内镜医师操作水平参差不齐，降低了胃癌和癌前病变的检出率。完整观察到整个消化道是避免漏诊病灶的前提。根据欧洲消化内镜学会的胃镜操作指南和日本胃镜标准筛查方案，于红刚团队将胃镜检查观测区域分为26个部位，并创新性地开发了一套基于深度学习的AI系统，用于监测胃镜检查过程中的盲区，其预测26部位的平均精度达到90.02%。他们在后续一项前瞻性单中心随机对照试验中，验证该系统在无痛胃镜检查中的有效性和安全性，结果显示，有AI辅助的试验组盲区率为5.86%，远低于无AI辅助的对照组（22.46%）。此外，该团队还进行了一项多中心随机临床试验，进一步验证了模型的泛化性和有效性。为了验证该模型在不同胃镜检查类型中的效果，该团队还进行了一项3组随机平行对照试验来比较无痛、超细和普通胃镜，内镜医师在有无AI辅助下的检查盲区率；结果显示该系统不仅在无痛胃镜组中可明显降低胃镜

检查的盲区，在普通胃镜组和超细胃镜组中同样具有明显的效果，可作为监测和提高胃镜检查质量的良好工具。

（二）辅助检测巴雷特食管

巴雷特食管是食管腺癌的危险因素。由于内镜医师对巴雷特食管早期异常的识别水平参差不齐，病检取材部位阳性率低，常导致漏诊。van der Sommen等通过采用基于特定纹理、滤色器和传统内镜图像的机器学习算法，开发了巴雷特食管早期肿瘤病变的自动检测系统，他们收集了来自44例巴雷特食管患者的100张图像评估机器学习算法，该算法在每个图像分析中识别出早期肿瘤病变的敏感度和特异度均为83%。次年，Swager等将AI技术用于体积激光内镜显微镜，基于光学相干断层扫描技术可对食管壁3 mm深的层次进行微观分辨扫描，有助于改善巴雷特食管早期肿瘤的检测。该团队使用60个离体标本激光内镜显微镜图像训练的AI模型进行交叉验证，结果显示敏感度和特异度分别为90%和93%。

（三）评估胃食管胃静脉曲张

胃食管静脉曲张破裂是肝硬化最常见的致死性不良事件。胃镜被认为是诊断胃食管静脉曲张出血和进行疾病风险分层的标准方法。但针对静脉曲张的准确评估依赖内镜医师的丰富经验和理论基础，导致检查结果的判断具有较大的主观性。因此，于红刚团队利用3021例患者的8566张胃食管静脉曲张图像和3168例患者的6152张正常食管/胃图像训练得到了一个AI模型，其检测食管静脉曲张和胃静脉曲张的准确率分别达到97.00%和92.00%，预测静脉曲张大小、形状、颜色、出血迹象和出血症的准确度媲美甚至超过内镜专家水平。在多中心验证中同样具有较高的诊断水平。该模型有望成为辅助内镜医师更客观、更准确地评价胃食管静脉曲张风险分层的重要工具。

（四）辅助检测幽门螺杆菌感染

幽门螺杆菌感染与功能性消化不良、消化性

溃疡和胃癌密切相关。然而胃镜下确诊幽门螺杆菌感染的金标准为活检病理,单纯依靠内镜下影像难以对幽门螺杆菌感染进行准确判断。姒健敏团队创建了 AI 辅助系统,诊断幽门螺杆菌感染的准确度达到 84.5%,具有较高的诊断价值。

(五)辅助检测胃溃疡

胃溃疡是胃腔较为常见的病灶之一,然而内镜医生鉴别良恶性溃疡的能力参差不齐。为此,于红刚团队开发了一个胃溃疡病灶辅助诊断、良恶性胃溃疡鉴别系统,其区分正常黏膜与良性溃疡、正常黏膜与恶性溃疡、良性与恶性溃疡的准确度分别为 98.0%、98.0% 和 85.0%,可辅助内镜医生鉴别良恶性溃疡,具有很好的应用前景。

(六)辅助检测胃癌

1. 辅助诊断早期胃癌 据统计,2018 年全球胃癌新发病例约 103.3 万例,死亡病例约 78.3 万例。胃癌是全球第五大常见恶性肿瘤,也是全世界癌症相关死亡的第三大原因。晚期胃癌患者的 5 年生存率为 5% ~ 25%,早期胃癌(early gastric cancer,EGC)患者的 5 年生存率高达 90%,早诊断、早治疗是提高患者预后的关键,但部分胃癌表现与萎缩性胃炎类似,常被缺乏经验的内镜医师忽视和漏诊。为此,于红刚教授团队开发了一套 AI 系统,用于辅助识别早期胃癌,准确度达 92.5%,其有效性在一项多中心临床试验中得到进一步验证。李兆申团队构建了早期胃癌自动识别深度学习模型,准确达 89.5%,具有较高的诊断水平,可在胃镜检查中辅助内镜医师进行实时诊断。邹晓平团队也开发了一个人工智能系统用于早期胃癌诊断,并在多中心来源的图片中进行测试,在不同中心准确度达到 85.1% ~ 91.2%,有望成为早癌筛查的重要辅助工具。

放大染色内镜的发展提高了早期胃癌的诊断率,但医师之间诊断水平的差异一直是临床上面临的一大挑战。虞朝辉团队构建了一个 AI 模型,可在放大窄带成像模式下准确识别早期胃癌,提高内镜医生的诊断水平。田捷团队也开发了一个 AI 模型,用于在放大窄带成像模式下识别早期胃癌,模型 AUC 为 0.808,诊断水平和高年资医师相近。AI 在临床应用中潜力巨大,有望为放大染色模式下 EGC 的诊断提供重要的辅助力量。

2. 辅助预测早癌边界、分化程度与浸润深度 精准确定早癌边缘、分化程度和深度是早癌内镜下根治性切除的关键。为此,于红刚教授团队开发了一种 AI 模型,用于预测靛胭脂染色和白光内镜下早期胃癌的切缘,准确度分别达到 85.7% 和 88.9%。同时,该团队还构建了另一套 AI 模型,可在放大窄带成像模式下准确识别 EGC 的分化状态并勾画出 EGC 的边缘,准确度达到 83.3% 和 82.7%,可为早癌的内镜下治疗提供辅助。李全林教授团队构建了一个用于确定胃癌浸润深度的 AI 系统,准确度和特异度分别达 89.16% 和 95.56%,可以减少对侵犯深度的过高估计,对减少不必要的胃切除具有潜在临床意义。

总之,AI 近几年在医疗领域飞速发展。其在消化内镜领域,尤其是胃镜检查中应用广泛,可极大帮助内镜医师提高诊断效率和诊断准确率,减轻内镜医师工作负担。这一交叉学科的发展需要多领域专家的共同努力与合作,相信 AI 在消化系统疾病中的应用将越来越全面、深入,并推动个体化、精细化、精准化医疗,让患者获益更多。

第二节 实验室检查

一、幽门螺杆菌感染的检查

幽门螺杆菌是多种胃病的致病因素,胃病的诊断和治疗常需要检测是否有幽门螺杆菌感染。幽门螺杆菌感染的检测方法有多种,依据是否需要通过胃镜取材胃黏膜标本,分为侵入性检测方法和非侵入性检测方法。侵入性检测方法包括组织学检测、细菌培养、快速尿素酶试验。近年来通过内镜图像特征推测是否存在幽门螺杆菌感染也受到临床医师的关注。非侵入性检测方法包括血清学检测、粪便抗原检测、$^{13}C/^{14}C$-尿素呼气试验等。此外，由于分子生物学基因检测技术对幽门螺杆菌感染的诊断和耐药检测不限于使用胃镜取材的胃黏膜标本，故单独列出。

（一）非侵入性检查

1.$^{13}C/^{14}C$-尿素呼气试验　由于幽门螺杆菌具有高度尿素酶活性，可分解尿素产生 NH_3 和 CO_2，CO_2 在小肠上端吸收后进入血液循环，随呼气从肺排出。受试者口服同位素（^{13}C 或 ^{14}C）标记的尿素后，如果胃中存在幽门螺杆菌，可将同位素标记的尿素分解为同位素标记的 CO_2。收集受试者服药前后呼出的气体，检测呼气中同位素标记的 CO_2，即可诊断幽门螺杆菌感染。由于口服的同位素标记尿素到达胃内呈均匀分布，只要胃内存在幽门螺杆菌定植，就可被灵敏地检测到。

尿素呼气试验要求受试者在空腹状态下检查，整个过程要保持安静。剧烈运动后血中酸碱度的变化可能影响同位素标记的 CO_2 的呼出，因此运动后不宜进行该项检查。其他影响尿素呼气试验结果准确性的因素还包括尿素的剂量、胃排空过快、术后残胃、4 周内服用过铋剂、质子泵抑制剂及抗生素等药物。与尿素酶试验、细菌培养和组织学检测方法不同，$^{13}C/^{14}C$-尿素呼气试验是对全胃幽门螺杆菌感染情况的判断。尿素呼气试验诊断幽门螺杆菌感染的敏感度为 95%，特异度为 95% ～ 100%。

尿素呼气试验分 ^{13}C-尿素呼气试验和 ^{14}C-尿素呼气试验。^{13}C 为一种稳定的同位素，不具有放射性，在自然界以特定的比例天然存在，对人体及环境均无任何危害。此外，尿素在人体内分布广泛，服用后不会有明显的副作用。因此，^{13}C-尿素呼气试验适用于所有年龄和类型的受试者，包括妊娠女性和儿童，并且可在短期内多次重复，无任何副作用。^{14}C-尿素呼气试验采用液闪计数仪检测受试者呼气中 ^{14}C 标记的 CO_2 的放射性活度，较 ^{13}C-尿素呼气试验价格便宜。检测中所用

^{14}C-尿素剂量很小，可适用于大多数的成年人，但妊娠女性不适宜用此项检测。

目前认为，尿素呼气试验是诊断幽门螺杆菌感染的最佳方法，该方法操作简便、快速、准确、无创，检测阳性可确认现症感染，可用于治疗后判断幽门螺杆菌的根除效果，特别对于治疗后不需要进行胃镜检查的患者尤为适合。需要注意，近期服用 PPI、铋剂及抗生素将导致假阴性结果。

2.粪便抗原检测　幽门螺杆菌定植于胃黏膜上皮细胞的表面，可随胃黏膜上皮细胞的更新脱落随粪便排出。采用酶联免疫吸附的双抗体夹心法，通过检测粪便幽门螺杆菌抗原可判断是否有幽门螺杆菌感染。使用幽门螺杆菌全菌或菌体成分免疫家兔或鼠，获取兔或鼠抗幽门螺杆菌抗血清，纯化得到抗幽门螺杆菌多克隆或单克隆抗体，将辣根过氧化物酶标记于兔抗幽门螺杆菌抗体上，将抗体进行包被封闭，即可用于粪便幽门螺杆菌抗原的检测。用于粪便幽门螺杆菌抗原检测的抗体有单克隆或多克隆抗体两种，基于单克隆抗体的检测比基于多克隆抗体的检测更为准确。目前商品化的幽门螺杆菌粪便抗原胶体金检测卡 5 分钟即可快速完成检测，不需要特殊仪器，患者可以居家自行检测，是较理想的非侵入性诊断方法。该方法诊断幽门螺杆菌感染的敏感度为 90% ～ 98%，特异度为 75% ～ 94%。需要注意的是，粪便储存和运输不当可影响检测结果的准确性，一般用于检测的粪便标本可在 4℃储存 3 天或 -20℃长期储存。

幽门螺杆菌粪便抗原检测不需要患者口服任何试剂，只需留取粪便标本即可检测受试者是否存在幽门螺杆菌感染。因此，该方法可用于所有年龄和类型的待检者，包括婴幼儿及有精神障碍的患者，且无任何不良反应。由于该方法检测的是幽门螺杆菌抗原，可以反映现症感染，并可用于治疗后复查以判断根除效果。该方法较少受到质子泵抑制剂等药物的影响。对于胃大部切除术后患者幽门螺杆菌感染的诊断较碳呼气试验具有更好的准确性。同时，幽门螺杆菌粪便抗原的检测也可用于人群中幽门螺杆菌感染的大规模流行病学调查。

3.血清学检测　使用幽门螺杆菌全菌或部分

纯化抗原的酶联免疫吸附技术及免疫印记技术检测患者血清幽门螺杆菌抗体，该法诊断幽门螺杆菌感染的敏感度和特异度较高。但由于幽门螺杆菌表型存在很大的异质性，制备细胞毒素的抗原要选择多株混合菌，特别应包括当地人群中分离的菌株。商品化试剂盒应用于新人群时，由于新人群中感染的幽门螺杆菌菌株不同，其表面抗原可能存在差异，加之与幽门螺杆菌抗原有交叉反应的空肠弯曲菌等细菌的影响，需重新确定界值。目前，市售的商品试剂盒有检测血清幽门螺杆菌全菌 IgG 抗体和检测幽门螺杆菌毒素相关蛋白 IgG 抗体对幽门螺杆菌进行分型检测的试剂盒。

幽门螺杆菌感染后除药物根除和最终发展成萎缩性胃炎或胃癌外，患者会终身带菌。因此，血清学方法检测幽门螺杆菌抗体阳性应认为存在活动性感染。然而，由于幽门螺杆菌根除后，血清抗体水平在半年或更长时间内可维持阳性，故血清学检测结果不能区分患者为现症感染还是既往感染。因此，该方法不能用于根除治疗后的复查，常用于人群中幽门螺杆菌感染状况的流行病学调查。

（二）侵入性检查

1. 快速尿素酶试验　幽门螺杆菌可产生活性很强的尿素酶，分解胃酸中的尿素为 NH_4 和 CO_2，NH_4 中和胃酸，使局部 pH 升高。尿素酶试验就是利用这一原理检测胃镜活检标本中的幽门螺杆菌。活检组织中的幽门螺杆菌分解尿素产生氨，使尿素酶试剂的 pH 变为碱性，试剂中的酚红由黄色变为红色。快速尿素酶试验的敏感度和特异度均在 90%～95%。

活检胃黏膜标本的大小、反应时间、环境温度等均可影响尿素酶试验的结果。观察时间短，敏感度低，特异度高；观察时间长，敏感度高，特异度差。由于结果判断是通过肉眼完成的，故结果易产生误差。还应注意的是，在重度萎缩性胃炎、胃内有活动性出血时，胃内 pH 发生变化，可影响尿素酶试验的敏感度和特异度。此外，近期应用抗生素、铋剂或 PPI 可减少细菌的数量或抑制尿素酶的活性，导致假阴性结果。

快速尿素酶试验快速，简便，准确性较高，

对于接受胃镜检查的患者，可常规采用该方法确定是否有幽门螺杆菌感染，完成胃镜检查后不久即可得到检测结果。然而，幽门螺杆菌根除治疗后细菌密度降低，在胃内分布发生改变，易导致检测结果呈假阴性。所以，该方法不宜作为幽门螺杆菌根除治疗后的结果评价方法。

2. 组织学方法　通过胃镜钳取胃黏膜组织、石蜡包埋切片、染色、显微镜下观察，检测幽门螺杆菌具有较好的准确性。临床常规的 HE 染色不仅可显示胃黏膜组织学病变，对于有经验的病理医师，也可用于幽门螺杆菌感染的诊断，但其敏感度较差。特殊染色，如 Warthin-Starry 银染色阳性率较高，但操作复杂、染色技术要求较高、价格较贵；Giemsa 染色简便、价廉，可作为 HE 染色诊断的补充。免疫组化染色虽然费用相对增加，但由于其特异度高，故已成为临床常用的诊断技术。光镜下见到的幽门螺杆菌呈短棒状、稍带弯曲的杆菌，位于胃黏液层下，黏膜上皮表面，可侵入至胃腺窝深部及上皮细胞连接处。根据细菌定植累及的范围可确定细菌定植的密度。重度定植为大量细菌累及 2/3 活检材料中的胃腺窝；轻度定植为单个细菌或少量细菌累及 1/3 活检材料中的胃腺窝；中度定植介于两者之间。

组织学方法检测幽门螺杆菌时，应钳取尽量大的胃黏膜活检标本，以提高检测的敏感度。悉尼系统推荐在胃窦和胃体各取 2 块胃黏膜标本，而临床应用在胃窦取 1 块标本已能诊断 98% 的幽门螺杆菌感染。

组织学方法检测幽门螺杆菌可在诊断幽门螺杆菌感染的同时明确胃内病变性质，对于慢性胃炎患者可以了解胃内炎症的程度和类型，有助于临床上对患者采用针对病因的治疗和随访的管理。对于因临床需要接受胃镜检查的患者，可采用基于组织学的检测方法确定是否有幽门螺杆菌感染。对于光镜下观察到慢性活动性胃炎而未发现幽门螺杆菌时，可行特殊染色检查。

3. 培养法　通过胃镜钳取胃窦和（或）黏膜标本，经无菌操作，接种于含抗生素的固体培养或液体培养，置于 37℃微需氧的恒温培养箱培养。固体培养基需使用含抗生素的选择性培养基培养 3～7 天，培养阳性的幽门螺杆菌菌落呈半透明针尖样（直径 1～2mm）。应依据菌落形态、涂片染色的细菌形态及细菌的生化反应进行细菌鉴定。培养物涂片 Gram 染色呈 Gram 阴性短棒状、S 状弯曲菌，生化反应尿素酶、过氧化氢酶和氧化酶阳性可确定为幽门螺杆菌。如需进行抗生素的体外药敏试验或其他研究，需转种增菌，并冻存菌液。超过 7 天无典型菌落生长则为培养阴性。

细菌培养方法诊断幽门螺杆菌感染的敏感度在各中心差异加大，其阳性率与患者检测的时机、标本接种的时间、培养基选择及培养条件密切相关。但只要培养出典型菌落，并经各种生化方法鉴定即可确认阳性。该方法的特异度可达 100%，被认为是诊断幽门螺杆菌感染的"金标准"。然而临床上很少用细菌培养方法诊断幽门螺杆菌感染，该方法主要用于体外检测抗生素的敏感度，以指导临床用药；同时，分离得到的临床菌株可用于后续的基础科研使用，如幽门螺杆菌的菌株分型，感染动物模型的构建，以及幽门螺杆菌致病机制的研究。

4. 胃镜诊断　幽门螺杆菌感染的胃黏膜具有一定特征，有经验的内镜医师可以通过观察白光胃镜下胃黏膜形态特征，判断是否有幽门螺杆菌感染。白光胃镜下预测幽门螺杆菌现症感染的表现有胃黏膜萎缩、肠化、皱襞肿大、鸡皮样改变、黏膜肿胀、点状发红、弥漫性发红、增生性息肉、黄色瘤等。随着人工智能技术的发展，白光联合放大胃镜、LCI 等图像增强技术，可明显增加内镜下幽门螺杆菌感染的诊断效率。

由于幽门螺杆菌感染与胃癌密切相关，胃镜下肉眼直接识别幽门螺杆菌感染具有重要意义，这有助于内镜医师对具有幽门螺杆菌感染胃黏膜特征的患者更认真地搜寻早期胃癌，提高对早期胃癌的检出率。若内镜特征与其他方法检测幽门螺杆菌感染的结果不吻合，可建议患者复查或换用其他方法进一步明确幽门螺杆菌感染的诊断，以避免漏诊。

二、幽门螺杆菌菌株分型及其临床意义

幽门螺杆菌感染后的症状轻重和临床结局各不相同，表现出明显的致病性差异。轻者可长期无症状，仅出现慢性非萎缩性胃炎，重者可引起腹痛、腹胀、恶心、呕吐、食欲减退等消化道症状，导致萎缩性胃炎、消化性溃疡、胃癌、MALT 淋巴瘤及胃肠道外疾病。这除了与宿主易感性和环境因素相关，更与所感染菌株的毒力差异有关，因此幽门螺杆菌菌株分型为临床选择性根除幽门螺杆菌治疗提供依据，具有重要的临床意义。目前广泛使用的分型方法为抗体分型和基因分型。

（一）幽门螺杆菌抗体分型

抗体分型是基于检测人体感染幽门螺杆菌后产生的毒力因子。细胞毒素相关蛋白 A（CagA）、空泡毒素 A（VacA）和尿素酶（Ure）的抗体对菌株进行分型，将幽门螺杆菌是否表达 CagA 和（或）VacA 分为 Ⅰ 型和 Ⅱ 型两大主要类型，Ⅰ 型菌株有 cagA 编码基因，并表达 CagA 蛋白和 VacA 蛋白，为高毒力型菌株；Ⅱ 型菌株没有 cagA 编码基因，且不表达 CagA 蛋白和 VacA 蛋白，为低毒力型菌株。

1. 幽门螺杆菌抗体分型的检测方法

（1）酶免疫分析诊断法：包括酶联免疫吸附试验（ELISA）和酶免疫测定（EIA）。

（2）免疫印迹法：有较高的特异度和敏感度，适合临床广泛推广应用。

（3）胶体金免疫实验法：包括胶体金免疫层析实验、快速免疫金渗滤法、幽门螺杆菌快速免疫测试卡。

（4）蛋白芯片法：能快速检测血清样品多重抗体，特别适用于幽门螺杆菌流行病学调查。

目前已研发出多种商品性 ELISA 检测试剂盒、免疫印迹检测试剂盒等，具有较高的特异度和敏感度，以及简便、快速、无创等特点。有报道以 13C- 尿素呼气试验为金标准，免疫印迹法诊断幽门螺杆菌的敏感度为 97.7%，特异度为 86.8%，阳性预测值为 94.0%，阴性预测值为 94.6%，一致率为 94.2%；胶体金法的敏感度为 84.4%，特异度为 92.6%，阳性预测值为 96.0%，阴性预测值为 73.7%，一致率为 87.0%。两种方法准确性都比较高。

2. 幽门螺杆菌抗体分型的临床意义

（1）辅助诊断幽门螺杆菌感染：幽门螺杆菌感染后产生 IgG 抗体需要 1～3 个月，幽门螺杆菌根除后抗体完全消失至少需要 6 个月，故抗体分型检测在诊断幽门螺杆菌感染方面的价值不高，但其不受抑酸剂、抗生素等影响，可弥补其他检测方法的不足。如患者既往未进行过幽门螺杆菌根除治疗，抗体分型检测阳性可诊断为幽门螺杆菌现症感染。

（2）联合其他指标用于胃癌的筛查：一项多中心性研究将幽门螺杆菌抗体检测与年龄、性别、胃蛋白酶原 I / II 比值、血清胃泌素 -17 水平、腌制食品和油炸食品共同作为预测胃癌的指标，根据评分值（0～25 分），分为低风险（≤ 11 分）、中风险（12～16 分）和高风险（17～25 分），并根据评分值决定是否进行下一步检查，这对高危人群胃镜检查前筛查有重要意义，可减少不必要的胃镜检查，减轻患者的思想和经济负担。另外一项研究表明，幽门螺杆菌抗体分型、CA125、CA724 水平是胃癌严重程度的独立影响因素，且幽门螺杆菌分型、CA125 及 CA724 联合应用对判断患者预后的价值高于单项指标。

（3）对临床治疗的指导意义：一般认为，I 型幽门螺杆菌较 II 型更易引起严重的胃肠道疾病，有更为明确的治疗指征。但亦有研究发现 CagA/VacA 阳性与胃部严重病变无明显相关性，基于幽门螺杆菌抗体分型进行针对性抗幽门螺杆菌治疗尚缺乏充足的临床证据，具体相关性还需进一步探究。

（4）用于流行病学调查：抗体分型检测有利于大规模快速筛查幽门螺杆菌感染人群及流行病学调查。

（二）幽门螺杆菌基因分型

幽门螺杆菌基因具有高度多态性及地区差异性，且各种基因与疾病之间的关系也有地区差异性。不同基因亚型对幽门螺杆菌感染后临床结局影响不同。目前主要有 cagA、vacA 两种毒力因子基因分型方法。另外，还有其他一些与幽门螺杆菌感染临床结局有关的毒力因子基因分型，如血型抗原结合黏附素（babA）、唾液酸结合黏附素

（sabA）、外膜炎性蛋白 A（oipA）、幽门螺杆菌外膜蛋白 Q（hopQ）、黏膜接触诱导因子（iceA）基因分型等。

1. 幽门螺杆菌毒力因子基因分型的种类

（1）cagA 基因分型：可根据 cagA 基因有无分为 cagA 阳性和 cagA 阴性两种菌株。西方国家分离的菌株约 60% 为 cagA 阳性型，而几乎所有的东亚型菌株均为 cagA 阳性型。

CagA 蛋白羧基端 EPIYA（谷氨酸 - 脯氨酸 - 异亮氨酸 - 酪氨酸 - 丙氨酸）基序根据其在蛋白序列中的位置和菌株所在地区的差异有 EPIYA-A、EPIYA-B、EPIYA-C 和 EPIYA-D 4 种片段，A、B 两个片段几乎存在于所有菌株中，C 和 D 片段分别为西方型和东亚型菌株所特有。可将同时含有 A、B、C 片段的 EPIYA-ABC 型菌株称为 cagA-EPIYA 西方型，同时含有 A、B、D 片段的 EPIYA-ABD 型菌株称为 cagA-EPIYA 东亚型。除了拥有 3 个片段的基本类型外，尚有菌株具有 cagA-EPIYA 的变异型，多由于 A、B、C、D 片段的重复或丢失所致。

（2）vacA 基因分型：vacA 基因存在于所有幽门螺杆菌菌株，但只有约 50% 的菌株发挥毒力作用，这与其基因亚型有关。vacA 基因亚型由信号区（s 区）、中区（m 区），以及位于 s 区和 m 区之间的 i 区决定。s 区可分为 s1a、s1b、s1c、s2，其中 s1 型有毒力作用而 s2 型则无；m 区可分为 m1a、m1b、m2，其中 m1 型毒力作用强于 m2 型；i 区可分为 i1、i2。i 区与 s 区或 m 区存在基因连锁，所有的 s1/m1 型菌株均为 i1 型，所有的 s2/m2 型菌株均为 i2 型，在 s1/m2 型菌株中有 i1 和 i2 两种亚型，i1 型有毒力作用而 i2 型毒力作用弱或无，且 i 区在空泡化活性作用中起决定性作用。不同 vacA 基因型幽门螺杆菌分泌的空泡毒素在活性及量上有很大差异，毒素活性最强的亚型为 s1a/m1 型，其次为 s1a/m2 型，s2/m2 型没有毒性。

近期研究发现，位于 i 区和 m 区之间的 d 区和位于 vacA 基因 3′ 末端的 c 区均具有 2 种不同亚型，即 d1、d2 和 c1、c2。d1 和 c1 型被认为是胃癌高风险的标志。

（3）babA 基因分型：babA 基因有 2 种基因亚型，即 babA1 和 babA2。与 babA1 相比，babA2

信号肽区存在 10bp 的插入序列，形成转录的起始密码，只有 *babA2* 基因型有功能，编码活性 *BabA* 蛋白。

（4）*sabA* 基因分型：*sabA* 主要与唾液酸 -Lex 抗原结合，介导细菌附着定植，对低表达或不表达 Leb 血型抗原的患者起到代偿作用，从而维持幽门螺杆菌的定植密度。*sabA* 基因存在功能性（on）和非功能性（off）两种表达状态，功能性 sabA 基因表达 SabA 蛋白，5′ 端上游的 CT 双核苷酸重复序列调节区在 *sabA* 基因表达上发挥关键性的调节作用。

（5）*oipA* 基因分型：*oipA* 基因分为能够表达 OipA 蛋白的功能性 oipA（基因状态"on"）和不能够表达 OipA 蛋白的非功能性 oipA（基因状态"off"）。*oipA* 基因的功能状态受 5′ 末端信号肽编码区 CT 双核苷酸数目"滑链错配"机制的调控，通过移码突变的方式，决定是否表达 OipA 蛋白。

（6）*hopQ* 基因分型：*hopQ* 基因有 I 型和 II 型两种等位基因。有研究报道，72.5% 的菌株中存在 hopQ I 型，15.4% 的菌株中存在 hopQ II 型，而 12.1% 的菌株是 I 型和 II 型混合型或未检测到 hopQ 表达。

（7）*iceA* 基因分型：iceA 是与黏膜损伤相关的一种毒力因子，*iceA* 基因有 *iceA1* 和 *iceA2* 两种等位基因。

2. 幽门螺杆菌基因分型的方法

（1）多位点序列分型（multilocus sequence typing，MLST）：是通过 PCR 扩增多个管家基因并测定其核酸序列，以分析菌株的变异情况，可用于幽门螺杆菌传播途径研究和溯源分析。但其分析过程比较复杂，且仅反映幽门螺杆菌某几个管家基因的变异性，存在一定的局限性。

（2）脉冲场凝胶电泳（pulsed field gel electrophoresis，PFGE）：是 Schwartz 和 Cantor 发明用于分离大片段（30 ～ 50kb）线状 DNA 的技术，目前尚未广泛应用于幽门螺杆菌基因分型。

（3）随机扩增多态性 DNA（random amplified polymorphic DNA，RAPD）：较易区分幽门螺杆菌菌株之间的差异，且区分率高，但这种方法无法提供任何关于菌株毒力特性和遗传进化信息。

（4）扩增片段长度多态性（amplified fragment length polymorphism，AFLP）：其指纹图谱能够产生足够多的条带，具有重复性好和分辨率高的优点，但 AFLP 技术对 DNA 模板质量的要求较高，需要测定 DNA 的浓度和纯度。DNA 量过多会导致酶切不完全，量过少则会引起模板浓度不够。

（5）全基因组测序（whole genome sequencing，WGS）：能够了解幽门螺杆菌的全部基因组序列，分辨率达到单个碱基，是其他 4 种分型方法无法比拟的。但 WGS 成本相对较高，试验周期长，在临床实验室和基层公共卫生实验室难以广泛应用。

3. 幽门螺杆菌基因分型的临床意义　基因分型是从生命的本质进行分型，相比抗体分型更为准确，对针对性医疗及抗生素耐药的研究尤为重要。

（1）*cagA* 基因分型：在西方国家，临床流行病学研究表明 *cagA* 阳性菌株感染者患消化性溃疡和胃腺癌的风险明显高于 *cagA* 阴性菌株感染者。而在东亚国家，几乎所有的菌株都是 *cagA* 阳性型，各个疾病组之间无法体现出 *cagA* 的流行病学意义。东亚型幽门螺杆菌比西方型具有更强的结合 SHP2 的能力和细胞毒性。EPIYA-D 基序也与胃癌的发生呈正相关，东亚型 EPIYA-D 基序通常只有 1 个拷贝数，而西方型 EPIYA-C 基序存在 1 ～ 3 个拷贝数，拷贝次数越多，致病性越强。有研究表明西方型 EPIYA-C 基序的重复可使 *cagA* 与 SHP2 的结合能力增加约 100 倍。据此，还可将西方型幽门螺杆菌分为 I 型和 II 型，I 型 *cagA* 只携带 1 个 EPIYA-C 基序，而 II 型携带多个 EPIYA-C 基序，感染 II 型幽门螺杆菌与胃癌发生有关。

（2）*vacA* 基因分型：在西方国家，s1 型、m1 型、i1 型菌株与消化性溃疡和胃癌等相关，而东亚国家 vacA 基因分型与临床结局无显著相关性。一项 Meta 分析表明 *vacA* s1 和 *vacA* m1 可明显增加肠化生和胃癌的易感性，*vacA* s1 与萎缩性胃炎呈正相关，但根据地理位置进行的亚组分析表明，东亚国家 *vacA* 基因亚型与胃癌发生无显著相关性。在摩洛哥进行的一项研究表明，与 *vacA* s1、*vacA* m1、*cagA* 阳性相比，*vacA* i1 对胃癌有更高的预测价值。国内研究发现，幽门螺杆菌中国分离株 *vacA* 基因型以 s1a/m2/i1 型为主，s1a、i1 型与菌株的疾病来源无关，而 m 型与菌株的疾病来源间的差异有统计学意义。伊朗一项研究报道，多元 Logistic 回归分析显示，*vacA* c1 型与胃癌风险增加相关性最强，OR 为 38.32，表明 *vacA* c1 型可能是年龄 ≥ 55 岁男性患者发生胃癌的最强风险预测因子之一。

（3）*babA* 基因分型：在一些西方国家，*babA* 阳性菌株的感染与消化性溃疡的风险增加有关，但在包括我国在内的一些东方国家未得到证实。另外，*babA* 阳性菌株还可致宿主细胞 DNA 双链断裂，可增强 *cagA* 易位。与仅有 *cagA* 和 vacA s1 阳性菌株相比，幽门螺杆菌 *babA*、*cagA* 和 *vacA* s1 均阳性的菌株显示出更高的细菌定植密度、更高的胃部炎症水平和更高的肠化生发生率。但也有研究发现低水平 *babA* 表达菌株更可能与严重的黏膜损伤和临床结局有关。

（4）*sabA* 基因分型：在西方菌株中，功能型 *sabA* 基因与萎缩性胃炎、肠上皮化生和胃癌有关，但在东方菌株中没有这种现象。我国一项有关胃癌和癌前病变患者幽门螺杆菌 *sabA* 基因多态性研究显示，功能性 *sabA* 基因的比例与疾病无显著相关性。

（5）*oipA* 基因分型：功能型菌株比非功能型菌株更加紧密地黏附在胃黏膜上，从而增加胃炎、消化性溃疡乃至胃癌的患病概率。功能型菌株诱导产生的 IL-8 的水平是非功能型菌株的 3 倍。

（6）*hopQ* 基因分型：有研究证明，无论是西方人群还是亚洲人群，消化性溃疡和胃癌都与 *hopQ* I 基因型无关，但 *hopQ* I 型菌株感染者较 II 型菌株感染者炎症细胞浸润和胃黏膜萎缩更明显。*hopQ* I 型基因多来自消化性溃疡患者 *cagA* 阳性、*vacA* s1 菌株。因此，*hopQ* 可能成为一种提示胃十二指肠疾病的毒力因子。

（7）*iceA* 基因分型：一项 Meta 分析显示感染 *ice* A1 阳性的幽门螺杆菌会使患消化性溃疡的总体风险增加 1.26 倍，而 *ice* A2 的存在与消化性溃疡呈负相关，因此 *iceA* 与胃癌的发生无显著相关性。

综上所述，目前幽门螺杆菌菌株分型可分为抗体分型和基因分型两大类。根据抗体分型可分为 I 型高毒力型和 II 型低毒力型，I 型菌株致病性更强。根据 *cagA* 基因分型分为 *cagA* 阳性菌株及 *cagA* 阴性菌株，*cagA* 阳性菌株毒性更强。*cagA* 阳性菌株又可分为西方型菌株与东亚型菌株，东亚型菌株毒性更强。*vacA* 基因分型主要根据其 s 区、m 区、i 区进行分型，毒素活性最强的为 *vacA* s1a/m1 型。另外一些毒力因子，如 *babA*、*sabA*、*oipA*、*hopQ*、*iceA* 基因分型，也与幽门螺杆菌感染临床结局相关。进行幽门螺杆菌菌株分型为临床选择性根除幽门螺杆菌治疗提供了依据，也为幽门螺杆菌治疗提供了新的思路。

第三节　影像学检查

一、临床常用影像技术及应用优势

（一）X 线检查

方法简单易行，但由于腹部自然密度对比欠佳，仅用于与胃疾病相关的急症检查，如胃部金属性异物、穿孔等。

（二）钡剂造影

上消化道钡剂检查，通常采用空腹口服产气粉和钡剂的方法达到胃气钡双重造影效果，进而通过观察胃轮廓、胃黏膜（胃小区）、胃皱襞、胃蠕动等判断胃结构和功能的变化。胃钡剂检查可以获得实时动态图像，其优势是在观察形态结构的同时，帮助判断胃蠕动及分泌功能。胃钡剂造影主要应用于胃炎、胃溃疡、胃肿瘤、胃功能性疾病等检查。对于可疑吻合口瘘或存在胃肠道梗阻的患者，在临床需要的情况下，可以将钡剂更换成水溶性对比剂完成胃造影检查（图 10-1）。

匀一致。CT 可以准确诊断胃壁病变位置、类型，并能够清楚显示邻近组织受侵情况，帮助判断可能存在的胃瘘及周围脓肿情况，多平面重建技术有助于诊疗水平的提高，帮助医师对胃肿瘤进行分期诊断。此外，能谱 CT 可以帮助判断胃周围淋巴结转移情况，以及周围脏器同源性转移的可能性。

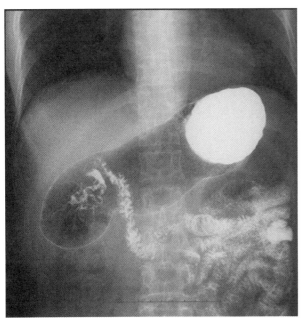

图 10-1　正常胃的钡剂（气钡双重造影）影像

（三）CT

常需在胃低张药物（如 654-2）作用下饮用大量水或高密度对比剂协助完成胃低张 CT 成像（图 10-2）。CT 可以观察胃壁厚度，足量对比剂填充、充分扩张胃壁厚度不超过 5mm，且均

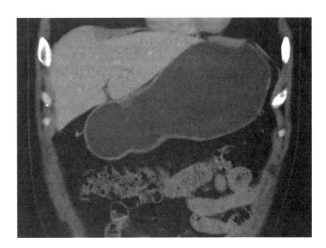

图 10-2　胃低张状态冠状位增强 CT 图像

（四）MRI

既往由于采集时间较长、胃蠕动及呼吸伪影等因素造成胃部成像质量较差，MRI 对于胃部疾病的诊断作用非常有限。目前，随着 MRI 扫描技术的不断改进，包括快速成像技术、呼吸运动补偿技术、抗蠕动药物使用及功能磁共振成像技术如扩散加权成像（diffusion weighted imaging，DWI）等方法均为 MRI 在胃部疾病的诊断及疗效评估中起到了促进作用（图 10-3）。

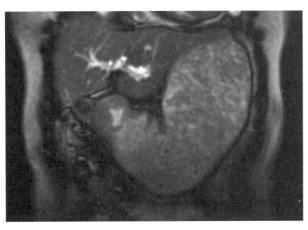
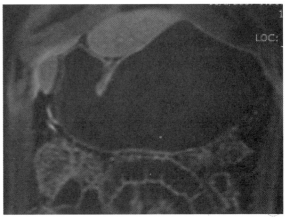

图 10-3　冠状位 Balance-TFE 序列（左）和增强 T_1WI（右）显示正常胃充盈形态

（五）18F-FDG PET/CT

18F-FDG 是放射性标记的脱氧葡萄糖分子，该分子基于恶性肿瘤高于正常组织的糖代谢速率而实现灵敏的肿瘤成像。^{18}F-FDG PET/CT 主要用于胃癌患者的首诊或治疗后复发显像，主要目的是明确病灶侵袭范围、确定临床分期（大小、有无淋巴结转移或远处脏器转移），从而指导手术 / 放化疗方案。NCCN 指南推荐胃癌患者在其他影像学未发现转移灶时进行 ^{18}F-FDG PET/CT 检查。此外，^{18}F-FDG PET/CT 对于指导胃癌患者放疗计划的制订、治疗后再分期及治疗效果评价也具有重要价值。应该注意的是，印戒细胞癌、黏液腺癌的 ^{18}F-FDG 摄取率较低，使 ^{18}F-FDG PET/CT 的诊断价值相对受限。同时，少数患者的胃壁有轻度生理性 ^{18}F-FDG 摄取，容易对结果造成误判；胃溃疡、活动性胃炎等炎性病灶对 ^{18}F-FDG 也具有较高的摄取，因此在 PET/CT 结果解读时应密切结合临床表现、胃镜及病理结果进行综合判断，必要时使用延迟显像和新型显像剂以提高成像效果。

（六）其他分子靶向探针的 PET/CT

胃肠道神经内分泌肿瘤（neuroendocrine tumor，NET）中大多存在生长抑素受体（somatostatin receptor，SSTR）特异性表达，尤其是在分化程度较高的 G1 和 G2 期 NET 中。^{68}Ga 标记的奥曲肽类似物，如 ^{68}Ga-DOTA-NOC、^{68}Ga-DOTA-TOC、^{68}Ga-DOTA-TATE 可特异性结合 SSTR，从而对胃肠道 NET 进行 PET/CT 特异性显像，其中 ^{68}Ga-DOTA-TATE 已在 2016 年获得美国 FDA 批准。研究表明，^{68}Ga 标记奥曲肽类似物 PET/CT 显像可明显提高 NET 的检出率，尤其是对于全身微小转移灶的探查明显高于常规 CT 及 MRI。此外，对于累及胃肠道的其他部位 NET，^{68}Ga 标记奥曲肽类似物 PET/CT 显像在寻找原发病灶上较普通影像方法具有明显优势。此类显像剂的显像结果还可用于评估病灶 SSTR 受体的表达水平，从而指导奥曲肽类治疗药物的选择，并对疗效进行定量监测。

^{68}Ga-FAPI-04 是靶向肿瘤成纤维细胞活化蛋白（fibroblast activation protein，FAP）的新型分子探针。2019 年 ^{68}Ga-FAPI-04 PET 被发现可用于胃癌等 28 种肿瘤的显像，此后 FAPI-PET 成为近期肿瘤分子影像的研究热点。有研究指出，^{68}Ga-FAPI-04 PET/MR 显像在诊断原发性胃癌及其转移灶时优于 ^{18}F-FDG PET/CT 显像。此外，有病例报道指出，^{68}Ga-FAPI-04 PET/CT 显像可发现隐匿的胃印戒细胞癌，有望弥补 ^{18}F-FDG PET/CT 在胃印戒细胞癌诊断中的不足，成为未来胃肠道肿瘤 PET 探测和分期的更优选择。

（七）AI 诊断技术

医学影像系统的不断升级、各种模态成像方式的逐步推广，以及医院对影像数据获取和储存的日益规范，针对某一特定病种的多模态大数据集的建立成为可能。有了大数据的铺垫，很多更为复杂但表达能力更强的 AI 方法可以发挥更好的作用，帮助研究者从海量的影像数据中挖掘出更多的潜在规律和信息。影像组学技术可以从病变分割、特征提取及模型建立，到对海量影像数据信息进行更直接、更深层次的挖掘、预测和分析，辅助临床医师做出诊治相关决策。目前有不同角度探索胃癌的研究相继诞生。如针对胃癌鉴别诊断方面，有研究通过 CT 纹理分析预测胃癌组织病理学特征，证明 CT 纹理分析在预测胃癌分化程度、Laurén 分型和血管侵犯状态方面具有巨大潜力。在胃癌分期方面，基于深度学习的影像组学列线图对局部晚期胃癌中的淋巴结转移具有良好的预测价值，有研究回顾性分析 153 例胃癌患者术前 CT 图像纹理参数与术后病理分期的相关性，证明多变量模型可以区分有无淋巴结转移的胃癌，AUC 达 0.892，显示其在预测胃癌淋巴结转移方面具有较大潜力。在疗效评价方面，也有研究证明影像组学可以预测对新辅助化疗的治疗反应。随着影像组学在肿瘤转化研究中地位的提升，预期影像组学将与基因组学、蛋白质组学及其他各类组学整合，为个体化医疗的实现提供宝贵信息。

二、胃常见疾病扫描方法、影像特征及临床应用进展

（一）胃炎

1. 气钡双重造影　适合展示胃黏膜细节，对

糜烂性胃炎诊断效能高。一般常见胃小区形态模糊、边缘不清，胃窦部皱襞可以观察到被水肿形成的放射状透明晕包围的糜烂，以及扇贝样或结节样窦状褶皱。胃窦部胃炎一般伴有皱襞增厚、痉挛或扩张性降低，表现为胃小弯皱缩或不规则，以及胃窦黏膜通过幽门脱垂。

2.CT　可以全面观察胃形态及轮廓，以及胃外的并发症。胃壁肿胀明显时可表现为胃壁密度降低，甚至可接近水样密度，或有皱襞或胃壁增厚。CT对于胃炎的诊断价值有限，不建议作为常规的检查方法，更多是作为排他性检查手段。

3.MRI　目前运用MRI对胃炎检查的研究较少，不作为首选检查方式。

（二）胃溃疡

1.气钡双重造影　可直接显示溃疡性病变，并初步进行良恶性鉴别。

（1）良性：龛影为直接征象，多见于胃小弯，切线位呈乳头状或锥状钡斑突出于胃轮廓外，边缘光滑整齐，密度均匀。龛影底部平整或稍不平，龛影口部伴有一圈黏膜水肿造成的透明带，表现为黏膜线征、狭颈征、项圈征等征象。此外，还可有穿透性溃疡、胼胝性溃疡等特殊表现（图10-4A）。

（2）恶性：表现为半月综合征，即半月形钡剂充填及溃疡环堤征、指压痕及裂隙征，病灶常位于胃轮廓内，伴黏膜皱襞破坏中断及蠕动功能的减弱等（图10-4B）。

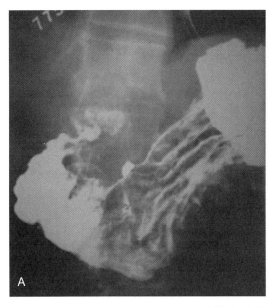
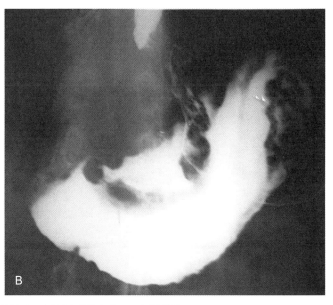

图 10-4　良性（A）和恶性（B）胃溃疡的气钡双重造影图

2.CT　可显示较大的溃疡，表现为局限型胃壁增厚及正常明显强化的黏膜线中断。CT对于观察溃疡伴或不伴有并发症非常重要，如胃溃疡穿孔患者增强CT可以显示胃壁增厚、黏膜下层水肿、腹腔游离气体、腹水等征象。而有研究提示CT仿真内镜也可有效鉴别良性和恶性溃疡。

（三）胃癌

1.气钡双重造影　对于早期胃癌诊断价值有限。进展期胃癌主要表现为胃腔狭窄、胃壁僵硬，黏膜皱襞破坏，充盈缺损，腔内龛影。

2.CT平扫+三期增强扫描　CT的优点是可以同时显示胸部和腹部，适用于胃癌的分期诊断和疗效评估，是胃癌最重要的影像评估方法。但由于胃壁软组织对比度差，需要进行增强扫描和扩张胃进行图像评估。关于胃癌术前分期有许多对比CT和内镜的研究报道，CT和内镜的T分期准确率分别为42%～69%和81%～92%。也有研究提示对于胃癌T分期CT和EUS准确率相似，为77.1%～88.9%。CT是评价胃癌淋巴结转移常用的影像学检查方法，然而，CT对淋巴结转移的检测主要是基于解剖形态学，未肿大的转移淋巴结和肿大的炎性淋巴结会影响其敏感度和特异度。能谱 CT 因其多参数成像的优势，在胃癌术前诊断中的应用越来越多。有研究提示，利用标化碘值及能谱曲线，能谱 CT 诊断胃癌淋巴结转移的敏感度为 90.4%，特异度为 87.1%，符合率为 89.5%。同时，CT 是目前 M 分期的首选检查。但有限的空间分辨率常错过微小的转移。CT 对于 M1 病变的敏感度为 14.3% ～ 59.1%，特异度 93% ～ 99.8%。有学者建议采用动态 CT 来提高胃癌术前分期的诊断准确度。胃癌 CT 的常见表现为胃壁增厚、僵硬，渐进性高强化；有或无淋巴结肿大；肝或其他脏器转移（图 10-5）。

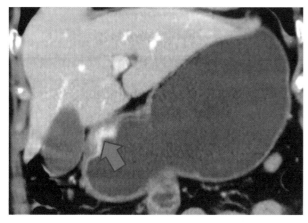

图 10-5　胃窦癌 CT 增强扫描图像

3.MRI　能使患者避免电离辐射，并且能够提高图像的软组织分辨率，病变显示更为清晰。胃癌 T 分期主要是以脂肪抑制 T_2 及 T_1 增强图像为依据，胃癌病变表现为从黏膜面到浆膜面逐渐增强，在延迟期比较有利于分期，鉴别肝及胰腺浸润的边界可以依靠动态增强图像。MRI 在 T 分期的诊断特异度比较高，有文献提示 MRI 对于 T 分期的诊断准确度达 64% ～ 88%。MRI 脂肪抑制序列可以改善软组织分辨率，减少脂肪层干扰，扫描可发现受累组织与肿瘤交界处有明显的界线。有研究提示，MRI 平扫 + 动态增强扫描快速成像方法，可有效显示胃壁分层及病灶侵犯的深度，对 T_2、T_3 期进展期胃癌具有较高的诊断价值。7.0T 磁场 MRI 可以更好地显示不同胃壁层次，并鉴别肿瘤组织与纤维化。另外，一些新近出现的序列也可以帮助进行胃癌诊断，如 DWI 及 DCE-MRI 等，有助于识别跨壁扩散，包括腹膜受累。有研究表明，加入 DWI 序列后，T 分期的准确度可以提高 7%。也有研究提示，DW-MRI 比 ^{18}F-FDG—PET/CT 对于评估晚期胃癌新辅助化疗预后效果更准确。融合多模态 MRI 对于提升 MRI 的诊断准确性具有重要作用（图 10-6）。

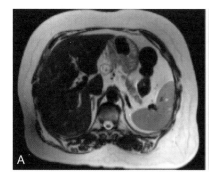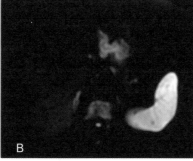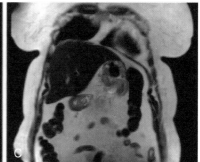

图 10-6　原发性胃癌及病理淋巴结（红色标记）的轴位 T_2 加权磁共振图像（A），在扩散加权图像（B）上呈现相应的高信号（b=800s/mm²），1 例 cT3N1 胃腺癌患者的冠状 T_2 加权磁共振图像（C）
引自 Br J Radid, 2019, 92（1097）：20181044

（四）胃间质瘤

1. 气钡对比造影　表现为边缘光滑的充盈缺损，与正常围皱壁分解清楚，肿块表面黏膜皱襞可被展平或有龛影。

2. CT　是重要的影像检查及鉴别诊断方法。表现为胃壁起源的实性肿块，边界清楚，实性肿块密度相对均匀，渐进性中度或明显强化，较大肿块可能出现坏死、囊变、出血，强化不均，界限欠清楚，肝转移常见（图 10-7）。

3. MRI　与 CT 表现相似，肿块较小时呈现均匀信号，较大的肿块可有坏死、囊变等信号。一般为 T_1WI 等信号，T_2WI 低信号至等信号的黏膜下肿块，增强 T_1WI 血供变化多，可以为高血供或低血供。

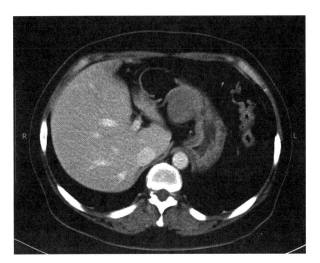

图 10-7　胃间质瘤 CT 增强扫描图像

（王蔚虹　张劲松　康　飞　郭　钒
于红刚　徐灿霞　胡伏莲　李孟彬）

参考文献

董欣红，胡伏莲，高文，等，2016. 免疫印迹法检测幽门螺杆菌分型的多中心研究. 中华医学杂志，96(4): 265-269.

樊代明，2016. 整合医学：理论与实践. 北京：世界图书出版公司.

樊代明，2021. 整合医学：理论与实践 7. 北京：世界图书出版公司.

贾克东，林小玉，王新华，等，2019. Hp 毒力因子抗体检测在幽门螺杆菌感染者精准治疗中的价值. 中国病原生物学杂志，14(10): 1190-1193.

金明花，李乐义，2021. 3.0T 磁共振成像应用于进展期胃癌术前诊断和 T 分期的研究. 中国 CT 和 MRI 杂志，19(3): 127-129, 134.

秦书敏，刘亚良，黄光建，等，2018. 3.0T MRI 与 MSCT 对胃癌术前 T 分期的诊断价值. 解放军医药杂志，30(12):19-22.

王佳静，谷海瀛，2018. 幽门螺杆菌的基因分型技术及其应用. 浙江大学学报 (医学版)，47(1): 97-103.

王振常，张晓鹏，2014. 医学影像学 PBL 教程 (教师版). 北京：人民卫生出版社.

翁镤，陈招虹，2020. Hp 抗体分型联合 CA125、CA724 水平检测在胃癌中的临床价值. 国际检验医学杂志，41(16): 1991-1993, 1998.

徐克，龚启勇，韩萍，2018. 医学影像学. 北京：人民卫生出版社.

张义，颜小航，2019. MRI 与 CT 对胃癌术前分期诊断的作用研究. 影像研究与医学应用，(16): 49-50.

朱丽丽，郑玉飞，徐辉，2019. 能谱 CT 在不同分化胃癌转移性淋巴结定性诊断中的价值. 中国临床新医学，12(12): 1328-1331.

Abdi E, Latifi-Navid S, Latifi-Navid H, et al, 2016. Helicobacter pylori vacuolating cytotoxin genotypes and preneoplastic lesions or gastric cancer risk: a meta-analysis. J Gastroenterol hepatol, 31(4): 734-744.

Ansari S, Yamaoka Y, 2017. Helicobacter pylori BabA in adaptation for gastric colonization. World J Gastroenterol, 23(23): 4158-4169.

Bakhti SZ, Latifi-Navid S, Mohammadi S, et al, 2016. Relevance of Helicobacter pylori vacA 3'-end region polymorphism to gastric cancer. Helicobacter, 21(4): 305-316.

Borggreve AS, Goense L, Brenkman HJF, et al, 2019. Imaging strategies in the management of gastric cancer: current role and future potential of MRI. Br J Radiol, 92(1097): 20181044.

Cai Q, Zhu C, Yuan Y, et al, 2019. Development and validation of a prediction rule for estimating gastric cancer risk in the Chinese high-risk population: a nationwide multicentre study. Gut, 68(9): 1576-1587.

Dong D, Fang MJ, Tang L, et al, 2020. Deep learning radiomic nomogram can predict the number of lymph node metastasis in locally advanced gastric cancer: an international multicenter study. Ann Oncol, 31(7): 912-920.

El Khadir M, Boukhris Alaoui S, Benajah DA, et al, 2020. VacA genotypes and cagA-EPIYA-C motifs of Helicobacter pylori and gastric histopathological lesions. Int J Cancer, 147(11): 3206-3214.

Fan C, Guo W, Su G, et al, 2021.Widespread metastatic gastric signet-ring cell carcinoma shown by ^{68}Ga-FAPI PET/CT. Clin Nucl Med, 46(2): e78-e79.

Federer MP, Raman SP, 2019. 消化影像诊断学. 蒋涛，李宏军，杨正汉，译. 南京：江苏凤凰科学技术出版社.

Giganti F, De Cobelli F, Canevari C, et al, 2014. Response to chemotherapy in gastric adenocarcinoma with diffusion-weighted MRI and (18) F-FDG-PET/CT: correlation of apparent diffusion coefficient and partial volume corrected standardized uptake value with histological tumor regression grade. J Magn Reson Imaging, 40(5): 1147-1157.

Guo W, Chen HJ, 2020. [68]Ga FAPI PET/CT imaging in peritoneal carcinomatosis. Radiology, 297(3): 521.

Liu S, Shi H, Ji C, et al, 2018. Preoperative CT texture analysis of gastric cancer: correlations with postoperative TNM staging. Clin Radiol, 73(8): 756.e1-756.e9.

Liu SL, Liu S, Ji CF, et al, 2017. Application of CT texture analysis in predicting histopathological characteristics of gastric cancers. Eur Radiol, 27(12): 4951-4959.

Pang Y, Zhao L, Luo Z, et al, 2021. Comparison of ^{68}Ga-FAPI and ^{18}F-FDG uptake in gastric, duodenal, and colorectal cancers. Radiology, 298(2): 393-402.

Qin CX, Shao FQ, Gai YK, et al, 2021. ^{68}Ga-DOTA-FAPI-04 PET/MR in the evaluation of gastric carcinomas: comparison with ^{18}F-FDG PET/CT. J Nucl Med, 63(1): 81-88.

Sun KY, Hu HT, Chen SL, et al, 2020. CT-based radiomics scores predict response to neoadjuvant chemotherapy and survival in patients with gastric cancer. BMC Cancer, 20(1): 468.

Yang L, Li Y, Zhou T, et al, 2018. Effect of the degree of gastric filling on the measured thickness of advanced gastric cancer by computed tomography. Oncol Lett, 16(2): 2335-2343.

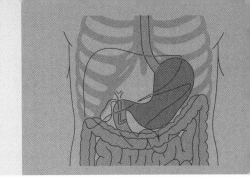

第 11 章　胃病的治疗方法

第一节　药物治疗

胃在协调消化过程中起核心作用，是人体最重要的消化器官之一，也是最复杂的内分泌器官，其具有独特的生理、生化、免疫学和微生物学等特征。

一、胃病的药物治疗方法

胃病的药物治疗方法主要分为两大类。

（一）针对病因或发病环节的治疗

有明确病因的胃病多为感染性疾病，如幽门螺杆菌感染所致的胃溃疡等，这类疾病给予针对病因或发病环节的治疗多可被彻底治愈。但大多数胃病病因尚未完全明确，治疗上主要针对发病的不同环节，切断病情发展的恶性循环，促进病情缓解、改善症状和预防并发症发生。如抑酸药治疗酸相关性疾病、上消化道出血，促胃肠动力药物治疗功能性消化不良、胃轻瘫，黏膜保护剂治疗胃溃疡、糜烂性胃炎等。

（二）对症治疗

许多胃病的症状，如腹痛、呕吐等，不但令患者经受难以忍受的痛苦，而且会导致机体功能及代谢紊乱，从而进一步加剧病情发展，因此在基础治疗尚未发挥作用时，可先考虑对症治疗，但需注意进行仔细甄别，避免掩盖病情。止吐药、解痉药是常用的对症治疗药物。

二、常用药物

（一）抑酸药

胃酸由壁细胞分泌，主要刺激因素为胃泌素（胃 G 细胞释放）、乙酰胆碱和组胺（胃底的肠嗜铬样细胞释放），而主要的抑制因素为生长抑素（胃 D 细胞释放）和前列腺素。基础胃酸分泌发生在禁食期间，而大量胃酸分泌则出现在进食和饱腹之后。

酸相关性疾病（acid-related disease）是消化系统最常见的一类疾病，是指由于胃酸分泌过多，或对胃酸特别敏感而引起的一类消化道疾病的总称。常见的有胃食管反流病、消化性溃疡、卓-艾综合征（Zollinger-Ellison syndrome）及非甾体抗炎药引起的胃黏膜损伤等。1910 年，消化病学家 Schwarz 提出"无酸无溃疡"（No Acid, No Ulcer）的概念，成为酸相关性疾病治疗的基础。20 世纪 80 ～ 90 年代，抑酸药开始应用于临床，自此为酸相关性疾病的药物治疗带来了里程碑式的改变。其中最具代表性的两类药物为组胺 H_2 受体拮抗剂（H_2 receptor antagonist，H_2RA）和质子泵抑制剂（proton pump inhibitor，PPI），后者因抑酸作用及临床疗效明显优于前者而成为酸相关性疾病药物治疗的一线药物。

PPI 通过与胃壁细胞上的 H^+-K^+-ATP 酶不可逆地结合来减少胃酸的产生，于 1989 年首次被批准使用。在过去的几十年，PPI 已经成为全球最常用的处方药之一，美国非住院患者的使用量在1999～2012年翻了一番，每年的支出超过110亿美元。PPI目前被美国FDA批准用于治疗各种胃肠道疾病，包括消化性溃疡、胃食管反流病、功能性消化不良、上消化道出血等。目前我国临床上使用的PPI有艾司奥美拉唑、奥美拉唑、兰索拉唑、泮托拉唑、雷贝拉唑和艾普拉唑。奥美拉唑作为第一个上市的PPI，关于其临床疗效的研究也最为全面，其他PPI的疗效多以奥美拉唑作为参照。兰索拉唑30mg/d相对于奥美拉唑40mg/d没有优势。泮托拉唑40mg/d对于胃内pH的提升优于奥美拉唑20mg/d，但同等剂量下则优势不明显。一项纳入6188例患者的Meta分析比较了奥美拉唑、兰索拉唑、泮托拉唑、雷贝拉唑、艾司奥美拉唑和艾普拉唑治疗十二指肠溃疡的疗效和耐受性，结果显示各种PPI之间的疗效无显著性差异。另一项研究对不同PPI的临床疗效进行了量化评估，相对于奥美拉唑（活性为1），泮托拉唑、兰索拉唑、艾司奥美拉唑、雷贝拉唑的活性分别为0.23、0.90、1.60、1.82。由于PPI仅能与处于泌酸状态时的质子泵结合而发挥作用，因此一般推荐PPI于餐前30分钟服用，以确保当PPI浓度较高时，体内有尽可能多的质子泵处于激活状态，从而达到更好的抑酸效果。此外，PPI在体内的半衰期较短（通常在1小时以内），其体内浓度较高时并不是所有质子泵都处于激活状态，同时考虑新生的质子泵因素，通常PPI用药在3天左右才能够达到稳定的抑酸状态，此时体内PPI与质子泵的共价结合、药物清除以后非激活状态的质子泵的活化及新生质子泵速度彼此达到平衡。

尽管PPI具有令人鼓舞的疗效，但关于长期使用PPI药物的研究也指出其潜在的不良反应，包括骨折、肺炎、艰难梭菌感染性腹泻、低镁血症、维生素B_{12}缺乏、慢性肾脏疾病和痴呆症等。2012年FDA安全警告提醒医师，当服用PPI的患者出现腹泻时应警惕艰难梭菌感染。PPI的使用对骨代谢的影响也被很多研究所肯定，其机制是减少人体对钙的吸收和对破骨细胞活性的抑制。一项2012年的研究结果显示，长期服用PPI的女性发生髋骨骨折的风险升高35%。除了对钙吸收的影响，PPI还可能减少人体对于铁、镁、维生素

B_{12}等的吸收，其中又以对镁的吸收影响最明显，因此建议长期服用PPI（尤其是同时服用利尿剂或洋地黄类药物）的患者定期检测血镁水平。然而，大多数已发表的证据尚不足以确定PPI的使用与发生严重不良反应之间的明确关系。因此，当临床指征出现时，可以用最低有效剂量的PPI来控制症状。2015年Beers标准建议，除高危人群外，PPI使用应不超过8周。

虽然PPI在临床使用上显示良好疗效，但仍存在一些不足：①起效慢，需服药3～5天才能达到最大的抑酸效果，且需要在酸性环境中活化后才能发挥作用；②半衰期短，抑酸效果不稳定，存在夜间酸突破现象；③在不同的个体中疗效差异大；④多数药物代谢受基因多态性（CYP2C19）影响，药物相互作用多（如心血管药物等）。而新型的钾离子竞争性酸阻滞剂，通过抑制H^+-K^+-ATP酶上的钾离子（K^+）结合位点而发挥抑酸作用，可同时抑制静息和活化状态下的质子泵，不需要食物激活，也不受饮食影响。与PPI相比，其起效更快，作用更强，且持续时间更稳定，故其治疗酸相关性疾病的研究也会逐渐引起关注。

（二）根除幽门螺杆菌药物

幽门螺杆菌感染者中15%～20%发生消化性溃疡，5%～10%发生幽门螺杆菌相关消化不良，约1%发生胃恶性肿瘤（胃癌、MALT淋巴瘤），多数感染者无症状和并发症，但所有幽门螺杆菌感染者几乎都存在慢性活动性胃炎，即幽门螺杆菌胃炎。根除幽门螺杆菌能促进消化性溃疡愈合和降低溃疡并发症发生率，还可使约80%的早期胃MALT淋巴瘤获得缓解。与无症状和并发症的幽门螺杆菌感染者相比，早期胃MALT淋巴瘤患者根除幽门螺杆菌的获益显然更大。胃癌高风险个体［有胃癌家族史、早期胃癌内镜下切除术后、胃黏膜萎缩和（或）肠化生等］根除幽门螺杆菌预防胃癌的获益高于低风险个体。多次根除治疗失败后治疗难度增加，应再次评估治疗的获益-风险比，进行个体化处理。幽门螺杆菌胃炎作为一种感染性疾病，似乎所有幽门螺杆菌阳性者均有必要治疗。但应该看到，目前我国幽门螺杆菌感染率仍约为50%，主动筛查所有幽门螺杆菌阳

性者并进行治疗并不现实。现阶段仍然需要幽门螺杆菌根除指征（表 11-1），以便主动对获益较大的个体进行幽门螺杆菌检测和治疗。

表 11-1　幽门螺杆菌根除指征

幽门螺杆菌阳性	强烈推荐	推荐
消化性溃疡（无论是否活动和有无并发症史）	√	
胃黏膜相关淋巴组织淋巴瘤	√	
慢性胃炎伴消化不良症状		√
慢性胃炎伴胃黏膜萎缩、糜烂		√
早期胃肿瘤已行内镜下切除或胃次全手术切除		√
长期服用质子泵抑制剂		√
胃癌家族史		√
计划长期服用非甾体抗炎药（包括低剂量阿司匹林）		√
不明原因的缺铁性贫血		√
特发性血小板减少性紫癜		√
其他幽门螺杆菌相关性疾病（如淋巴细胞性胃炎、增生性胃息肉、Menetrier 病）		√
证实有幽门螺杆菌感染		√

注：引自中华消化杂志，2017，37（6）：364-378.

我国《第五次全国幽门螺杆菌感染处理共识报告》推荐铋剂四联（PPI+ 铋剂 + 2 种抗生素）作为主要的经验性根除幽门螺杆菌治疗方案，其中抗生素的组成方案见表 11-2，这些方案的根除率均可达 85% ～ 94%。青霉素过敏者推荐的铋剂四联方案的抗生素组合为：①四环素 + 甲硝唑；②四环素 + 呋喃唑酮；③四环素 + 左氧氟沙星；④克拉霉素 + 呋喃唑酮；⑤克拉霉素 + 甲硝唑；⑥克拉霉素 + 左氧氟沙星。1 个疗程为 10 天或 14 天。根除方案不分一线、二线，应尽可能将疗效高的方案用于初次治疗。初次治疗失败后，可在其余方案中选择一种方案进行补救治疗。方案的选择需根据当地的幽门螺杆菌抗生素耐药率和个人药物使用史，权衡疗效、药物费用、不良反应和其可获得性。含左氧氟沙星的方案不推荐用于初次治疗，可作为补救治疗的备选方案。补救方案的选择应参考以前用过的方案，原则上不重复原方案。如方案中已应用克拉霉素或左氧氟沙星，则应避免再次使用。经 2 次正规方案治疗失败时，应评估根除治疗的风险 - 获益比，对于根除治疗后可有明确获益的患者，建议由有经验的医师在全面评估已用药物、分析可能失败原因的基础上谨慎选择治疗方案。建议至少间隔 3 ～ 6 个月，如有条件，可进行药物敏感试验，但作用可能有限。此外，抑酸剂在根除方案中起重要作用，选择作用稳定、疗效高、受 *CYP2C19* 基因多态性影响较小的 PPI，可提高幽门螺杆菌根除率。

表 11-2　推荐的幽门螺杆菌根除四联方案中抗生素组合、剂量和用法

方案	抗生素 1	抗生素 2
1	阿莫西林 1000mg，2 次 / 天	克拉霉素 500mg，2 次 / 天
2	阿莫西林 1000mg，2 次 / 天	左氧氟沙星 500mg，1 次 / 天或 200mg，2 次 / 天
3	阿莫西林 1000mg，2 次 / 天	呋喃唑酮 100mg，2 次 / 天
4	四环素 500mg，3 ～ 4 次 / 天	甲硝唑 400mg，3 ～ 4 次 / 天
5	四环素 500mg，3 ～ 4 次 / 天	呋喃唑酮 100mg，2 次 / 天

方案	抗生素 1	抗生素 2
6	阿莫西林 1000mg，2 次 / 天	甲硝唑 400mg，3 ～ 4 次 / 天
7	阿莫西林 1000mg，2 次 / 天	四环素 500mg，3 ～ 4 次 / 天

注：标准剂量（PPI+ 铋剂；2 次 / 天，餐前 30 分钟口服）+2 种抗生素（餐后口服）。标准剂量 PPI 为艾司奥美拉唑 20mg、雷贝拉唑 10mg（或 20mg）、奥美拉唑 20mg、兰索拉唑 30mg、泮托拉唑 40mg、艾普拉唑 5mg，以上选一；标准剂量铋剂为枸橼酸铋钾 220mg（果胶铋标准剂量待确定）。引自中华消化杂志，2017，37（6）：364-378.

（三）黏膜保护剂

正常生理情况下，胃黏膜能够防止 H^+ 自胃腔向黏膜内弥散和胃蛋白酶的消化，并能防御胆汁反流、药物等侵袭因素的损伤，这是由于胃黏膜有一系列保护机制。但当损伤因素过强或保护机制过弱时，便会发生胃黏膜病变。胃黏膜保护剂是指能增强胃黏膜保护能力，有利于胃黏膜修复的一组药物，临床使用广泛，可用于各种损伤因素所致的胃黏膜损害，如幽门螺杆菌感染相关性胃黏膜损害、应激性胃黏膜损害、NSAID 相关性胃黏膜病变、胆汁反流性胃黏膜损害等。常用的胃黏膜保护剂包括传统的胃黏膜保护剂和新型胃黏膜保护剂。

传统胃黏膜保护剂包括以下几种。①铝制剂：常用的有硫糖铝、磷酸铝凝胶和铝碳酸镁。硫糖铝含铝量为 18.2% ～ 20.7%，口服后 98% 不吸收经肠道排出，2% 吸收后以二糖硫酸盐形式经肾排出。在酸性环境下，可解离为带负电荷的八硫酸蔗糖，聚合成胶体，与溃疡或炎症处的带正电荷的渗出蛋白质结合，在溃疡面或炎症处形成一层薄膜，保护溃疡或炎症黏膜抵御胃酸的侵袭。硫糖铝还可以促进胃黏液和碳酸氢盐的分泌，刺激前列腺素的合成，促使表皮生长因子聚集于溃疡灶，促进上皮修复。主要不良反应为便秘。磷酸铝凝胶能中和胃酸，同时降低胃蛋白酶活性，无明显便秘副作用。铝碳酸镁是兼有抗酸和吸附胆汁作用的胃黏膜保护剂，适用于胆汁反流引起的胃黏膜损害。②铋剂：常用的有枸橼酸铋钾和果胶铋。在酸性环境下，它在溃疡基底部和溃疡肉芽组织形成一层氧化铋胶体沉淀保护膜，从而隔绝胃酸、胃蛋白酶的侵蚀作用。枸橼酸铋钾还能刺激内源性前列腺素的合成，改善胃黏膜的血液循环，促进黏膜修复和溃疡愈合。同时，它还具有杀灭幽门螺杆菌的作用。严重肾病患者和妊娠女性禁用。③前列腺素及其衍生物：目前用于临床的制剂有米索前列醇、沙前列醇、恩前列腺醇等。可抑制胃酸分泌，减少胃蛋白酶排出量，刺激胃黏液和碳酸氢盐的分泌，增加胃黏膜血流量，对深层细胞有保护作用。主要用于非甾体抗炎药引起的胃出血，常见不良反应有稀便或腹泻，其发生率为 6.8%，因会引起子宫收缩，故妊娠女性禁用。

新型胃黏膜保护剂包括以下几种。①替普瑞酮：是一种萜烯类化合物，可增加胃黏膜和黏液中糖蛋白的含量，促进内源性前列腺素合成，提高胃黏液中碳酸盐的浓度，还可改善胃黏膜血流量，促进胃黏膜上皮再生。可促进胃溃疡的愈合速度和愈合质量。②麦滋林：为水溶性螯合 L- 谷氨酰胺组成的一种新型胃黏膜保护剂。它通过局部直接作用抑制炎性反应介质释放，降低胃蛋白酶的活性，促进己糖胺、黏多糖和黏蛋白的生物合成，促进黏液分泌和上皮细胞增殖，并能增加内源性前列腺素的合成，有较好的预防溃疡复发的作用。其作用特点是对溃疡的局部作用，且不影响非甾体抗炎药的吸收。③吉法酯：是一种五烯酯化合物，它能提高胃黏膜的前列腺素水平和氨基己糖浓度，增加胃黏膜的防御能力；还可直接作用于胃黏膜上皮细胞，加速上皮细胞更新，促进胃黏膜上皮的再生与修复；同时还可以减轻应激、异物、药物引起的变态反应时胃黏膜充血、水肿、出血等病变。④瑞巴派特：属于抗氧化剂，可清除黏膜上皮细胞内自由基，对中性粒细胞产生的氧自由基有明显抑制作用。还能抑制胆汁酸对胃黏膜的损伤作用，促进前列腺素的合成，刺激胃上皮细胞生长、血管生成，促进组织重建，加快胃黏膜的修复。⑤伊索拉定：通过提高胃黏膜细胞内 cAMP、前列腺素、黏膜糖蛋白含量，强化胃黏膜上皮细胞间的结合，抑制上皮细胞的剥离、脱落和细胞间隙的扩大，增强黏膜细胞本身的稳定性，抑制有害物质透过黏膜，还可增加胃黏膜血流量，从而提高胃黏膜的防御作用。⑥聚普瑞锌：由锌和肌肽螯合而成，在日本广泛用于胃溃疡治疗。通过诱导热休克蛋白表达和抗氧化、抗凋亡等作用保护胃黏膜，还具有抑制炎症反应、根除幽门螺杆菌等作用。

（四）促胃肠动力剂

胃肠动力是极为复杂、高度协调的神经 - 肌肉活动，主要受肠道神经系统的传出和传入神经调控，其推进性运动受到神经、体液等诸多因素的调节，包括乙酰胆碱、多巴胺、5- 羟色胺、胃动素等神经递质。胃肠动力紊乱可导致多种消化道疾病，如胃食管反流病、功能性消化不良、胃轻瘫、便秘、肠易激综合征等，占消化系统疾病的 20% ～ 40%。促胃肠动力剂通过增加胃肠推进性运动、增强胃肠道收缩、促进和刺激胃肠排空、降低细菌滞留时间、减少溃疡创面感染的概率、减轻食物对胃窦部 G 细胞和壁细胞的刺激，从而改善消化道相关症状。

促胃肠动力剂按药理作用机制和作用靶点可分为多巴胺受体拮抗、5- 羟色胺 4（5-HT$_4$）受体激动剂、阿片肽受体激动剂和胃动素受体激动剂。①第一代促胃肠动力剂：如甲氧氯普胺，为多巴胺 D$_2$ 受体拮抗剂和中枢 5-HT$_4$ 受体激动剂，具有较强的中枢镇吐作用，能增强胃动力，临床上用于治疗各类疾病及化疗引起的呕吐及消化不良。但该药能透过血脑屏障拮抗中枢 DA$_2$ 受体，产生锥体外系反应（如急性肌张力障碍、迟发性运动障碍和震颤 / 麻痹综合征等），其引起的锥体外系不良反应的发生率为 4% ～ 25%，老年人更易发生锥体外系不良反应。因此，2012 年美国老年医学会发布的 Beers 标准提出，除胃轻瘫老年患者外，其他老年人均应避免应用甲氧氯普胺，尤其是虚弱的老年人。②第二代促动力剂：如多潘立酮，为选择性外周多巴胺 D$_2$ 受体拮抗剂，正常情况下很少透过血脑屏障，是我国目前临床上常用的促胃肠动力剂之一。但因其罕见却致命的不良反应（如心脏猝死及严重心律失常），2012 年加拿大卫生部建议，60 岁以上老年人应用多潘立酮的剂量超过 30mg/d 时需谨慎。③第三代促胃肠动力剂：5-HT$_4$ 受体激动剂，主要作用于胃肠道胆碱能中间神经元及肠肌间神经丛的 5-HT$_4$ 受体，增加乙酰胆碱的释放，从而诱导或加强食管、胃、十二指肠及小肠的协调运动，促进消化系统的排空。代表药物中，西沙必利虽然具有较好的促全胃肠动力作用，但因其可致 QT 间期延长，可引起尖端扭转型室性心动过速甚至心搏骤停，已于 2000 年在美国撤市。另一个代表药物莫沙必利，为高选择性 5-HT$_4$ 受体激动剂，虽其化学结构与西沙必利相似，目前并未见单独服用莫沙必利引起尖端扭转型室性心动过速的报道，但出于安全考虑，仍应避免莫沙必利与可延长 QT 间期的药物如氟卡尼等合用。④第四代促胃肠动力剂：如伊托必利，为多巴胺 D$_2$ 受体和乙酰胆碱酯酶的双重拮抗剂，可协同增加胃肠道肌间神经丛乙酰胆碱浓度，增加十二指肠快波幅度和频率，加速胃排空，减少十二指肠胃反流，从而发挥促动力作用。伊托必利较少进入颅内，不引起中枢神经系统相关不良反应，很少引起 QT 间期延长，与其他药物间相互反应较少（其原因可能是伊托必利通过黄素单加氧酶代谢，而其他促动力剂是通过细胞色素 P450 代谢）。因此，伊托必利是新一代疗效和安全性俱佳的促动力剂，尤其适用于老年患者。⑤其他促胃肠动力剂，如曲美布汀是阿片受体激动剂的代表药物，为 μ 受体激动剂、κ 受体激动剂，对胃肠道平滑肌的神经受体具有双向调节作用，不良反应多较轻微，安全性较高；红霉素是胃动素受体激动剂的最早代表药物，通过与胃动素竞争结合胃肠道平滑肌细胞上的胃动素受体，引起 Ca^{2+} 内流，胃肠道平滑肌产生兴奋收缩偶联，导致促动力效应。但红霉素是一种抗菌药物，临床上不常规用作促胃肠动力剂，仅用于其他促动力剂无效的胃轻瘫患者治疗。各种促胃肠动力剂的作用机制及安全性比较见表 11-3。

表 11-3　种促胃肠动力剂的作用机制及安全性比较

药物	代谢途径	作用机制	锥体外系作用	心脏不良反应	血清泌乳素升高	药物间相互作用
甲氧氯普胺	CYP2D6	多巴胺 D_2 受体拮抗剂，中枢 5-HT_4 受体激动剂	有	极少	常见	多
多潘立酮	CYP3A4	外周多巴胺 D_2 受体拮抗剂	罕见	国外有报道	常见	较多
莫沙必利	CYP3A4	5-HT_4 受体激动剂	无	尚未见报道	无	较多
伊托必利	黄素单加氧酶	多巴胺 D_2 受体拮抗剂和胆碱酯酶抑制剂	无	无	偶有	少
曲美布汀	-	阿片受体激动剂（双向调节）	无	无	无	少
红霉素及衍生物	CYP3A	胃动素受体激动剂	可有	可有	无	较多

注：引自中国新药与临床杂志，2015，34（9）：657-661。

（五）消化酶制剂

消化酶是参与消化过程多种酶的总称。根据消化对象的不同大致可分为蛋白酶、淀粉酶、脂肪酶和纤维素酶等。对于消化不良或胰腺功能不全的患者，可考虑补充消化酶制剂来改善消化不良症状。常用的消化酶制剂包括复方消化酶、胰酶肠溶胶囊等，所含消化酶种类及数量不同，可根据患者的具体情况进行选择。

（六）解痉药

胃肠痉挛的原因是胆碱神经递质与受体结合，引起胃肠平滑肌强直性收缩，继而引发患者疼痛。胃肠解痉药又称抑制胃肠动力药，主要为 M 受体拮抗药，包括颠茄生物碱类及其衍生物，以及大量人工合成代用品。本类药物通过阻断胆碱神经递质与受体的结合，解除胃肠痉挛，松弛胃肠平滑肌，缓解疼痛，抑制多种腺体（如汗腺、唾液腺、胃液等）分泌，从而达到镇痛的目的。

根据不同的作用机制，胃肠解痉药可分为以下几类。①抗 M 胆碱受体药：如山莨菪碱，具有松弛胃肠平滑肌的作用，可解除平滑肌痉挛，缓解或消除胃肠平滑肌痉挛所致的绞痛。大剂量可抑制胃酸分泌，但对胃酸浓度、胃蛋白酶和黏液的影响很小。②季铵类抗胆碱能药（溴铵类）：为对胃肠道具有高度选择性解痉作用的钙拮抗剂，通过阻断钙离子流入肠壁平滑肌细胞，防止肌肉过度收缩而达到解痉作用，能消除肠壁平滑肌高反应性，并增加肠道蠕动能力。代表药物为匹维溴铵。③罂粟碱衍生物（维林类）：为人工合成罂粟碱衍生物，是一种特异性平滑肌解痉药，对血管、胃肠道、胆道平滑肌均有松弛作用，可解

除或预防功能性或神经性平滑肌痉挛。

（七）微生物制剂

益生菌作为改善肠道症状的处方药应用较为广泛，目前也有一些改善上消化道症状的数据。在一项为期 4 周的对照研究中，100 名有上消化道症状的健康日本成年人被随机分为两组，每天摄入含有或不含双歧杆菌的发酵牛奶，结果显示每天摄入含有双歧杆菌的发酵牛奶者胃排空率无改善，但餐后不适和上腹部疼痛症状改善，腹泻和腹胀等肠道症状亦有改善。另一项来自日本的研究将功能性消化不良患者随机分为加氏乳杆菌组和安慰剂对照组，随访 12 周，结果显示，加氏乳杆菌组患者症状改善更好，症状消失率更高（35% vs 17%，P=0.048）。但微生物制剂对胃病的确切疗效仍需大样本、随机对照研究来进一步证实。

（八）精神类药物

脑-肠轴是中枢神经系统与肠神经系统之间的双向信息通道，连接胃肠道与中枢情感认知功能。精神心理异常可通过脑-肠轴传递，破坏下丘脑及边缘系统的平衡，使胃肠收缩的频率和传导速度减慢，进而导致胃排空障碍，出现腹胀、腹痛、嗳气等消化系统症状。据统计，约有 80% 的功能性消化不良患者伴有精神状态异常，抑郁、焦虑为其主要的精神状态异常表现。

目前，临床上可给予选择性 5-羟色胺再摄取抑制剂（SSRI）或三环类抗抑郁药（TCA）治疗与情绪相关的胃肠道症状。对于 SSRI，氟西汀具有抗抑郁作用。由于艾司西酞普兰可抑制结合蛋白转运体及其异构体，故其比西酞普兰具有更强、

更快的抗焦虑、抑郁作用。TCA 的抗抑郁作用可通过抑制去甲肾上腺素再摄取、增加突触间隙中去甲肾上腺素浓度而实现。另外，氟哌噻吨美利曲辛是一种抗焦虑、抑郁的组合剂。坦度螺酮作为一种新型的 5-HT$_1$A 受体部分激动剂，具有抗焦虑作用。

总之，胃病的药物治疗种类繁多，临床上需仔细鉴别器质性疾病与功能性疾病，结合患者的具体病因及症状、药物的疗效与安全性来进行选择。

第二节　内镜治疗

胃相关疾病的内镜治疗按疾病性质可分为非肿瘤性疾病和肿瘤性疾病。在肿瘤性疾病中，以内镜下黏膜剥离术（endoscopic submucosal dissection，ESD）为代表的内镜下黏膜切除已经成为早期胃黏膜肿瘤性病变的首选处理方式，在黏膜切除基础上发展起来的黏膜下肿瘤切除也展现了其微创的优势，具有较好的应用前景。在非肿瘤性胃疾病中，内镜既往多用于溃疡出血的处理，随着生活品质的提高，内镜下减重、幽门括约肌切开术治疗胃轻瘫等成了新的热点，值得人们关注。

一、肿瘤性胃疾病的内镜下治疗

随着内镜检查质量的提高和设备的进步，越来越多的早期胃癌不仅可以在早期阶段被发现，而且在内镜下治疗也成为可能，随之而来的治疗方法更是多种多样（表 11-4）。

表 11-4　内镜下黏膜病变切除治疗的代表性事件

时间	手术方式	部位	发明者
1955 年	硬镜息肉切除术	结肠	Rosenberg
1973 年	广基息肉的内镜下息肉切除术	结肠	Dehyle
1980 年	双圈套器息肉切除术	胃	Takekoshi
1983 年	肾上腺素高渗盐水注射辅助的内镜切除术	胃	Hirao
1984 年	剥离式活检术 食管黏膜切除术	胃 食管	Tada Makuuchi
1992 年	透明帽辅助黏膜切除术	食管	Inoue
1994 年	发明 IT 刀	-	Takekoshi
1996 年	内镜下黏膜剥离术	胃	Kosokawa & Ono

（一）内镜下治疗方法

内镜下治疗根据处理方式可分为毁损性治疗及切除性治疗，常见的毁损性治疗包括尼龙圈套扎、冷冻、氩离子凝固术（APC）、射频消融（radiofrequency ablation，RFA）等。通常情况下，毁损性治疗的根治可能性要低于切除性治疗。如 APC 治疗 Barrett 食管，尽管在一部分病例中可以起到根治作用，但长期复发率达 50%。但毁损性治疗在便利性、技术要求等方面仍具有一定优势，因此特定病例仍在应用。

RFA 是最近研究较多的毁损性治疗，主要应用于 Barrett 食管及相关病变。欧美的研究证实，RFA 可将 Barrett 食管癌变率从 26.5% 降至 5%。但治疗后 Barret 食管复发的问题难以解决，特别是经 RFA 治疗后常可见到鳞状上皮爬行到柱状上皮之上，一旦残留的柱状上皮为肿瘤性，则造成在内镜下难以发现的病变，也称埋藏腺体（buried gland），容易耽误治疗时机。因此，应将 RFA 局限在异型增生和 Barrett 食管本身的控制上，避免在明确的癌性病变上进行 RFA 治疗。最近，也有报道提示 RFA 联合 EMR、ESD 治疗具有更高的临床价值。

尼龙圈套扎多用于粗蒂病变。这类病变直接切除出血时风险大，可用尼龙圈扎于病变基底部，待自行脱落或在尼龙圈上切除病变（图 11-1）。尼龙圈质地较软，需根据病变大小选择尽量小的尼龙圈进行套扎，否则会增加操作难度或套扎位置不够满意。需要注意的是，如果合并使用圈套器切除病变，需要在尼龙圈上方留一定的安全距离，以免尼龙圈发生早期脱落，造成术后出血。可用金属夹在尼龙圈处加固以减少脱落风险。值得注意的是，尼龙圈套扎病变的残留率很高，应限制在带蒂病变，对于亚蒂病变及平坦病变会进一步增高残留率，通常不选用。

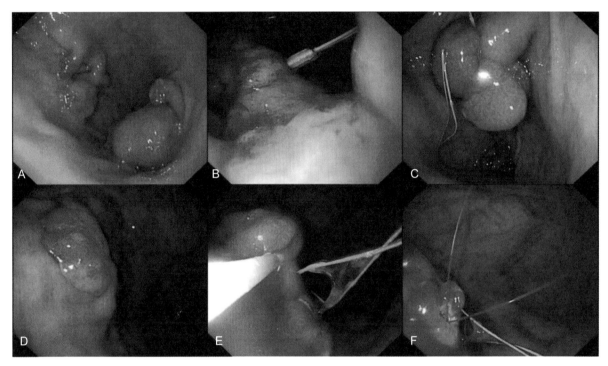

图 11-1 尼龙圈套扎处理胃多发增生性息肉病例

A、D.胃内多发增生性息肉；B、C.部分病变采用尼龙圈套扎办法处理；E、F.胃体上部大弯侧病变未用尼龙圈套扎，切除后出现动脉性出血

常见的根治性治疗包括息肉切除术（图 11-2）、内镜下黏膜切除术（endoscopic mucosal resection，EMR）和 ESD 等。其中息肉切除术最为简单，但只适用于较小的带蒂病变，而 EMR 则可以用于处理较小的隆起或扁平病变，超过 2cm 的平坦病变则需要 ESD 切除。

（二）内镜下黏膜切除术

内镜下黏膜切除术（EMR）相较于息肉切除术增加了黏膜下注射，其最大优势是由于液体垫的作用，可以减少对肌层的损伤，进而减少术后迟发穿孔的可能性。但其操作本质上仍是圈套切除，对于切除边界的控制比较困难，而胃内早期肿瘤性病变多数为平坦型，也会进一步影响 EMR 的疗效。最近 EMR 在方法上进行了改进，结合病变环周切开和圈套切除，成为简化 ESD（simplified

ESD）或杂交 ESD（hybrid ESD），对切除边界的控制更为可靠、方便，与 ESD 相比操作时间也相对缩短，对于小病变是一种比较理想的治疗方式（图 11-3）。

（三）内镜下黏膜剥离术

EMR 切除的病变多数在 2cm 以内，对于超出此大小的病变既往通常采用分片切除即 EPMR 的方法切除，但其复发率较高，分片切除后对病变的浸润深度病理难以评估。1996 年后出现的内镜下黏膜剥离术（ESD）能更好地解决这两个问题。ESD 本质上属于微创的个体化治疗，针对性强，创伤小，患者易耐受，同一患者可接受多次 ESD 治疗，一次可进行多部位治疗。术后可保持更好的消化道功能，生存质量高。边界控制好，其极高的整块切除率可以获得完整的组织病理标本，提供精确的肿瘤组织学分期。ESD 的步骤包括标记病变周缘；黏膜下注射隆起病变；在病变肛侧用针刀开口；IT 刀进行环周切开；黏膜下剥离完整切除病变（图 11-4）。ESD 出现以后极大地拓展了内镜下早期病变的切除能力，使早癌的切除不再局限于肿瘤的大小或形态，但同时内镜治疗可提高手术相关合并症的发生率，但治疗过程较复杂，对内镜医生提出了更高的操作要求。

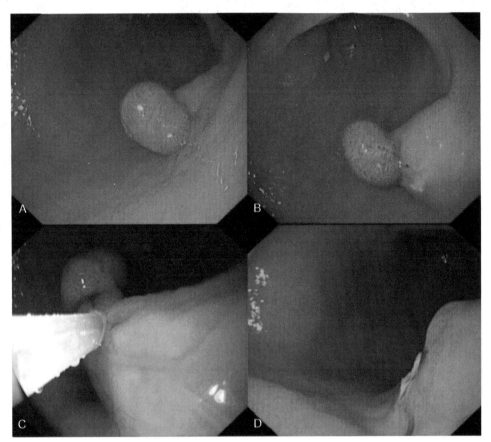

图 11-2　息肉切除术处理胃短蒂息肉病例

A. 胃体下部后壁可见 1cm 黏膜短蒂隆起；B. 圈套器圈套于病变基底部；C. 电凝切除；D. 切除后创面

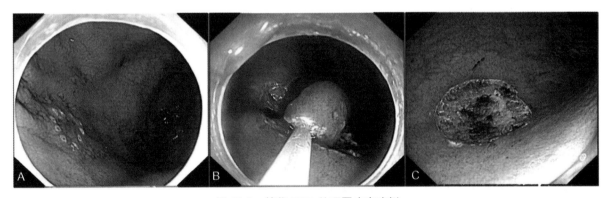

图 11-3　简化 ESD 处理胃病变病例

A. 胃体中部大弯侧可见 1cm 大小黏膜改变；B. 黏膜下注射隆起病变进行环周切开，圈套器圈套完整切除病变；C. 切除后创面，病理提示神经内分泌肿瘤，切缘阴性

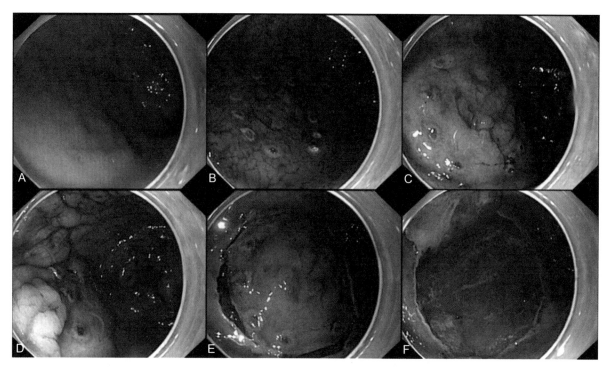

图 11-4　ESD 处理胃早癌病例

A. 胃窦前壁可见 2cm 大小 Ⅱc 病变；B. 标记病变周缘；C. 黏膜下注射隆起病变；D. 在病变肛侧用针刀开口；E.IT 刀进行环周切开；F. 黏膜下剥离完整切除病变

　　ESD 操作过程中的关键因素如下所述。

　　（1）黏膜下注射液的选择：最为常用的是生理盐水注射液，加入少量靛胭脂或亚甲蓝增加对比，更好地显示黏膜下层，另外还需加入少量肾上腺素，有助于减少术中出血。有研究采用黏稠液体可以延长液体垫维持时间，有助于减少反复注射的次数，缩短操作时间，常用的液体包括透明质酸或甘油果糖。既往研究对不同液体垫的维持时间进行了比较，发现效果最好的是全血，但因其影响黏膜下剥离视线而限制应用。

　　（2）内镜切开刀的选择：切开刀的选择很多，以切开方式可分为前向切开刀和侧向切开刀。前者的代表是针刀、dual 刀、flush 刀等，其特点通常是有一个较小的头端用于切割，典型的动作是推进式的切开，其优势在于操作比较直观，可以进行较为精细的剥离和电凝；侧向切开刀最具代表性的是 IT 刀，其前端绝缘，不能用于切割，只能用刀臂进行切割，其典型动作是横向进行摆动或自远而近地进行拖拉动作，其优势在于绝缘头可以作为支点支撑水平的切割动作，理论上在难以精细操作时更具有安全性，但其使用需要一定

技巧，对于初学者有一定接受难度。新近上市的剪刀式切开刀，如富士公司的 ClutchCutter 刀、住友公司的 VS 刀及奥林巴斯的电切开钳也属于侧向切开刀，由于其采用剪刀式设计，其操作更为容易，但切割效率容易受到影响。对于初学者来说，很难用一支切开刀完成全部工作，通常推荐前向切开刀和侧向切开刀合用的方式完成，如图 11-4 所示，用 dual knife 进行初始的切开，提供 IT 刀进入的缺口，再用 IT 刀完成主要的剥离工作。

　　（3）剥离深度的控制：在胃部的 ESD 剥离深度通常认为需要贴近肌层，主要原因在于黏膜下血管呈树枝状分布，如果剥离层次过浅会遇到更多的血管分支，造成更多的术中出血；近端胃黏膜下浅层有明显的筋膜组织，切开刀切开困难，而且中间有大量的脂肪结缔组织和血管分布，从其下方剥离更容易分清楚层次（图 11-5）；保留更多黏膜下组织有助于进行病理分析；胃壁较厚，对肌层的轻微损伤不易造成术后迟发穿孔。

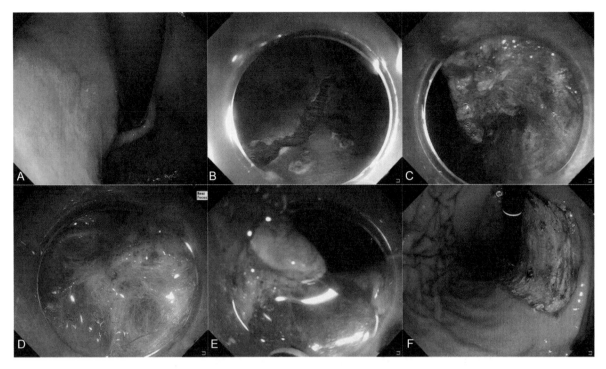

图 11-5　近端胃的黏膜下筋膜组织

A. 贲门下方可见 5cm 大小Ⅱc黏膜改变；B. 沿标记点外侧浅切开黏膜，显露黏膜下组织；C. 近大弯侧黏膜下层可见大量黏膜下血管、脂肪及筋膜组织；
D. 热凝钳处理黏膜下血管后可见残留筋膜组织呈白色纤维样；E. 同一病变的小弯侧黏膜下层隆起好，血管、筋膜组织及脂肪组织少；F. 切除后创面

（4）纤维化的处理：胃早癌最常见的类型是Ⅱc或Ⅱa+Ⅱc病变，常伴有溃疡表现，因而也容易造成纤维化。发生纤维化的风险因素包括溃疡、肿瘤≥3cm，凹陷型改变等。纤维化很易影响剥离的速度及层次，在极端情况下常可因层次不清造成术中穿孔或肌层损伤。解决纤维化的问题在于从没有纤维化的部分开始进行剥离，在遇到纤维化后，可以根据层次假想出剥离的层次，用前向切开刀进行逐层的剥离，从而达到安全剥离的目的（图 11-6）。需要注意的是，在纤维化的情况下应该避免使用圈套器圈套切除，以免造成病变残留的问题。

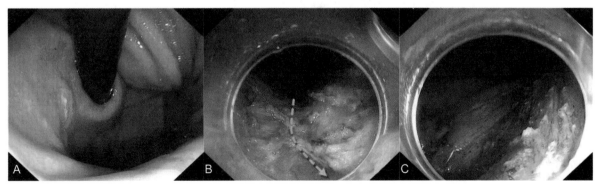

图 11-6　纤维化情况下的剥离策略

A. 贲门下方可见 4cm 大小Ⅱc黏膜改变；B. 剥离黏膜下层过程中可见局部与固有肌层粘连，先将无纤维化的区域进行剥离后，沿肌层的假想线走行进行纤维化部分剥离；C. 完整切除病变，但病理证实此处为黏膜下深浸润造成的，局部垂直切缘呈阳性，建议追加外科手术

（四）内镜下切除合并症的处理与预防

随着内镜开展治疗数量的增多，根治比例逐渐增高，内镜下切除合并症发生率逐渐下降，成为越来越安全的治疗方法。常见的合并症包括出血和穿孔。

出血分为术中出血和术后出血，通常并不把术中出血作为合并症看待，除非出血量特别大，影响手术的完成或需要输血来纠正。术中出血与患者、病变、技术、操作者等多种因素相关（表11-5）。通常控制术中出血最好的方法就是预凝，提前把可能会导致出血的血管处理掉，而一旦出现术中出血，通常采用切开刀或热凝钳进行电凝处理止血（图11-7）。

表 11-5　内镜下黏膜切除术中出血的影响因素

	术中出血	术后出血
患者因素	年龄	年龄
	合并疾病	合并疾病，如透析 合并药物，如抗凝药物、激素 病史
病变因素	大小	大小
	位置	位置
	溃疡	复发病变
	浸润深度	大体类型
技术因素	电工作站设定	操作时间长
	切开刀类型	
术者因素	经验	术中控制出血差

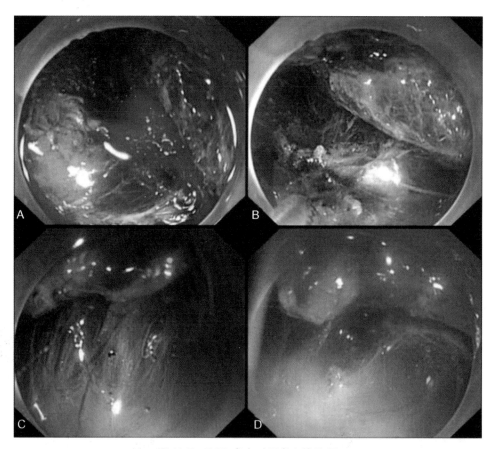

图 11-7　ESD 术中对于出血的处理
A. 黏膜下剥离过程中出现出血；B. 热凝钳处理出血点；C. 剥离过程中出现较明显的血管；D. 电凝预处理后切开

术后出血是较为常见的并发症。对于内镜下出血最为有效的处理方法就是金属夹夹闭或热凝钳处理。图 11-8 显示了 EMR 术后出血采用热凝钳止血的病例。ESD 也有一定比例的术后出血率，经荟萃分析，其发生率约为 2.6%。一般说来，如果发现术后出血，需要尽快进行内镜干预，时机越早就越容易达到止血的目的。当然最好能预防术后出血的发生，通常当创面较小时，可以考虑使用金属夹夹闭创面，而较大创面只能考虑提前处理好血管残端，以减少出血风险。既往研究提示，

ESD 有助于减少术后出血的措施包括大剂量应用质子泵抑制剂提高胃内 pH；提供合适的创面保护，但需要警惕是否会影响到创面愈合；通过术前检查提前发现高位病例。术后出血通常是与各种风险因素相关的小概率事件，并不容易预测。通常认为，胃窦部术中出血不多，但却有一定的术后出血概率，而贲门及近端胃术中出血通常比较明显，术后则相对风险较小。多数情况下，内镜干预可以有效处理术后出血，但的确有控制不佳，需要血管介入干预的病例。

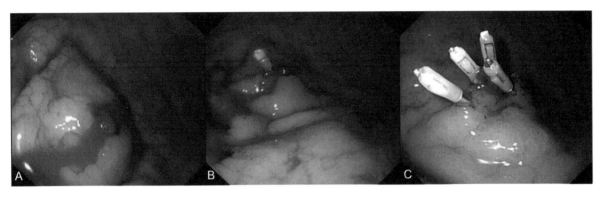

图 11-8　EMR 术后出血病例

A. 胃体下部增生性息肉切除后 24 小时出现呕血，急诊内镜检查发现创面动脉性出血；B. 单个金属夹夹闭后出血减少；C. 多个金属夹夹闭后出血停止

穿孔是另一项较为常见的内镜下切除的并发症。术后迟发穿孔罕见，但后果非常严重。术中穿孔更为常见，多数出现在剥离层次难以判断时，或病变位置较深必须穿孔才能切除病变。图 11-9 显示的是一例胃窦黏膜下病变，剥离过程中发现病变位于胃壁肌肉深层，切除后造成较大穿孔，采用尼龙圈结合金属夹方法进行创面关闭，术后病理考虑为转移癌。预防穿孔在剥离困难时需要注意剥离层次，尽可能保留部分结构以预防穿孔，这对操作者的控制能力和判断力有一定要求。

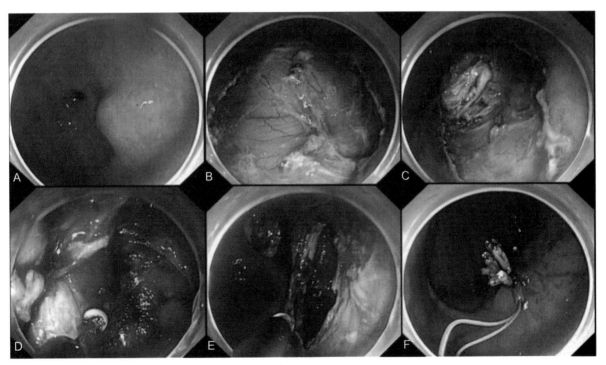

图 11-9　黏膜下病变切除造成穿孔病例

A. 胃窦后壁可见 2cm 黏膜丘样隆起；B. 去除黏膜层，可见病变位于胃壁肌肉层内；C. 继续深切，病变与周围组织界限不清；D. 剥离过程中出现穿孔；E. 病变切除后可见较大的胃壁穿孔；F. 尼龙圈结合金属夹方法进行创面关闭，术后病理考虑为转移癌

除出血穿孔外，其他的合并症还包括发热、蜂窝织炎、贲门/幽门狭窄等并发症，在临床工作中需要谨慎对待，及时处理并发症，保证治疗效果。

二、非肿瘤性胃病的内镜下治疗

（一）胃溃疡出血的内镜治疗

上消化道出血是最常见的消化道急诊情况，而溃疡出血是最常见的上消化道出血的病因。出血的溃疡多为良性，特别是在 NSAID 服用日益增多的情况下，NSAID 相关的溃疡出血也是重要的病因之一，但也可以出现恶性溃疡造成的出血。在内镜治疗前，需要对患者进行评估，考虑其是否需要内镜下止血还是一般对症处理即可，内镜止血是否可行，采取何种止血方式，以及在内镜止血无效的情况下有哪些后备措施。

术前准备包括根据患者的一般情况决定是否进行心肺复苏，建立液体通道纠正血容量不足，恢复血流动力学稳定，纠正凝血障碍，给予抑酸等相关药物治疗。质子泵抑制剂（PPI）的使用可以减少内镜干预的比例，应在术前常规使用。内镜治疗前 30 ～ 90 分钟静脉给予 250mg 红霉素，有助于改善胃内视野，但对预后没有明显影响。对于频繁呕吐或意识障碍的严重出血患者，要考虑气管插管，预防误吸发生。

对于 Forrest 分级为 I a ～ II b 的病例进行内镜止血没有争议，但对于附有血痂的未出血病变是否需要内镜干预还有争议，需要结合临床具体患者情况进行考虑，也要考虑内镜医师的经验及操作能力。

在内镜止血的方式上，既往常使用肾上腺素盐水（1 : 10 000 或 1 : 20 000 稀释）行黏膜下注射，但单用该方法的再出血率较高，目前仅用于使用其他方法前减少血流、改善视野之用。目前内镜止血常使用热凝钳/热探头电凝或金属夹夹闭。两种方法有效率相仿。相比于热探头，热凝钳因 ESD 在内镜室内广泛开展而更为常见，使用时需要抓住出血点略向腔内提起，使用 Soft Coagulation 模式（效果为 6，功率为 100W）电凝数秒，观察到组织变白、起泡即可达到止血的目的。如内镜有水道，钳夹后可适当冲水，明确是否仍有出血再电凝，这样操作可以有效减少电凝

次数，避免对胃壁过度电凝造成迟发性穿孔。热凝钳电凝止血的主要困难在于溃疡出血时血管残端常位于肉芽/坏死组织中间，不易确定出血位置，且肉芽组织较脆，难以抓住，此时可以考虑将热凝钳作为热探头使用，在关闭状态下贴近出血点，略压迫，观察到出血减少后确定出血点位置，即可电凝止血。据研究报道氩离子凝固术（argon plasma coagulation，APC）与热探头效果相仿，但止血时产生大量焦痂，实际效果欠佳，不推荐常规使用。金属夹在近年来有较大的发展，特别是可以重复开闭的金属夹上市后，极大降低了内镜下止血的难度。如果能够对血管残端进行合适的夹闭，金属夹应该是最为可靠的止血方法，而且几乎没有穿孔的风险。特别是对于糖尿病或使用激素时具有凝血功能障碍或创面愈合不良等因素时，金属夹是首选的止血方式。但其缺陷在于若第一个夹子没有有效止血，常影响后续金属夹的夹闭。使用可重复开闭的金属夹止血时，可先夹住怀疑是出血点的位置，冲水确定是否已有效止血再释放，可以用尽量少的夹子完成止血过程。与热凝钳类似，当出血点位于肉芽/坏死组织中时，会影响金属夹的止血效果，此时应吸气降低胃壁张力再进行钳夹。乙醇及硬化剂注射由于有造成胃壁坏死及穿孔的风险，不推荐使用。

内镜下止血通常成功率可达 97%，主要的不良事件在于造成未出血的病变出血（0.3% ～ 1%）、穿孔（0.1% ～ 0.7%）和误吸（可达 7%）。病变出血从严格意义上说并不算是不良事件，因为这种病变再出血的风险高，内镜处理有意义，并且由于出血出现间歇会让视野更容易辨认，通常止血也较为容易。典型的例子是使用附件去除溃疡附着的血痂，可以造成出血，但这种出血非常容易辨认，也就相对容易处理。也可以在去除血痂前做一些预防性的工作，如在周围进行肾上腺素盐水注射以降低可能的出血风险，然后再用热凝或金属夹处理血管残端。

（二）幽门肌切开术治疗胃轻瘫

胃轻瘫是指在没有机械性梗阻的情况下出现胃排空延迟，主要症状包括早饱、餐后腹胀、恶心、呕吐及上腹隐痛。常见病因包括糖尿病、胃术后、

特发性、病毒感染，某些周围神经障碍，如帕金森、伴癌综合征及硬皮病等也可引起胃轻瘫。其发病机制为幽门痉挛、胃窦动力低下及肠道动力异常，可能是平滑肌及相关迷走神经或担任起搏作用的 Cajal 细胞功能异常。在糖尿病鼠模型中可以观察到神经性一氧化氮合成酶表达降低，可以被胰岛素或 5- 磷酸二酯酶抑制剂西地那非逆转，但西地那非在尿毒症患者的胃排空中无明显效果。

胃轻瘫缺乏有效的治疗方法，药物治疗有效性不高，且需要长期使用，可能存在导致迟发性运动障碍的风险。既往内镜治疗中曾采用肉毒杆菌毒素幽门注射及覆膜支架，但目前并未被专家指南推荐。腹腔镜下幽门成形术疗效亦有限，既往研究有效率约为 60%。受贲门失弛缓的经口贲门肌切开术（peroral edoscopic myotomy，POEM）启发，近年来内镜下经口胃幽门肌切开术（gastric peroral endoscopic myotomy，G-POEM）兴起，在内镜下利用隧道技术，对幽门肌肉进行切开，在一些小规模研究中获得了较好的治疗效果。

G-POEM 仍然存在一些影响其进一步推广的问题。其一是对于适应证的把握。如近 50% 特发性胃轻瘫患者存在体重过重，这部分患者很难判断是由于胃轻瘫引起的症状还是仅为功能性消化不良。其二是对于疗效的评估。目前的客观标准是胃排空时间，主观标准是相关症状的缓解。因主观标准难以标准化，通常使用客观标准进行比较，但其与主观症状的相关性难以评估。既往出现过对难治性胃轻瘫进行胃全切后，症状得到改善，但患者仍然需要胃肠外营养支持。再者，幽门肌切开可以缓解幽门痉挛的问题，但对于胃窦动力低下无明显作用，因而势必会反映在有效性上。此外，与 POEM 有所区别的是，Heller 手术作为贲门失弛缓症的标准治疗有效性较佳，因而可以作为对照评价 POEM 的有效性。但对于胃轻瘫来说，缺乏有效的治疗手段，腹腔镜下幽门成形术的有效性不高，并不是常规推荐的操作。在缺乏合理对照的情况下评估 G-POEM 的效果是非常困难的。电刺激就曾被发现无论是否启用，都对胃轻瘫具有作用。因而，G-POEM 是否能解决胃轻瘫还有待于随机伪处理对照研究加以证实。

（三）内镜下减重术

肥胖是影响全球的公众健康问题，内镜下减重术是近年来兴起的微创治疗方法，主要是迎合目前人们对于体重控制的需求。目前开展的方法较多，主要有胃内球囊放置术、十二指肠空肠覆盖术、POSE、抽吸疗法及肉毒杆菌毒素注射等（表 11-6）。

表 11-6　内镜下减重治疗的对照研究

作者	年份（年）	处理	病例（n）	减重（%）	多余体重减少（%）	备注
胃内球囊放置术，Intragastric balloon（IGB）						
Mathus-Vliegen	1990	IGB 4m+IGB/Sham 4m Sham 4m+IGB/Sham 4m	14 13	1.4		Ballobes（air）475ml
Mathus-Vliegen	1996	IGB 4m Sham 4m	18 19	1.3		Ballobes（air）500ml
Mathus-Vliegen	2002	IGB 12m Sham 3m+IGB 9m	19 23	1.6		BioEnterics 500ml
Genco	2006	IGB 3m+sham 3m Sham 3m+IGB 3m	16 16		31.9	BioEnterics 500ml
Fuller	2013	IGB 6m	31 35	6.5	33.4	BioEnterics 450～700ml
Ponce	2013	IGB 6m	21 9	4.0	13.5	ReShape Duo 900ml

续表

作者	年份（年）	处理	病例（n）	减重(%)	多余体重减少(%)	备注
Mohammed	2014	IGB 6m	84 44		17.3	BioEnterics 500～600ml
Ponce	2015	IGB 6m	187 139		13.5	ReShape Duo 900（750）ml
Gomez	2016	IGB 6m	15 14	8.6		BioEnterics 550ml
Courcoulas	2017	IGB 6m	119 121	6.9	17.0	BioEnterics 500～600ml
Sullivan	2018	IGB 6m+sham 6m Sham 6m+IGB 6m	198 189	3.2	11.4	Obalon（Gas）750ml
十二指肠空肠覆盖术						
Tarnoff	2009	3m	25 14		16.8	
Gersin	2010	3m	21 26	4.3	9.2	
Schouten	2010	3m	30 11	5.3	12.1	
Koehestanie	2014	6m	34 39		15.6	
POSE						
Miller	2017	6m	34 10	8.0	32.0	
Sullivan	2017	6m	221 111	3.6	8.7	
抽吸疗法，Aspiration						
Sullivan	2013	12m	10 4	12.7	34.1	
Thompson	2017	12m	111 60	8.6	21.7	
肉毒毒素注射 Botulinum toxin A injection						
Gui	2006	133U 5w 200U 5w Sham 5w	6 4 4	4.5		
Mittermair	2007	6m	5 5	−0.4	−2	
de Moura	2019	6m	16 16	2.7	4.8	

使用最多的方法是胃内球囊放置术，通过占位效应减少空腹带来的刺激，其对于胃的影响是可逆的，通常在放置 6 个月后移除。荟萃分析提示在饮食和生活方式干预失败的 BMI > 30kg/m^2 的患者中，球囊可以减少超过 5% 的体重。体重的减轻还伴有氨基转移酶、脂肪肝、空腹血糖和糖化血红蛋白指标的改善。这些都提示减重带来的收益是全面且有重要意义的。

其他方法包括袖状胃成形术，模拟了外科的袖状胃成形，通过内镜下的全层缝合，也能起到缩减胃容积的作用。其减重机制可能是延长胃排空，从而起到降低热量摄入的作用。AspireAssist系统（Aspire Bariatrics, King of Prussia, PA, USA）是一种颇有争议的内镜减重手术方式，其实质是对患者进行胃造瘘，以便患者餐后可以经造瘘管排出胃内容物，以达到减重的目的。美国 FDA 已经批准 BMI 在 $35 \sim 55kg/m^2$ 的 22 岁以上成年患者可以使用此方法减重。

由于营养的吸收主要发生于小肠，因而针对十二指肠及空肠的干预是另一种治疗思路。既往有研究对十二指肠黏膜进行烧灼，减少营养物质的吸收，对减重有帮助，但这毕竟是一种破坏性治疗。EndoBarrier DJBL（GI Dynamics, Lexington, Massachusetts, USA）是通过放置一条 60cm 的膜起到隔绝吸收的作用，属于无创治疗，可能更有潜在的应用价值。但因为在临床研究中发现该方法可引起肝脓肿，尚未获得 FDA 批准。

目前对于内镜减重的探索虽然较多，但尚未获得一个持续有效的微创方法，多数治疗的长期疗效不够确定，存在体重反弹的问题。相信随着研究的逐渐深入，会有更多有效的方法。

第三节　手术治疗

一、胃良性疾病的外科治疗

（一）消化性溃疡病的外科治疗

1. 手术治疗与非手术治疗的选择　目前，对溃疡穿孔采用手术治疗或非手术治疗仍有争议，但多数学者原则上赞成手术治疗。非手术治疗的缺点为术前不易判定穿孔的大小和部位。胃溃疡穿孔的后果较十二指肠溃疡穿孔差，一般主张对前者行较积极的手术治疗，非手术治疗难以达到清洁腹腔的作用。溃疡穿孔所致的腹腔大量积液及腹腔严重感染是导致休克和死亡的主要原因，故彻底清洁腹腔，积极处理原发病灶是治疗的关键，而非手术治疗仅靠抗生素控制感染达不到上述目的。胃穿孔时有发生，非手术治疗可能延误治疗时机；而且非手术治疗还有一定的误诊率。非手术治疗效果不佳时仍需手术治疗，延误一段时间再进行手术治疗就不如早期进行手术治疗预后好。基于上述原因，目前主张将手术治疗作为常规或首选的治疗方法。

2. 手术治疗　手术仍是溃疡病穿孔的主要治疗手段，需综合考虑患者身体素质和病情变化，选择不同的手术方式。

（1）胃大部切除术：若患者身体情况允许，应首选胃大部切除。穿孔 12 小时以上患者如腹腔污染不太严重，一般情况可以，仍可行胃大部切除。

（2）开腹穿孔修补术：胃溃疡穿孔患者，如腹腔污染重、一般情况差，需行穿孔修补。此类患者术后要定期复查胃镜。十二指肠溃疡穿孔患者目前首选此术式，术后给予系统药物治疗。

（3）腹腔镜穿孔修补术：自 1994 年 Mouret 等报道腹腔镜溃疡病穿孔修补后，临床上已广泛应用。资料显示腹腔镜胃十二指肠溃疡穿孔修补术比开腹手术创伤小、痛苦小，手术操作简便，显露充分。同时，又可在术中与其他急腹症进行鉴别。术后下床活动早，恢复快，并发症少。虽然腹腔镜的应用增加了一部分费用，但用药时间、住院时间和监护时间的缩短使总费用基本上无明显增加。

（4）胃癌根治术：术中根据肉眼观察或快速病理组织学确诊为胃癌的患者，如术中情况允许应行胃癌根治术。术后 1 个月复查钡剂透视或胃镜活组织检查对行穿孔修补术的胃溃疡患者尤为重要。

（二）胃出血的外科治疗

胃出血是临床上较为常见的一种病症，患者的主要临床症状为恶心、疼痛及便血等，如果情况严重，患者会出现昏迷甚至呕血，对患者的生命安全产生危险。急性胃出血是临床上一种十分常见的消化道出血疾病，这种疾病属于一种危急症状，严重时患者可能会出现失血性休克，甚至循环衰竭，最终危及生命。如果患者有胃内遗漏病灶大出血、血红蛋白进行下降、动脉硬化、非手术治疗效果不佳、病情不稳定、出血量大、出血速度快等临床症状时，应该选择手术治疗。

对经各种检查仍未能明确诊断的非静脉曲张性出血患者，如病情特别凶险，或药物、内镜和放射介入治疗失败者，病情紧急时可考虑剖腹探查，可在术中结合内镜检查，明确出血部位后进行治疗。

（三）胃壁良性肿瘤的局部切除

经专科检查诊断为胃息肉状腺瘤、乳突状腺瘤、平滑肌瘤、血管瘤、纤维瘤、脂肪瘤等，可根据患者病情需要行开腹手术及腹腔镜手术，发现肿瘤后，沿肿瘤四周的正常胃壁切开，将肿瘤连同局部的胃壁全层一并切除，切除的范围根据肿瘤的大小及形态而定，用吻合器行胃肿瘤局部切除。操作要点是肿瘤切除的完整性和根治性，以及消化道重建的安全性。

（四）食管裂孔疝的外科治疗

膈疝是腹内脏器官通过膈肌的薄弱孔隙、缺损或创伤裂口进入胸腔并产生一系列临床症状的一类疾病，通常分为创伤性膈疝和非创伤性膈疝。其中占膈疝 90% 以上的是非创伤性食管裂孔疝。食管由后纵隔通过膈肌后部的孔进入腹腔，此孔称为食管裂孔。由各种原因引起食管裂孔松弛扩大，导致胃贲门部及腹段食管或腹腔内器官经此裂孔或其旁突入胸腔的疾病，称为食管裂孔疝。中老年女性，尤其是肥胖的经产妇容易发生食管裂孔疝。

1. 食管裂孔疝外科手术治疗的适应证　没有症状的患者一般不需要治疗，绝大多数患者经过系统的内科治疗后可以得到不同程度的缓解，只有少数患者需要手术治疗。为了减轻患者的痛苦，临床工作者尤其是外科医师应该严格掌握食管裂孔疝的手术适应证及禁忌证，降低手术风险，避免过度手术。美国胃肠内镜外科医师协会认为有以下情况之一者应行手术治疗：①内科治疗无效；②患者及家属手术意愿强烈；③发生 Barrett

食管、食管狭窄、重症食管炎等严重并发症；④具有哮喘、嘶哑、咳嗽、胸痛及误咽等非典型症状，或经 24 小时 pH 监测证明有重症反流。然而我国专家认为食管裂孔疝的手术适应证包括：①诊断明确的 Ⅱ～Ⅳ 型食管裂孔疝；②合并食管狭窄、出血、重度消化性食管炎及 Barrett 食管；③药物治疗效果不明显或出现其他并发症的滑动型食管裂孔疝。有以下情况者不适合手术：①不能耐受全身麻醉；②急性感染或严重心肺功能衰竭和肝、肾功能损害或癌症晚期；③难以纠正的凝血功能障碍。

2. 食管裂孔疝的手术方式　食管裂孔疝手术入路该如何选择，众多专家及临床工作者至今仍未达成共识。有些外科医师倾向于经胸手术，他们认为经胸手术能够充分观察食管裂孔疝的全貌，并且可以最大限度地游离胸段食管，但有些外科医师认为经胸手术并发症多，恢复时间长，而经腹路径操作具有以下优点。

（1）不直接通过胸腔进行，对心肺功能影响小。

（2）手术切口位于腹部，患者咳嗽时疼痛感较经胸手术轻，可以促进痰液的排出，降低肺部感染的概率。

（3）可同时处理腹部其他病变。由于食管裂孔疝的发病位置特殊，采用传统手术方式会造成手术视野难以显露，手术创伤较大，且容易损伤膈肌，影响呼吸循环功能。随着微创治疗概念的出现，近些年有部分外科医师开始尝试腹腔镜手术，使腹腔镜治疗食管裂孔疝成为一种可能。腹腔镜修补同样具有开腹手术的优点，其围术期并发症的发生率及病死率均明显低于经胸手术。与经腹开放手术相比，腹腔镜修补手术术后恢复快，极大地缩短了住院时间，然而 2 种手术方式的术后复发率没有明显差异，而腹腔镜的放大功能可将该处狭小空间放大，使操作更加精细和安全；同样腹腔镜手术也不十分完美，气腹会抬高膈肌，术中难免会过度估计腹段食管的长度，而当食管长度较短时，腹腔镜下行 Collis 胃成形术较困难。腹腔镜手术的另一个缺点是不适宜处理如脾损伤、严重粘连、腹腔大出血等的紧急情况。在面对胃坏死或腹腔污染等急诊手术患者时，选择开腹手术更为稳妥。术后并发症给患者带来许多负面影响，甚至导致生活质量下降。术前的良好评估及手术方式的合理选择是提高食管裂孔疝治疗效果、改善症状、减少术后各种并发症的基础。

3. 腔镜下食管裂孔疝修补方式的选择　食管裂孔疝的修补方式也是众多临床工作者存在争议的地方，目前临床上主要有 3 种修补方式。

（1）单纯修补：统计临床数据，发现食管裂孔＜ 4.5cm 时，采用单纯缝合的复发率仅为 1% 左右，然而食管裂孔＞ 5cm 时，采用单纯修补的复发率则高于 10%。也有观点认为对于食管裂孔＜ 4.5cm 的患者可以尝试单纯修补方式。腹腔镜手术的基本原则与开腹手术相似，包括修补食管裂孔疝、切除疝囊及建立抗反流屏障等。关于食管裂孔疝手术是否需要切除疝囊及切除大小，仍未取得统一认识。有学者认为疝囊没有必要强行切除，强行切除疝囊很容易损伤迷走神经，同时为了给胃底折叠手术留有足够空间，即使无法完整切除疝囊，也应尽可能切除部分疝囊。单纯修补曾经风靡一时，因为它相对较简单，但有数据显示单纯修补的复发率高达 42%，单纯修补的手术方式已逐渐被补片修补所取代。

（2）人工合成补片修补：既往研究显示，腹腔镜下应用补片手术可以降低食管裂孔疝修补的复发率。目前国际上已被广泛用于疝修补的合成材料分为两大类：①不可吸收的聚酯补片、聚丙烯补片、膨化聚四氟乙烯补片；②复合补片。目前常用的腹腔镜疝补片是美国巴德公司生产的大小为 80mm×110mm 的补片，修补时原则上补片边缘应该覆盖疝环边缘 2cm 以上并牢固缝合。采用补片修补食管裂孔疝无疑会增加手术时间，但研究表明这对术后恢复情况及住院时间没有明显影响。补片修补术具有操作简便、手术指征广、术后疼痛轻、恢复快、并发症少和复发率低的优点。然而补片修补也存在不足，腹腔镜下运用补片修补的难度明显增大，补片的固定方式多为钉枪钉合加可吸收线缝合，钉枪钉合过程容易误伤心脏和胸主动脉，操作时必须仔细精密，避免损伤重要的脏器及血管和神经；同时补片与胃壁和食管长期接触和摩擦，容易损伤胃壁和食管。

（3）生物补片修补：生物补片以生物自然材料为基础，得到美国 FDA 批准已经应用于临床的材料有人体真皮、猪小肠黏膜下层、猪真皮、胚胎牛真皮等。研究认为，应用生物补片不但可以降低食管裂孔疝的术后复发率，同时也能有效减少术后补片对食管的侵蚀和卡压，降低炎症刺激纤维瘢痕致使食管狭窄的概率。目前常用的生物补片为猪小肠黏膜下基质生物补片，未发现生物补片的相关并发症，由于生物补片成本较高，以及伦理问题的影响，临床上应用较少。

二、胃恶性疾病的外科治疗

（一）胃癌的手术治疗

胃癌治疗策略的制订依赖于肿瘤的 TNM 分期，因此术前对肿瘤进行精确的临床分期有助于选择正确的治疗手段及手术方式。应该结合病史询问、体格检查（包括营养状况评估）、胃镜或超声胃镜、CT、MRI 检查，以及诊断性腹腔镜探查等方法综合判断肿瘤部位、范围、分期、侵犯及转移，制订下一步手术、新辅助化疗或是姑息治疗的方案。考虑到检查的敏感度及特异度、可获得性及方便性等因素，建议行腹腔和盆腔增强低张 CT 检查并三维重建。有条件的单位提倡开展超声胃镜检查。MRI 及肝脏超声造影检查有助于鉴别肝结节的性质。必要时可选择 PET-CT 检查。随着腹腔镜技术的发展，特别是随着 CLASS-01 结果的发表，进一步证实了腹腔镜手术的安全性和有效性。由于目前腹腔镜胃癌手术的普及，手术指征及手术方式与开腹胃癌手术差异逐步缩小，因而本章节以用腹腔镜治疗胃癌为主，开腹胃癌手术作为补充说明。

1. 腹腔镜胃癌手术适应证和禁忌证

（1）胃癌探查及分期。

（2）胃癌肿瘤浸润深度＜ T4a 期，并可达到 D2 根治性切除术。

（3）胃癌术前分期为Ⅰ、Ⅱ、Ⅲa 期。

（4）晚期胃癌的短路手术。

（5）临床探索性手术适应证

1）胃癌术前评估肿瘤浸润深度为 T4a 期，并可达到 D2 根治性切除术。

2）晚期胃癌姑息性胃切除术。腹腔镜手术治疗胃癌简要流程，见图11-10。

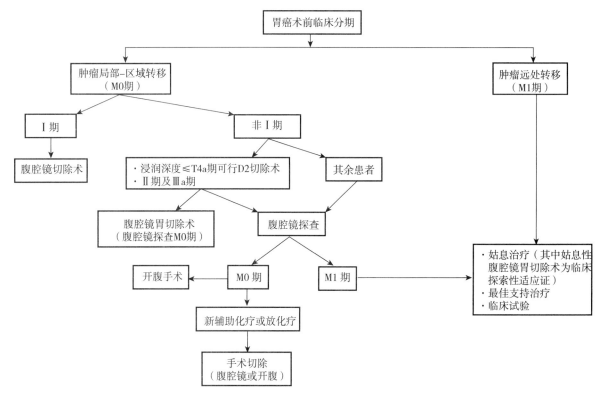

图 11-10　腔镜手术治疗胃癌的简要流程图

（6）手术禁忌证

1）不能耐受气腹或无法建立气腹者。

2）腹腔内广泛粘连，难以在腹腔镜下显露操作者。

值得注意的是，开腹手术仍然是适合所有胃癌患者，尤其是腹腔镜操作困难，或出现术中出血表现，应果断开腹，切不可一味追求微创手段。

2. 腹腔镜胃癌手术类型　目前腹腔镜胃癌手术类型包括：①全腹腔镜胃癌根治术（远端胃、近端胃、全胃和保留幽门胃切除术）。②腹腔镜辅助胃癌根治术（腹腔镜完成游离后小切口辅助完成消化道重建）。③手辅助腹腔镜胃癌根治术。手术类型应根据患者的情况（全身情况和肿瘤情况）、术者习惯、经验和医院条件选择决定。

3. 切缘距肿瘤的距离

（1）T1期肿瘤：切缘至少距肿瘤2cm；对于肿瘤边界不清楚的患者，术前胃镜下采用内镜夹或染料注射等标记，或联合术中胃镜检查有助于确定切缘距离。

（2）T2期以上的肿瘤：术中要确保非浸润性肿瘤（Bomnann Ⅰ型及Ⅱ型）远端、近端切缘距肿瘤至少3cm，浸润性肿瘤（Borrmann Ⅲ型及Ⅳ型）远端、近端切缘距离肿瘤至少5cm。

切缘距离不足上述要求时，要对肿瘤侧的断端全层行快速冷冻切片病理学检查，行无瘤确认。对于食管及十二指肠受累及的患者，切缘距离不做硬性规定，但应保证切缘冷冻切片病理学检查呈阴性。

4. 胃切除范围的选择　对于临床分期为T2～T4a期或淋巴结阳性的患者，远端胃大部切除术及全胃切除术是标准胃癌外科手术方式。

（1）远端胃大部切除术：凡能满足上述近端切缘要求的胃中下部肿瘤，均可考虑行远端胃大部切除术。

（2）全胃切除术：①胃上部或食管胃结合部腺癌(Siewert Ⅲ型及部分Siewert Ⅱ型)。②胃体癌，行近端胃切除术或远端胃切除术均无法达到安全切缘者。③远端胃切除术可切除原发肿瘤，但已明确第4sb组淋巴结转移的胃体大弯T2期及以上肿瘤需行全胃切除＋脾切除（或）保留脾的脾门淋巴结清扫。④因胰腺浸润而行胰腺联合切除的胃体肿瘤需行全胃切除术。

（3）近端胃大部切除术：①胃上部早期癌且保留的胃容量＞1/2 全胃容量。②食管胃结合部口侧的腺癌（Siewert Ⅰ型及部分 Siewert Ⅱ型），可考虑行食管下段切除及近端胃大部切除 + 管状胃成型或双通道重建术。

（4）保留幽门的胃切除术：胃中部 T1N0 期肿瘤，肿瘤远侧边缘距离幽门≥ 4cm。

（5）局部切除及胃段切除：前哨淋巴结导航手术中或可采用，但仍属研究性治疗手段。

5. 胃癌手术淋巴结的清扫　淋巴结的清扫应根据胃切除的范围而定。

（1）全胃切除

D1 淋巴结清扫：清扫第 1 ～ 7 组淋巴结；如有食管受累及，还应清扫第 110 组淋巴结。

D1+ 淋巴结清扫：D1 淋巴结清扫 + 清扫第 8a、9、11p 组淋巴结；如有食管受累及，还应清扫第 110 组淋巴结。

D2 淋巴结清扫：D1+ 淋巴结清扫 + 清扫第 8a、9、10、11p、11d、12a 组淋巴结；如有食管受累及，还应清扫第 19、20、110、111 组淋巴结。

（2）远端胃切除

D1 淋巴结清扫：清扫第 1、3、4sb、4d、5、6、7 组淋巴结。

D1+ 淋巴结清扫：D1 淋巴结清扫 + 清扫第 8a、9 组淋巴结。

D2 淋巴结清扫：D1 淋巴结清扫 + 清扫第 8a、9、11p、12a 组淋巴结。

（3）近端胃切除

D1 淋巴结清扫：清扫第 1、2、3、4sa、4sb、7 组淋巴结。

D1+ 淋巴结清扫：D1+ 淋巴结清扫 + 第 8a、9、11p 组淋巴结；如有食管受累及，还应清扫第 110 组淋巴结。

（4）合理选择淋巴结清扫范围：cT1aN0 期患者或肿瘤直径≤ 1.5 cm、分化型 cT1bN0 期患者可施行 D1 淋巴结清扫。对于其他 cT1bN0 期患者应施行 D1 淋巴结清扫 + 清扫第 8a、9 组淋巴结（如为全胃尚需清扫第 11p 组淋巴结）；对于 cT1N+M0 期及 cT2 ～ 4N0/+M0 期患者应施行标

准 D2 淋巴结清扫术。肿瘤主体在食管侧行全胃或近端胃切除术，D2 淋巴结清扫的基础上追加清扫第 19、20、110、111 组淋巴结；肿瘤主体在胃侧行全胃或近端胃切除术，D2 淋巴结清扫的基础上追加清扫第 19、20 组淋巴结，食管受累及时再追加清扫第 110、111 组淋巴结。

6. 腹腔镜胃癌手术后消化道重建　消化道的重建与腹腔镜胃癌手术的成功具有很大关系，其基本原则与开腹手术一样，保证手术安全，方便操作，术后功能良好，便于术后复查。遵照上述原则，重建方式的选择主要依据手术方式。

远端胃切除后的 Billroth Ⅰ、Billroth Ⅱ 与 Roux-en-Y 吻合，全胃切除后的 Roux-en-Y 吻合，近端胃切除后的食管胃吻合、空肠间置等。随着研究的进展，在此经典的重建方式基础上进行的改进或联合方式也应运而生，包括 Braun 吻合、非离断式食管空肠改良 Roux-en-Y 吻合术及空肠 P 袢代胃术等。

（1）腹腔镜远端胃癌根治术术后消化道重建：Billroth Ⅰ式最符合解剖生理，操作简单，因此是远端胃癌手术后最常用的重建方法。Kitano 等于 1994 年首先报道了腹腔镜辅助 Billroth Ⅰ式远端胃切除术。2011 年 Kanaya 等施行了首例腹腔镜胃癌手术的三角吻合方法完成 Billroth Ⅰ吻合，其在完全腹腔镜下用腔内直线切割闭合器将残胃与十二指肠后壁行端端吻合，因吻合口内缝钉线呈三角形，故称三角吻合。其优势为可在全腔镜下进行，腹部无切口，吻合口径大，食物储存多，可减少倾倒综合征的发生。1995 年 Watson 等施行了腹腔镜下 Billroth Ⅱ胃切除术，其优势为即使较小的残胃也可进行吻合且吻合口张力小，但存在术后反流性胃炎等问题。因此在此基础上可加行空肠间侧侧吻合（Braun 吻合），优点是降低十二指肠残端压力，不影响吻合口血供，不破坏肠管的连续性，可减轻术后反流。而 Roux-en-Y 吻合术虽较上述方式复杂，但可更有效地解决胆汁、胰液反流问题。

（2）腹腔镜胃癌全切除术术后消化道重建：目前腹腔镜全胃切除术后食管空肠 Roux-en-Y 吻合是最常用的重建方式，包括食管 - 空肠吻合与空肠 - 空肠吻合两个步骤。食管 - 空肠重建又分为

食管 - 空肠端侧吻合、食管 - 空肠侧侧吻合、食管 - 空肠端端吻合等方式，器械主要采用圆形吻合器或腔内直线切割缝合器。空肠 - 空肠吻合也有端侧、侧侧吻合两种。

在此基础上，近年有报道非离断式 Roux-en-Y 吻合术与空肠 P 袢代胃术也是全胃切除术术后重建消化道科学有效的方式。与空肠 P 袢代胃术相比，非离断式食管空肠改良 Roux-en-Y 吻合术操作简单，出血量少，康复快，安全性高，并可提高患者生活质量。

（3）腹腔镜近端胃癌根治术术后消化道重建：近端胃切除术术后常见的消化道重建方式为胃食管吻合术与空肠间置术。胃食管吻合常需用直线切割闭合器将胃制成管状再与食管吻合。研究显示，近端胃癌术后行食管 - 胃吻合术，患者术后并发症少，生活质量较高。空肠间置术因增加残胃的容积，且食物经十二指肠更加符合生理，可明显减轻反流症状，但缺点为操作复杂、吻合口多，临床应用较少。

（二）胃淋巴瘤的外科治疗

根据 2000 年 WHO 分类标准，40% 的原发性胃淋巴瘤为惰性淋巴瘤，以 MALT 淋巴瘤为主，其他少见类型包括套细胞淋巴瘤（mantle cell lymphoma，MCL）、滤泡性淋巴瘤（follicular lymphoma，FL）等，另外 60% 的原发性胃淋巴瘤为侵袭性淋巴瘤，病理类型主要为弥漫大 B 细胞淋巴瘤（diffuse large B cell lymphoma，DLBCL），其中 1/3 为 MALT 淋巴瘤转化而来，肿瘤组织内含有惰性 MALT 淋巴瘤成分。侵袭性恶性肿瘤趋向于向胃壁垂直生长，然而淋巴瘤倾向于水平生长，并且更容易侵犯周围淋巴结。尽管淋巴结内的淋巴瘤的所有组织类型均可在胃发生，但最常见的是 B 细胞来源，极少数来源于 T 淋巴细胞。原发性胃淋巴瘤病理类型最常见的是 DLBCL 和 MALT 淋巴瘤，MALT 淋巴瘤和 DLBCL 占所有胃肠道淋巴瘤的 90%。MALT 淋巴瘤占原发性胃淋巴瘤的近 50%，为最常见的类型。胃 MALT 淋巴瘤常呈多灶性分布，手术常需行胃大部切除，严重影响患者生活质量，并有残胃肿瘤复发远处转移的可能，因此目前对胃 MALT 淋

巴瘤幽门螺杆菌阳性病例已基本放弃手术，而采用单纯抗幽门螺杆菌治疗。对于晚期胃 MALT 淋巴瘤，放化疗是首选治疗方案，但若有胃穿孔等并发症，需考虑手术治疗，手术方式以胃切除为主，以解决穿孔、出血、梗阻症状为主要目的。

对于原发性胃 DLBCL，目前尚无标准治疗方案，主要是手术、化疗及放疗。手术直接切除肿瘤，清除幽门螺杆菌赖以生存的环境，并且可以消除化疗或放疗期间胃出血或穿孔风险，缺点包括需切除全胃，否则易复发；患者术后生存质量差。手术治疗的长期生存率不高于非手术治疗，同时为了避免手术带来生活质量的改变，目前认为手术治疗仅用于合并大出血或穿孔的患者，对绝大多数早期患者应给予化疗、单抗治疗和放疗等非手术治疗。

外科治疗的作用与其他治疗方式对 PGINHL 的作用仍具有争议。当由于消化道内肿块、结节形成引起相应的浸润、压迫、梗阻或组织破坏等相应症状时，多已属于中晚期病例。虽然医者努力创造手术条件并提高手术切除率，但由于涉及全身造血及免疫系统功能等多方面问题，术后相关并发症的发生率和死亡率均高于胃肠道上皮来源恶性肿瘤；另外 PGINHL 自然病程较长，经 CHOP/R-CHOP 方案化疗后 5 年生存率达 63% ～ 77%，这也为提倡非手术治疗的学者提供了有力佐证。

（三）胃间质瘤的外科治疗

胃肠间质瘤（gastrointestinal stromal tumor，GIST）是胃肠道最常见的间叶源性肿瘤，也是迄今为止靶向药物治疗最成功的实体肿瘤。近年来，随着对 GIST 生物学行为认识的不断深入，以及分子病理学、影像学、微创技术、分子靶向药物等诊疗技术的进步，GIST 的诊疗模式已经发展为以外科治疗为主并联合内科、病理科、消化内镜、肿瘤科和影像科等在内的多学科综合诊治模式。但外科手术切除仍是 GIST 最主要和最有效的治疗手段。

1.GIST 手术治疗基本原则　包括通过外科手术完整切除肿瘤，保证切缘的组织学阴性，无须常规淋巴结清扫，术中避免肿瘤破裂和注意保护

肿瘤假性包膜完整。

（1）手术目标是尽量争取 R0 切除，如果初次手术为 R1 切除，术后切缘阳性，则目前国内外学者倾向于进行分子靶向药物治疗，而不主张再次补充手术。如再次切除手术简易且不影响器官主要功能，也可以考虑再次手术。

（2）GIST 很少发生淋巴结转移，故一般情况下不需要常规清扫，而对于胃 GIST 年轻患者，如术中发现淋巴结病理性肿大，须考虑有 SDH 缺陷型野生型 GIST 的可能，应切除病变淋巴结。

（3）术中操作应细心、轻柔，注意保护肿瘤假性包膜的完整，避免肿瘤破裂。肿瘤破溃的原因包括术前发生的自发性肿瘤破溃，以及术中操作不当造成的医源性破溃，胃肠道内破裂可造成出血，胃肠道外破裂则腹腔内种植转移不可避免，一旦发生破裂，手术以处理外科急症（出血、梗阻等）和获取病理学诊断为主要目的，根据术中手术风险程度应考虑尽量清除肉眼可见的肿瘤组织。

（4）完整切除肿瘤的同时，应充分考虑保留胃肠道功能，如切除贲门、幽门附近的肿瘤时应尽量保留贲门和幽门功能。

（5）GIST 引起完全性肠梗阻、消化道穿孔、非手术治疗无效的消化道大出血及肿瘤自发破裂引起腹腔大出血时，须行急诊手术。

（6）随着腹腔镜技术的日益成熟，对于适宜部位、大小合适的 GIST，在有治疗经验的单位建议行腹腔镜手术，在完整切除肿瘤的同时尽量减少患者创伤，加快患者术后恢复。

2.GIST 手术适应证　对于临床上考虑为 GIST 的患者，应先进行临床评估，判定肿瘤部位、大小、是否局限、有无转移，综合评判进而决定治疗方式。

（1）直径≤2cm 的胃 GIST 伴临床症状者，可考虑手术切除；无症状的拟诊 GIST，应根据其内镜和内镜超声表现确定是否具有进展风险。内镜超声下的不良因素为边界不规整、溃疡、内部强回声和异质性，如合并不良因素，应考虑切除；如无不良因素，可定期进行内镜或影像学随访，时间间隔通常为 6～12 个月。对于难以接受反复内镜检查，不能坚持随访者，应与患者讨论是否行早期干预。

（2）直径＞2cm 的胃 GIST 或其他部位的局限性 GIST 评估无手术禁忌证，预期能实现 R0 切除且不需要联合器官切除或严重影响器官功能者，手术切除是首选的治疗方法；临界可切除的局限性 GIST 或虽可切除但手术风险较大、需要行器官联合切除或严重影响器官功能者，宜先行甲磺酸伊马替尼（imatinib mesylate，IM）术前治疗，待肿瘤缩小后再行手术。位于食管、十二指肠或直肠的 GIST，由于部位较特殊且复发风险通常较高，不易随访或随访过程中肿瘤增大对手术切除和术后功能影响更为严重，一旦发现建议积极处理。

（3）可切除的局部晚期和孤立性的复发或转移 GIST：局部晚期 GIST 的定义为术前影像学评估或术中发现 GIST 侵犯周围器官或局部转移，但无远处转移。估计能达到 R0 切除，且手术风险不大，不会严重影响相关器官功能者，可直接行手术切除。如果术前评估不确定手术能否达到 R0 切除，或需要行联合多器官手术，或预计术后发生并发症的风险较高者，应考虑术前行 IM 治疗，待肿瘤缩小且达到手术要求后，再进行手术治疗。

（4）不可切除的或复发、转移性 GIST：①对于不可切除的或复发、转移性 GIST，分子靶向药物是首选治疗，在药物治疗过程中进行动态评估，在靶向药物治疗后达到疾病部分缓解或稳定状态，估计所有复发转移灶均可切除的情况下，可考虑手术切除所有病灶。②在靶向药物治疗后大部分复发转移病灶得到控制，仅有单个或少数病灶进展，可以谨慎选择全身情况良好的患者进行手术，切除进展病灶，并尽可能多地切除转移灶，完成较满意的减瘤手术。③靶向药物治疗过程中发生广泛进展的复发转移性 GIST，原则上不考虑手术治疗。④姑息减瘤手术严格限制于能够耐受手术且预计手术能改善患者生活质量的情况。

（5）合并各类急腹症的 GIST：GIST 合并各类急腹症，如穿孔、出血、梗阻时，综合考虑病患者的全身情况及术者的经验，决定是否行急诊手术。

3. 不同部位 GIST 手术治疗原则　60% 的 GIST 发生于胃部，以胃中上部最多见，应根据肿瘤的具体解剖部位、肿瘤大小、肿瘤与胃壁解剖类型（腔内型、腔外型、壁间型），以及手术后可能对胃功能造成的影响，综合分析后决定具体术式，对于直径＞2cm且位于胃大弯侧或胃前壁的GIST，应考虑行局部或楔形切除。目前，随着腹腔镜技术的推广与应用，腹腔镜技术在胃GIST外科治疗中的应用已呈明显增多趋势。

（1）食管胃结合部的GIST（EGJ-GIST）应该充分考虑肿瘤的大小、位置和肿瘤的生长方式等，尽量行楔形切除或切开胃壁经胃腔切除以保留贲门功能，避免行近端胃切除；对于肿瘤较大无法行肿瘤局部或胃楔形切除且预计残胃容量≥50%的患者，可以考虑行近端胃切除。近端胃切除术术后，部分患者可能发生反流性食管炎，须服用抑酸等药物。有经验的医师可尝试行双通道吻合、间置空肠吻合、食管胃吻合肌瓣成形术（Kamikawa吻合）、食管胃side-overlap吻合等抗反流消化道重建方法，以减少或避免反流性食管炎等并发症的发生。

（2）幽门附近GIST手术治疗原则与EGJ-GIST具有相似之处，要考虑保留幽门功能。如肿瘤位于幽门环，为避免发生术后幽门狭窄，必要时可行远端胃大部切除术。

（3）胃体后壁GIST因操作空间有限，尤其是肿瘤靠近胃小弯时，常规行胃楔形切除较难完成，若肿瘤是腔内型，可先切开肿瘤边缘的胃壁，将肿瘤从胃壁切口处翻出后切除，此方式简单易操作，可最大限度地保留胃。但此手术方法有可能引起腹腔污染，应常规置胃管吸尽胃内容物。若肿瘤是腔外型，推荐行楔形切除术。

（4）对于胃小弯侧及近胃窦或贲门侧的小GIST，可使用电刀或超声刀剖开胃壁，直视下操作，既可保证切缘完整，又可避免切除过多胃壁。只要不损伤幽门环及贲门括约肌，就不会影响两者的功能。在胃小弯操作时，应避免损伤迷走神经，减少术后发生胃轻瘫的可能；否则，建议行幽门成形术。该部位相对较大的GIST可能需要行胃部分切除甚至全胃切除术。

全胃切除术也是治疗胃GIST的手术方式之一，目前已较少应用。因胃GIST多为外生型，即使肿瘤巨大，其基底部并不大，多数情况下可以采取胃楔形切除或部分切除。实际操作中应该充分评估肿瘤起始部位，尽可能避免行全胃切除手

术，以免影响患者术后的生活质量。肿瘤巨大，须行全胃切除或联合器官切除时，应考虑行术前IM治疗。

4.胃GIST的腹腔镜手术治疗　肿瘤破裂是GIST独立的不良预后因素，一旦肿瘤向腹腔发生破溃，其术后种植复发的风险极高。因此，GIST肿瘤质脆容易破溃的特点限制了腹腔镜技术的应用。在选择腹腔镜手术治疗GIST时应该严格掌握其适应证，且操作应谨慎、规范，肿瘤较大、操作难度较大或需要行联合器官切除者不推荐使用腹腔镜。

（1）腹腔镜手术治疗胃GIST的基本原则：腹腔镜手术治疗GIST同样遵循开腹手术的基本原则。手术中要遵循"非接触、少挤压"的原则，注意避免肿瘤破溃播散，导致腹腔种植或血行转移，必须使用"取物袋"，应避免为追求微创和切口小而分块切取肿瘤取出，影响术后的病理学评估。

（2）腹腔镜手术治疗GIST的适应证：近年来，腹腔镜手术治疗GIST的应用越来越广泛。胃GIST的腹腔镜手术治疗适应证一般推荐：①肿瘤直径2～5cm。②肿瘤位于腹腔镜下易操作的部位（如胃大弯、胃前壁）。③辅助检查提示肿瘤边界清晰，质地均匀，呈外生性生长，无胃外侵犯和腹腔转移征象。其他部位或肿瘤直径＞5cm且容易操作的胃GIST，具有丰富腹腔镜手术经验的医师可尝试行腹腔镜手术治疗，如肿瘤需要较大腹部切口才能完整取出，不建议应用腹腔镜手术。

（3）腹腔镜手术治疗胃GIST手术方式选择：腹腔镜手术切除胃GIST有多种方式，应根据术中肿瘤位置、大小及其生长方式决定。单纯腹腔镜手术方式主要有胃楔形切除、胃大部切除（包括近端胃切除、远端胃切除）和全胃切除；特殊部位的胃GIST还可采取腹腔镜与内镜双镜联合切除或其他方式等。对于术前不能明确肿瘤位置，从而影响手术方式选择时，有时需要行术中胃镜，帮助定位肿瘤位置及大小。

5.复发转移性GIST的外科治疗　靶向药物治疗是复发转移性GIST的标准治疗，IM、舒尼替尼和瑞戈非尼分别是一、二、三线药物，靶向药

物明显延长了复发转移性 GIST 患者的生存时间，同时随着靶向药物治疗时间的延长，耐药后出现疾病进展的问题几乎不可避免。越来越多的小样本单中心回顾性研究发现，对于在靶向药物治疗下获得疾病缓解、疾病稳定或局限性进展的复发转移性 GIST 进行外科干预，有可能有助于改善患者的生活质量。因此，基于目前有限的循证医学证据，应谨慎选择病例开展外科治疗，外科医师须综合考虑患者病情、依从性、经济状况，以及自身经验和手术能力（尤其是应对术中突发事件的能力），对复发转移性 GIST 患者慎重规划治疗方案。

复发转移性 GIST 应在 TKI 治疗期间每隔 3 个月进行一次影像学评估，以判断残余病灶是否转化为可切除病灶，以改良的 Choi 标准或 RECIST1.1 版标准为依据，经过多学科综合治疗协作组（MDT）评估和充分的医患沟通后谨慎选择手术方式。手术的总体原则为控制风险，尽可能完成较满意的减瘤手术，尤其是完整切除 TKI 抵抗病灶，并在不增加风险的前提下尽可能多地切除对 TKI 治疗有反应的病灶；尽量保留器官功能，尽可能保证患者术后生活质量，术前充分备血，输尿管逆行置管可减少输尿管损伤的概率；术后尽早恢复分子靶向治疗。手术范围不宜太大，否则并发症风险过高，一旦出现严重的术后并发症（如漏），将无法在术后短期恢复分子靶向治疗，从而可能导致肿瘤快速进展。有条件者均应尽可能多的切除腹腔转移肿瘤。肠系膜和腹膜种植 GIST 应尽量选择单纯肿瘤切除，避免切除过多的肠管和壁腹膜；除非能够完全切除所有肿瘤，否则应尽可能避免联合器官切除。如为二次手术或多次手术，注意耐心仔细分离粘连，辨认解剖结构。复发转移性 GIST 常较原发局限性 GIST 血供更丰富，特别是耐药肿瘤和位于盆腔的种植肿瘤，沿肿瘤包膜分离，使包膜完整，可减少出血。IM 治疗有效的病灶常较容易处理，而进展病灶包膜常欠完整，特别是盆腔病灶，剥离面渗血较多。

（四）胃神经内分泌肿瘤的外科治疗

对于无远处转移的胃神经内分泌肿瘤（neuroendocrine neoplasm，NEN）的治疗，应首选根治性切除手术，包括原发灶完整切除（依情况决定是否行区域淋巴结清扫）。随着新型外科技术和器械的发展，除传统的开放手术外，有经验的医师亦可选择内镜下切除术、腹腔镜手术和腹腔镜内镜联合手术等微创外科术式。值得重视的是，鉴于部分肿瘤最大径较小（如最大径 < 2cm），以及分化良好（如 G1 级）的胃神经内分泌肿瘤的生物学行为具有相对惰性，在注重肿瘤根治性的同时，应强调保全相应器官的功能，以提高患者生活质量。对于分化差的胃神经内分泌肿瘤，鉴于较高的肿瘤恶性度，应严格参照相应部位的腺癌的治疗方法，行根治性手术和彻底的区域淋巴结清扫。

对于伴有远处转移性胃 NEN，鉴于目前尚无大型、前瞻性、随机对照研究比较转移性胃 NEN 系统治疗与姑息手术的生存获益，现有的外科治疗原则主要依赖于肿瘤的生物学行为（主要包括分化、增殖指数、肿瘤大小、部位、侵犯范围等），以及多学科讨论的结果。对于功能性胃肠 NEN（如胃泌素瘤等），基于可控制激素分泌症状和潜在的生存获益，根治性切除和较高程度的减瘤手术均可作为可选方案，建议术前予以生长抑素等，以控制激素分泌症状，积极预防类癌危象；针对无功能性胃 NEN，可在获得较好的疾病控制、存在肿瘤相关压迫症状、预计可获得较高比例（> 90%）减瘤率的情况下，亦考虑行减瘤手术；对于肝转移灶的处理，结合肝转移灶的分布情况（如 I、II、III 型），射频消融、肝动脉栓塞、分步手术等均可作为可选治疗手段；对于分化良好（Ki-67 指数 < 5%）、仅伴肝内转移、疾病长期控制良好的高选择性患者，肝移植亦可作为治疗手段的选择。

第四节　营养治疗

一、概述

胃可分为 4 部分，有上下两口，大小两弯和前后两壁。胃是消化系统最为膨大的器官。胃可分泌黏液，并覆盖在黏膜表面，起润滑、保护作用。胃腺分泌盐酸和胃蛋白酶原等具有分解消化食物的功能。纯净的胃液是 pH 为 0.9～1.5 的无色液体。正常成年人每天分泌量为 1.5～2.5L。除了水、无机盐和大多数维生素可以直接被人体吸收利用外，蛋白质、脂肪和糖类等结构复杂的大分子有机物，必须先在消化道内分解成小分子物质，才能透过消化道黏膜进入血液循环。主要通过机械性消化、化学性消化来分解为可被吸收的小分子物质。未被吸收的食物残渣则被排出体外。

（一）食物的营养价值

食物是人类赖以生存的物质基础，是各种营养素和生物活性物质的主要来源。营养价值的高低取决于其所含营养素的种类、数量及相互比例，以及被人体消化吸收和利用的程度。但很多因素会影响食物的营养价值，如产地、品种、气候、加工工艺、烹调方法等。另外，食物在生产、加工和烹饪过程中其营养素含量也会发生变化，从而改变其营养价值。所以，根据食物营养价值来合理安排膳食非常重要。

（二）营养素的生理功能

1. 提供能量　以维持体温并满足各种生理活动及体力活动对能量的需要，能量来自三大营养素，即蛋白质、脂类和碳水化合物。

2. 构成细胞组织，供给生长、发育和自我更新所需的材料　蛋白质、脂类、碳水化合物与某些矿物质经代谢、同化作用可构成机体组织，以满足生长发育与新陈代谢的需要。

3. 调节机体生理活动　营养素在机体各种生理活动与生物化学变化中起调节作用。

（三）合理膳食

合理膳食（rational diet）又称平衡膳食（balanced diet），是指能满足合理营养要求的膳食，从食物中摄入的能量和营养素在一个动态的过程中，能提供机体一个合适的量，避免出现某些营养素的缺乏或过多而引起机体对营养素需要和利用的不平衡。合理膳食是合理营养的物质基础，而平衡膳食是达到合理营养的唯一途径，也是反映现代人类生活质量的一个重要标志。

二、胃部疾病及营养治疗原则

（一）急性胃炎

急性胃炎是指各种外在和内在因素引起的急性广泛性或局限性的胃黏膜急性炎症。目前临床上将急性胃炎分为急性单纯性胃炎、急性糜烂性胃炎、急性化脓性胃炎、急性腐蚀性胃炎 4 大类，其中前两种较常见。

1. 病因和发病机制

（1）药物：非甾体抗炎药（阿司匹林、吲哚美辛等）、某些抗肿瘤药物等。

（2）应激：严重创伤、大手术、大面积烧伤、颅内病变、败血症等应激状态，均可导致急性胃炎。

（3）高浓度乙醇可直接破坏胃黏膜屏障；创伤和物理因素。

2. 临床表现及基本治疗　常见症状常有上腹痛、胀满、恶心、呕吐、食欲缺乏等。重症患者可有呕血、黑粪、脱水、酸中毒或休克等。积极治疗原发病和病因、抑酸剂、胃黏膜保护剂。

3. 营养治疗原则

（1）祛除致病因素：对症治疗，卧床休息；禁食生冷和刺激性食物。伴有大量呕吐及腹痛剧烈者应暂禁食。必要时配合肠内营养制剂或肠外营养支持以调节营养代谢。

（2）补充水分：因呕吐、腹泻，失水量较多，宜饮糖盐水，补充水和钠，有利于体内毒素排泄；

若有脱水、酸中毒，应静脉输注葡萄糖盐水及碳酸氢钠溶液。另外，可根据患者状况给予肠内营养制剂，如全安素、立适康等。

（3）少量多餐：每天5～7餐，每餐宜＜300ml流质饮食。

（4）流质饮食：急性发作期宜选用清流质饮食，症状缓解后，给予易消化的少渣、清淡半流质饮食继之过渡到软食、普食。

（5）禁用食物：禁食富含粗纤维的食物、各种产气产酸饮料及辛辣刺激性调味品，忌烟酒。

（二）慢性胃炎

慢性胃炎分非萎缩性胃炎、萎缩性胃炎和特殊类型三大类。慢性萎缩性胃炎又细分为自身免疫性胃炎（A型胃炎）和多灶萎缩性胃炎（B型胃炎）。

1.病因和发病机制　幽门螺杆菌感染为最常见的病因。发病机制包括十二指肠-胃反流、自身免疫、年龄因素和胃黏膜营养因子缺乏等。

2.临床表现及基本治疗　大多数患者无症状。可表现为中上腹不适、饱胀、钝痛、烧灼感等。也可有食欲缺乏、嗳气、反酸、恶心等消化不良症状。自身免疫性胃炎患者可有恶心、贫血、维生素 B_2 缺乏的其他临床表现。大多数成年人胃黏膜均有活动性、轻度慢性浅表胃炎，可视为生理性黏膜免疫反应，不需要药物治疗。如慢胃炎波及黏膜全层或呈活动性，可对因治疗，如幽门螺杆菌相关性胃炎采用四联抗菌疗法。十二指肠-胃反流可使用助消化、改善胃肠动力药等。自身免疫可考虑使用糖皮质激素。胃黏膜营养因子缺乏可补充复合维生素，改善胃肠营养等。

3.营养治疗原则　慢性胃炎的营养治疗目的是通过减少对胃黏膜的局部刺激、促进胃黏膜修复、改善临床症状、纠正因慢性胃炎导致的营养素缺乏。

（1）祛除病因：彻底治疗急性胃炎，治疗和预防幽门螺杆菌感染，注意口腔和饮食卫生，戒烟酒。

（2）建立良好的饮食习惯：首先应当引导患者建立良好的饮食和生活习惯，饮食宜清淡，食物应嚼得细、碎、软、烂；少量多餐，每餐勿进食过饱，进食时细嚼慢咽；同时养成坚持用均衡型肠内营养制剂餐的习惯，以增强免疫力，如全安素、立适康等。

（3）保证蛋白质的供给：遵循平衡膳食的原则，适当增加优质蛋白的比例，以利于胃黏膜组织的恢复；适当控制动物性油脂的摄入，脂肪供能比占总能量的20%～25%为宜；碳水化合物要少选用含多糖、双糖的食物。

（4）低膳食纤维、高微量元素摄入：应该选择足量含粗纤维较少的蔬菜、水果，以保证低膳食纤维高微量元素的摄入。

（5）避免刺激性食物：忌烟酒、浓茶、咖啡，以减少对胃黏膜的刺激。

（三）消化性溃疡

消化性溃疡（peptic ulcer）是指胃肠道黏膜被自身消化而形成的溃疡，以胃、十二指肠球部最为常见，好发于男性。消化性溃疡是一种全球常见病，本病可发生于任何年龄，十二指肠溃疡（duodenal ulcer，DU）多见于青年人，而胃溃疡（gastric ulcer，GU）则多见于中老年人。临床上，十二指肠球部溃疡多于胃溃疡。

1.病因和发病机制　胃酸和胃蛋白酶；幽门螺杆菌感染；药物如长期服用非甾体抗炎药、糖皮质激素。

2.临床表现及基本治疗　上腹痛或不适为主要症状，可为钝痛、灼痛、胀痛、剧痛、饥饿样不适，可能与胃酸刺激溃疡壁的末梢神经有关。部分患者无上述典型腹痛，仅表现为腹胀、厌食、嗳气、反酸等消化不良症状。发作时剑突下可有局限性压痛，缓解后无明显体征。临床治疗以抑制胃酸分泌、根除幽门螺杆菌等措施为主。

3.消化性溃疡疾病营养治疗原则　消化性溃疡的营养治疗目的是减少胃酸的分泌，减轻食物对胃黏膜的刺激，保护胃黏膜屏障，以减轻临床症状，促进溃疡的愈合，防止和减少并发症。另外，消化性溃疡发作期的突出表现之一就是饮食障碍，而饮食障碍又可以加重营养不良，因此保证机体摄入充足的营养物质是消化性溃疡营养治疗的重要方面。

（1）保证充足的营养物质：能量摄入可按25～30kcal/（kg·d）供给。蛋白质可以促进溃疡愈合，应供给足够蛋白质以维持机体的需要，但其消化产物可刺激胃酸的分泌，可按 1g/（kg·d）供给；如合并贫血，应按 1.5g/（kg·d）供给。脂肪可抑制胃酸分泌，但过多的脂肪可刺激胆囊收缩素分泌增多，抑制胃肠蠕动，因此脂肪提供的能量一般占总能量的 20%～35%。碳水化合物无刺激、抑制胃酸分泌的作用，是消化性溃疡患者能量的主要来源。

（2）矿物质与维生素：矿物质的供给与健康人一致，患者应摄入充足的来源于天然食物的矿物质。富含维生素 A、维生素 B、维生素 C 的食物有助于修复受损的胃黏膜和促进溃疡面愈合。

（3）规律饮食：发作期少量多餐，缓解期应定时定量。

（4）食物选择：避免化学性和物理性刺激的食物，选择细软、易消化食物。牛奶有微弱中和胃酸作用，但也可刺激胃酸分泌，因此是否饮用牛奶应视患者喜好及耐受程度而定。

（5）根据病情过渡性进食：消化性溃疡合并穿孔、出血时应禁食，待病情控制后进流食，以后逐渐过渡至半流食、软食。

（6）适当选择特殊医用食品：如低脂或预消化型肠内营养制剂，同时补充谷氨酰胺制剂以保护胃黏膜。炎性肠病患者急性发作期可采取完全肠外营养，并逐步过渡到肠外营养与肠内营养合用，再给予肠内营养及膳食调配。随着病情缓解，膳食调配方法是从清流质→流质→厚流质→无渣半流→软食→普食。

（四）胃癌

1. 病因

（1）地域环境在我国的西北和东部沿海地区，胃癌发病率明显高于南方地区。

（2）饮食生活因素：长期食用熏烤、盐腌食品的人群。

（3）幽门螺杆菌感染。

（4）遗传和基因。

2. 临床表现及治疗　早期胃癌无明显症状。有时出现上腹部不适，进食后出现饱胀、恶心等非特异性症状。进展期胃癌疼痛与体重减轻为最常见症状。患者常有明确的上消化道症状。治疗以手术治疗、化疗为主。

3. 营养治疗原则　对大多数胃癌手术患者，营养治疗的时间应该延长。术前免疫营养治疗 5～7 天被推荐用于营养不良和非营养不良的食管癌或胃癌患者，对营养不良的患者手术后至少继续使用 7 天的营养治疗［EN 和（或）PN，是法国的 A 级推荐］。2012 年 Mariette 等对围术期胃癌患者推荐如下。

（1）术前营养治疗：推荐用于严重营养不良（体重丢失≥20%）且能从手术获益的患者（A 级），中度营养不良患者（体重丢失 10%～19%）也可能获益于营养治疗（B 级）。

（2）术后营养治疗：推荐用于所有受益于术前营养治疗的患者（A 级），所有营养不良的患者（A 级），术后无法经口摄食的患者（A 级）或术后 1 周经口摄食小于 60% 能量需求的患者（A 级）。

（3）免疫营养：手术前持续 7 天的肠内免疫营养推荐用于所有将受益于胃癌手术的患者（A 级）。手术后所有营养不良的患者即使没有并发症也推荐继续使用 7 天免疫营养，或者直到患者可以经口摄食至少 60% 的能量需求为止（A 级）。

（4）EN 使用标准配方（C 级）：富含 ω-3 脂肪酸配方对恶病质有积极作用，但能否改善营养状况或者一般状况仍有争议，它对于生存率没有明确改善（C 级）。

第五节　心理治疗

胃肠道症状与精神心理因素有关，主要包括焦虑、抑郁、应激及负性生活事件，并与患者的个体特征和应对方式息息相关。一方面负面情绪通过体液和自主神经途径影响胃肠道敏感性，引起胃动力障碍；另一方面躯体化症状加重患者负面情绪，造成病症持久反复。两者相互影响，恶性循环，加之心理因素可能降低躯体症状感受阈值，放大患者自主症状的严重性，导致部分患者症状反复、频繁就医。进行相关的心理评估并根据患者个体症状使用精神类药物或非药物的心理疗法。

目前国际公认治疗指南指出，轻症患者可从医患关系和对疾病的教育着手；中度患者可进行对症治疗、运动、减负和放松，必要时可给予三环类抗抑郁药（tricyclic antidepressant，TCA）、选择性 5- 羟色胺再摄取抑制剂（selective serotonin reuptake inhibitor，SSRI）、5- 羟色胺去甲肾上腺素重摄取抑制剂（serotonin noradrenalin reuptake inhibitor，SNRI）等；重度患者可在中度患者治疗方法的基础上进行药物联合治疗、药物联合认知行为疗法（cognitive behavioral therapy，CBT）、精神动力人际关系心理治疗、放松训练及催眠疗法等。

一、药物治疗

临床可选择的精神类药物包括 SSRI、SNRI、TCA 及其他类药物。

（一）SSRI

通过选择性抑制 5- 羟色胺再摄取、阻断突触前神经末梢的 5- 羟色胺转运蛋白，增加突触间隙内 5- 羟色胺浓度，达到镇痛、促胃肠动力的作用，是常用的治疗焦虑和抑郁的药物。临床上常用的 SSRI 类药物有氟西汀、帕罗西汀、西酞普兰、舍曲林等。

1. 氟西汀（Fluoxetine） 其选择性抑制突触前神经元对 5-HT 的再摄取最强，对精神心理具有重要调节作用，有效地降低对躯体不适的情绪反应，改善患者的抑郁焦虑状态。研究发现，氟西汀治疗功能性消化不良（functional dyspepsia，FD），在改善患者精神心理障碍的同时，可改善其胃肠症状，加速胃排空。如莫沙必利联合氟西汀不但可以促进胃排空，而且可以增强患者对躯体不适的耐受性，治疗效果明显优于单用莫沙必利的患者。最理想的剂量是 20 ～ 40mg/d，应从小剂量起始，逐渐加量。对肝 CYP2D6 等酶抑制作用强，与其他药物合用时注意禁忌。

2. 帕罗西汀（Paroxetine） 具有选择性高，无中枢镇静和心血管不良反应，患者耐受性好的特点。研究发现帕罗西汀可增强胃顺应性、餐后容受能力，减轻餐后不适症状，明显提高 FD 治疗的有效率。与氟西汀相比，帕罗西汀抗抑郁、抗焦虑效果均明显。初始剂量为 10 ～ 20mg/d，间隔大于 1 周，可增加 10mg/d，最佳治疗剂量为 20 ～ 40mg。停药时需缓慢减量撤退，避免撤药反应。对肝 CYP2D6 等酶抑制作用也较强。帕罗西汀较易引起便秘，对有腹泻症状的患者更为适合。

3. 西酞普兰（Citalopram） 作为一种抗抑郁药物不仅可以改善患者的抑郁焦虑情绪，也可减轻各种躯体化症状及其他心理异常。一项关于治疗 FD 的研究发现，与阿米替林和安慰剂相比较，西酞普兰对腹痛症状改善作用明显低于 TCA，但对于整体改善焦虑所致的特异性胃肠道症状有效。西酞普兰 20mg/d，对肝细胞色素 P450 酶的影响小，不良反应比较轻，主要包括 QTc 间期延长，恶心、腹泻、性功能障碍和紧张、震颤、失眠等。使用时应注意监测心电图 QTc 间期变化。

4. 舍曲林（Sertraline） 是一种强效选择性 5- 羟色胺再摄取抑制剂，对去甲肾上腺素和多巴胺仅有微弱影响。对肾上腺素能（α_1、α_2、β）受体、胆碱能受体、GABA 受体、多巴胺能受体、组胺受体或苯二氮䓬受体无明显的亲和力。最理想的剂量是 100 ～ 150mg/d，应小剂量起始，逐渐加量，一般 25 ～ 50mg/d 起始，每 3 ～ 5 天增加 25 ～ 50mg，至 100 ～ 150mg/d 维持，起效时间一般在 4 ～ 6 周。舍曲林常见的胃肠道不良反应有腹泻或稀便、口干、头晕、消化不良和恶心，常在治疗初始阶段出现，2 ～ 3 周后可耐受，不良反应消失，但可能会在治疗初期影响患者的依从性和耐受性。舍曲林对便秘患者更为适宜。

（二）SNRI

SNRI 可同时阻滞 5- 羟色胺和去甲肾上腺素再摄取，具有镇痛和抗抑郁的双重效果，是一种不同于 SSRI 和 TCA 的抗抑郁药，对 5- 羟色胺再摄取的抑制作用弱于 SSRI，对去甲肾上腺素再摄取的抑制作用弱于 TCA。对 M 胆碱、苯二氮䓬、多巴胺、肾上腺素等受体无亲和力，因而不良反应少。目前 SNRI 类药物主要包括度洛西汀、文拉法辛、去甲文拉法辛和米那普仑。

研究发现文拉法辛可改善胃容受性，降低胃肠道对刺激的敏感度，可考虑用于不耐受 TCA 治疗的上腹疼痛综合征（epigastric pain syndrome，EPS）患者，但目前尚缺乏大规模多中心实验研究。常用剂量为 75～225mg，其副作用主要是恶心和血压升高，常出现在治疗初始阶段，即开始治疗的前 2～3 周，可能会影响患者的依从性和耐受性，进而影响其疗效。

度洛西汀在临床上主要用于治疗抑郁症，可以改善患者焦虑情绪。还可以用于治疗慢性肌肉骨骼疼痛，改善患者的神经病理性疼痛相关症状。治疗谱及效果强度接近于文拉法辛，恶心和血压升高的不良反应较文拉法辛轻，适用人群更广。常用剂量为 60～120mg，小剂量起始，逐渐加量，需监测血压变化。

（三）TCA

最早应用于功能性胃肠病治疗的精神类药物，通过抑制去甲肾上腺素和 5-HT 在脊髓和脊髓以上水平突触间隙的再摄取，从而提高了突触间隙神经递质的活性，通过中枢 / 外周镇痛、调节胃肠运动、改善焦虑抑郁心境等发挥作用，有助于减轻患者消化道症状，提高患者生活质量。因为不良反应大，已经退居二线，目前常用的 TCA 有阿米替林、多塞平、丙米嗪、地昔帕明、去甲替林等。

1. 阿米替林（Amitriptyline） 可阻滞 5-羟色胺、去甲肾上腺素的再摄取，减慢胃固体排空。研究发现阿米替林可改善患者症状总评分和恶心、上腹痛症状，可用于 FD 中 EPS 亚型患者，特别是最初对 PPI 治疗无反应的患者，可能与降低内脏敏感度，减少快动眼睡眠（rapid eyes movement，REM）次数，从而改善消化道症状。美国胃肠病学会指南也推荐 FD 患者在 PPI 无用时可使用阿米替林。

2. 多塞平（Doxepin） 有抗抑郁作用，近年来还发现它有 H_2 受体阻滞作用及胃黏膜保护作用。多塞平不仅单用治疗 FD 有效，与马来酸曲美布汀联用可提高疗效，具有中枢和胃肠道双重作用。TCA 有明显的副作用，主要表现在自主神经系统和心血管系统方面，最常见的不良反应是

抗组胺和抗胆碱作用，如发生便秘、口干、尿潴留和失眠等不良事件。

（四）其他精神类药物

1. 丁螺环酮（Buspirone） 通常用于增强抗抑郁药的疗效，具有 5-HT_1 激动剂作用，可改善胃底容受性，缓解餐后不适综合征（postprandial distress syndrome，PDS）的早饱、恶心症状，副作用相对较少，且不会产生依赖。

2. 米氮平（Mirtazapine） 可提高去甲肾上腺素、5-HT_1A 活性，主要用于治疗抑郁症，并具有止吐、刺激食欲、增加体重的作用。而且其抗组胺特性可缩短睡眠潜伏期，是治疗伴有慢性恶心、呕吐或体重减轻时 PDS 的最好选择，也有助于缓解腹痛。对于体重减轻的 FD 患者，无焦虑或抑郁，晚上服用米氮平 15～30mg，连续 8 周，可改善症状总评分、早饱等症状，并恢复体重。

3. 氟哌噻吨美利曲辛片（Flupentixol and Melitracen） 是另一类抗抑郁药，可抑制去甲肾上腺素和 5- 羟色胺再摄取，并促进多巴胺的合成和释放，起效快，是治疗 FD 的安全有效的药物。研究发现氟哌噻吨美利曲辛片短期内可明显降低 FD 患者的消化道症状，改善患者生活质量，与是否伴有焦虑或抑郁症状无关，副作用包括失眠、头晕和口干。其相关疗效机制可能是减轻精神障碍，或是通过直接或间接调节肠道内神经递质的含量，减轻胃肠道症状。

对于其他类型的胃病，如有消化不良症状且伴明显精神心理因素的慢性胃炎患者也可使用抗抑郁药或抗焦虑药。抗抑郁药或抗焦虑药也可作为常规治疗无效和疗效不佳的慢性胃炎患者的补救治疗，如阿米替林、帕罗西汀等。宜从小剂量开始，注意药物的不良反应。此类药物起效慢，应向患者耐心解释，提高其依从性。对于焦虑、抑郁症状比较明显的患者，应建议就诊精神专科。

当单一治疗无效和（或）产生副作用或耐受性不佳时，可以考虑联合治疗。如普通剂量的 TCA 可缓解胃病患者的疼痛，这不依赖于抗抑郁作用，但不足以治疗精神症状，对其共存的焦虑抑郁效果不佳，则可以添加 SSRI 联合强化治疗。联合治疗最重要的是熟悉各类药物的副作用，明

确潜在危险的副作用。当症状在 4～6 周后无改善时，如果没有副作用，并且药物的最佳剂量尚未达到，则可增加剂量；如果剂量是最大的，或有轻微的副作用，可以维持或减量，并增加第二种药物（联合治疗）或添加非药物治疗，如 CBT 或催眠疗法。

二、非药物治疗

建立良好的医患关系是所有治疗方法得以有效实施的基础，帮助患者树立消除症状的信心，保持稳定的情绪，打破心身交互的恶性循环，从而使症状得到减轻。随着消化疾病的发展，心理治疗在胃肠道疾病的治疗中发挥着越来越重要的作用。目前多种心理治疗，如肠道定向催眠疗法、CBT 和精神动力人际心理疗法等已应用于一系列消化系统疾病，包括胃食管反流病、非心源性胸痛、胃轻瘫、FD、慢性胃炎和胃癌等，并取得了良好的治疗效果。心理治疗主要包括认知行为疗法、催眠疗法、暴露治疗、精神动力人际心理治疗等。

（一）认知行为疗法

认知行为疗法（cognitive-behavioral therapy，CBT）是一种根据人的认知过程，通过认知技术和行为技术来改变患者的负性认知，从而使其获得心理和生理上收益的一种治疗方式。它注重问题、目标导向及时限性，指导人们如何控制当前问题及其维持因素，旨在改变消极的思维方式，从情感和生理上改变患者感觉方式。CBT 的治疗任务通常包括提高对压力源、想法和症状之间联系的认识；检查和纠正非理性信念；对抗自动产生的消极想法；观察和解决加剧症状的因素；以及识别和采用替代的、更有效地应对策略来处理具有挑战性的生活状况和胃肠道症状。研究报道胃癌患者术后接受心理教育、CBT 对长期存活率有益；药物联合 CBT 对消化性溃疡患者的疗效优于单纯药物治疗；常规药物治疗联合 CBT 可提高 FD 患者短期疗期、长期疗效及生活质量。

1. 自我监测（self-monitoring）　是指患者对于问题行为的持续性的实时记录。这就要求患者本人作为自我症状内外部线索因果链的观察者，有效进行自我管理与干预。自我监测也便于治疗者了解患者问题行为或症状的性质、发生的频度及影响因素，为治疗方案的设计和治疗效果的客观评价提供资料和依据。

2. 认知重建（cognitive restructuring）　是指用于修正思维错误的一系列干预方式。患者与治疗师一起对其错误的思维进行分析和思辨，进一步验证证据，用更合理和有建设性的思维来取代错误的思维信念，改善患者症状。目标在于通过改变患者的认知、思想和意象活动，矫正患者的不合理行为。

3. 放松训练（relaxation procedure）　主要包括渐进性肌肉放松、腹式呼吸训练等放松方式。目的是降低交感神经系统的觉醒和减少生理应激反应，从而减少感知的压力。放松训练通常作为其他干预措施的一个组成部分，也用作其他心理治疗的控制治疗。患者通过这种方式学习更有效地释放肌肉张力，更彻底地放松身体，从而降低自主觉醒和应激反应。有研究显示该治疗对一些与应激状态及焦虑相关的胃肠病有帮助，如该疗法联合生物反馈治疗可以明显改善 FD 患儿腹痛程度及疼痛持续时间等。

4. 冥想（meditation）　是一种自我指向的练习，通过专注呼吸、专注部分特别选择的词汇、对象而从日常思维中抽离，以达到平静、身体放松、心理平衡的状态。目的在于使患者通过冥想的方法，专注于客观的、不起反应的内在体验，降低负性情绪状态的强度。

（二）催眠疗法

催眠疗法（hypnotherapy）是指通过策略性地使用一些可暗示感觉、知觉、思维和行为改变的语言，诱导出一种深度放松和（或）集中的催眠状态，将医师的言语或动作整合入患者的思维和情感，使求治者的意识范围变得极度狭窄，以消除病理心理和躯体障碍的一种心理治疗方法。催眠疗法主要包括两个阶段，第一阶段为"诱导阶段"，使用心理意向和注意力控制技术帮助患者放松，使被治疗者进入放松、沉浸的催眠状态；第二阶段为"应用阶段"，即对于特定的治疗目标，治疗者通过语言、动作等启发，使被治疗者达到特定的治疗目标，如在催眠状态持续的过程中，缓解疼痛、放松心情等。不同的人易受暗示的程度不同，越容易被暗示的人，催眠暗示疗法越有效。已有研究显示催眠疗法可明显降低 FD 患者症状评分及焦虑得分，改善其远期疗效，减少患者要求药物治疗率；另有研究显示催眠疗法可有效缩短 FD 患者固体胃排空时间，改善上腹胀和腹部不适症状，可能与催眠暗示直接诱导皮质水平的知觉调节有关。还有研究显示催眠疗法联合药物治疗可降低复发性十二指肠溃疡的再复发率。研究报道催眠疗法还能改变乳果糖氢呼气试验测量的口盲肠通过时间，调节餐后胃肠道反应和内脏高敏感度等，对患者内脏焦虑状态和生活质量均有明显改善。总的来说胃部疾病症状对催眠治疗的反应是持久的。

（三）暴露治疗

暴露治疗（exposure treatment）可系统性地帮助患者面对过度警觉、恐惧症状及不愉快的内脏感受，使其反复暴露于该情境或现场以诱发不愉快的感受。目标是帮助患者学会面对，减轻对胃肠道症状的灾难化认知、对症状的过度敏感、恐惧及不愉快的内脏感受，降低消除负性情绪。其基本原理是人们认为克服恐惧最有效的方法是直接面对它，这样自然的适应过程可以使恐惧减少。暴露治疗的具体方法又有系统脱敏疗法、满灌疗法等。

（四）精神动力人际心理治疗

精神动力人际心理治疗（psycho-dynamic interpersonal therapy，PIT）是基于心理动力倾向、以洞察力为导向的以改善来访者人际关系为重点的短程心理治疗。治疗师以自己的感觉和反应，以反移情为工具来推动治疗进程，从而减轻患者的情绪困扰及胃肠道症状。其强调个体人格结构中的 3 种组成成分：超我、自我和本我始终处于动态交互作用之中。治疗重点在患者的社会角色扮演和其对人际关系的体验。不冲击个体的人格结构可帮助当事人了解何种情绪体验干扰了他的人际功能，鼓励其发展新的积极情绪，澄清在人际关系中的错误信息。研究报道在常规药物治疗无效的 FD 患者中，PIT 可明显改善上消化道症状，且能提高远期疗效。还有研究显示该疗法可明显改善胃癌术后患者心理状况，对提高患者的免疫功能、促进患者恢复及改善患者预后有着重要意义。

（五）其他心理疗法

1. 森田疗法（Morita therapy）　创立于 20 世纪 20 年代，对于疑病者效果最佳。其主要目的为消除被治疗者对疾病的过分关注及过度解读，消除其疑病恐惧，使其顺应自然，认清其痛苦不适的本质。可通过住院、门诊和生活发现会三种方式实施。

2. 生物反馈治疗（biofeedback therapy）　是将一些自身内脏的生物信号，如电信号等进行捕捉，使平时不能被感受到的信号被反映出来，治疗者进行调整、刺激，以达到治疗的目的。生物反馈治疗是一种比较新的治疗手段，可以与传统治疗和心理治疗联用，以达到更好的治疗效果。

3. 接受和承诺治疗（acceptance and commitment therapy）　是一种独特的、基于经验的心理干预。它使用接受正念策略及承诺行为改变策略来增加心理灵活性。该治疗以过程为导向，利用干预来提高行为有效性，从而在精神相关性躯体疾病中发挥作用。

4. 辩证行为疗法（dialectical behavior therapy）　最初是为治疗边缘型人格障碍而设计的，因其经验性疗效而被广泛推广。其组成部分主要为技能指导，如痛苦承受能力、情绪调节和人际交往效率。从疾病的角度看，患者有可能在学会控制疾病的同时形成自我代表，从而实现变革。因此，最终目标是在放弃控制的同时将自己与疾病区分开来，以便将疾病同化为一个和谐的自我。

心理治疗的过程可能很耗时，通常每周进行 12～14 次。然而，这类治疗的作用是持久的，且相对无副作用，因此对愿意接受治疗的患者应该积极应用。另外，心理治疗对于医生有着较高的专业要求，同时也离不开医患之间的相互配合。

第六节　中医诊疗

中医对胃病多以临床表现的描述来命名，包括痞满、胃痛、呕吐、呃逆、纳呆等中医内科病名。

一、痞满

痞满是由表邪内陷，饮食不节，痰湿阻滞，情志失调，脾胃虚弱等导致脾胃功能失调，升降失司，胃气壅塞而成的以胸脘痞塞满闷不舒，按之柔软，压之不痛，视之无胀大之形为主要临床特征的一种脾胃病证。西医学中的慢性胃炎、胃神经官能症、胃下垂、消化不良等疾病，当出现以胃脘部痞塞、满闷不舒为主要表现时，可参考本部分辨证论治。

（一）临床表现

本病证以自觉胃脘痞塞、满闷不舒为主要临床表现，其痞按之柔软，压之不痛，视之无胀大之形。常伴有胸膈满闷、饮食减少、得食则胀、嗳气稍舒、大便不调、消瘦等症。发病和加重常与诸如暴饮暴食、恣食生冷粗硬、嗜饮浓茶烈酒、过食辛辣等饮食因素，以及情志、起居、冷暖失调等诱因有关。多为慢性起病，时轻时重，反复发作，缠绵难愈。

（二）诊断

1. 以胃脘痞塞、满闷不舒为主要临床表现，其痞按之柔软，压之不痛，视之无胀大之形。

2. 常伴有胸膈满闷，饮食减少，得食则胀，嗳气则舒等症。

3. 发病和加重常与饮食、情志、起居、冷暖失调等诱因有关。

4. 多为慢性起病，时轻时重，反复发作，缠绵难愈。

5. 胃镜检查、上消化道 X 线检查、胃液分析等的异常，有助于本病的诊断。

（三）辨证论治

1. 辨证要点　辨寒热虚实。①痞满绵绵，得热则舒，遇寒则甚，口淡不渴，苔白，脉沉者，

多为寒；②痞满势急，胃脘灼热，得凉则舒，口苦便秘，口渴喜冷饮，苔黄，脉数者，多为热；③痞满时减复如故，喜揉喜按，不能食或食少不化，大便溏薄，久病体虚者，多属虚；④痞满持续不减，按之满甚或硬，能食便秘，新病邪滞者，多属实。

2. 治疗原则　胃痞的基本病机是脾胃功能失调，升降失司，胃气壅塞。因此，其治疗原则是调理脾胃，理气消痞。实者分别施以泻热、消食、化痰、理气，虚者则重在补益脾胃。对于虚实并见之候，治疗宜攻补兼施，补消并用。治疗中应注意理气不可过用香燥之品，以免耗津伤液，对于虚证，尤当慎重。

（四）分证论治

1. 实痞

（1）邪热内陷：胃脘痞满，灼热急迫，按之满甚，心中烦热，咽干口燥，渴喜饮冷，身热汗出，大便干结，小便短赤，舌红苔黄，脉滑数。

1）治法：泻热消痞，理气开结。

2）方药：大黄黄连泻心汤。方中大黄泻热消痞开结，黄连清泻胃火，使邪热得除，痞气自消。可酌加金银花、蒲公英以助泻热，加枳实、厚朴、木香等以助行气消痞之力。若便秘心烦者，可加全瓜蒌、栀子以宽中开结，清心除烦；口渴欲饮者，可加花粉、连翘以清热生津。

（2）饮食停滞：胃脘痞满，按之尤甚，嗳腐吞酸，恶心呕吐，厌食，大便不调，苔厚腻，脉弦滑。

1）治法：消食导滞，行气消痞。

2）方药：保和丸。方中山楂、神曲、莱菔子消食导滞，半夏、陈皮行气开结，茯苓健脾利湿，连翘清热散结，全方共奏消食导滞、行气消痞之效。若食积较重，脘腹胀满者，可加枳实、厚朴以行气消积；若食积化热，大便秘结者，可加大黄、槟榔以清热导滞通便；若脾虚食积，大便溏薄者，可加白术、黄芪以健脾益气。

（3）痰湿内阻：脘腹痞满，闷塞不舒，胸膈满闷，头重如裹，身重肢倦，恶心呕吐，不思饮食，口淡不渴，小便不利，舌体胖大，边有齿痕，

苔白厚腻，脉沉滑。

1）治法：燥湿化痰，理气宽中。

2）方药：二陈汤合平胃散。方中苍术、半夏燥湿化痰，厚朴、陈皮宽中理气，茯苓、甘草健脾和胃，共奏燥湿化痰、理气宽中之功。可加前胡、桔梗、枳实以助其化痰理气。若气逆不降，噫气不除者，可加旋覆花、代赭石以化痰降逆；胸膈满闷较甚者，可加薤白、石菖蒲、枳实、瓜蒌以理气宽中；咳痰黄稠，心烦口干者，可加黄芩、栀子以清热化痰。

（4）肝郁气滞：胃脘痞满闷塞，脘腹不舒，胸膈胀满，心烦易怒，喜太息，恶心嗳气，大便不爽，常因情志因素而加重，苔薄白，脉弦。

1）治法：疏肝解郁，理气消痞。

2）方药：越鞠丸。方中香附、川芎疏肝理气，活血解郁；苍术、神曲燥湿健脾，消食除痞；栀子泻火解郁。本方为通治气、血、痰、火、湿、食诸郁痞满之剂。若气郁较甚，胀满明显者，可加柴胡、郁金、枳壳，或合四逆散以助疏肝理气；若气郁化火，口苦咽干者，可加龙胆草、川楝子，或合左金丸，以清肝泻火；若气虚明显，神疲乏力者，可加党参、黄芪等以健脾益气。

2. 虚痞

脾胃虚弱：胃脘痞闷，胀满时减，喜温喜按，食少不饥，身倦乏力，少气懒言，大便溏薄，舌质淡，苔薄白，脉沉弱或虚大无力。

（1）治法：健脾益气，升清降浊。

（2）方药：补中益气汤。方中人参、黄芪、白术、甘草等补中益气，升麻、柴胡升举阳气，当归、陈皮理气化滞，使脾气得复，清阳得升，胃浊得降，气机得顺，虚痞自除。若痞满较甚，可加木香、砂仁、枳实以理气消痞，或可选用香砂六君子汤以消补兼施。脾阳虚弱，畏寒怕冷者，可加肉桂、附子、吴茱萸以温阳散寒；湿浊内盛，苔厚纳呆者，可加茯苓、薏苡仁以淡渗利湿；若水饮停胃，泛吐清水痰涎，可加吴茱萸、生姜、半夏以温胃化饮。若属表邪内陷，与食、水、痰相合，或因胃热而过食寒凉，或因寒郁化热而虚实并见，寒热错杂，且出现心下痞满，按之柔软，喜温喜按，呕恶欲吐，口渴心烦，肠鸣下利，舌质淡红，苔白或黄，脉沉弦等症时，可用半夏泻心汤加减，辛开苦降，

寒热并用，补泻兼施；若中虚较甚，则重用炙甘草以补中气，有甘草泻心汤之意；若水热互结，心下痞满，干噫食臭，肠鸣下利者，则加生姜以化饮，则有生姜泻心汤之意。

（五）预防与调摄

对胃痞患者，要重视生活调摄，尤其是饮食与精神方面的调摄。饮食以少食多餐，营养丰富，清淡易消化为原则，不宜饮酒及过食生冷、辛辣食物，切忌粗硬饮食，暴饮暴食，或饥饱无常；应保持精神愉快，避免忧思恼怒及情绪紧张；注意劳逸结合，避免劳累，病情较重时，需适当休息。

二、胃痛

胃痛又称胃脘痛，是由于胃气阻滞、胃络瘀阻、胃失所养、不通则痛导致的以上腹胃脘部发生疼痛为主症的一种脾胃肠病证。现代医学的急性胃炎、慢性胃炎、胃溃疡、胃痉挛、胃下垂、胃黏膜脱垂症、胃神经官能症等疾病，当其以上腹部胃脘疼痛为主要临床表现时，均可参照本部分辨证论治。

（一）临床表现

胃痛的部位在上腹部胃脘处，俗称心窝部。其疼痛的性质表现为胀痛、隐痛、刺痛、灼痛、闷痛、绞痛等，常因病因病机的不同而异，其中尤以胀痛、隐痛、刺痛常见。可有压痛，按之其痛或增或减，但无反跳痛。其痛有呈持续性者，也有时作时止者。其痛常因寒暖失宜、饮食失节、情志不舒、劳累等诱因而发作或加重。本病证常伴有食欲不振、恶心呕吐、吞酸嘈杂等症状。

（二）诊断

1. 上腹胃脘部疼痛及压痛。

2. 常伴有食欲缺乏、胃脘痞闷胀满、恶心呕吐、吞酸嘈杂等胃气失和的症状。

3. 发病常由饮食不节、情志不遂、劳累、受寒等诱因引起。

4. 上消化道 X 线钡剂、胃镜及病理组织学等检查，查见胃、十二指肠黏膜炎症、溃疡等病变，

有助于诊断。

（三）辨证论治

1. **辨寒热**　①寒证：胃痛多见胃脘冷痛，因饮冷受寒而发作或加重，得热则痛减，遇寒则痛增，伴有面色㿠白、口干不渴、舌淡、苔白等症。②热证：胃痛多见胃脘灼热疼痛，进食辛辣燥热食物易于诱发或加重，喜冷恶热，胃脘得凉则舒，伴有口干口渴、大便干结、舌红、苔黄少津、脉数等症。

2. **辨虚实**　①虚证：胃痛多见于久病体虚者，其胃痛隐隐，痛势徐缓而无定处，或摸之莫得其所，时作时止，痛而不胀或胀而时减，饥饿或过劳时易诱发疼痛或致疼痛加重，揉按或得食则疼痛减轻，伴有食少乏力、脉虚等症。②实证：胃痛多见于新病体壮者，其胃痛兼胀，表现胀痛、刺痛，痛势急剧而拒按，痛有定处，食后痛甚，伴有大便秘结、脉实等症。

3. **辨气血**　初痛在气，久痛在血。①胃痛且胀，以胀为主，痛无定处，时痛时止，常由情志不舒引起，伴胸脘痞满，喜叹息，得嗳气或矢气则痛减者，多属气分；②胃痛久延不愈，其痛如刺如锥，持续不解，痛有定处，痛而拒按，伴食后痛增，舌质紫暗，舌下脉络紫暗纡曲者，多属血分。

4. **治疗原则**　胃痛的治疗，以理气、和胃、止痛为基本原则，旨在疏通气机，恢复胃腑和顺通降之性，通则不痛，从而达到止痛的目的。胃痛属实者，治以祛邪为主，根据寒凝、食停、气滞、郁热、血瘀、湿热之不同，分别用温胃散寒、消食导滞、疏肝理气、泄热和胃、活血化瘀、清热化湿诸法；属虚者，治以扶正为主，根据虚寒、阴虚之异，分别用温中益气、养阴益胃之法。虚实并见者，则扶正祛邪之法兼而用之。

（四）分证论治

1. **寒邪客胃**　胃痛暴作，甚则拘急作痛，得热痛减，遇寒痛增，口淡不渴，或喜热饮，苔薄白，脉弦紧。

（1）治法：温胃散寒，理气止痛。

（2）方药：良附丸。良附丸是治疗寒邪客胃、寒凝气滞的基础方。方中高良姜温胃散寒，香附行气止痛。若寒重，或胃脘突然拘急掣痛拒按，甚则隆起如拳状，可加吴茱萸、干姜、丁香、桂枝；若气滞重，可加木香、陈皮；若郁久化热，寒热错杂，可用半夏泻心汤，辛开苦降，寒热并调；若见寒热身痛等表寒证，可加紫苏、生姜，或加香苏散疏风散寒，行气止痛；若兼见胸脘痞闷不食，嗳气呕吐等寒夹食滞症状，可加枳壳、神曲、鸡内金、半夏以消食导滞，温胃降逆；若胃寒较轻，可局部温熨，或服生姜红糖汤即可散寒止痛。

2. **饮食停滞**　暴饮暴食后，胃脘疼痛，胀满不消，疼痛拒按，得食更甚，嗳腐吞酸，或呕吐不消化食物，其味腐臭，吐后痛减，不思饮食或厌食，大便不爽，得矢气及便后稍舒，舌苔厚腻，脉滑有力。

（1）治法：消食导滞，和胃止痛。

（2）方药：保和丸。本方用山楂、神曲、莱菔子消食导滞，健胃下气；半夏、陈皮、茯苓健脾和胃，化湿理气；连翘散结清热，共奏消食导滞和胃之功。本方为治疗饮食停滞的通用方，均可加入谷芽、麦芽、隔山消、鸡内金等味。若脘腹胀甚，可加枳实、厚朴、槟榔行气消滞；若食积化热，可加黄芩、黄连清热泻火；若大便秘结，可合用小承气汤；若胃痛急剧而拒按，大便秘结，苔黄燥，为食积化热成燥，可合用大承气汤通腑泄热，荡积导滞。

3. **肝气犯胃**　胃脘胀满，攻撑作痛，脘痛连胁，胸闷嗳气，喜长叹息，大便不畅，得嗳气、矢气则舒，遇烦恼郁怒则痛作或痛甚，苔薄白，脉弦。

（1）治法：疏肝理气，和胃止痛。

（2）方药：柴胡疏肝散。柴胡疏肝散为疏肝理气之要方。方中柴胡、白芍、川芎、香附疏肝解郁，陈皮、枳壳、甘草理气和中，诸药合用，共奏疏肝理气、和胃止痛之效。若胀重，可加青皮、郁金、木香助理气解郁之功；若痛甚，可加川楝子、延胡索理气止痛；若嗳气频作，可加半夏、旋覆花，亦可用沉香降气散降气解郁。

4. **肝胃郁热**　胃脘灼痛，痛势急迫，喜冷恶热，得凉则舒，心烦易怒，泛酸嘈杂，口干口苦，舌红少苔，脉弦数。

（1）治法：疏肝理气，泄热和中。

（2）方药：丹栀逍遥散合左金丸。方中柴胡、当归、白芍、薄荷解郁柔肝止痛，牡丹皮、栀子清肝泄热，白术、茯苓、甘草、生姜和中健胃。左金丸中黄连清泄胃火，吴茱萸辛散肝郁，以补原方之未备。若为火邪已伤胃阴，可加麦冬、石斛。肝体阴而用阳，阴常不足，阳常有余，郁久化热，易伤肝阴，此时选药应远刚用柔，慎用过分香燥之品，宜选用白芍、香橼、佛手等理气而不伤阴的解郁止痛药，也可与金铃子、郁金等偏凉性的理气药，或与白芍、甘草等柔肝之药配合应用。若火热内盛，灼伤胃络，而见吐血，并出现脘腹灼痛痞满，心烦便秘，面赤舌红，脉弦数有力等症，可用《金匮要略》泻心汤，苦寒泄热，直折其火。

5.瘀血停滞　胃脘疼痛，痛如针刺刀割，痛有定处，按之痛甚，食后加剧，入夜尤甚，或见吐血、黑粪，舌质紫暗或有瘀斑，脉涩。

（1）治法：活血化瘀，理气止痛。

（2）方药：失笑散合丹参饮。方中五灵脂、蒲黄、丹参活血化瘀止痛，檀香、砂仁行气和胃。若痛甚，可加延胡索、三七粉、三棱、莪术，并可加理气之品，如枳壳、木香、郁金；若血瘀胃痛，伴吐血、黑粪时，当辨寒热虚实，参考血证有关内容辨证论治。

6.脾胃湿热　胃脘灼热疼痛，嘈杂泛酸，口干口苦，渴不欲饮，口甜黏浊，食甜食则冒酸水，纳呆恶心，身重肢倦，小便色黄，大便不畅，舌苔黄腻，脉象滑数。

（1）治法：清热化湿，理气和中。

（2）方药：清中汤。方中黄连、栀子清热化湿，半夏、茯苓、白豆蔻健脾祛湿，陈皮、甘草理气和胃。若热盛便秘，加金银花、蒲公英、大黄、枳实。若气滞腹胀，加厚朴、大腹皮。若寒热互结，干噫食臭，心下痞硬，可用半夏泻心汤加减。

7.胃阴亏虚　胃脘隐隐灼痛，似饥而不欲食，口燥咽干，口渴思饮，消瘦乏力，大便干结，舌红少津或光剥无苔，脉细数。

（1）治法：养阴益胃，和中止痛。

（2）方药：益胃汤合芍药甘草汤。方中沙参、麦冬、生地黄、玉竹养阴益胃，芍药、甘草和中缓急止痛。若胃阴亏损较甚，可酌加干石斛；若兼饮食停滞，可加神曲、山楂等消食和胃；若痛甚，可加香橼、佛手；若脘腹灼痛，嘈杂反酸，

可加左金丸；若胃热偏盛，可加生石膏、知母、芦根清胃泄热，或用清胃散；若日久肝肾阴虚，可加山茱萸、玄参滋补肝肾；若日久胃阴虚难复，可加乌梅、山楂肉、木瓜等酸甘化阴。

8.脾胃虚寒　胃痛隐隐，绵绵不休，冷痛不适，喜温喜按，空腹痛甚，得食则缓，劳累或食冷或受凉后疼痛发作或加重，泛吐清水，食少，神疲乏力，手足不温，大便溏薄，舌淡苔白，脉虚弱。

（1）治法：温中健脾，和胃止痛。

（2）方药：黄芪建中汤。方中黄芪补中益气，小建中汤温脾散寒，和中缓急止痛。若泛吐清水较重，可加干姜、吴茱萸、半夏、茯苓等温胃化饮；若寒盛，可用附子理中汤，或大建中汤温中散寒；若脾虚湿盛，可合二陈汤；若兼见腰膝酸软，头晕目眩，形寒肢冷等肾阳虚证，可加附子、肉桂、巴戟天、仙茅，或合用肾气丸、右归丸之类助肾阳以温脾和胃。

（五）预防与调摄

对胃脘痛患者，要重视生活调摄，尤其是饮食与精神方面的调摄。饮食以少食多餐，营养丰富，清淡易消化为原则，不宜饮酒及过食生冷、辛辣食物，切忌粗硬饮食，暴饮暴食，或饥饱无常；应保持精神愉快，避免忧思恼怒及情绪紧张；注意劳逸结合，避免劳累，病情较重时，需适当休息，这样可减轻胃痛和减少胃痛发作，进而达到预防胃痛的目的。

三、呕吐

呕吐是胃失和降、胃气上逆所致的以饮食、痰涎等胃内之物从胃上涌，自口而出为临床特征的一种病证。

（一）临床表现

呕吐的临床表现不尽一致，常有恶心之先兆，其作或有声而无物吐出，或吐物而无声，或吐物伴有声音；或食后即吐，或良久复出；或呕而无力，或呕吐如喷；或呕吐新入之食，或呕吐不消化之宿食，或呕吐涎沫，或呕吐黄绿苦水；呕吐之物有多有少。呕吐常有诱因，如饮食不节、情志不遂、

寒暖失宜及闻及不良气味等因素,皆可诱发呕吐,或使呕吐加重。本病常伴有恶心厌食、胸脘痞闷不舒、吞酸嘈杂等症。呕吐多偶然发生,也有反复发作者。

(二)诊断

1. 具有饮食、痰涎、水液等胃内之物从胃中上涌,自口而出的临床特征。也有干呕无物者。

2. 常伴有脘腹不适、恶心纳呆、泛酸嘈杂等胃失和降之症。

3. 起病或缓或急,常先有恶心欲吐之感,多由饮食、情志、寒温不适,闻及不良气味等因素诱发,也有由服用化学药物、误食毒物所致者。

4. 上消化道 X 线钡剂检查、胃镜检查、呕吐物的实验室检查等,有助于脏腑病变的诊断。

(三)辨证论治

1. 辨虚实　《景岳全书·呕吐》曾谓:"呕吐一证,最当详辨虚实。实者有邪,去其邪则愈;虚者无邪,则全由胃气之虚也。所谓邪者,或暴伤寒凉,或暴伤饮食,或因胃火上冲,或因肝气内逆,或以痰饮水气聚于胸中,或以表邪传里,聚于少阳、阳明之间,皆有呕证,此皆呕之实邪也。所谓虚者,或其本无内伤,又无外感,而常为呕吐者,此即无邪,必胃虚也。或遇微寒,或遇微劳,或遇饮食少有不调,或肝气微逆,即为呕吐者,总胃虚也。凡呕家虚实,皆以胃气为言。"实证呕吐多由外邪、饮食、情志所伤,起病较急,常突然发生,病程较短,呕吐量多,呕吐如喷,吐物多酸腐臭秽,或伴表证,脉实有力。虚证呕吐,常因脾胃虚寒、胃阴不足所致,起病缓慢,或见于病后,病程较长,吐物不多,呕吐无力,吐物酸臭不甚,常伴有精神萎靡,倦怠乏力等虚弱证候,脉弱无力。

2. 辨呕吐物　吐出物常能直接反映病因、病变的脏腑以及寒热虚实,所以临证时应仔细询问,亲自观察呕吐物。若呕吐物酸腐难闻,多为食积化热;吐黄水苦水,多为胆热犯胃;吐酸水绿水,多为肝气犯胃;吐痰浊涎沫,多为痰饮停胃;泛吐清水,多为胃中虚寒,或有虫积;只呕吐少量黏沫,多属胃阴不足。

3. 辨应止应吐　临症见呕吐患者,并非都要止呕,应区别不同情况,给予正确处理。一般来说,呕吐一证,多为病理反应,可用降逆止呕之剂,在祛除病因的同时,和胃止呕,而收邪去呕止之效。但若属人体自身祛除有害物质的一种保护性反应,如胃中有食积、痰饮、痈脓而致呕吐者,此时不应止呕,待有害物质排除,再辨证治疗;若属误食毒物所致的呕吐,应按中毒治疗,这类呕吐应予解毒,并使邪有出路,邪去毒解则呕吐自止,止呕则留邪,于机体有害。若属服药不当产生的毒性反应,则应减量或停药,除非呕吐剧烈,否则亦不必止呕。

4. 辨可下与禁下　呕吐之病,一般不宜用下法,呕吐可排除痈脓等有害物质,遇此种呕吐,或可涌吐,而不宜下;兼表邪者,下之则邪陷入里,不宜下;脾胃虚者,下之则伤脾胃,不宜下;若胃中无有形实邪,也不宜下,否则徒伤胃气,故仲景有"病人欲吐者,不可下之"之戒。若确属胃肠实热,大便秘结,腑气不通,而致浊气上逆,气逆作呕者,可用下法,通其便,折其逆,使浊气下降,呕吐自止。如《金匮要略·呕吐哕下利病脉证治》曰:"哕而腹满,视其前后,知何部不利,利之即愈","食已即吐者,大黄甘草汤主之"。可见呕吐原则上禁下,但在辨证上有灵活性,应辨证论治。

5. 治疗原则　根据呕吐胃失和降、胃气上逆的基本病机,其治疗原则为和胃降逆止呕。但应分虚实辨证论治,实者重在祛邪,施以解表、消食、化痰、理气之法,辅以和胃降逆之品以求邪去胃安呕止之效;虚者重在扶正,施以益气、温阳、养阴之法,辅以降逆止呕之药,以求正复胃和呕止之功;虚实并见者,则予攻补兼施。

(四)分证论治

1. 实证

(1)外邪犯胃:呕吐食物,吐出有力,突然发生,起病较急,常伴有恶寒发热,胸脘满闷,不思饮食,舌苔白,脉濡缓。

1)治法:疏邪解表,和胃降逆。

2)方药:藿香正气散。方中藿香、紫苏、白芷芳香化浊,疏邪解表;厚朴、大腹皮理气除满;

白术、茯苓、甘草健脾化湿；陈皮、半夏和胃降逆，共奏疏邪解表、和胃降逆止呕之功。若风邪偏重，寒热无汗，可加荆芥、防风以疏风散寒；若见胸闷、腹胀、嗳腐，为兼食滞，可加鸡内金、神曲、莱菔子以消积化滞；若身痛、腰痛、头身困重、苔厚腻，为兼外湿，可加羌活、独活、苍术以除湿健脾；若暑邪犯胃，身热汗出，可用新加香薷饮以解暑化湿；若秽浊犯胃，呕吐甚剧，可吞服玉枢丹以辟秽止呕；若风热犯胃、头痛身热，可用银翘散去桔梗之升提，加陈皮、竹茹疏风清热，和胃降逆。

（2）饮食停滞：呕吐物酸腐，脘腹胀满拒按，嗳气厌食，得食更甚，吐后反快，大便或溏或结，气味臭秽，苔厚腻，脉滑实。

1）治法：消食化滞，和胃降逆。

2）方药：保和丸。方中神曲、山楂、莱菔子消食化滞，陈皮、半夏、茯苓和胃降逆，连翘清散积热。尚可加谷芽、麦芽、鸡内金等消食健胃；若积滞化热，腹胀便秘，可用小承气汤以通腑泄热，使浊气下行，呕吐自止；若食已即吐，口臭干渴，胃中积热上冲，可用竹茹汤清胃降逆；若误食不洁、酸腐食物，而见腹中疼痛，胀满欲吐而不得，可因势利导，用压舌板探吐祛邪。

（3）痰饮内停：呕吐物多为清水痰涎，胸脘满闷，不思饮食，头眩心悸，或呕而肠鸣，苔白腻，脉滑。

1）治法：温化痰饮，和胃降逆。

2）方药：小半夏汤合苓桂术甘汤。方中生姜、半夏和胃降逆，茯苓、桂枝、白术、甘草温脾化饮。尚可加吴茱萸、陈皮温脾燥湿以化饮。若气滞腹痛，可加厚朴、枳壳行气除满；若脾气受困，脘闷不食，可加砂仁、白豆蔻、苍术开胃醒脾；若痰浊蒙蔽清阳，头晕目眩，可用半夏白术天麻汤以健脾燥湿，化痰息风；若痰郁化热，烦闷口苦，可用黄连温胆汤以清热化痰，和胃止呕；若胃脘胀满，胃中有振水声，可暂加甘遂细末0.5g，装入胶囊，早晨空腹温开水冲服，每天1次，连用2～3天。

（4）肝气犯胃：呕吐吞酸，嗳气频作，胸胁胀满，烦闷不舒，每因情志不遂而呕吐吞酸更甚，舌边红，苔薄白，脉弦。

1）治法：疏肝理气，和胃止呕。

2）方药：四逆散合半夏厚朴汤。方中柴胡、枳壳、白芍疏肝理气，厚朴、紫苏行气开郁，半夏、茯苓、生姜、甘草和胃降逆止呕。尚可加橘皮、旋覆花、竹茹、炙枇杷叶等以增强和胃降逆之力；若气郁化火，心烦咽干，口苦吞酸，可合左金丸以清热止呕；若兼腑气不通，大便秘结，可用大柴胡汤清热通腑；若气滞血瘀，胁肋刺痛，可加丹参、郁金、当归、延胡索等活血化瘀止痛。

2. 虚证

（1）脾胃虚弱：饮食稍有不慎，或稍有劳倦，即易呕吐，时作时止，胃纳不佳，脘腹痞闷，口淡不渴，面白少华，倦怠乏力，舌质淡，苔薄白，脉濡弱。

1）治法：益气健脾，和胃降逆。

2）方药：香砂六君子汤。方中人参、茯苓、白术、甘草健脾益气，砂仁、木香理气和中，陈皮、半夏和胃降逆。尚可加丁香、吴茱萸以和胃降逆。若脾阳不振，畏寒肢冷，可加干姜、附子，或用附子理中丸温中健脾；若胃虚气逆，心下痞硬，噫气频发，可用旋覆代赭汤降逆止呕；若中气大亏，少气乏力，可用补中益气汤补中益气；若病久及肾，肾阳不足，腰膝酸软，肢冷汗出，可用附子理中汤加肉桂、吴茱萸等温补脾肾。

（2）胃阴不足：呕吐反复发作，但呕吐量不多，或仅吐唾涎沫，时作干呕，口燥咽干，胃中嘈杂，似饥而不欲食，舌红少津，脉细数。

1）治法：滋养胃阴，和胃降逆。

2）方药：麦门冬汤。方中人参、麦冬、粳米、甘草滋养胃阴，半夏降逆止呕，大枣补脾和胃生津。若阴虚甚，五心烦热，可加石斛、花粉、知母养阴清热；若呕吐较甚，可加橘皮、竹茹、枇杷叶以降逆止呕；若阴虚便秘，可加火麻仁、瓜蒌仁、白蜜润肠通便。

（五）转归预后

一般来说，呕吐实证，病程短，病情轻，易治愈；虚证及虚实并见者，则病程长，病情重，反复发作，时作时止，较为难治。若失治误治，由轻转重，久病久吐，脾胃衰败，化源不足，易生变证。所以，呕吐应及时诊治，防止后天之本受损。

（六）预防与调摄

避免风寒暑湿之邪或秽浊之气的侵袭，避免精神刺激，避免进食腥秽之物，不可暴饮暴食，忌食生冷辛辣香燥之晶。呕吐剧烈者，应卧床休息，注意侧卧。

附 1：吐酸

吐酸是指胃中酸水上泛的症状，又称泛酸，若随即咽下，称为吞酸；若随即吐出，称为吐酸。可单独出现，但常与胃痛、痞满兼见。《素问·至真要大论篇》曰："诸呕吐酸，暴注下迫，皆属于热"，认为本病证多属热。《证治汇补·吞酸》曰："大凡积滞中焦，久郁成热，则本从火化，因而作酸者，酸之热也；若寒客犯胃，顷刻成酸，本无郁热，因寒所化者，酸之寒也"，说明吐酸不仅有热，而且也有寒，并与胃有关。《寿世保元·吞酸》曰："夫酸者肝木之味也，由火盛制金，不能平木，则肝木自甚，故为酸也"，又说明吐酸与肝木有关。本证有寒热之分，以热证居多，属热者，多由肝郁化热，胃失和降所致；因寒者，多因肝气犯胃，脾胃虚弱而成。但总以肝气犯胃为基本病机。

（1）热证：吞酸时作，嗳腐气秽，胃脘闷胀，两胁胀满，心烦易怒，口干口苦，咽干口渴，舌红苔黄，脉弦数。

治法：清肝泻火，和胃降逆。

方药：左金丸加味。可加黄芩、栀子以清肝泄热，加乌贼骨、瓦楞子以制胃酸。

（2）寒证：吐酸时作，嗳气酸腐，胸脘胀闷，喜唾涎沫，饮食喜热，四肢不温，大便溏泄，舌淡苔白，脉沉迟。

治法：温中散寒，降逆制酸。

方药：香砂六君子汤加吴茱萸。可加苍术、藿香化湿醒脾。

附 2：嘈杂

嘈杂是指胃中空虚，似饥非饥，似辣非辣，似痛非痛，莫可名状，时作时止的病症，可单独出现，又常与胃痛、吐酸兼见。本证始见于《丹溪心法·嘈杂》，其曰："嘈杂，是痰因火动，治痰为先。"又说："食郁有热。"《景岳全书·嘈杂》谓："嘈杂一证，或作或止，其为病也，则腹中空空，若无一物，似饥非饥，似辣非辣，似痛非痛，而胸膈懊憹，莫可名状，或得食而暂止，或食已而复嘈，或兼恶心，而渐见胃脘作痛。"其病因常有胃热、胃虚、血虚之不同。

（1）胃热：嘈杂而兼恶心吐酸，口渴喜冷，口臭心烦，脘闷痰多，多食易饥，或似饥非饥，舌红苔黄干，脉滑数。

治法：清胃泻火，和胃化痰。

方药：温胆汤。热盛者可加黄连、栀子清热和胃。

（2）胃虚：嘈杂时作时止，口淡无味，食后腹胀，体倦乏力，不思饮食，舌淡脉虚。

治法：健脾和胃。

方药：四君子汤加山药、草豆蔻。若气滞较甚，可用香砂六君子汤；若胃阴不足，饥不欲食，大便干结，可用益胃汤益胃养阴。

（3）血虚：嘈杂而兼面白唇淡，心悸头晕，失眠多梦，舌质淡，脉细弱。

治洁：益气养血，补益心脾。

方药：归脾汤。

四、呃逆

呃逆是指因饮食不当、情志不遂、受凉等原因导致胃气上逆动膈，以气逆上冲，喉间呃呃连声，声短而频，令人不能自止为主要临床表现的病证。呃逆古称"哕"，又称"哕逆"。

现代医学中的单纯性膈肌痉挛即属呃逆。而胃肠神经官能症、胃炎、胃扩张、胃癌、肝硬化晚期、脑血管病、尿毒症，以及胃、食管手术后等其他疾病所引起的膈肌痉挛，均可参考本部分辨证论治。

（一）临床表现

呃逆的主要表现是喉间呃呃连声，声音短促，频频发出，患者不能自制。临床所见以偶发者居多，为时短暂，多在不知不觉中自愈；有的则屡屡发生，持续时间较长。呃声有高有低，间隔有疏有密，声出有缓有急。本病常伴胸膈痞闷,胃脘嘈杂灼热,嗳气等症。

（二）诊断

1. 临床表现以喉间呃呃连声,声短而频,令人不能自止为主症。

2. 常伴胸膈痞闷,胃脘嘈杂灼热,嗳气,情绪不安等症。

3. 多有饮食不当、情志不遂、受凉等诱发因素,起病较急。

4. 呃逆控制后,进行胃肠 X 线钡剂及胃镜等检查,有助于诊断。

（三）辨证论治

1. 辨病情轻重　呃逆有轻重之分,轻者多不需治疗,重者才需治疗,故需辨识。若属一时性气逆而作,无反复发作史,无明显兼证,则属轻者;若呃逆反复发作,持续时间较长,兼证明显,或出现在其他急慢性疾病过程中,则属较重者,需要治疗。若年老正虚,重病后期及急危患者,呃逆时断时续,呃声低微,气不得续,饮食难进,脉细沉弱,则属元气衰败、胃气将绝之危重证。

2. 辨寒热虚实　呃声沉缓有力,胃脘不舒,得热则减,遇寒则甚,面青肢冷,舌苔白滑,多为寒证;呃声响亮,声高短促,胃脘灼热,口臭烦渴,面色红赤,便秘溲赤,舌苔黄厚,多为热证;呃声时断时续,呃声低长,气出无力,脉虚弱者,多为虚证;呃逆初起,呃声响亮,声频有力,连续发作,脉实者,多属实证。

3. 治疗原则　呃逆一证,总由胃气上逆动膈而成,故治疗原则为理气和胃、降逆止呃,并在分清寒热虚实的基础上,分别施以祛寒、清热、补虚、泻实之法。对于重危病证中出现的呃逆,急当救护胃气。

（四）分证论治

1. 实证

（1）胃中寒冷:呃声沉缓有力,胸膈及胃脘不舒,得热则减,遇寒则甚,进食减少,口淡不渴,舌苔白,脉迟缓。

1）治法:温中散寒,降逆止呃。

2）方药:丁香散。方中丁香、柿蒂降逆止呃,高良姜、甘草温中散寒。若寒气较重,胸脘胀痛,加吴茱萸、肉桂、乌药散寒降逆;若寒凝食滞,脘闷嗳腐,加莱菔子、槟榔、半夏行气导滞;若寒凝气滞,脘腹痞满,加枳壳、厚朴、陈皮;若气逆较甚,呃逆频作,加刀豆子、旋覆花、代赭石以理气降逆;若外寒致呃,可加紫苏、生姜。

（2）胃火上逆:呃声洪亮有力,冲逆而出,口臭烦渴,多喜饮冷,脘腹满闷,大便秘结,小便短赤,苔黄燥,脉滑数。

1）治法:清热和胃,降逆止呃。

2）方药:竹叶石膏汤。方中竹叶、生石膏清泻胃火,人参(易沙参)、麦冬养胃生津,半夏和胃降逆,粳米、甘草调养胃气。可加竹茹、柿蒂以助降逆止呃之力。若腑气不通,痞满便秘,可用小承气汤通腑泄热,亦可再加丁香、柿蒂,使腑气通,胃气降,呃逆自止。若胸膈烦热,大便秘结,可用凉膈散。

（3）气机郁滞:呃逆连声,常因情志不畅而诱发或加重,胸胁满闷,脘腹胀满,纳减嗳气,肠鸣矢气,苔薄白,脉弦。

1）治法:顺气解郁,降逆止呃。

2）方药:五磨饮子。方中木香、乌药解郁顺气,枳壳、沉香、槟榔宽中行气。可加丁香、代赭石降逆止呃,川楝子、郁金疏肝解郁。若心烦口苦,气郁化热,加栀子、黄连泄肝和胃;若气逆痰阻,昏眩恶心,可用旋覆代赭汤降逆化痰;若痰涎壅盛,胸胁满闷,便秘,苔浊腻,可用礞石滚痰丸泻火逐痰;若瘀血内结,胸胁刺痛,久呃不止,可用血府逐瘀汤活血化瘀。

2. 虚证

（1）脾胃阳虚:呃声低长无力,气不得续,泛吐清水,脘腹不舒,喜温喜按,面色㿠白,手足不温,食少乏力,大便溏薄,舌质淡,苔薄白,脉细弱。

1）治法:温补脾胃,和中降逆。

2）方药:理中汤。方中人参、白术、甘草甘温益气,干姜温中散寒。可加吴茱萸、丁香温胃平呃。若内寒重,可加附子、肉桂;若嗳腐吞酸,夹有食滞,可加神曲、麦芽;若脘腹胀满,脾虚气滞,可加香附、木香;若呃声难续,气短乏力,中气大亏，可用补中益气汤；若病久及肾，肾失摄纳，腰膝酸软，呃声难续，可依据肾阴虚、肾阳虚而用金匮肾气丸、七味都气丸。

（2）胃阴不足：呃声短促而不得续，口干咽燥，烦躁不安，不思饮食，或食后饱胀，大便干结，舌质红，苔少而干，脉细数。

1）治法：益胃养阴，和胃止呃。

2）方药：益胃汤。方中沙参、麦冬、玉竹、生地黄甘寒生津，滋养胃阴。可加炙枇杷叶、柿蒂、刀豆子以助降逆止呃之力。若神疲乏力，气阴两虚，可加人参、白术、山药；若咽喉不利，胃火上炎，可用麦门冬汤；若日久及肾，腰膝酸软，五心烦热，肝肾阴虚，相火挟冲气上逆，可用大补阴丸加减。

（五）预防与调摄

应保持精神舒畅，避免过喜、暴怒等精神刺激；注意避免外邪侵袭；饮食宜清淡，忌食生冷、辛辣，避免饥饱失常。发作时应进食易消化饮食，半流饮食。

五、胃癌

胃癌是由于正气内虚，加之饮食不节、情志失调等原因引起的，以气滞、痰湿、瘀血蕴结于胃，胃失和降为基本病机，以脘部饱胀或疼痛、纳呆、消瘦、黑粪、脘部积块为主要临床表现的一种恶性疾病。

胃癌在中医学中属于"噎膈""反胃""癥瘕""积聚""伏梁""心腹痞""胃脘痛"的范畴。《素问·通评虚实论》曰："隔塞闭绝，上下不通"。《金匮要略·呕吐哕下利病脉证治》说："脉弦者，虚也，胃气无余，朝食暮吐，变为胃反。"而更多的学者则以为古人所谓"心之积"的"伏梁"，在很大程度上就是现今部分胃肿瘤的临床表现。如《素问·腹中论》说："病有少腹盛，上下左右皆有根……病名伏梁……裹大脓血，居肠胃之外，不可治，治之每切按之致死"。《难经·五十六难》又说："心之积，名曰伏梁，起脐上，大如臂，上至心下，久不愈，令人病烦心。"这种从脐上到心下的上腹部包块，很像现今的胃癌。在治法和方药方面，武威出土的《武威汉代医简》还专门载有"治伏

梁方"，本方主治脘腹痞满肿块等症，也可能是治疗胃部肿瘤最古老的方剂之一。《金匮要略·呕吐哕下利病脉证治》的治疗胃反呕吐的大半夏汤，《伤寒论》治疗心下痞硬、噫气不除的旋覆代赭汤，《医部全录》记载的华佗胃反为病方（雄黄、珍珠、丹砂、朴硝），《本草纲目》治疗噎膈反胃方（硇砂、槟榔）等治疗方药，对现今的临床与实验研究仍有参考价值。

胃癌是中西医学共同的疾病名称，西医学对胃癌按组织学分类，分为腺癌、未分化癌、黏液癌、特殊类型癌（包括腺鳞癌、鳞状细胞癌、类癌等）。胃癌可发生于胃的任何部位，但50%以上见于胃窦部，尤其是沿小弯侧，其次是贲门，再次为胃底及胃体等部位。胃癌、胃部其他肿瘤可参照本部分进行辨证论治。

（一）病因病机

迄今为止，胃癌病因尚未完全明了。但根据患者的起病经过及临床表现，可知本病的发生与正气虚损和邪毒入侵有比较密切的关系。

1.饮食不节　如烟酒过度或恣食辛香燥热、熏制、腌制、油煎之品，或霉变、不洁之食物等，使脾失健运，不能运化水谷精微，气滞津停，酿湿生痰；或过食生冷，伤败脾胃之阳气，不能温化水饮，则水湿内生。

2.情志失调　如忧思伤脾，脾失健运，则聚湿生痰；或郁怒伤肝，肝气郁结，克伐脾土，脾伤则气结，水湿失运。

3.正气内虚　如有胃痛、痞满等病证者，久治未愈，正气亏虚，痰瘀互结而致本病。或因年老体虚及其他疾病久治不愈，正气不足，脾胃虚弱，复因饮食失节、情志失调等因素，使痰瘀互结为患，而致本病。

本病发病一般较缓，患者早期可无任何症状，或以胃脘疼痛、嗳气作胀、胃纳不佳、大便色黑等为首发症状。病位在胃，但与肝、脾、肾等脏关系密切，因三脏之经脉均循行于胃：胃与脾相表里，脾为胃行其津液，若脾失健运则酿湿生痰，阻于胃腑；胃气以降为顺，以通为用，其和降有赖于肝气之条达，肝失条达则胃失和降，气机郁滞，进而可以发展为气滞血瘀，日久形成积块；中焦

脾胃有赖肾之元阴、元阳的濡养、温煦，若肾阴不足，失于濡养，胃阴不足，胃失濡润可发为胃癌，或肾阳不足，脾胃失于温煦，虚寒内生，阳气不足无以化气行水，则气滞、痰阻、瘀血变证丛生。初期痰气交阻、痰湿凝滞为患，以标实为主；久病则本虚标实，本虚以胃阴亏虚、脾胃虚寒和气血两虚为主，标实则以痰瘀互结多见。

（二）临床表现

本病以脘部饱胀或疼痛、纳呆、消瘦、黑粪、脘部积块为中心证候。

1.脘部饱胀或疼痛与饮食无明显关系，药物治疗疼痛缓解不明显。偶有疼痛呈一定规律或用药有一定疗效者，但随病情发展，疼痛加剧而无规律。

2.纳呆、消瘦早期即可出现，厌食油腻，消瘦进展迅速，常伴气血亏损、面白浮肿等症。

3.黑粪多时断时续或呈持续性，少数出血较多者可伴有呕血，大量出血者可出现气随血脱证候。

4.脘部积块出现较晚，可扪及边缘不整齐、质硬的肿块，疼痛拒按，肿块位于贲门者则有吞咽困难或呃逆，位于幽门部者可出现反胃。晚期痰瘀流注于左颈窝或左腋，可出现如栗子或花生米大小的痰核，质硬压痛。

胃癌转移出现相应转移病灶的临床症状，如肝大、黄疸、腹水、前列腺上部坚硬肿块、卵巢肿大等。

（三）诊断要点

凡有下列情况者，应高度警惕，并及时进行胃肠 X 线钡剂检查、胃镜和活组织病理检查，以明确诊断。

1.40 岁以后开始出现中上腹不适或疼痛，无明显节律性并伴明显食欲不振和消瘦者。

2.胃溃疡患者，经严格内科治疗而症状仍无好转者。

3.慢性萎缩性胃炎伴有肠上皮化生及轻度不典型增生患者，经内科治疗无效者。

4.胃镜检查显示胃息肉＞2cm 者。

5.中年以上患者，出现不明原因贫血、消瘦和粪便隐血持续阳性者。

（四）辨证论治

1.辨证候虚实　胃癌的发生与正气内虚、痰气交阻、痰湿凝滞，痰瘀互结有密切关系。胃癌早期，多见痰气交阻、痰湿凝结之证，以邪实为主；中晚期则多见痰瘀互结、胃阴亏虚、脾胃虚寒、气血两虚等本虚标实而以正虚为主之症。临床上多病情复杂，虚实互见。

2.辨胃气有无　食欲尚可、舌苔正常、面色荣润、脉搏从容和缓是有胃气之象，病情尚浅，预后较好；反之，则胃气衰败，病情重，预后不良。《中藏经·论胃虚实寒热生死逆顺》说："胃者，人之根本也。胃气壮，五脏六腑皆壮……胃气绝，则五日死。"胃气的虚实，关系着人体之强弱，甚至生命之存亡。

3.辨危候　晚期可见大量吐血、便血、昏迷等危候。

4.治疗原则　本病多由气、痰、湿、瘀互结所致，故理气、化痰、燥湿、活血化瘀是本病主要治标之法；后期出现胃热伤阴、脾胃虚寒、气血两虚者，则应标本兼顾，扶正与祛邪并进。本病病位在胃，多有脾胃气机阻滞，气化不利，运化无权，在治疗中应始终重视顾护脾胃，勿损正气，也是应遵从的治疗原则。这一点对中晚期患者和放化疗患者更为重要。只有胃气得充。脾气得健，才能使气血生化有源，也才能助药以祛邪。但补虚时，用药也不可过于滋腻，以免呆滞脾胃，应在辨证论治的基础上，结合选用具有抗癌作用的中草药。

（五）分证论治

1.痰气交阻　胃脘满闷作胀或痛，窜及两胁，呃逆，呕吐痰涎，纳呆，厌油腻，苔白腻，脉弦滑。

（1）治法：理气化痰。

（2）方药：开郁至神汤。方中人参、白术、茯苓、陈皮健脾理气，脾气健则气机运行正常，痰湿无从内生；香附、当归、柴胡调和肝脾之气血，理气化痰；佐以苦寒的栀子以解痰气交阻郁久之热，以泻火除烦，清热利湿；甘草调和诸药。可加半夏、天南星以助化痰之力；闷胀，疼痛明显者，可加厚朴、郁金以行气活血定痛；呕吐痰涎者，可加半夏、旋覆花以和胃降逆。

2. 痰湿凝滞　胃脘满闷，面黄虚胖，呕吐痰涎，腹胀便溏，痰核累累，舌淡滑，苔滑腻。

（1）治法：燥湿化痰。

（2）方药：导痰汤。以祛痰降逆的二陈汤为基础，加入理气宽胀的枳壳，祛风涤痰的天南星，共呈祛风涤痰功效。方中天南星、半夏燥湿祛痰力量颇强，故本方是强有力的祛痰剂。若伴腹胀、便溏，可加猪苓、泽泻、苍术以利水渗湿，健脾理气。

3. 瘀血内结　胃脘刺痛而拒按，痛有定处，或可扪及腹内积块，腹满不食，或呕吐物如赤豆汁样，或黑粪如柏油样，或左颈窝有痰核，形体日渐消瘦，舌质紫黯或有瘀点，脉涩。

（1）治法：活血化瘀，行气止痛。

（2）方药：膈下逐瘀汤。方中桃仁、红花、当归、川芎、牡丹皮、赤芍、延胡索、五灵脂活血化瘀止痛；香附、乌药、枳壳疏肝理气，取气行则血行之意；甘草调和诸药。可加三棱、莪术破结行瘀，但有呕血或黑粪者，应注意把握活血药物的种类和剂量，可配伍白及、仙鹤草、地榆、槐花以止血；加海藻、瓜蒌化痰软坚；加沙参、麦冬、白芍滋阴养血。吞咽梗阻，腹满不食者，也可改用通幽汤破结行瘀，滋阴养血。

4. 胃热伤阴　胃脘部灼热，口干欲饮，胃脘嘈杂，食后剧痛，进食时可有吞咽哽噎难下，甚至食后即吐，纳差，五心烦热，大便干燥，形体消瘦，舌红少苔，或舌黄少津，脉细数。

（1）治法：清热养阴，益胃生津。

（2）方药：竹叶石膏汤。方中用竹叶、石膏辛凉甘寒，清胃之热；人参、麦冬益气生津；半夏降逆下气，其性虽温，但配于清热生津药中，则温燥之性去而降逆之用存，不仅无害，且能转输津液，活动脾气，使人参、麦冬生津而不腻滞；配甘草、粳米扶助胃气，又可防石膏寒凉伤胃。若大便干结难解，加火麻仁、郁李仁润肠通便。

5. 脾胃虚寒　胃脘隐痛，喜温喜按，腹部可触及积块，朝食暮吐，或暮食朝吐，宿食不化，泛吐清涎，面色㿠白，肢冷神疲，面部、四肢浮肿，便溏，大便可呈柏油样，舌淡而胖，苔白滑润，脉沉缓。

（1）治法：温中散寒，健脾和胃。

（2）方药：理中汤。人参大补元气；干姜温中散寒；白术、甘草健脾益气，共奏健脾温中之效。可加丁香、吴茱萸温胃降逆止吐。若肢冷、呕吐、便溏等虚寒症状明显者，可加肉桂、附子即桂附理中汤，以增力口温阳补虚散寒之力。全身浮肿者，可合真武汤以温阳化气利水。便血者，可合黄土汤温中健脾，益阴止血。

6. 气血两亏　胃脘疼痛绵绵，全身乏力，心悸气短，头晕目眩，面色无华，虚烦不眠，自汗盗汗，面浮肢肿，或可扪及腹部积块，或见便血，纳差，舌淡苔白，脉沉细无力。

（1）治法：益气养血。

（2）方药：十全大补汤。该方以四君子汤补气健脾，以四物汤补血调肝，在此基础上更配伍黄芪益气补虚、肉桂补元阳、暖脾胃，共奏气血双补、补虚暖中之效。此证型多属胃癌晚期，以虚为主，气血两亏，不任攻伐，当以救后天生化之源、顾护脾胃之气为要，待能稍进饮食与药物，再适当配合行气、化痰、活血等攻邪之药，且应与补益之品并进，或攻补两法交替使用。若气血亏虚损及阴阳，致阴阳俱虚，阳竭于上而水谷不入，阴竭于下而二便不通，则为阴阳离决之危候，当积极救治。

经现代药理及临床研究，已筛选出一些较常用的抗胃癌及其他消化道肿瘤的中药，如清热解毒类的白花蛇舌草、半枝莲、菝葜、肿节风、藤梨根、拳参、苦参、野菊花、野葡萄藤等；活血化瘀类的鬼箭羽、丹参、虎杖、三棱、莪术、铁树叶等；化痰散结类的牡蛎、海蛤、半夏、瓜蒌、石菖蒲等；利水渗湿类的防己、泽泻等。上述这些具有一定抗癌作用的药物，可在辨证论治的基础上，结合胃癌的具体情况，酌情选用。

晚期出现合并症及转移，可参见有关章节，辨证论治。病情危重者还应中西医结合积极救治。

（六）转归预后

胃癌早期以邪实为主，如痰气交阻、瘀血内阻，可用理气化痰、活血化瘀之药以消除邪实，并采取中西医结合的治法，部分患者病情可缓解，但也有部分患者转为胃热阴伤、脾胃虚寒、气血两虚，出现正虚邪盛之势。

胃癌患者的预后一般较差，但如能早期诊断和治疗，尤其是中西医结合治疗，不少患者病情可缓解。晚期胃癌可合并肝大、黄疸、大量便血、呕血或转为鼓胀等，均为危重难治之证，预后不良。近年来，对晚期胃癌患者开展中西医结合综合治疗，用中药积极扶正培本，适当辅以攻邪，使不少患者的生存期得到延长。

（七）预防与调摄

养成良好的饮食习惯，如按时进餐，不食过烫、过冷、过辣、变质食物，少吃或不吃油炸、腌熏食品，细嚼慢咽，戒除烟酒；多食新鲜瓜果蔬菜、豆类，适当配置一定数量的粗杂粮。既病之后，应注意精神护理，使患者增强战胜疾病的信心，积极配合各种治疗。饮食应尽量做到色香味佳，富于营养又品种多样，如奶类、鱼、肉末、果汁等，有吞咽困难者应进食半流质或流质饮食，少食多餐。呕吐不能进食者，应适当补充液体、能量和维生素，以维持生命之必需。

六、名中医治疗胃病的经验

（一）刘嘉湘治疗胃癌的经验

刘嘉湘（1934年至今），男，汉族，福建省福州市人。国医大师。上海中医药大学附属龙华医院肿瘤科主任、教授、主任医师、博士生导师。

著作：发表学术论文98篇，主要有《中医扶正法在恶性肿瘤治疗中的应用》《中西医结合防治肿瘤方法与途径探讨》《蟾酥膏用于恶性肿瘤止痛的临床观察》等，主编《实用中医肿瘤手册》《现代中医药应用及研究大系——肿瘤科分册》《中国中医秘方大全肿瘤科分卷》《中医防治癌瘤荟萃》4部著作。

1. 病因病机　刘嘉湘教授认为胃癌的病机，多为忧思过度，情志不遂，饮食不节，损伤脾胃，运化失司，痰湿内生，气结痰凝所致。病久常可因气机郁滞，血行失畅，而致瘀血内结；脾胃损伤，宿谷不化，积而化热，耗伤胃阴，亦可因气郁日久化火伤阴；脾虚日久则可耗气伤阳，以致

脾胃阳气虚，日久损伤肾阳。故产生噎膈反胃之证，有气结、瘀血、热结、食积及脾胃虚寒之证。但气滞可出现在胃癌的任何阶段，痰气交阻大多出现在胃癌的中晚期，热结伤阴多见于胃癌晚期。

2. 辨证论治　刘嘉湘教授根据患者临床症状，将本病分为6个证型，分别为肝胃不和、瘀毒内阻、脾虚痰湿、脾胃虚寒、胃热伤阴、气血两虚。

（1）肝胃不和：胃脘胀满不适，或脘胁疼痛，嗳气陈腐，呕吐，心烦胸闷，纳谷不馨，脉弦细，舌苔薄白，多见于胃癌早期。

1）治法：疏肝和胃，降逆止痛。

2）代表方：柴胡疏肝散加减。

（2）瘀毒内阻：胃脘刺痛拒按，痛有定处，触及肿物，质硬，脘胀纳呆，呕血便血，肌肤甲错，脉细弦或涩，舌质紫暗或有瘀点。

1）治法：活血化瘀，清热解毒。

2）代表方：膈下逐瘀汤加减。

（3）脾虚痰湿：脘腹胀痛，泛吐痰涎，口淡无味，腹胀便溏，脉弦滑或濡滑，舌苔白腻，舌淡红。本证可见于胃癌各期或胃底癌累及贲门。

1）治法：健脾理气，化痰和胃。

2）代表方：香砂六君子汤加减。

（4）脾胃虚寒：胃脘隐痛，喜按喜温，或朝食暮吐，面色苍白，肢冷神疲，便溏，下肢浮肿，脉沉细或濡细，舌质淡胖，苔白滑润。

1）治法：温中散寒，健脾和胃。

2）代表方：理中汤合吴茱萸汤加减。

（5）胃热伤阴：胃脘灼热，嘈杂疼痛，纳少口干，大便干结，形体消瘦，脉细数，舌红少苔或苔剥少津。

1）治法：养阴清火，解毒消积。

2）代表方：益胃汤加减。

（6）气血两虚：面色无华，全身乏力，心悸气短，头晕目眩，虚烦不寐，自汗盗汗，纳少乏味，或有面浮肢肿，脉细弱，舌淡苔少。

1）治法：补气养血，健脾补肾。

2）代表方：归脾汤加减。

3. 药物加减　除上述分型外，根据临床表现而与原方配合加减相应药物，如：①嗳气呕吐可加旋覆花、代赭石；呃逆加刀豆壳；②疼痛加川

棟子、延胡索、木香、陈佛手；③口干加生地黄、麦冬；③大便干结加生大黄；④大便溏薄加煨益智仁、菟丝子、补骨脂；⑤腹块加夏枯草、海藻、生牡蛎；呕血、便血加生地榆、侧柏叶；⑥盗汗加糯稻根、浮小麦；⑦心悸不寐加淮小麦、大枣、珍珠母、柏子仁；⑧血虚加阿胶（烊冲）；⑨纳谷不香加炒麦芽、鸡内金。

刘嘉湘教授认为，恶性肿瘤的发生、发展主要是由于正气虚损，阴阳失衡，脏腑功能失调，留滞客邪，以致痰凝毒聚相互胶结，蕴郁成肿块。癌瘤的生长又会进一步耗伤正气，正不遏邪则助长癌瘤的发展。癌肿是全身性疾病的局部表现，通常是全身属虚，局部属实的本虚标实之病证。根据癌肿发生、发展的基本病因病机，刘嘉湘教授在临床诊治中强调治病必求于本，以扶正培本为主，坚持辨证与辨病结合，扶正与祛邪结合，整体与局部结合。

刘嘉湘教授治疗肿瘤，在辨证的基础上，病证合参，既注意全身调整，根据脏腑气血阴阳的盛衰，予以扶正培本，组方灵活，善用古方，但不拘泥于古方，注重结合现代药理研究遣方用药，临床多选用既符合中医辨证，又有一定抗癌活性的药物，选药精当，争取一药多用。同时重视选药的针对性，胃癌选用藤梨根、野葡萄藤、八月札、菝葜、天龙、绿萼梅等。

（二）国医大师邓铁涛治疗胃溃疡和慢性胃炎的经验

邓铁涛，国医大师，广州中医药大学。

1. 胃溃疡　邓铁涛认为胃溃疡的病因病机是几种因素的反复作用而成。较为重要的有三大因素，即饮食因素、精神因素、体质因素，其中体质因素为关键性的因素。体质因素即脾胃虚弱。金代李东垣的内因脾胃为主论，对本病的防治的确有指导意义。从脏腑的关系来看，病生于胃，受侮于肝，关键在脾。脾气虚常为本病的重要一环。

（1）肝胃不和

1）主症：胃脘疼痛拒按，痛连于胁背，易怒，口苦口干，嗳气或反酸，甚或吐血、便血，舌质如常，或偏红、尖边红，或有红点、舌苔薄白，脉弦。

2）治法：宜疏肝和胃。

3）方用：四逆散加云苓、白术、大枣。

4）加减：若胃胀嗳气可加砂仁或佛手之属；反酸可加煅瓦楞子、海螵蛸或左金丸之属。肝郁易化火，切忌过用辛燥止痛药，否则伤津耗气，反而不愈。肝郁减轻之后，宜用四君子汤加柴胡、白芍，健脾和肝，以作善后，最好能服药一二个月，以巩固疗效。若胃部刺痛，胁痛易怒，脉沉弦有力，偏肝郁甚者，宜柴胡疏肝沥或四逆散合左金丸。前方适用于肝郁偏寒，后方适用于肝郁偏热。若肝郁减轻，痛已缓和，则宜疏肝健脾，用四君子汤加何首乌、柴胡、白芍、乌豆衣之属以善后。若兼见心烦口苦、口干喜饮、舌质红、舌苔薄黄，脉弦数，是肝郁化火或胃热过盛所致。宜三黄泻心汤加川棟子、延胡索、郁金之属，以清热疏肝和胃止痛。热减后宜调理脾胃与疏肝。若热盛迫血妄行而吐血，宜清胃热与止血。方用三黄泻心汤加侧柏叶、生地黄、白及、阿胶、田三七。

（2）脾胃虚寒

1）主症：胃脘隐隐作痛，空腹痛增，得食痛减，喜按喜暖，食后腹胀，时或泛吐清水、酸水，胃纳较差，神疲倦怠，四肢乏力，手足欠温，便溏或便带血，舌质淡嫩胖或有齿印，苔白润或浊腻，脉虚或缓或迟。

2）治法：宜健脾温中。

3）方用：黄芪建中汤。

4）加减：若腹部寒凉则痛增痛剧，四肢不温，宜附桂理中汤，或再加高良姜。若寒减痛轻，可继用黄芪建中汤或香砂六君子汤以善后。若脾胃虚寒而见呕吐清水冷涎，胃部有水声，舌苔厚腻者，是胃中停饮，宜温中化痰。方用平胃散加桂枝、茯苓、法半夏。

（3）脾虚肝郁兼瘀

1）主症：胃脘时痛，或痛连于胁，过饥过饱痛增，或吐酸、嘈杂，或大便黑，舌质嫩，有齿印或黯滞，或淡，或有瘀斑、瘀点，或唇黯、齿龈黯黑，脉弦细，或虚大或兼涩象。若肝郁甚则痛增加，或痛连于胁。脾虚不统血，则大便带血或便血，再加肝郁甚气血逆乱，而致吐血，这种吐血，其势较缓，脉不太数，舌不红，苔不黄，而脉虚、舌嫩是其特点。

2）治法：健脾祛瘀或兼疏肝。

3）方用：四君子汤加黄芪、红花、桃仁、柴胡、白芍、海螵蛸之属。

4）加减：若大便带血，可用四君子汤加黄芪、侧柏叶、阿胶、白及、血余炭之属。兼便血宜用四君子汤合黄土汤。

（4）胃阴亏损

1）主症：胃脘痛，或胃部有灼热感，口干欲饮，干呕，或食后胃胀，便秘，舌红少津，苔少或花剥，甚则舌光无苔，脉细数或弱。

2）治法：益胃养阴。

3）方用：麦门冬汤加减。

4）加减：若胃阴亏而两手脉虚大者，宜加吉林参以大补元气。

胃溃疡上述的分型及治疗，只是辨证论治中之大法。必因脾胃元气受损至不能自复而后成病。由于通常是慢性而反复发作，故不能满足于症状的缓解而终止治疗。既然脾胃气虚为本病之根本，最后均须健脾益气疏肝或健脾益气再加养胃阴，巩固治疗 2～4 个月，乃可停药。

邓老认为疏肝与健脾有调节神经与胃肠功能的作用，故常以下方为基本方：党参 18g，白术 12g，茯苓 15g，柴胡 9g，佛手片 5g，乌贼骨（或煅瓦楞子）15g，甘草 5g，随症加减。

2. 慢性胃炎　邓老认为病因病机为脾亏虚于阳气，胃亏虚于阴液。

慢性胃炎是指由各种不同原因引起的胃黏膜慢性炎症性改变，以慢性浅表性胃炎及慢性萎缩性胃炎多见，两种慢性胃炎可以同时存在，故有慢性浅表-萎缩性胃炎之称。病因病机则多由烦劳紧张，思虑过度，暗耗阳气，损伤阴液而引起；亦可因长期饮食失节，缺少调养，致使后天损伤而发病；还可因先天不足，后天失养，大病失调所致。从中医辨证角度，邓氏认为本病是本虚夹标实的慢性病。虚，主要为脾胃虚损，脾亏虚于阳气，胃亏虚于阴液，此为发病的前提和本质；实，多为亏虚之后所继发，如脾气亏损，血滞成瘀阻络，此为一；脾失健运，湿浊不化，痰湿停聚，此为二；瘀阻湿郁，加之阴液亏损，则易引起虚

火妄动，此为三。

慢性胃炎突出的症状上腹部隐痛，饱胀感，尤以餐后明显。脾阳亏损，故见身倦乏力，脘腹胀闷，纳呆，体重下降，面色淡白，舌胖淡嫩，有齿印，脉虚弱；胃阴亏损，则见胃部隐痛，甚则烧灼痛，舌苔少或光剥，脉细数；血瘀阻络，则胃脘疼痛明显，上腹及背部夹脊穴压痛明显，舌黯，唇黯，舌边见瘀点、瘀斑；痰湿凝聚，则脘腹胀闷，恶心，嗳气，甚至呕吐；阴虚内热则见低热，五心烦热，急躁易怒，有烧灼感，大便干燥等。

（1）治法：补脾气，养胃阴（根本之法、大法），活络祛瘀，除湿化痰，清退虚热。

（2）方药：（基本方）太子参 30g，茯苓 12g，淮山药 12g，石斛 12g，小环钗 9g，麦芽 30g，甘草 5g，丹参 12g，鳖甲 30g（先煎）。

（3）加减：脾胃气虚较甚者，加黄芪、白术或参须（另炖）；湿浊偏重者，加扁豆、鸡蛋花、薏苡仁等；肝气郁结者加素馨花、合欢皮、郁金等；疼痛明显者，选加砂仁、木香、延胡索、佛手等；嗳气频作者，加代赭石、旋覆花等；大便干结者，加火麻仁、郁李仁等。

（4）调护：本病乃慢性之病，病程较长，日久必穷及肾。脾胃属土，肝属木，脾虚往往使肝气乘之，故治疗时不能忽视与肝肾的关系，同时亦应注意肺脾的关系，故先抓主要矛盾，适时选加调养肺、肝、肾之品。同时，注意消除可能致病的因素，如戒除烟酒，治疗口腔、咽喉部慢性病灶，忌用对胃有刺激的药物，避免过劳及精神紧张。注意饮食，戒刺激、过热、过冷及粗糙食物，以软食为宜，少食多餐，细嚼慢咽。

（三）国医大师裘沛然治疗慢性胃炎的经验

裘沛然，国医大师，上海中医药大学主任医师、教授。本文摘录国医大师裘沛然治疗胃痛（十二指肠球部溃疡、慢性胃炎）经验方 2 首（均包括组成、功效、主治、用法、经验、来源）。

1. 经验方 1

组成：大黄 6g，黄连 6g，黄芩 10g，制附子

10g.（先煎），白及 3g，参三七粉 3g（另冲），大贝母 10g，乌贼骨 15g。

功效：苦寒清胃，辛热扶阳。

主治：慢性浅表性胃炎、十二指肠球部溃疡，属胃中蕴热、胃络受损、阳气虚衰者。症见胃痛，泛酸，恶心，呕吐，心烦，口渴，畏寒，自汗出，大便色黑，舌淡红，苔黄，脉沉细。

用法：水煎服，每天 1 剂。

经验：裘老治疗本方证采用反激逆从法，即用反用、激用与主方药性相逆的药物，从而增强药物作用的一种奇妙方法。在运用一般寒、热、攻、补药无效的情况下，采用本法通常能收到意外之效。例如，在治疗热盛火炎病证的大剂寒凉方剂中加入一些温通之品，在治疗寒盛阳微病证的温热重剂中加入少量苦寒之药，在治疗气血阴阳虚衰病证的补益方剂中略加消导药物，在治疗寒热气血壅实病证的攻泻方剂中加入适当补益之品等，体现了相反相成的道理。它与反佐法的不同点在于：一是不局限于寒热药的使用范围；二是不局限于疾病出现假象的范畴，广泛应用于各种疑难病症。

［引自江苏中医药，2003，24（10）：6-8.］

2. 经验方 2

组成：高良姜 12g，制香附 12g，党参 30g，生甘草 24g，制半夏 12g，川黄连 12g，牡蛎 30g，当归 15g，川楝子 10g，延胡索 18g，小茴香 12g，佛手 4.5g。

功效：疏肝和胃，辛开苦降。

主治：慢性胃炎，属肝胃不和、升降失调者。症见胃脘作胀，频嗳气，劳累加重，进食后稍缓解，舌苔薄腻，脉弦滑。

用法：水煎服，每天 1 剂。

经验：裘老治疗胃病，惯用辛开苦降法。盖脾胃居中焦，为升降出入之枢纽。"六腑以通为补"，胃以通降为用。辛开苦降法具有开结、散郁、降逆、和中功效，正合胃腑之生理。本方取良附丸、半夏泻心汤、金铃子散意以疏肝和胃，辛开苦降，症状改善后可改用香砂六君子汤加减善后。

［引自中医文献杂志，2002（1）：44-45］

（四）国医大师朱良春治疗慢性萎缩性胃炎的经验

朱良春（1917～2015），男，国医大师，江苏省名中医，南通市中医院主任医师，教授。

1. 慢性萎缩性胃炎临证经验

（1）三型论治：朱良春指出："萎缩性胃炎病机错综复杂，既有胃失和降，脾胃湿热，胃阴不足之征象；又有脾胃虚寒，脾失健运，或脾不升清，肝气郁滞的证候"。中医审因论治就有气滞、血瘀、湿阻、热郁、气虚、阴虚、脾虚、肾虚等病机。朱良春据临床实际，执简驭繁分为 3 型，其用药经验浅析如下。

1）脾虚夹瘀型：症见形体消瘦，面晦少华，面容憔悴，目睛少神，两颊凹陷，纳呆脘胀，脾肋下按之作痛，刺痛制及两胁，便溏，苔薄腻，舌衬紫，脉细弦。朱良春治以益气健脾消瘀，药用黄芪、莪术为对，鸡内金、白术为对，玉蝴蝶、凤凰衣为对，甘松、徐长卿为对，三七、鸡内金为对。凡病理切片见有肠上皮化生或不典型增生者，加刺猬皮、炮穿山甲为对以软坚散结、清除病灶；如见舌质红，脉弦数者加白花蛇舌草、白英为对；痛甚者加失笑散。

朱良春指出："黄芪配莪术能益气化瘀，剂量视症情而增减，有祛瘀生新之功，坚持服用，对病变往往消弭于无形。"

方中鸡内金、炒白术为对，功能为消积滞、健脾胃、化瘀积。张锡纯云："脾胃居中焦以升降气化，若有瘀积，气化不能升降，是以易至胀满，用鸡内金为脏器疗法。若再与白术等分并用，为消化瘀积之要药，更为健补脾胃之妙品。"白术配鸡内金为对，一补一消，共奏健脾消积之功。

三七与鸡内金配对，除有上述消积滞，健脾胃，化瘀积之功外，更要提及的是，三七兼具良好的止血和活血化瘀的双向调节功能，有止血而不留瘀，化瘀而不伤血之妙。萎缩性胃炎均病程较长，反复发作，其主要病机为湿、痰、瘀互结，气机升降受阻。病理观察发现，其主要的病理改变为有炎症渗出，粒细胞浸润，肉芽组织生成等。三七善祛瘀生新，散结止痛，配合其他调理脾胃药，可瘀祛结散，腐去新生，气机条达，诸症自愈。现代药理证明，三七能对抗毛细血管的通透性，抑制炎症渗出，促进组织创面修复，因此对萎缩性胃炎有较为理想的治疗作用。

凤凰衣、玉蝴蝶为对，功能为养阴清肺，治溃疡不敛。还有补虚宽中，消除慢性炎症作用和促进食欲作用，朱良春多年来屡用得效，且玉蝴蝶入肺、肝经，功能为润肺舒肝，和胃生机，治肝胃气痛，疮口不敛；还有善于调整气机，升中寓降，治肝安胃之功。盖"土需木疏，木需土荣"。胃病的病因，不外忧思恼怒或饮食不节或劳役过度，胃之受纳失常，脾之运化失职，均以肝之疏泄失度为主，肝木郁而横逆，犯胃克脾，致肝胃不和，胃失和降；肝克脾土，脾失健运，气机受阻，胃病作矣。故朱良春屡用木蝴蝶为伍，治疗胃病，乃有虽在治肝，正以救胃，有治肝安胃之妙也。

徐长卿、甘松为对，具有行气消胀，缓急止痛，祛湿利水，化痰消肿，活血解毒，醒脾健胃，消食，抗过敏等多种功能。徐长卿性虽温，但临床配伍可寒、可热、可气、可血、可祛邪、可扶正，且颇有强壮作用，朱良春经治胃胀痛必不可少。

2）阳虚夹湿型：症见神疲气怯，胃脘胀痛，其势隐隐，食后加重，得按稍舒，纳谷不馨，便溏，舌淡苔白薄腻，脉细软。朱良春治以温脾化湿，药用黄芪、太子参为对，炒苍术、炒薏米为对，高良姜、制香附为对，徐长卿、荜茇为对，莪术、鸡内金为对，此型脾虚夹湿，实为虚寒证型，病情相对来说比较轻浅。病理提示多为重度浅表型胃炎或浅表型萎缩性胃炎，从病势演变过程来看，当属初期，方中黄芪、太子参为对，能补肺脾养胃阴，助消化，止泄泻。湿盛则阳衰，故用苍术、炒薏米为对，取苍术燥湿力大，助以薏米仁，一则燥脾湿，二则养脾阴，既能平调中土，除湿醒脾，速除中焦湿浊郁滞之障碍，又能助黄芪升举清阳，泄水开郁，助太子参止泄，助高良姜、香附解郁疏肝、温胃散寒、行气止痛。徐长卿与荜茇为伍，其行气消胀、缓急止痛、祛湿利水、醒脾健胃功能更著，荜茇温中散寒、下气止痛、祛湿止泻之功亦增。莪术得鸡内金，其破血行气，消积止痛，更能缓中取效，乃相须为用。全方配伍，温而不燥，补而不塞，攻而不峻，乃朱良春用药之特色。

3）阴虚木横型：症见体态消瘦，面灰垢少华，面容憔悴，两颊凹陷，神疲乏力，纳呆脘胀，时感灼痛，嗳气后稍舒，口干欲饮，偶感嘈杂，便干结，舌边红，苔薄或少苔，脉细弦。朱良春治以养胃治肝，药用北沙参、麦冬为对，白芍、乌梅为对，花粉、枸杞子为对，绿萼梅、佛手为对，柿霜饼、蒲公英为对，蒲黄、五灵脂为对。朱良春治疗萎缩性胃炎中晚期暨病理检查提示中重度，属阴虚木横型病例，既遵叶天士"养胃阴"之说，选用甘寒润之品，滋养胃阴使胃气下行。又注重调理气化枢机。夫阴虚木横，肝胃失和，用酸苦泄肝（如白芍、乌梅为对），甘凉养胃（如北沙参、麦冬为对，花粉、枸杞子为对），结合调理气机之绿萼梅、佛手为对，实属至当不移之妙法。更妙在用章次公先生治口腔黏膜溃疡之达药柿霜饼，配伍治痈达药蒲公英，两药既甘凉养阴，泻阳明之火，又能散结敛溃，消痈化疡。盖阳明火消，胃气自生。《本草新编》云："蒲公英虽非各经之药，而各经之火，见蒲公英而尽伏。"全国名老李玉奇教授多年来以痈论治萎缩性胃炎，收到较理想的效果，其思路与朱良春大有相同之处。此型口干欲饮，嘈杂便秘，不饥少纳，乃津枯气阻之象，盖胃阴不足，津液不能上升，则口干欲饮，津液不能下行则大便干结。方中北沙参、麦冬之属，润燥增液，荣枯起朽，甘平益胃，清补气阴，滋培阴精，生脉保津，和中，调胃，止痛。此型与以上脾虚夹湿型均从化源资生处着力，乃有一阴一阳之对峙，方中不杂苦寒，乃恐益其燥，不投泄泻，乃恐损其液，不用香窜，不用重坠，乃恐耗其气。此型均伍失笑散，乃取其活血化瘀散结止痛之力大，且现代药理证明，其能改善微循环，调节代谢失调和神经血管营养，从而促使肠化和增生性病变的转化和吸收。

（2）丸散调理：朱良春指出慢性萎缩性胃炎，在汤药治疗症情基本稳定后，即改用散剂，一则服用方便，患者易于接受，二则有利于药物充分吸收，用之得宜，效如桴鼓。一般轻则守服 2～3 个月可获根治，重则要守 6～9 个月亦能逆转治愈。朱良春所拟舒胃散，药用生黄芪 120g，莪术、党参、鸡内金、刺猬皮、生蒲黄、五灵脂、徐长卿、三七各 60g，炮山甲 4g，每天 3 次，饭前服用。

阴虚者加北沙参、麦冬、生白芍；偏阳虚则加高良姜、荜茇、炒苍术。慢性萎缩性胃炎因治疗而好转的进程，是呈逆转方向而变的，即重度转轻度，轻度转浅表萎缩，继转重度浅表性胃炎，再转轻度浅表性胃炎，直至康复。这个逆转过程较长，医者必须注重慢病缓图，严嘱坚持服药。朱良春历年来用丸散配合汤剂，治愈萎缩性胃炎甚众。

2. 特色诊治方法

（1）善用生地榆：地榆，恒生投之，剂量突破，所治病种广泛，颇具独到之处。地榆外用治水火烫伤有显效，能控制创面渗出，起到预防和控制感染、消除疼痛、促进新皮生长和创面迅速愈合等作用。朱良春触类旁通，巧将此药移用于内科溃疡病胃痛及出血的治疗，谓不但长于清热凉血、收敛止血，且对溃疡壁龛有护膜疗疮之功，非只出血时能服，恒可作为溃疡病常规药物随症配伍使用。

（2）经验方：乌凤散。（乌贼骨 60g，凤凰衣、玉蝴蝶各 50g，象贝母 40g，共研极细末）。胃或十二指肠溃疡者，每次饭前半小时服 4g，每天 3 次。对溃疡有止痛、制酸、护膜生肌之功，善于促进溃疡之愈合，一般连服 2～3 个月，多可趋愈。

（3）配伍

1）疼痛：擅用蒲公英、枸杞子、淫羊藿、八月札。

蒲公英：清胃定痛。清代王洪绪《外科证治全生集》认为："炙脆存性，火酒送服，疗胃脘痛。"近贤章次公治疗胃溃疡，具小建中汤证，恒以汤中加入蒲公英 30g，疗效甚高。朱良春在总结前人经验的基础上，根据切身体会，认为："蒲公英的镇痛作用，不仅在于它能清胃，还在于它能消瘀，凡胃脘因瘀热作痛，用其最为相宜。而胃溃疡之疼痛，配合养胃之品，又可奏养胃消瘀，镇痛医疮之功，如能选用其根，晒干研末吞服，效尤佳良。"故凡火热所致胃脘疼痛，用之颇著，一般用量在 30g 左右。

枸杞子：专疗阴虚胃痛。王好古说："主心病嗌干，心痛。"此处言"心"，泛指胃脘，这是枸杞子治疗胃痛之滥觞。本品滋肾养肝、润肺养胃，故对胃阴不足或肝气横逆犯胃之胃痛，用之颇效。溃疡病及慢性萎缩性胃炎而见口干、苔少舌红、脉弦细者，均加重枸杞子用量，收效佳，易接受。此品可以配伍煎服或每次 10g，咀服或烘干研末吞服每天 2 次，食前服。

淫羊藿：为朱良春擅用之品，谓："温而不燥，为燮理阴阳之佳品"。用大剂量淫羊藿（20～30g）配合高良姜、荔枝核治疗多年之胃寒痛，取其益火生土之意。

八月札：功擅理气和胃，故常用于肝郁气滞所致之胃痛，此品理气而不伤气，却有开胃进食之功，询为妙品，朱良春常配伍应用以止胃痛。

2）出血：半夏，经朱良春多年临床实践，别有心悟，他说："半夏用治吐衄诸症，不仅仅在于能降胃气，其本身即有良好的消瘀止血作用。"因此，若胃气逆行，冲气上干，气逆则血逆，吐衄之疾即起，吐衄多从伤胃论治以降胃消瘀为第一要义。地榆用于消化性溃疡之胃痛及上消化道出血之呕血、便血。

（陈　敏　谭煌英　沈红梅　肖海娟
卫江鹏　季　刚　刘志国　王　新
戴　菲　张　欢　李孟彬）

参考文献

樊代明，2016. 整合医学：理论与实践. 北京：世界图书出版公司.

樊代明，2021. 整合医学：理论与实践 7. 北京：世界图书出版公司.

郭强，段韶军，张爱国，2019. 质子泵抑制剂的研究进展. 世界最新医学信息文摘（连续型电子期刊），19(64): 39-40.

胡雯，2017. 医疗膳食学. 北京：人民卫生出版社.

姜桐桐，余一彤，吴晗，等，2017. 消化系恶性肿瘤患者积极心理学领域研究进展. 世界华人消化杂志，25(36): 3180-3183.

李建，胥润，吴雪莲，等，2016. 心理社会治疗对胃癌患者焦虑、抑郁情绪及免疫功能的影响. 肿瘤学杂志，22(9): 722-726.

李小雯，郑松柏，2015. 促胃肠动力药物安全性研究现状. 中国新药与临床杂志，34(9): 657-661.

李增宁，石汉平，2016. 临床营养操作规范. 北京：人民卫生出版社.

中华医学会消化病学分会幽门螺杆菌和消化性溃疡学组，全国幽门螺杆菌研究协作组，2017. 第五次全国幽门螺杆菌感染处理共识报告. 中华消化杂志，37(6): 364-378.

Abu Dayyeh BK, Acosta A, Camilleri M, et al, 2017. Endoscopic sleeve gastroplasty alters gastric physiology and induces loss of body weight in obese individuals. Clin Gastroenterol Hepatol, 15(1): 37-43. e1.

Bazerbachi F, Vargas EJ, Rizk M, et al, 2021. Intragastric balloon placement induces significant metabolic and histologic improvement in patients with nonalcoholic steatohepatitis. Clin Gastroenterol Hepatol, 19(1): 146-154. e4.

Chedgy FJ, Bhattacharyya R, Kandiah K, et al, 2016. Knife-assisted snare resection: a novel technique for resection of scarred polyps in the colon. Endoscopy, 48(3): 277-280.

de Santiago ER, Burgos-Santamaría D, Pérez-Carazo L, et al, 2019. Hemostatic spray powder TC-325 for GI bleeding in a nationwide study: survival and predictors of failure via competing risks analysis. Gastrointest Endosc, 90(4): 581-590. e6.

Jirapinyo P, de Moura DTH, Horton LC, et al, 2020. Effect of aspiration therapy on obesity-related comorbidities: systematic review and meta-analysis. Clin Endosc, 53(6): 686-697.

McCarty TR, Thompson CC, 2021. The current state of bariatric endoscopy. Dig Endosc, 33(3): 321-334.

Nehra AK, Alexander JA, Loftus CG, et al, 2018. Proton pump inhibitors: review of emerging concerns. Mayo Clin Proc, 93(2): 240-246.

Ono H, Yao K, Fujishiro M, et al, 2016. Guidelines for endoscopic submucosal dissection and endoscopic mucosal resection for early gastric cancer. Dig Endosc, 28(1): 3-15.

Popov VB, Ou A, Schulman AR, et al, 2017, The impact of intragastric balloons on obesity-related co-morbidities: a systematic review and meta-analysis. Am J Gastroenterol, 112(3): 429-439.

Popov VB, Thompson CC, Kumar N, et al, 2016. Effect of intragastric balloons on liver enzymes: a systematic review and meta-analysis. Dig Dis Sci, 61(9): 2477-2487.

Reed B, Buzenski J, Van Tilburg MAL, 2020. Implementing psychological therapies for gastrointestinal disorders in pediatrics. Expert Rev Gastroenterol Hepatol, 14(11): 1061-1067.

Tack J, Camilleri M, 2018. New developments in the treatment of gastroparesis and functional dyspepsia. Curr Opin Pharmacol, 43: 111-117.

van Baar ACG, Holleman F, Crenier L, et al, 2020. Endoscopic duodenal mucosal resurfacing for the treatment of type 2 diabetes mellitus: one year results from the first international, open-label, prospective, multicentre study. Gut, 69(2): 295-303.

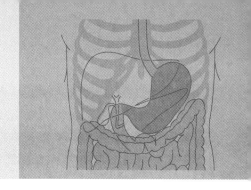

第 12 章 常见胃病

第一节 慢性胃炎

慢性胃炎（chronic gastritis）是指多种病因引起的胃黏膜慢性炎性病变，病理上以淋巴细胞和浆细胞浸润为主要特点，部分患者在后期可出现胃黏膜固有腺体萎缩（atrophy）和化生（metaplasia），继而出现上皮内瘤变，与胃癌发生密切相关。慢性胃炎患者虽然主要在门诊就诊，但仍需要在整合模式下进行综合、全程化管理，需要消化内科医师（包括消化内镜医生）、病理医生精确评估患者的分类及分期，仔细鉴别病因及相关危险因素，改善患者临床症状，提高患者生活质量，指导患者随诊及复查，必要时需与心身科医师协作，缓解患者焦虑及抑郁情绪。

一、流行病学

大多数慢性胃炎患者无任何症状，因此难以获得本病在人群中的确切患病率。幽门螺杆菌感染是慢性胃炎的主要病因（70%～90%），幽门螺杆菌现症感染者几乎均存在慢性活动性胃炎。除幽门螺杆菌感染外，胆汁反流、药物、自身免疫、不健康的生活及饮食习惯等因素也可引起慢性胃炎。因此，人群中慢性胃炎的患病率高于或略高于幽门螺杆菌感染率。目前我国基于内镜诊断的慢性胃炎患病率接近 90%。

慢性胃炎，特别是慢性萎缩性胃炎的患病率一般随年龄增长而上升。慢性萎缩性胃炎的比例在不同国家和地区之间存在较大差异，一般与胃癌的发病率呈正相关。2014 年，由中华医学会消化内镜学分会牵头开展了一项横断面调查，纳入包括 10 个城市、30 个中心共计 8892 例有上消化道症状且经胃镜检查证实的慢性胃炎患者。结果显示，在各型慢性胃炎中，内镜诊断慢性非萎缩性胃炎最常见（49.4%），其次是慢性非萎缩性胃炎伴糜烂（42.3%），慢性萎缩性胃炎比例为 17.7%，病理诊断萎缩占 25.8%，肠化生占 23.6%，上皮内瘤变占 7.3%。

二、病因与发病机制

（一）幽门螺杆菌

幽门螺杆菌感染是慢性胃炎的主要病因。70%～90% 的慢性胃炎患者有幽门螺杆菌感染，10%～20% 的阴性率可能反映慢性胃炎病因的多样性。所有幽门螺杆菌感染者几乎均存在慢性活动性胃炎，即幽门螺杆菌胃炎。幽门螺杆菌感染与慢性活动性胃炎之间的因果关系符合 Koch 原则：①该病原体存在于所有患该病的患者中；②该病原体的分布与体内病变分布一致；③清除病原体后疾病可好转；④在动物模型中该病原体可诱发与人相似的疾病。

幽门螺杆菌为革兰氏阴性微需氧菌，呈弯曲螺旋状，一端带有 2～6 根鞭毛，仅寄居于胃上皮细胞表面，在胃小凹上部胃上皮表面和黏液层中最易找到，亦可侵入到细胞间隙中，其致病机制与以下因素有关：①幽门螺杆菌产生多种酶，如尿素酶及其代谢产物氨、过氧化氢酶、蛋白溶解酶、磷脂酶 A 等，对黏膜有破坏作用；②幽门螺杆菌分泌的细胞毒素，如含有细胞毒素相关基因（cagA）和空泡毒素基因（vacA）的菌株，可导致胃黏膜细胞的空泡样变性及坏死；③幽门螺杆菌抗体可造成自身免疫损伤。

（二）免疫因素

胃体萎缩为主的慢性胃炎发生在自身免疫基础上，称为自身免疫性胃炎或 A 型萎缩性胃炎。北欧国家报道较多，我国报道少，确切患病率尚不清楚。患者血清中能检测到壁细胞抗体（parietal cell antibody，PCA），伴有恶性贫血者还能检测出内因子抗体（intrinsic factor antibody，IFA）。壁细胞抗原和 PCA 形成的免疫复合体在补体参与下，破坏壁细胞，导致胃酸分泌减少或缺乏。IFA 与内因子结合后阻断维生素 B_{12} 与内因子结合，导致恶性贫血。本病可伴有其他自身免疫性疾病，如桥本甲状腺炎、白癜风等。

PCA 存在于血液和胃液中，其相应抗原为壁细胞分泌小管微绒毛膜上的质子泵 H^+-K^+-ATP 酶。PCA 亦见于一些不伴有恶性贫血的萎缩性胃炎患者和极少数健康人，在其他自身免疫性疾病中 PCA 的阳性率也较高。自身免疫性胃炎可导致胃黏膜萎缩，在 50 ～ 74 岁人群中，有约 20% 抗 PCA 呈阳性。内因子由壁细胞分泌，食物中的维生素 B_{12} 必须与内因子结合后才能被末端回肠吸收。IFA 存在于患者血清和胃液中，胃液中的 IFA 与恶性贫血有关。IFA 仅见于 A 型萎缩性胃炎伴恶性贫血者。

（三）物理因素

长期饮浓茶、烈酒、咖啡，吃过热、过冷或过于粗糙的食物，可导致胃黏膜的反复损伤，进而引起慢性炎症。

（四）化学因素

长期大量服用非甾体抗炎药，如阿司匹林、吲哚美辛等，可抑制胃黏膜前列腺素的合成，破坏黏膜屏障；烟草中的尼古丁不仅可影响胃黏膜的血液循环，还可导致幽门括约肌功能紊乱，造成胆汁反流；各种原因的胆汁、胰液和肠液反流

均可破坏黏膜屏障，造成胃黏膜慢性炎症改变。

（五）放射因素

一般发生于首次放疗后的 2 ～ 9 个月，低剂量放射引起的胃黏膜损伤可以恢复，但高剂量放射导致的黏膜损伤通常是不可逆转的，甚至会引起萎缩及缺血相关性溃疡。

（六）其他因素

慢性胃炎的萎缩性病变发生率随年龄增长而增加。这主要与幽门螺杆菌感染率随年龄增长而上升有关，慢性萎缩性胃炎与幽门螺杆菌感染有关，年龄越大发病率越高，但其与性别的关系不明显。萎缩、肠化生与"年龄老化"亦有一定关系。这也反映了幽门螺杆菌感染产生的免疫反应导致胃黏膜损伤所需的演变过程。嗜酸细胞性、淋巴细胞性、肉芽肿性胃炎相对少见。其他系统疾病，如尿毒症、心力衰竭、门静脉高压、糖尿病、甲状腺疾病、干燥综合征等疾病，也与慢性胃炎的发病有一定关系。

三、整合基础上的慢性胃炎精准诊断

（一）慢性胃炎诊断的基本原则

慢性胃炎的诊断主要基于内镜及病理学检查结果，实验室检查有助于慢性胃炎的病因判断，并且能够采用非侵入性检测初步判断是否存在萎缩性胃炎。

（二）临床表现

慢性胃炎无特异性临床表现，体征多不明显，有无消化不良症状及其严重程度与慢性胃炎的分类、内镜下表现、胃黏膜组织病理学分级均无明显相关性。一项纳入 8892 例慢性胃炎患者的全国多中心研究显示，13.1% 的患者无任何症状，有症状者常见表现依次为上腹痛（52.9%）、腹胀（48.7%）、餐后饱胀（14.3%）和早饱感（12.7%），近 1/3 的患者有上述 2 个以上症状共存，与消化不良症状谱相似。自身免疫性胃炎可长时间缺乏典型临床症状，胃体萎缩后首诊症状以贫血和维生素 B_{12} 缺乏引起的神经系统症状为主。

（三）实验室检查

1. 幽门螺杆菌检测　详见"胃溃疡"部分。

2. 胃液分析　浅表性胃炎胃酸分泌正常或增高；萎缩性胃炎病变主要在胃窦时，胃酸可正常或偏低；A 型萎缩性胃炎的胃酸降低，重度者可无胃酸。

3. 血清胃泌素　正常值 < 100ng/L。胃窦黏膜萎缩时空腹血清胃泌素正常或降低，胃体黏膜萎缩时中度升高，伴有恶性贫血的胃萎缩患者的血清胃泌素明显升高，可达 1000ng/L 或以上。

4. 血清胃蛋白酶原检测　胃蛋白酶原（pepsinogen，PG）可分为胃蛋白酶原 I（pepsinogen I，PG I）和胃蛋白酶原 II（pepsinogen II，PG II）两种亚型。PG I 主要由胃底腺的主细胞和颈黏液细胞分泌，而 PG II 除了由胃底腺分泌，胃窦幽门腺和近端十二指肠 Brunner 腺也能分泌。PG 是反映胃体黏膜泌酸功能的良好指标，被称为"血清学活检"。当胃底腺萎缩时，主细胞减少，PG I 含量下降；当萎缩性胃炎伴有肠化及胃窦幽门腺向胃体延伸，出现胃底腺假幽门腺化生，PG II 含量随之升高，PG I 和 PG I/II 比值降低，且与萎缩部位及程度有明显相关性，随萎缩程度的加重呈进行性下降趋势。以胃体萎缩为主的萎缩性胃炎的 PG I 和 PG I/II 比值减低程度较以胃窦萎缩为主的萎缩性胃炎明显。

5. 自身抗体　A 型萎缩性胃炎的血清 PCA 常呈阳性。血清 IFA 阳性率比 PCA 低，但如果胃液中检测到 IFA，对诊断恶性贫血帮助很大。

6. 血清维生素 B_{12} 浓度和维生素 B_{12} 吸收试验　正常人空腹血清维生素 B_{12} 浓度为 300 ~ 900ng/L，< 200ng/L 肯定有维生素 B_{12} 缺乏。Schilling 试验能检测维生素 B_{12} 吸收情况，维生素 B_{12} 缺乏和内因子缺乏所致的吸收障碍有助于恶性贫血的诊断。

（四）内镜检查

慢性非萎缩性胃炎内镜下可见黏膜红斑、黏膜出血点或斑块、黏膜粗糙伴或不伴水肿、充血渗出等基本表现。慢性萎缩性胃炎内镜下可见黏膜红白相间，以白色为主，皱襞变平甚至消失，部分黏膜血管显露；可伴有黏膜颗粒或结节状等

表现。

慢性胃炎可同时存在糜烂、出血或胆汁反流等征象，这些在内镜检查中可获得可靠的证据。其中糜烂可分为两种类型，即平坦型和隆起型，前者表现为胃黏膜有单个或多个糜烂灶，直径从针尖大小至数厘米不等；后者可见单个或多个疣状、膨大皱襞状或丘疹样隆起，直径达 5 ~ 10mm，顶端可见黏膜缺损或脐样凹陷，中央有糜烂。

放大内镜结合染色能清楚显示胃黏膜微小结构，可指导活检，对胃炎的诊断和鉴别诊断以及早期发现上皮内瘤变和肠化生具有参考价值。目前亚甲蓝染色结合放大内镜对肠化生和上皮内瘤变仍保持较高的准确率。苏木精、靛胭脂、乙酸染色也显示对上皮内瘤变的诊断作用。电子染色放大内镜对慢性胃炎和胃癌前病变具有较高的敏感度和特异度，但其具体表现特征和分型尚无完全统一的标准。

（五）组织病理学检查

活检组织病理学对慢性胃炎的诊断至关重要，应根据病变情况和需要进行活检。用于临床诊断时建议取 2 ~ 3 块组织，分别在胃窦、胃角和胃体部位取活检，可疑病灶处另取活检。有条件时，活检可在色素或电子染色放大内镜和共聚焦激光显微内镜引导下进行。病理诊断要包括部位特征和形态学变化程度。

慢性胃炎病理变化是胃黏膜损伤和修复这对矛盾作用的结果，组织学上表现为炎症、萎缩和化生。在慢性炎症过程中，胃黏膜也有反应性增生变化，如胃小凹上皮过形成、黏膜肌增厚、淋巴滤泡形成、纤维组织增生等。无论是炎症还是萎缩或肠化生，开始时均呈灶性分布，随着病情发展，灶性病变逐渐融合成片。病理变化通常是胃窦重于胃体，小弯侧重于大弯侧。当萎缩和肠化严重时，炎症细胞浸润反而减少。慢性胃炎有 5 种组织学变化及 4 个分级，即幽门螺杆菌、炎性反应、活动性、萎缩和肠化生，分成无、轻度、中度和重度 4 级（0、+、++、+++）。

1. 幽门螺杆菌　主要见于黏液层和胃黏膜上皮表面或小凹间，也可见于十二指肠的胃化生黏膜，而肠化生黏膜或异型增生上皮上很少存在。

幽门螺杆菌在胃内分布不均匀，一般胃窦密度比胃体高，幽门螺杆菌数量与炎性细胞浸润程度多成正比。分级标准如下。①无：特殊染色片上未见幽门螺杆菌；②轻度：偶见或小于标本全长 1/3 有少数幽门螺杆菌；③中度：幽门螺杆菌分布超过标本全长 1/3 而未达 2/3 或连续性、薄而稀疏地存在于上皮表面；④重度：幽门螺杆菌成堆存在，基本分布于标本全长。

2. 炎性反应　黏膜层有以淋巴细胞、浆细胞为主的慢性炎细胞浸润。幽门螺杆菌根除后慢性炎症细胞一般要 1 年或更长时间才能完全消失。分级标准如下。①正常：单个核细胞每高倍视野不超过 5 个，如数量略超过正常而内镜下无明显异常，病理可诊断为基本正常；②轻度：慢性炎性细胞较少并局限于黏膜浅层，不超过黏膜层的 1/3；③中度：慢性炎性细胞较密集，不超过黏膜层的 2/3；④重度：慢性炎性细胞密集，占据黏膜全层。

3. 活动性　指出现中性粒细胞，存在于固有膜、小凹上皮和腺管上皮之间，可形成小凹脓肿。中性粒细胞浸润提示幽门螺杆菌感染存在敏感指标。分级标准如下。①轻度：黏膜固有层有少数中性粒细胞浸润；②中度：中性粒细胞较多存在于黏膜层，可见于表面上皮细胞、小凹上皮细胞或腺管上皮内；③重度：中性粒细胞较密集，或除中度所见外还可见小凹脓肿。

4. 萎缩　指固有腺体（幽门腺或泌酸腺）数量减少，是由于长期慢性炎症引起腺体破坏所致。由于腺体数量减少、黏膜层变薄，而出现内镜下的胃黏膜血管网显露。但萎缩伴有化生和纤维组织、淋巴滤泡和黏膜肌增厚等增生变化，有时胃黏膜反而呈粗糙、细颗粒状外观。分级标准如下。①轻度：固有腺体数减少不超过原有腺体的 1/3；②中度：固有腺体数减少介于原有腺体的 1/3～2/3；③重度：固有腺体数减少超过 2/3，仅残留少数腺体，甚至完全消失。

5. 化生　有两种类型：肠化生（intestinal metaplasia）和假幽门腺化生（pesudopyloric metaplasia）。前者指肠腺样腺体替代了胃固有腺体；后者指胃体泌酸腺的颈黏液细胞增生形成幽门腺样腺体，它与幽门腺在组织学上一般难以区别，需根据活检部位判断。一般的胃黏膜化生指肠化生。根据肠化生细胞黏液性质、有无潘氏细胞和出现的酶种类，可将肠化生分为若干亚型：小肠型和大肠型，完全型和不完全型。一般认为大肠型或不完全型肠化生与胃癌关系更密切。分级标准为：肠化生区占腺体和表面上皮总面积 1/3 以下为轻度；1/3～2/3 为中度；2/3 以上为重度。

6. 异型增生　又称不典型增生、上皮内瘤变，也是慢性胃炎组织学可出现的病理变化，其分级标准尚未统一。异型增生是细胞在再生过程中过度增生和丧失分化，在结构和功能上偏离正常轨道，形态学上出现细胞异型性和腺体结构的紊乱。异型增生是胃癌最直接的癌前病变。

（六）分类及分期

悉尼胃炎新分类系统是根据部位、形态学和病因学三者而定（表 12-1），结合我国的实际情况，将慢性胃炎分为非萎缩性（浅表性）胃炎、萎缩性胃炎和特殊类型胃炎三大类。同时，根据病因可将慢性胃炎分为幽门螺杆菌胃炎和非幽门螺杆菌胃炎两大类。根据病变分布范围，可将慢性胃炎分为胃窦炎、胃体炎和全胃炎三大类。

2005 年国际萎缩研究小组提出胃黏膜炎性反应、萎缩程度和范围的分期标准，即慢性胃炎 OLGA（Operative Link on Gastritis Assessment）分期系统（表 12-2）。2010 年又提出基于胃黏膜肠化生的 OLGIM（Operative Link for Gastric Intestinal Metaplasia Assessment）分期标准（表 12-3）。OLGA 和 OLGIM 分期系统能反映慢性胃炎患者胃黏膜萎缩程度和范围，有利于胃癌风险分层，识别胃癌高危患者（OLGA/OLGIM Ⅲ、Ⅳ 期），有助于早期诊断和预防。

表 12-1 悉尼胃炎新分类系统

胃炎分型	病因	胃炎同义词
非萎缩性胃炎	幽门螺杆菌、其他因素	慢性浅表性、弥漫性胃窦炎，慢性胃窦炎，B 型胃炎
萎缩性胃炎		
自身免疫性胃炎	自身免疫	A 型胃炎、弥漫性胃体炎，恶性贫血相关性胃炎
多灶萎缩性胃炎	幽门螺杆菌、饮食因素、环境因素	B 型胃炎、AB 型胃炎、萎缩性全胃炎
特殊类型		
化学性	化学刺激、胆汁、NSAID、其他因素	反应性、反流性、NSAID、C 型胃炎
放射性	射线损伤	
淋巴细胞性	原发性、免疫反应性、麦胶、药物性、幽门螺杆菌	乳糜泻相关性、痘疹样胃炎
非感染性肉芽肿胃炎	Crohn's 病、结节病、外源性物质特发性	孤立性肉芽肿胃炎
嗜酸细胞性胃炎	食物过敏、其他过敏原	食物过敏
其他感染性胃炎	细菌（除外幽门螺杆菌）、病毒、真菌、寄生虫	蜂窝织炎、气肿性胃炎，巨细胞病毒胃炎、异尖线虫病

表 12-2 OLGA 分期

萎缩		胃体			
		无	轻度	中度	重度
胃窦	无	0 期	I 期	II 期	II 期
	轻度	I 期	I 期	II 期	III 期
	中度	II 期	II 期	III 期	IV 期
	重度	III 期	III 期	IV 期	IV 期

表 12-3 OLGIM 分期

肠化生		胃体			
		无	轻度	中度	重度
胃窦	无	0 期	I 期	II 期	II 期
	轻度	I 期	I 期	II 期	III 期
	中度	II 期	II 期	III 期	IV 期
	重度	III 期	III 期	IV 期	IV 期

四、整合基础上的慢性胃炎综合化治疗

慢性胃炎的治疗应在整合医学思维的指导下，对患者进行全程化管理，尽可能针对病因，遵循个体化原则，并根据精准的分类及分期，指导患者定期复查。治疗的目的是祛除病因、缓解症状、改善胃黏膜炎性反应、控制患者焦虑情绪及提高患者生活质量。

（一）饮食和生活方式调整

虽然尚无明确的证据显示某些饮食摄入与慢性胃炎症状的发生存在因果关系，且亦缺乏饮食干预疗效的大型临床研究，但饮食习惯的改变和生活方式的调整是慢性胃炎治疗的一部分。目前，临床医师也常建议患者尽量避免长期大量服用引起胃黏膜损伤的药物（如 NSAID），改善饮食和生活习惯（如避免过多饮用咖啡、大量饮酒和长期大量吸烟）。

（二）根除幽门螺杆菌

幽门螺杆菌胃炎不管有无症状和（或）并发症，均属感染性疾病，应行幽门螺杆菌根除治疗，除非有抗衡因素存在（如患者伴存某些疾病、社区再感染率高、卫生资源优先度安排等）。幽门螺杆菌根除治疗详见"胃溃疡"章节。

（三）抗胆汁反流

胆汁反流是慢性胃炎的病因之一。促动力药如伊托必利、莫沙必利和多潘立酮等可防止或减少胆汁反流。而有结合胆酸作用的铝碳酸镁制剂可增强胃黏膜屏障并可结合胆酸，从而减轻或消除胆汁反流所致的胃黏膜损伤。有条件者，可酌情短期应用熊去氧胆酸制剂。

（四）抑酸或抗酸治疗

抑酸或抗酸治疗适用于有胃黏膜糜烂或以胃灼热、反酸、上腹饥饿痛等症状为主者。根据病情或症状严重程度，可选用抗酸剂、H_2 受体拮抗剂（H_2RA）或质子泵抑制剂（PPI）。抗酸剂起

效迅速但作用相对短暂；包括奥美拉唑、艾司奥美拉唑、雷贝拉唑、兰索拉唑、泮托拉唑和艾普拉唑等在内的 PPI 抑酸作用强且持久，可根据病情或症状严重程度选用。

（五）黏膜保护治疗

服用引起胃黏膜损伤的药物，如 NSAID（包括阿司匹林）后出现慢性胃炎症状者，建议加强抑酸和胃黏膜保护治疗；根据原发病进行充分评估，必要时停用损伤胃黏膜的药物。胃黏膜保护剂如吉法酯、替普瑞酮、铝碳酸镁制剂、瑞巴派特、硫糖铝、依卡倍特、聚普瑞锌等可改善胃黏膜屏障，促进胃黏膜糜烂愈合。

（六）促动力治疗

以上腹饱胀、恶心或呕吐等为主要症状者可选用促动力药。常用的促动力药包括伊托必利、莫沙必利、多潘立酮等。

（七）消化酶治疗

具有明显进食相关的腹胀、纳差等消化功能低下症状者，可考虑应用消化酶制剂。推荐患者餐中服用，效果优于餐前和餐后服用，目的在于在进食的同时提供充足的消化酶，以帮助营养物质的消化、缓解相应症状。消化酶制剂种类较多，我国常用的消化酶制剂包括米曲菌胰酶片、复方阿嗪米特肠溶片、胰酶肠溶胶囊、复方消化酶胶囊等。

（八）精神心理因素治疗

有消化不良症状且伴明显精神心理因素的慢性胃炎患者可用抗抑郁药或抗焦虑药。流行病学调查发现，精神心理因素与消化不良症状发生相关，尤其是焦虑症和抑郁症。抗抑郁药物或抗焦虑药物可作为伴有明显精神心理因素者，以及常规治疗无效和疗效差者的补救治疗，包括三环类抗抑郁药（TCA）或选择性 5- 羟色胺再摄取抑制剂（SSRI）等。上述治疗主要是针对消化不良症状。当患者精神心理因素所致消化道躯体症状较重时，需进行多学科协作会诊，与心身科医师共同诊治及长程管理患者。

（九）中药治疗

多个中成药可缓解慢性胃炎的消化不良症状，甚至可能有助于改善胃黏膜病理状况，如摩罗丹、胃复春、羔羊胃提取物维 B_{12} 胶囊等。我国一项纳入 173 例慢性萎缩性胃炎伴肠化生患者的研究显示，羔羊胃能明显降低慢性萎缩性胃炎伴肠化生患者的 OLGA 和 OLGIM 分期。

五、预后

由于绝大多数慢性胃炎是幽门螺杆菌相关性胃炎，而幽门螺杆菌自发清除少见，因此慢性胃炎可持续存在，但多数患者并无症状。少部分慢性非萎缩性胃炎可发展为慢性多灶萎缩性胃炎，后者常合并肠化生，少数可合并异型增生。根除幽门螺杆菌等综合治疗可在一定程度上逆转部分患者的胃黏膜萎缩、肠化生和异型增生。极少数中、重度萎缩性胃炎经历长期的演变可发展成胃癌。15% ～ 20% 的幽门螺杆菌相关性胃炎可发生消化性溃疡，以胃窦炎症为主者易发生十二指肠溃疡，而多灶萎缩性者易发生胃溃疡。

第二节　胃溃疡

胃溃疡（gastric ulcer，GU）是指在各种致病因子作用下，胃黏膜发生炎性反应与坏死、脱落、形成溃疡，溃疡的黏膜坏死缺损穿透黏膜肌层，严重者可达固有肌层或更深。绝大多数胃溃疡患者为良性、轻中症病变，由消化内科医师在门诊进行诊断及治疗。但当胃溃疡发生出血、穿孔、癌变、幽门狭窄等并发症时，则需要消化内科医师、外科医师、放射介入科医师，甚至营养科医师等共同参与治疗决策，以期制订出最适合患者的个体化治疗方案。同时需要注意的是，免疫相关性疾病、淋巴瘤等血液系统疾病的发病率亦逐渐升高，这些疾病可能以消化系统症状（如消化道溃疡）为首发表现，尤其是出现消化内科规范治疗后效果仍欠佳的情况，则需要在整合思维的指导下，进行临床多学科、多技术的协作与联合运用，进一步明确诊断方向。

一、流行病学

胃溃疡在全世界均常见，是消化性溃疡的一种类型，终生患病率为 5% ～ 10%，但因一些无症状患者未就诊，仍可能低估了其患病率。在不同国家和地区，其发病率有较大差异。胃溃疡在我国人群中的发病率尚无确切的流行病学调查资料。有报道显示，消化性溃疡整体占我国胃镜检查人群的 10.3% ～ 32.6%，其中上海地区胃镜证实的消化性溃疡占胃镜检查人群的 17.2%。研究表明，胃溃疡的患病率随年龄的增长和非甾体抗炎药的长期使用而增加。吸烟导致胃溃疡的相对风险是不吸烟者的 2 倍。本病可见于任何年龄，多见于中老年，患病率在男性和女性之间没有显著性差异。

二、病因与发病机制

在正常生理情况下，胃黏膜经常接触具有强侵蚀力的胃酸和在酸性环境下被激活、能水解蛋白质的胃蛋白酶。此外，还经常受摄入的各种有害物质的侵袭。但一般都能抵制这些侵袭因素的损害，维持黏膜的完整性，这是因为胃黏膜具有一系列防御和修复机制。目前认为，胃黏膜的这一完善而有效的防御和修复机制，足以抵抗胃酸 / 胃蛋白酶的侵蚀。只有当某些因素损害了这一机制才可能发生胃酸 / 胃蛋白酶侵蚀黏膜而导致溃疡形成。近年的研究已经明确，幽门螺杆菌感染、非甾体抗炎药和阿司匹林的广泛应用是损害胃黏膜屏障从而导致胃溃疡发病的最常见病因。此外，当胃酸过度分泌远远超过黏膜的防御和修复作用也可能导致胃溃疡发生。现将这些病因及其导致溃疡发生的机制分述如下。

（一）幽门螺杆菌

确认幽门螺杆菌为胃溃疡的重要病因主要基于两方面证据：①胃溃疡患者的幽门螺杆菌检出率明显高于普通人群，为 70% ～ 80%（幽门螺杆菌阴性的胃溃疡患者通常能找到 NSAID 服用史等其他原因）；②大量临床研究肯定，成功根除幽门螺杆菌后溃疡复发率明显下降。用常规抑酸治疗后愈合的溃疡年复发率为 50% ～ 70%，而根除幽门螺杆菌可使溃疡复发率降至 5% 以下，这就表明去除病因后胃溃疡可获治愈。至于在感染幽门螺杆菌的人群中仅有少部分人（约 15%）发生胃溃疡的原因，一般认为，是幽门螺杆菌、宿主和环境因素三者相互作用的不同结果。

幽门螺杆菌感染导致胃溃疡发病的确切机制尚未阐明，考虑与幽门螺杆菌、宿主和环境三个因素有关。一般认为是幽门螺杆菌感染引起的胃黏膜炎症削弱了胃黏膜的屏障功能，胃溃疡好发于非泌酸区与泌酸区交界处的非泌酸区侧，反映了胃酸对屏障受损胃黏膜的侵蚀作用。在以胃窦部感染为主的患者中，幽门螺杆菌通过抑制 D 细胞活性，导致高促胃泌素血症，引起胃酸分泌增加。同时，幽门螺杆菌也可直接作用于肠嗜铬样细胞，后者释放组胺引起壁细胞泌酸增加。在以胃体部感染为主的患者中，幽门螺杆菌直接作用于壁细胞并引起炎性反应、萎缩，导致胃酸分泌减少，以及胃黏膜防御能力下降，从而造成溃疡。

（二）非甾体抗炎药

非甾体抗炎药（NSAID）是引起胃溃疡的另一个常见病因。大量研究资料显示，服用 NSAID 患者发生胃溃疡及其并发症的危险性明显高于普通人群，与不使用 NSAID 的患者相比，使用者患胃溃疡的风险相对高出 4 倍。流行病学调查显示，在长期服用 NSAID 的患者中约 25% 可发现胃溃疡，NSAID 使溃疡出血、穿孔等并发症发生的危险性增加 4 ～ 6 倍，而老年人中胃溃疡及并发症的发生率和病死率约 25% 与 NSAID 有关。溃疡的形成及其并发症发生的危险性除与服用 NSAID 种类、剂量、疗程有关外，尚与高龄、同时服用抗凝血药、糖皮质激素等因素有关。

NSAID 通过削弱黏膜的防御和修复功能，导致胃溃疡发病，损害作用包括局部作用和系统作用两方面。系统作用是主要致溃疡机制，通过抑制环氧合酶（COX）而起作用。COX 是花生四烯酸合成前列腺素的关键限速酶。COX 有两种异构体，即结构型 COX-1 和诱生型 COX-2。COX-1 在组织细胞中恒量表达，催化生理性前列腺素合成，参与机体生理功能调节；COX-2 主要在病理情况下由炎症刺激诱导产生，促进炎症部位前列腺素的合成。传统的 NSAID 如阿司匹林、吲哚美辛等可抑制 COX-2 而减轻炎症反应，但特异度差，同时抑制了 COX-1，导致胃黏膜生理性前列腺素 E 合成不足。后者通过增加黏液和碳酸氢盐分泌、促进黏膜血流增加、细胞保护等作用在维持黏膜防御和修复功能中起重要作用。

NSAID 和幽门螺杆菌是引起胃溃疡发病的两个独立因素，至于两者是否有协同作用尚无定论。

（三）胃酸和胃蛋白酶

胃溃疡的最终形成是胃酸／胃蛋白酶对黏膜自身消化所致。因胃蛋白酶活性是 pH 依赖性的，在 pH ＞ 4 时便失去活性，因此在探讨胃溃疡发病机制和治疗措施时主要考虑胃酸。无酸情况下罕有溃疡发生，以及抑制胃酸分泌药物能促进溃疡愈合的事实均确认胃酸在溃疡形成过程中的决定性作用，是溃疡形成的直接原因。胃酸这一损害作用一般只有在正常黏膜防御和修复功能遭受破坏时才能发生。

胃溃疡患者基础酸排量（basal acid output, BAO）及最大酸排量（maximal acid output, MAO）多正常或偏低，对此，可能解释为胃溃疡患者多伴多灶萎缩性胃炎，因而胃体壁细胞泌酸功能已受影响。少见的特殊情况如胃泌素瘤患者，极度增加的胃酸的攻击作用远超过黏膜的防御作用，而成为溃疡形成的起始因素。近年来非幽门螺杆菌、非 NSAID（也非胃泌素瘤）相关的胃溃疡报道有所增加，这类患者病因未明，是否与高酸分泌有关尚待研究。

（四）其他因素

下列因素与胃溃疡的发生有不同程度的关系。

①药物：如糖皮质激素、部分抗肿瘤药物和抗凝药的广泛使用也可诱发胃溃疡，亦是上消化道出血不可忽视的原因之一。尤其应重视目前已广泛使用的抗血小板药物，其亦能增加消化道出血的风险，如噻吩吡啶类药物氯吡格雷等。②吸烟：吸烟者胃溃疡发生率比不吸烟者高，吸烟影响溃疡愈合和促进溃疡复发。吸烟影响溃疡形成和愈合的确切机制未明了，可能与吸烟增加胃酸分泌、减少十二指肠及胰腺碳酸氢盐分泌、影响胃十二指肠协调运动、黏膜损害性氧自由基增加等因素有关。③遗传：遗传因素曾一度被认为是胃溃疡发病的重要因素，但随着幽门螺杆菌在胃溃疡发病中的重要作用得到认识，遗传因素的重要性受到挑战。例如，胃溃疡的家族史可能是幽门螺杆菌感染的"家庭聚集"现象；O 型血胃上皮细胞表面表达更多黏附受体而有利于幽门螺杆菌定植。因此，遗传因素的作用尚待进一步研究。④急性应激：可引起应激性溃疡已是共识。但在慢性溃疡患者，情绪应激和心理障碍的致病作用却无定论。临床观察发现长期精神紧张、过劳确实易使溃疡发作或加重，但这多在慢性溃疡已经存在时发生，因此情绪应激可能主要起诱因作用，可能是通过神经内分泌途径影响胃十二指肠分泌、运动和黏膜血流的调节。⑤胃十二指肠运动异常：研究发现部分胃溃疡患者有胃排空延迟，这可增加十二指肠液反流入胃，加重胃黏膜屏障损害。但目前认为，胃肠运动障碍不太可能是原发病因，但可加重幽门螺杆菌或 NSAID 对黏膜的损害。

概言之，胃溃疡是一种多因素疾病，其中幽门螺杆菌感染和服用 NSAID 是已知的主要病因，溃疡的发生是黏膜侵袭因素和防御因素失衡的结果，胃酸在溃疡形成中起关键作用。

三、整合基础上的胃溃疡精准诊断

（一）诊断标准

慢性病程、周期性发作的节律性上腹疼痛，餐后加重，且上腹痛可为抗酸药所缓解的临床表现是诊断良性胃溃疡的重要临床线索。但应注意，一方面有典型溃疡样上腹痛症状者不一定是胃溃疡，另一方面部分胃溃疡患者症状可不典型甚至无症状，因此单纯依靠病史难以做出可靠诊断。确诊有赖于胃镜检查。X 线钡剂检查发现龛影亦有确诊价值。

（二）临床表现

1. 症状　上腹痛是胃溃疡的主要症状，性质多为灼痛，亦可为钝痛、胀痛、剧痛或饥饿样不适感，多位于中上腹，可偏右或偏左。上腹痛可伴有反酸、嗳气、上腹胀等症状。但部分患者可无症状或症状较轻以致不被患者注意，而以出血、穿孔等并发症为首发症状，或表现为恶心、厌食、纳差、腹胀等消化道非特异性症状。尤其是 NSAID 和阿司匹林有较强的镇痛作用，临床上 NSAID 所致溃疡以无症状者居多。典型的胃溃疡有如下临床特点：①慢性过程，病史可达数年，甚至数十年。②周期性发作，发作与自发缓解相交替，发作期可为数周或数月，缓解期亦长短不一，短者数周、长者数年；发作常有季节性，多在秋冬或冬春之交发病，可因精神情绪不良或过劳而诱发。③发作时上腹痛呈节律性，多表现为餐后痛（餐后半小时左右），腹痛多于服用抗酸药后缓解。

2. 体征　溃疡活动时上腹部可有局限性轻压痛，缓解期无明显体征。

3. 并发症　①出血：溃疡侵蚀周围血管可引起出血。出血是消化性溃疡最常见的并发症，也是上消化道大出血最常见的病因（约占所有病因的 50%）。②穿孔：溃疡病灶向深部发展穿透浆膜层则并发穿孔。溃疡穿孔临床上可分为急性、亚急性和慢性 3 种类型，以第一种常见。急性穿孔的溃疡常位于胃前壁，发生穿孔后胃内容物漏入腹腔而引起急性腹膜炎。胃后壁的溃疡深至浆膜层时已与邻近的组织或器官发生粘连，穿孔时胃内容物不流入腹腔，称为慢性穿孔，又称为穿透性溃疡。这种穿透性溃疡改变了腹痛规律，变得顽固而持续，疼痛常放射至背部。邻近后壁的穿孔或游离穿孔较小，只引起局限性腹膜炎时称为亚急性穿孔，症状较急性穿孔轻而体征较局限，且易漏诊。③幽门梗阻：主要是由幽门管溃疡引起。溃疡急性发作时可因炎症水肿和幽门部痉挛而引起暂时性梗阻，可随炎症的好转而缓解；慢性梗阻主要是由于瘢痕收缩而呈持久性。幽门梗阻临床表现为餐后上腹饱胀、上腹疼痛加重，伴有恶心、呕吐，大量呕吐后症状可以改善，呕吐物含发酵酸性宿食。严重呕吐可致失水和低氯低钾性碱中毒。可发生营养不良和体重减轻。体检可见胃型和胃蠕动波，清晨空腹时检查胃内有振水声。进一步做胃镜或 X 线钡剂检查可确诊。④癌变：对于胃溃疡出现癌变，国际上争议仍较多。从临床统计学角度来看，普遍认为胃溃疡与胃癌尤其是非贲门部位的胃癌呈正相关。1%～2% 的胃溃疡可发生癌变，癌变发生于溃疡边缘。长期慢性胃溃疡病史、年龄在 45 岁以上、溃疡顽固不愈者应提高警惕。对可疑癌变者，在胃镜下取多点活检做病理检查，在积极治疗后复查胃镜，直到溃疡完全愈合，必要时定期随访复查。

（三）辅助检查

1. X 线钡剂检查　适用于对胃镜检查有禁忌或不愿接受胃镜检查者。溃疡的 X 线征象有直接和间接两种：龛影是直接征象，对溃疡有确诊价值；局部压痛、胃大弯侧痉挛性切迹均为间接征象，仅提示可能有溃疡。

2. 幽门螺杆菌检测　幽门螺杆菌检测应列为胃溃疡诊断的常规检查项目，因为有无幽门螺杆菌感染决定治疗方案的选择。检测方法分为侵入性和非侵入性两大类。前者需通过胃镜检查取胃黏膜活组织进行检测，主要包括快速尿素酶试验、组织学检查和幽门螺杆菌培养；后者主要有 ^{13}C 或 ^{14}C 尿素呼气试验、粪便幽门螺杆菌抗原检测及血清学检查（定性检测血清抗幽门螺杆菌抗体）。

快速尿素酶试验是侵入性检查的首选方法，操作简便、费用低。组织学检查可直接观察幽门螺杆菌，与快速尿素酶试验结合，可提高诊断准确率。幽门螺杆菌培养技术要求高，主要用于科研。^{13}C 或 ^{14}C 尿素呼气试验检测幽门螺杆菌敏感度及特异度高，无须胃镜检查，可作为根除治疗后复查的首选方法。国际共识认为粪便抗原检测方法的准确性与呼气试验相似。

应注意，近期应用抗生素、质子泵抑制剂、铋剂等药物，因有暂时抑制幽门螺杆菌的作用，会使上述检查（血清学检查除外）呈假阴性。因此，应用抗菌药物、铋剂和某些有抗菌作用的中药者，应在停药至少 4 周后进行检测；应用抑酸剂者应在停药至少 2 周后进行检测。

胃溃疡活动性出血、严重萎缩性胃炎、胃恶性肿瘤可能会导致尿素酶依赖试验呈假阴性。不同时间、采用多种方法或采用非尿素酶依赖试验的方法检测可取得更可靠结果。胃黏膜肠化生组织中幽门螺杆菌检出率低，病理提示存在活动性炎性反应时高度提示有幽门螺杆菌感染；活动性胃溃疡患者排除 NSAID 溃疡，幽门螺杆菌感染的可能性 > 95%。因此，在上述情况下，如幽门螺杆菌检测为阴性，要高度怀疑假阴性的可能。

3. 胃镜检查　是确诊胃溃疡的首选检查方法。胃镜检查不仅可对胃黏膜直接观察、摄像，还可在直视下取活组织进行病理学检查及幽门螺杆菌检测，因此胃镜检查对胃溃疡的诊断及胃良、恶性溃疡鉴别诊断的准确性高于 X 线钡剂检查。例如，在溃疡较小或较浅时钡剂检查有可能漏诊；活动性上消化道出血是钡剂检查的禁忌证；胃的良、恶性溃疡鉴别必须由组织活检来确定。

内镜下胃溃疡多呈圆形或椭圆形，也有呈线形，边缘光整，底部覆有灰黄色或灰白色渗出物，周围黏膜可有充血、水肿，可见皱襞向溃疡集中。内镜下溃疡可分为活动期（A）、愈合期（H）和瘢痕期（S）3 个病期，其中每个病期又可分为 1 和 2 两个阶段（图 12-1）。

4. 胃液分析和血清胃泌素测定　一般仅在疑有胃泌素瘤时作鉴别诊断之用。

（四）病理

胃溃疡多发生于胃角和胃窦小弯。组织学上，胃溃疡大多发生在幽门腺区（胃窦）与泌酸腺区（胃体）交界处的幽门腺区一侧。幽门腺区黏膜可随年龄增长而扩大［假幽门腺化生和（或）肠化生］，使其与泌酸腺区之交界线上移，故老年患者胃溃疡的部位多较高。溃疡一般为单个，也可为多个，呈圆形或椭圆形，一般直径 < 2cm。但巨大溃疡（直径 > 2cm）亦非罕见，需与恶性溃疡鉴别。溃疡边缘光整、底部洁净，由肉芽组织构成，上面覆盖有灰白色或灰黄色纤维渗出物。活动性溃疡周围黏膜常有炎症水肿。溃疡浅者累及黏膜肌层，深者达肌层甚至浆膜层，血管溃破时引起出血，穿破浆膜层时引起穿孔。溃疡愈合时周围黏膜炎症、水肿消退，边缘上皮细胞增生覆盖溃疡面，其下的肉芽组织纤维转化，变为瘢痕，瘢痕收缩使周围黏膜皱襞向其集中。

（五）特殊类型的胃溃疡

1. 复合溃疡　指胃和十二指肠同时发生的溃疡。十二指肠溃疡通常先于胃溃疡出现。幽门梗阻发生率较高。

2. 幽门管溃疡　幽门管位于胃远端，与十二指肠交界，长约 2cm。幽门管溃疡胃酸分泌一般较高。幽门管溃疡上腹痛的节律性不明显，对药物治疗反应较差，呕吐较多见，较易发生幽门梗阻、出血和穿孔等并发症。

3. 巨大溃疡　指直径大于 2cm 的溃疡。对药物治疗反应较差、愈合时间较慢，易发生慢性穿透或穿孔。胃的巨大溃疡注意与恶性溃疡鉴别。

4. 老年胃溃疡　近年来老年人发生胃溃疡的报道增多。临床表现多不典型，胃溃疡多位于胃体上部甚至胃底部、溃疡常较大，易误诊为胃癌。

5. 无症状性溃疡　约 15% 胃溃疡患者可无症状，而以出血、穿孔等并发症为首发症状。可见于任何年龄，以老年人较多见；NSAID 引起的溃疡近 50% 无症状。

（六）鉴别诊断

本病主要临床表现为慢性上腹痛，当仅有病史和体检资料时，需与其他有上腹痛症状的疾病，如肝、胆、胰、肠疾病和胃的其他疾病相鉴别。功能性消化不良临床常见且临床表现与胃溃疡相似，应注意鉴别。如做胃镜检查，可确定有无胃溃疡存在。胃镜检查如见胃溃疡，应注意与引起胃溃疡的少见特殊病因（如免疫相关性疾病、淋巴瘤等）或以溃疡为主要表现的胃肿瘤鉴别。

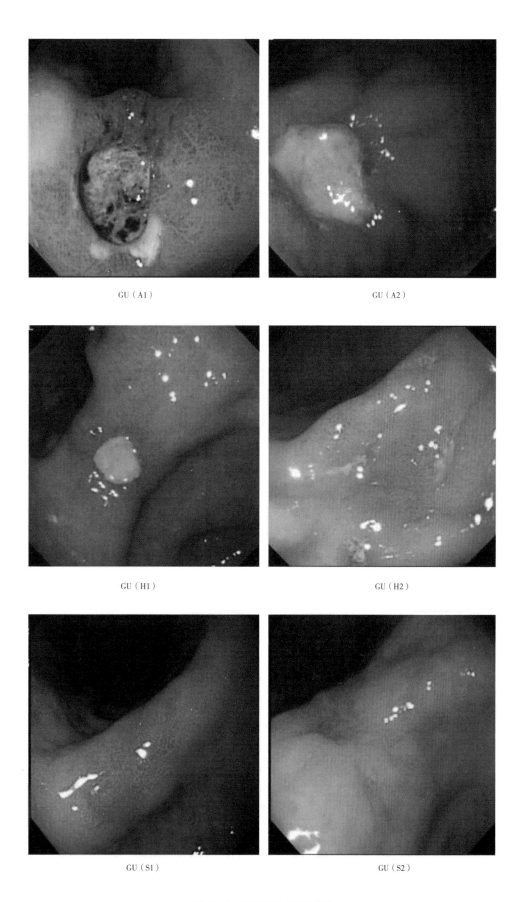

GU（A1）

GU（A2）

GU（H1）

GU（H2）

GU（S1）

GU（S2）

图 12-1 胃溃疡内镜下分期

1. 功能性消化不良　有消化不良症状而无消化性溃疡及其他器质性疾病（如肝、胆、胰疾病），检查可完全正常或只有轻度胃炎。此症较常见，表现为上腹部疼痛或不适、嗳气、反酸、恶心和食欲减退等，功能性消化不良中的溃疡样症状酷似胃溃疡，其鉴别有赖于内镜或 X 线检查。

2. 慢性胆囊炎和胆石症　疼痛与进食油腻食物有关，位于右上腹并放射至背部，伴发热、黄疸的典型病例不难与胃溃疡做鉴别。对不典型的患者，鉴别需借助 B 超检查或内镜下逆行胆道造影检查。

3. 胃癌　内镜或 X 线检查见到胃溃疡，必须进行良性溃疡与恶性溃疡的鉴别。Ⅲ 型（溃疡型）早期胃癌单凭内镜所见与良性溃疡鉴别有困难，放大内镜和染色内镜对鉴别有帮助，但最终必须依靠直视下组织活检进行鉴别。恶性溃疡的内镜特点为：①溃疡形状不规则，一般较大；②底凹凸不平、苔污秽；③边缘呈结节状隆起；④周围皱襞中断；⑤胃壁僵硬、蠕动减弱（X 线钡剂检查亦可见上述相应的 X 线征）。组织活检可以确诊，但必须强调，对于怀疑胃癌而一次活检阴性者，必须在短期内复查胃镜进行再次活检。即使内镜下诊断为良性溃疡且活检呈阴性，仍有漏诊胃癌的可能，因此对初诊为胃溃疡者，必须在完成正规治疗的疗程后进行胃镜复查，胃镜复查显示溃疡缩小或愈合不是鉴别良、恶性溃疡的最终依据，必须重复活检加以证实。

4. 胃泌素瘤　亦称 Zollinger Ellison 综合征，是胰腺非 B 细胞瘤分泌大量胃泌素所致。肿瘤通常很小（< 1cm），生长缓慢，约 1/2 为恶性。大量胃泌素可刺激壁细胞增生，分泌大量胃酸，使上消化道经常处于高酸环境，导致胃、十二指肠球部和不典型部位（十二指肠降段、水平段、甚或空肠近端）发生多发性溃疡。胃泌素瘤与普通胃溃疡的鉴别要点是，该病溃疡发生于不典型部位，具有难治性特点，有过高胃酸分泌（BAO 和 MAO 均明显升高，且 BAO/MAO > 60%）及高空腹血清胃泌素（> 200pg/ml，常 > 500pg/ml）。

5. 克罗恩病　是一种病因尚不明确、可发生于全消化道的慢性、非特异性炎症性疾病。临床上尚无诊断金标准。内镜下可出现典型的铺路石样或纵行溃疡表现，亦可出现不典型的阿弗他样或口疮样溃疡改变。当克罗恩病累及上消化道时，可能出现胃溃疡表现，诊断困难时，需要消化内科、病理科、影像科、免疫科、营养科、消化外科等多学科协作诊治，充分体现了整合医学思维的重要性。

6. 淋巴瘤　胃肠道原发性淋巴瘤发病率逐渐升高，组织病理学为诊断金标准。但因其无特异性临床表现（可出现腹痛、腹泻、便血、发热等多种症状），内镜下亦无特征性改变（可出现溃疡、隆起、黏膜粗糙等多种表现），活检病理取材较浅、阳性率低等原因，给临床诊断带来极大困难，多数情况下需依靠消化内科、病理科、影像科、血液科、免疫科等多学科协作，反复进行会诊确诊。部分患者因消化道大出血、穿孔等严重并发症，由外科手术后病理确诊。该类疾病的诊治过程，再次验证了多学科协作、整合医学思维在难诊、难治疾病中的重要性。

四、整合基础上的胃溃疡治疗

良性胃溃疡治疗的目的是消除病因、缓解症状、愈合溃疡、防止复发和防治并发症。针对病因的治疗如根除幽门螺杆菌，有可能彻底治愈溃疡病，是近年胃溃疡治疗的一大进展。当胃溃疡发生出血、穿孔、癌变、幽门狭窄等并发症时，我们需要根据患者疾病状态、年龄、体力、基础疾病等多种因素综合考虑，由消化内科医师、外科医师、放射介入科医师，甚至营养科、心内科医师等共同参与治疗决策。如果胃溃疡由其他疾病导致，则需在明确病因后，转入相关专科进一步治疗。

（一）一般治疗

生活要有规律，避免过度劳累和精神紧张。注意饮食规律，戒烟、酒。服用 NSAID 者尽可能停用，即使未用亦要告诫患者今后慎用。

（二）治疗胃溃疡的药物及其应用

胃内酸度降低与溃疡愈合存在直接关系。胃溃疡治疗通常采用标准剂量 PPI，每天 1 次，早餐前半小时服药，治疗疗程为 6 ～ 8 周，通常胃镜下溃疡愈合率均在 90% 以上。对于存在高危因素及巨大溃疡的患者建议适当延长疗程。PPI 的应用可减少上消化道出血等并发症的发生率。对于幽门螺杆菌阳性的胃溃疡应常规行幽门螺杆菌根除治疗，在抗幽门螺杆菌治疗结束后，仍应继续使用 PPI 至疗程结束。

治疗胃溃疡的药物可分为抑制胃酸分泌的药物和保护胃黏膜的药物两大类，主要起缓解症状和促进溃疡愈合的作用，常与根除幽门螺杆菌治疗配合使用。现就这些药物的作用机制及临床应用分别简述如下。

1. 抑制胃酸药物　溃疡的愈合与抑酸治疗的强度和时间成正比。抗酸药具有中和胃酸作用，可迅速缓解疼痛症状，但一般剂量难以促进溃疡愈合，故目前多作为加强止痛的辅助治疗。H_2 受体拮抗剂（H_2RA）可抑制基础及胃泌素等刺激胃酸分泌，以前一作用为主，而后一作用不如 PPI 充分。使用推荐剂量各种 H_2RA 溃疡愈合率相近，不良反应发生率均低。西咪替丁可通过血脑屏障，偶有精神异常不良反应；与雄性激素受体结合而影响性功能；经肝细胞色素 P450 代谢而延长华法林、苯妥英钠、茶碱等药物的肝内代谢。雷尼替丁、法莫替丁和尼扎替丁不良反应较少。已证明 H_2RA 全天剂量于睡前顿服的疗效与每天 2 次分服相仿。由于该类药物价格较 PPI 便宜，临床上特别适用于根除幽门螺杆菌疗程完成后的后续治疗，以及在某些情况下预防溃疡复发的长程维持治疗。PPI 作用于壁细胞胃酸分泌终末步骤中的关键酶 H^+-K^+-ATP 酶，使其不可逆失活，因此抑酸作用比 H_2RA 更强且作用持久。与 H_2RA 相比，PPI 促进溃疡愈合的速度较快，溃疡愈合率较高，因此特别适用于难治性溃疡或 NSAID 溃疡患者不能停用 NSAID 时的治疗。对于根除幽门螺杆菌治疗，PPI 与抗生素的协同作用较 H_2RA 好，因此是根除幽门螺杆菌治疗方案中最常用的基础药物。使用推荐剂量的各种 PPI，对胃溃疡的疗效相仿，不良反应均少。

2. 保护胃黏膜药物　硫糖铝和胶体铋目前已少用作治疗胃溃疡的一线药物。枸橼酸铋钾（胶体次枸橼酸铋）因兼有较强的抑制幽门螺杆菌作用，可作为根除幽门螺杆菌联合治疗方案的组分，但要注意此药不能长期服用，因会过量蓄积而引起神经毒性。米索前列醇具有抑制胃酸分泌、增加胃十二指肠黏膜的黏液及碳酸氢盐分泌和增加黏膜血流等作用，主要用于 NSAID 溃疡的预防，腹泻是常见不良反应，因会引起子宫收缩，故妊娠女性忌服。

（三）根除幽门螺杆菌治疗

对于幽门螺杆菌感染引起的胃溃疡，根除幽门螺杆菌不但可促进溃疡愈合，而且可预防溃疡复发，从而彻底治愈溃疡。因此，凡有幽门螺杆菌感染的胃溃疡，无论初发或复发、活动或静止、有无合并症，均应予以根除幽门螺杆菌治疗。

1. 根除幽门螺杆菌的治疗方案　已证明在体内具有杀灭幽门螺杆菌作用的抗生素有阿莫西林、克拉霉素、甲硝唑（或替硝唑）、四环素、呋喃唑酮，以及某些喹诺酮类，如左氧氟沙星等。PPI 能通过抑制胃酸分泌提高口服抗生素的抗菌活性，从而提高根除率，同时 PPI 本身具有快速缓解症状和促进溃疡愈合作用，因此是临床中最常用的基础方案。铋剂在体内能抑制幽门螺杆菌，与上述抗生素有协同杀菌作用。目前尚无单一药物可有效根除幽门螺杆菌，因此必须联合用药，应选择幽门螺杆菌根除率高的治疗方案，力求一次根除成功。幽门螺杆菌根除失败的主要原因是患者的服药依从性问题和幽门螺杆菌对治疗方案中抗生素的耐药性。因此，在选择治疗方案时要了解所在地区的耐药情况。近年来，世界不少国家和我国一些地区幽门螺杆菌对甲硝唑、克拉霉素和左氧氟沙星的耐药率呈上升趋势，甲硝唑原发耐药率已达到 40%～70%，克拉霉素达 20%～50%，左氧氟沙星达 20%～50%，克拉霉素和甲硝唑的双重耐药率＞25%，应引起注意。阿莫西林、四环素和呋喃唑酮的耐药率仍很低。

我国《第五次全国幽门螺杆菌感染处理共识报告》推荐铋剂四联（PPI+铋剂+2 种抗生素）作为主要的经验性根除幽门螺杆菌治疗方案，其中抗生素的组成方案见表 12-4，这些方案的根除率均可达到 85%～94%。青霉素过敏者推荐的铋剂四联方案抗生素组合为：①四环素+甲硝唑；②四环素+呋喃唑酮；③四环素+左氧氟沙星；④克拉霉素+呋喃唑酮；⑤克拉霉素+甲硝唑；⑥克拉霉素+左氧氟沙星。1 个疗程为 10 天或 14

天。根除方案不分一线、二线，应尽可能将疗效高的方案用于初次治疗。初次治疗失败后，可在其余方案中选择一种方案进行补救治疗。方案的选择需根据当地幽门螺杆菌抗生素耐药率和个人药物使用史，权衡疗效、药物费用、不良反应和其可获得性。含左氧氟沙星的方案不推荐用于初次治疗，可作为补救治疗的备选方案。补救方案的选择应参考以前用过的方案，原则上不重复原方案。如方案中已应用克拉霉素或左氧氟沙星，则应避免再次使用。经 2 次正规方案治疗失败时，应评估根除治疗的风险 - 获益比，对于根除治疗后可有明确获益的患者，建议由有经验的医师在全面评估已用药物、分析可能失败原因的基础上谨慎选择治疗方案。建议至少间隔 3 ～ 6 个月，如有条件，可进行药物敏感试验，但作用可能有限。此外，抑酸剂在根除方案中起重要作用，选择作用稳定、疗效高、受 *CYP2C19* 基因多态性影响较小的 PPI，可提高幽门螺杆菌根除率。

表 12-4　推荐的幽门螺杆菌根除四联方案中抗生素组合、剂量和用法

方案	抗生素 1	抗生素 2
1	阿莫西林 1000mg，2 次 / 天	克拉霉素 500mg，2 次 / 天
2	阿莫西林 1000mg，2 次 / 天	左氧氟沙星 500mg，1 次 / 天 或 200mg，2 次 / 天
3	阿莫西林 1000mg，2 次 / 天	呋喃唑酮 100mg，2 次 / 天
4	四环素 500mg，3 ～ 4 次 / 天	甲硝唑 400mg，3 ～ 4 次 / 天
5	四环素 500mg，3 ～ 4 次 / 天	呋喃唑酮 100mg，2 次 / 天
6	阿莫西林 1000mg，2 次 / 天	甲硝唑 400mg，3 ～ 4 次 / 天
7	阿莫西林 1000mg，2 次 / 天	四环素 500mg，3 ～ 4/ 次 / 天

注：标准剂量（PPI+ 铋剂；2 次 / 天，餐前 30 分钟口服）+2 种抗生素（餐后口服）。标准剂量 PPI 为艾司奥美拉唑 20mg，雷贝拉唑 10mg（或 20mg）、奥美拉唑 20mg、兰索拉唑 30mg、泮托拉唑 40mg、艾普拉唑 5mg，以上选一；标准剂量铋剂为枸橼酸铋钾 220mg（果胶铋标准剂量待确定）

引自中华消化杂志，2017，37（6）：364-378.

2. 根除幽门螺杆菌治疗结束后的抗溃疡治疗　在根除幽门螺杆菌疗程结束后，继续给予一个常规疗程的抗溃疡治疗（如胃溃疡患者 PPI 常规剂量，每天 1 次，总疗程 4 ～ 6 周；或 H₂RA 常规剂量，总疗程 6 ～ 8 周）是最理想的。这在有并发症或溃疡面积大的患者尤为必要，但对无

并发症且根除治疗结束时症状已得到完全缓解者，也可考虑停药以节省药物费用。

3. 根除幽门螺杆菌治疗后复查　治疗后应常规复查幽门螺杆菌是否已被根除，复查应在根除幽门螺杆菌治疗结束至少 4 周后进行，且在检查前停用 PPI 或铋剂 2 周，否则会出现假阴性。可采用非侵入性的 ¹³C 或 ¹⁴C 尿素呼气试验，也可通过胃镜在检查溃疡是否愈合的同时取活检做尿素酶和（或）组织学检查。对未排除胃恶性溃疡或有并发症的胃溃疡应常规进行胃镜复查。

（四）NSAID- 溃疡的治疗

对服用 NSAID 后出现的溃疡，如情况允许，应立即停用 NSAID，如病情不允许可换用对黏膜损伤少的 NSAID，如特异性 COX-2 抑制剂（如塞来昔布）。NSAID- 溃疡的治疗药物应首选 PPI，其能高效抑制胃酸分泌，明显改善患者的胃肠道症状，预防消化道出血，并促进溃疡愈合。胃黏膜保护剂可增加前列腺素合成、清除并抑制自由基、增加胃黏膜血流等作用，对 NSAID- 溃疡有一定的治疗作用。因幽门螺杆菌和 NSAID 是引起溃疡的 2 个独立因素，因此应同时检测幽门螺杆菌，如有幽门螺杆菌感染应同时根除幽门螺杆菌。

（五）胃溃疡出血的治疗

内镜在胃溃疡出血的应用中优势明显，不仅可明确诊断，还可以运用各种手段进行止血治疗，如局部注射、热凝止血和机械止血等。对内镜止血失败或外科手术风险过大的患者，可行数字减影血管造影（digital subtraction angiography，DSA），有助于明确出血的部位，并可进行栓塞治疗。药物、内镜和放射介入治疗失败者，可进行内科、影像介入、外科等多学科协作诊疗，共同决策是否进行外科手术治疗。

（六）外科手术指征

由于内科治疗的进展，目前外科手术主要限于少数有并发症者，包括：①大量出血经内科治疗无效；②急性穿孔；③瘢痕性幽门梗阻；④胃溃疡癌变；⑤严格内科治疗无效，且无其他病因的顽固性溃疡。

五、预防

（一）溃疡复发的预防

有效根除幽门螺杆菌及彻底停服 NSAID，可消除消化性溃疡的两大常见病因，因而能极大降低溃疡复发的概率。对溃疡复发同时伴有幽门螺杆菌感染复发（再感染或复燃）者，可予以根除幽门螺杆菌再治疗。下列情况则需用长程维持治疗来预防溃疡复发：①不能停用 NSAID 的溃疡患者，无论幽门螺杆菌是阳性还是阴性；②幽门螺杆菌相关溃疡，幽门螺杆菌感染未能被根除；③幽门螺杆菌阴性的溃疡（非幽门螺杆菌、非 NSAID- 溃疡）；④幽门螺杆菌相关溃疡，幽门螺杆菌虽已被根除，但曾有严重并发症的高龄或有严重慢性病患者。长程维持治疗一般以 H₂RA 或 PPI 常规剂量的半量维持，而 NSAID- 溃疡复发的预防多用 PPI。

（二）NSAID- 溃疡的防治

在应用 NSAID 的患者中，15% ～ 30% 会发生消化性溃疡，其中 2% ～ 4% 可能发生溃疡出血或穿孔。目前认为，可能导致应用 NSAID 患者胃肠道损伤增多的因素包括胃肠道溃疡病史、年龄，存在其他合并症（如糖尿病、肝硬化、缺血性心脏病、肿瘤、脑血管病变等），合并应用抗血小板药物、抗凝药物、糖皮质激素、选择性 5- 羟色胺再摄取抑制剂（selective serotonin reuptake inhibitor，SSRI）等，慢性肾功能不全及血液透析患者，合并幽门螺杆菌感染等。此外，NSAID 的使用剂量、类型和疗程也被证实与 NSAID- 溃疡的发生有关。因此，NSAID- 溃疡并发症的预防可根据不同的风险程度采用不同的方案。

根据 2009 年美国胃肠病学院（American College of Gastroenterology，ACG）NSAID- 溃疡并发症预防指南，NSAID 溃疡并发症的危险因素包括既往消化道并发症、年龄、同时应用抗凝剂、糖皮质激素和其他 NSAID（包括低剂量和高剂量阿司匹林），以及慢性病特别是心血管疾病等。该指南将 NSAID- 溃疡并发症的风险等级分为高风险、中风险和低风险，给予相应的预防建议（表 12-5）。

表 12-5　NSAID- 溃疡并发症预防建议

风险等级	危险因素	预防建议
高风险	1. 曾有特别是近期发生溃疡并发症 2. 存在 2 个以上危险因素	停用 NSAID 和阿司匹林，如不能停用，则选用选择性 COX-2 抑制剂 + 高剂量 PPI
中风险（1 ～ 2 个危险因素）	1. 年龄大于 65 岁 2. 高剂量 NSAID 和阿司匹林治疗，或联用 2 种以上的 NSAID 3. 有溃疡病史但无并发症 4. 合并应用 NSAID 和阿司匹林、抗凝剂或糖皮质激素	单独选用选择性 COX-2 抑制剂或非选择性 NSAID+PPI
低风险（无危险因素）	无危险因素	可以应用非选择性 NSAID

第三节　胃　癌

胃癌是具有中国特色的癌种，我国胃癌呈现出典型的发病率高、死亡率高、转移率高、预后差等特点，是我国癌症防控的重点和难点。胃癌的未来诊疗需要精准的、个体化的方案设计，需要临床多学科、多平台、多技术的协作与联合运用。多学科协作的内涵在于多个学科信息及资源的整合，但整合不是简单的堆积，它必须是经大家讨论后提出的更完善、更合理的治疗方案。整合医学在胃癌的早期诊断、临床治疗和全程管理都具有重要的指导意义。

一、胃癌的流行病学和发病机制

胃癌在世界范围内的整体发病率呈现缓慢的下降趋势，但胃食管结合部癌的发病率升高明显。2020 年全世界新发胃癌病例超过 109 万人，约 77

万人死于胃癌。我国每年的胃癌新发病例数约占世界的40%，且以进展期胃癌为主。过去20年，随着胃镜检查的推广和民众筛查意识的提高，我国早期胃癌比例检出比例呈现升高趋势，但仍远低于日韩水平，仅约20%。

胃癌的发病机制尚不十分清楚。幽门螺杆菌感染是散发型远端胃癌的最重要诱因。部分幽门螺杆菌持续感染的患者会出现胃黏膜萎缩，继而发生肠上皮化生、异型增生，并最终演变为胃癌。另一种与胃癌发生密切相关的病原体是 Epstein-Barr 病毒，简称 EBV，该病原体存在于80%具有淋巴样基质的胃癌的恶性细胞中，但其致病机制仍不清楚。全球范围内 EBV 感染相关胃癌在所有胃癌中所占比例有很大差异，为1.3%～20%，国内一般认为在10%左右。5%～10%的胃癌患者有家族聚集性，其中遗传性胃癌为1%～3%。遗传性胃癌包括遗传性弥漫性胃癌、家族性肠型胃癌和胃腺癌、胃近端息肉病3种类型。在胃癌低发生率地区，多数家族性患者归因于与胃癌风险增加相关的遗传性病理性突变。例如，40%遗传性弥漫性胃癌为 CDH1 突变，对于携带该突变的人群，按80岁的预期寿命计算，男性患者胃癌风险高达80%，女性接近70%。其他一些遗传性癌症综合征也与胃癌风险增加相关，如 TP53 突变、家族性腺瘤息肉病、Peutz-Jeghers 综合征等。环境因素也可影响胃癌发生，如蔬果摄入少、高盐饮食、经常食用腌制食品、吸烟、饮酒等均可增加胃癌风险，肥胖则可增加胃食管反流病和胃食管结合部腺癌的发生。胃癌的发生更多的是环境和遗传因素综合作用的结果。最新的研究发现，对于具有高胃癌患病风险遗传背景的人群，通过多食新鲜水果蔬菜、不吸烟、不饮酒等良好的生活习惯干预，可明显降低胃癌的发生风险。

二、整合基础上的胃癌精准诊断

（一）胃癌诊断的基本原则

胃癌的诊断基于临床表现、体格检查、内镜、CT、病理等多个方面。胸腹盆部 CT 检查是治疗前分期的基本手段，MRI、腹腔镜探查及 PET 分别作为 CT 疑诊肝转移、腹膜转移及全身转移时的备选手段。影像学报告应提供涉及 cTNM 分期的征象描述，并给出分期意见。内镜活检组织病理学诊断是胃癌确诊和治疗的依据。

（二）胃癌的临床表现

1. 高危因素　①年龄和性别：胃癌的好发年龄为50岁以上，男性多见。②地域因素：胃癌高发地区人群，我国西北部与东部沿海地区的胃癌发病率相对较高，如福建省长乐市、山东省临朐县、辽宁省庄河市及甘肃省武威市均为我国胃癌高发地区，这些地区的胃癌发病率高主要与其地理因素有关，土壤中 Na、F、Hg、Cr 等元素含量偏高，而 Se、Mo、Cu、Zn、Mn、Fe 等元素含量偏低；水中亚硝酸盐、挥发性酚等含量高，锗含量低。③幽门螺杆菌感染者：相关研究表明，幽门螺杆菌阳性者的胃癌发生率为幽门螺杆菌阴性者的3～6倍。④慢性疾病及癌前病变：既往患有慢性萎缩性胃炎、胃溃疡、胃息肉、手术后残胃、肥厚性胃炎、恶性贫血等胃癌前疾病。⑤遗传因素：与胃癌患者有血缘关系的亲属其胃癌发生率为一般人的4倍，其一级亲属患胃癌的比例明显高于二、三级亲属。⑥饮食生活习惯：高盐、腌制饮食、蔬菜及蛋白质收入较少、吸烟、重度饮酒等。

2. 症状　早期胃癌患者常无特异症状，部分可有消化不良的表现。随着病情的进展可出现一些非特异性的症状，主要有：①上腹饱胀不适或隐痛，餐后加重；②纳差、反酸、恶心、呕吐、黑粪等。

进展期胃癌除上述症状外，常出现体重减轻、乏力，胃部疼痛，如疼痛持续加重且向腰背放射，提示可能存在胰腺和腹腔神经丛受侵。胃癌一旦穿孔，可出现剧烈腹痛，压痛、反跳痛阳性和肌紧张。恶心、呕吐常为肿瘤引起梗阻或胃功能紊乱所致。贲门癌累及食管下段时可出现进行性加重的吞咽困难及反流症状，胃窦部癌并发幽门梗阻时可有恶心、呕吐隔夜宿食等表现。肿瘤侵犯血管，可引起消化道出血，小量出血时仅有大便隐血阳性，当出血量较大时可表现为呕血及黑粪，继之引起贫血。其他症状有腹泻（患者因胃酸缺乏、胃排空加快），还有转移相关症状，如，转移至肝时，可引起右上腹痛，黄疸和（或）发热；转移至肺，可引起咳嗽、呃逆、咯血；累及胸膜，可引起胸腔积液，出现呼吸困难。晚期患者可出现严重消瘦、贫血、水肿、发热、黄疸和恶病质。

3. 体格检查 一般胃癌尤其是早期胃癌，常无明显的体征，进展期乃至晚期胃癌患者可出现下列体征。①上腹部压痛，有时伴有轻度肌抵抗感。②腹部肿块：位于幽门窦或胃体的进展期胃癌，有时可扪及上腹部肿块，常位于上腹部偏右相当于胃窦处；女性患者于下腹部扪及可推动的肿块时，应考虑 Krukenberg 瘤的可能。③胃肠梗阻的表现：幽门梗阻时可有胃型及振水声，小肠或系膜转移使肠腔狭窄可导致部分或完全性肠梗阻，出现腹部包块及肠鸣音的改变。④有远处淋巴结转移时，或可扪及左侧锁骨上窝淋巴结（Virchow 淋巴结）。⑤腹水征，有腹膜转移时可出现腹水，移动性浊音阳性。⑥直肠前窝肿物，肛门指检可在直肠膀胱凹陷触及等。其中，锁骨上窝淋巴结肿大、腹水征、下腹部盆腔包块、脐部肿物、直肠前窝种植结节、肠梗阻表现均提示胃癌晚期。

（三）胃癌的实验室检查

1. 常规检查 包括血常规，尿常规，大便隐血检查，肝功能，肾功能，乙肝丙肝，凝血功能、离子五项等。这些检测是了解患者一般状况、制订治疗方案所必需的检测内容。

2. 血清标志物检查 血液中的肿瘤标志物对肿瘤的诊断和治疗具有重要的参考价值，对肿瘤的早期诊断、鉴别诊断、肿瘤分期、药物选择、疗效观察、复发监测和预后评估都有重要作用，因此广泛应用于临床。CEA、CA19-9 是常规胃癌肿瘤标志物检查，其升高及降低，可以帮助监测胃癌复发、判断预后，CEA 用于胃癌诊断的敏感度为 30%，阴性预测值为 58.82%，一般在治疗后 2 年内，每 3 个月检测一次，3～5 年则每 6 个月检测一次，CA19-9 生理状况下仅微量分泌入血，但在恶性肿瘤、慢性炎症刺激等因素作用下，血清 CA19-9 可明显升高，可用于胰腺、卵巢、胃、结肠，它在胰腺癌中特异度较高，在胃癌中特异

度较低，可以用于标志物的联合检测。CA242、CA724 也同样常见于消化道肿瘤的检测及应用时，CA724 胃癌患者血清中呈高水平状态，敏感度为 43%～48%，特异度可达 95%。CA724 对胃癌、结直肠癌的敏感度优于 CEA 和 CA19-9。CA125 常用于卵巢癌，事实上，CA125 作为一种上皮性肿瘤标志物，所有上皮来源的肿瘤，包括腹膜癌均有可能导致 CA125 升高，而胃癌一旦发生腹膜种植转移。CA125 也会有一定程度的升高，因此术前检查 CA125 有助于判断患者是否存在腹膜转移。术后复查，常规进行 CA125 检查，同样有助于监测病情，及早发现腹膜转移。AFP 多用于原发性肝癌和一些神经系统肿瘤的检查，而产 AFP 胃癌是指血清和肿瘤组织中 AFP 呈阳性表达的胃癌，其肿瘤组织中有相当一部分能观察到肝细胞癌样分化，肝样腺癌是胃癌的一种特殊类型，这种类型的胃癌同时具有腺癌和肝细胞样分化特点，50% 以上的患者在血清和肿瘤组织中可检测出 AFP 升高。肝样腺癌恶性程度较高，容易发生肝转移，血清检查 AFP 常有不同程度的升高，所以，对初诊患者进行 AFP 检查可以提高对胃肝样腺癌的诊断。

总的来讲，对于胃癌肿瘤标志物的检查，建议常规检测 CEA、CA19-9 和 CA724，可在部分患者中进一步检测 AFP 和 CA125。CA125 对于腹膜转移，AFP 对于特殊病理类型的胃癌（如肝样腺癌等分泌 AFP 的胃癌），均具有一定的诊断和预后价值。CEA、CA19-9、CA724、CA125 及 AFP 联合检测可提高胃癌初诊阳性率，减少漏诊误诊，对于胃癌患者个体化诊疗有一定指导价值。

3. 基因检测及液体活检新技术 液体活检是比传统检测更快捷、方便且易于推广的检测方法，是未来癌症早期检测的方向，在合理用药（特别是靶向药物）方面具有非常广阔的市场空间。研究发现 ctDNA 对胃癌诊断的敏感度为 96.67%，特异度为 94.11%。另外，对于特定基因进行检测也有一定的效果，如 HER-2 过表达乳腺癌细胞会产生 HER-2 阳性外泌体，不过这一现象是否会在胃癌中存在还不清楚。肿瘤循环细胞（CTC）计数可用来评估肿瘤负荷，在这一点上它与影像

学评估肿瘤的大小形成了完美的互补，因而比其他许多常用的可溶性生物标志物能更有效地实时监测癌症。血液中 ctDNA 的数量可能受肿瘤负荷的影响。提取后可分析 ctDNA 的先前表征的或高度复发的突变（如 KRAS），或新的遗传改变(超/低甲基化,染色体,拷贝数变化或点突变)，以此可以判断胃癌治疗的疗效；肿瘤来源的外泌体具有独特 miRNA 相关机制，因此它们具有能够独立合成 miRNA 的能力，且不需要依赖其起源细胞。外泌体作为胃癌的液体活检标志也在探索之中，已经有研究表明，如 lncRNA H19 等长链非编码 RNA 及 T 细胞表面的 PD-L1 等标志同样可以判断胃癌的肿瘤负荷并提示预后。然而，液体活检在胃癌诊断与治疗中的作用同样受到来自各个方面的挑战。首先，液体活检的方法众多，各个方法之间的重复性和敏感度差异较大，各个液体活检标志的 cut-off 值有时难以确定，液体活检标志与临床实际表型的吻合度尚不能令人满意，目前的液体活检结果大部分都缺少多中心临床试验结果给予证实，且因其不稳定性的表达，受到技术瓶颈的制约。尽管如此，液体活检在胃癌的早期筛查和诊断、治疗疗效判断及预后分析中越来越受到学术界的关注，随着标准化方法学等的建立，以及多中心大型临床试验的开展，液体活检在胃癌精准诊治中的应用越来越广泛。

（四）胃癌的内镜及影像学检查

为达到精准诊疗的目标，将整合思想应用到疾病诊治中使患者最大程度获益一直是整合专家努力的方向。胃癌的影像学评估方法众多，探讨如何选取最佳影像检查方法，以精准评估肿瘤及其分期并准确评估疗效意义重大。然而一花难成春，独木不成林，不同的影像学检查方法有其各自的优缺点，故而将众多影像学检查方法进行筛选和整合，选择最佳的影像方法组合可实现精准诊断的目标，有助于使患者最大程度获益。对于早期胃癌患者，影像诊断的目标是尽可能准确地评估病灶的范围、侵犯的层次及边界，为临床根治性切除提供依据，此时超声内镜检查就显示了其独特的优势，再辅以胸腹盆部增强 CT 扫描排除转移性病变，即可达到规范化和准确诊疗的要求，

且最为经济和有效。对于进展期胃癌伴转移的患者，除了常规推荐的胸腹部增强 CT 评估病灶及分期外，若为了更准确评估肝转移情况，肝特异性对比剂 MRI 增强扫描也是需要重点考虑的检查方法，转移灶数量、大小、部位的确定才能更好地选择下一步的治疗策略。总之根据不同的患者，将众多影像学检查方法进行整合、筛选是影像学更好辅助临床的趋势和所向。

1. 内镜检查　　胃镜检查是确诊胃癌的必要检查手段，可确定肿瘤位置，获得组织标本以行病理诊断。内镜检查前必须充分准备，建议应用去泡剂和去黏液剂等。经口插镜后，内镜直视下从食管上端开始循腔进镜，依次观察食管、贲门、胃体、胃窦、幽门、十二指肠球部及十二指肠降部。退镜时依次从十二指肠、胃窦、胃角、胃体、胃底贲门、食管退出。依次全面观察、应用旋转镜身、屈曲镜端及倒转镜身等方法观察全部上消化道，尤其是胃壁的大弯、小弯、前壁及后壁，观察黏膜色泽、光滑度、黏液、蠕动及内腔的形状等。如发现病变则需确定病变的具体部位及范围，并详细记录在记录表上。在检查过程中，如有黏液和气泡，应用清水或去泡剂和去黏液剂及时冲洗，再继续观察。为保证完全观察整个胃腔，如果发现病灶，另需额外留图。同时，需保证每张图片的清晰度。国内专家较为推荐的是至少 40 张图片。必要时可酌情选用化学内镜、电子染色内镜或放大内镜等图像增强技术。

化学染色内镜是在常规内镜检查的基础上，将色素染料喷洒至需观察的黏膜表面，使病灶与正常黏膜对比更加明显。电子染色内镜可通过特殊光清晰观察黏膜浅表微血管形态，常见电子染色内镜包括窄带成像技术、智能电子分光技术及智能电子染色内镜。放大内镜可将胃黏膜放大并观察胃黏膜腺体表面小凹结构和黏膜微血管网形态特征的细微变化，可用于鉴别胃黏膜病变的良恶性，判断恶性病变的边界和范围。

超声内镜检查被认为是胃肠道肿瘤局部分期最精确的方法，对胃癌 T 分期（特别是早期癌）和 N 分期的精准度不亚于甚至超过 CT，常用于区分黏膜层和黏膜下层病灶，动态观察肿瘤与邻近脏器的关系，并可通过 EUS 导引下穿刺进行

淋巴结活检，明显提高局部 T 分期和 N 分期准确率。但 EUS 为操作者依赖性检查，因此推荐有条件、有经验的中心开展超声内镜检查。对拟施行内镜下黏膜切除（EMR）、内镜下黏膜下剥离术（ESD）等内镜治疗者必须进行此项检查。EUS 能发现直径 5mm 以上的淋巴结。淋巴结回声类型、边界及大小作为主要的判断标准，认为转移性淋巴结多为圆形或类圆形低回声结构，其回声常与肿瘤组织相似或更低，边界清晰，内部回声均匀，直径 > 1cm；而非特异性炎性肿大淋巴结常呈椭圆形或三角形高回声改变，边界模糊，内部回声均匀。

AJCC/UICC 第 8 版分期中 EUS 为 cT 分期的推荐手段。AJCC/UICC 第 8 版对胃癌、食管癌和食管胃交界部癌分期提出了临床分期，并推荐 EUS 为首选分期工具。超声内镜检查不仅可直接观察病变本身，其超声探头下胃壁可分为与解剖学层次一一对应的层次，肿瘤主要表现为不均匀低回声区伴随相应胃壁结构层次的破坏，是首选的 T 分期工具。同时，EUS 可探及胃周肿大淋巴结甚至部分肝及腹腔的转移，有助于胃癌的诊断、临床分期及评估新辅助治疗效果。系统分析显示，EUS 在区分 T1/2 与 T3/4 的总敏感度和特异度分别为 0.86 和 0.90，区分 T1 与 T2 的总敏感度和特异度分别为 0.85 和 0.90，而区分 T1a 和 T1b 的总敏感度和特异度分别为 0.87 和 0.75。

2. 超声检查　因简便易行、灵活直观、无创无辐射等特点，超声检查可作为胃癌患者的常规影像学检查手段。近年来，随着胃肠超声造影技术的发展，其在胃癌诊断中的价值逐渐显现。该方法通过使用胃肠造影剂或水，可在超声检查下实时动态观察胃底、胃窦、胃小弯、幽门等部位的充盈缺损和胃壁蠕动，以及病变部位的胃壁层次结构，判断浸润深度，是对胃癌 T 分期的有益补充。此外，超声检查还主要被用于发现腹盆腔重要器官及淋巴结有无转移，也可用于评价锁骨上、颈部淋巴结有无转移。超声引导下的肝脏、淋巴结穿刺活检，有利于肿瘤的诊断与分期。

3. 放射检查　上消化道造影以往是胃癌诊断与治疗中的常用检查之一，近年来随着 CT 和胃镜检查的发展，其应用价值有所减弱，但仍有其独特的价值。上消化道造影具有简单、方便、快捷的优势，可观察到胃小区及胃黏膜的细节，尤其是黏膜隆起、破坏及凹陷等细节能够清晰显示，同时还能观察到病变的整体情况（包括病变大小、部位及范围等）。对于胃镜无法穿透的较为狭窄的部位，上消化道造影则能够有效弥补，且能非常好地将狭窄部位的具体情况显示出来。此外，在胃癌术后早期，上消化道造影能够发现多数吻合口瘘、狭窄、动力性胃排空障碍等术后常见消化道并发症，为临床及时诊断并采取治疗措施提供依据。

CT 检查可作为胃癌分期诊断的首选影像检查。目前我国多层螺旋 CT 广泛普及，特别推荐胸腹盆腔联合扫描。如患者无 CT 增强对比剂使用禁忌的情况下均推荐采用增强扫描，建议采用 1mm 左右层厚的连续、多期增强扫描，并推荐使用多平面重建图像，从而有助于判断肿瘤部位、肿瘤与周围脏器（如肝、胰腺、膈肌、结肠等）及血管的关系，并可用于区分肿瘤与局部淋巴结，提高分期的准确率。为更好地显示病变，推荐口服阴性对比剂（一般扫描前口服 500 ～ 800ml 水）使胃腔充分充盈、胃壁扩张，常规采用仰卧位扫描，对于肿瘤位于胃体下部和胃窦部者，可以依检查目的和患者配合情况采用特殊体位（如俯卧位、侧卧位等），建议采用多期增强扫描。CT 对进展期胃癌的敏感度为 65% ～ 90%，早期胃癌约为 50%；T 分期准确率为 70% ～ 90%，N 分期为 40% ～ 70%。进展期胃癌平扫表现为局限性或弥漫性胃壁增厚，在胃腔充盈良好的状态下胃壁厚度可超过 5mm，内表面常不光整。胃壁环状增厚常造成管腔变形、狭窄，病变位于胃窦部可伴有梗阻征象。肿瘤坏死可合并溃疡形成。动脉期病变强化不均匀，肿瘤以胃腔内表面强化为著；门脉期表现为动脉期明显强化的肿瘤内表面的强化程度下降，而肿瘤的其余部分开始明显强化。

MRI 检查推荐对 CT 增强对比剂过敏者或其他影像学检查怀疑转移者使用。MRI 有助于判断腹膜转移状态，可酌情使用。增强 MRI 是胃癌肝转移的首选或重要补充检查，特别是注射肝特异性对比剂更有助于诊断和确定转移病灶大小、数目、部位。腹部 MRI 检查对了解胃癌的远处转移情况与增强 CT 的准确度基本一致，对胃癌 N 分期的准确度及诊断淋巴结侵犯的敏感度较 CT 相比在不断提高。MRI 具有良好的软组织对比，随着 MR 扫描技术的进步，对于进展期食管胃结合部癌，CT 平扫不能明确诊断，或肿瘤导致 EUS 无法完成时，推荐依据所在中心实力酌情尝试 MRI。DWI 扫描可通过靶部位水分子扩散受限程度评估病灶情况，可提高胃癌检出的敏感度和肝转移灶鉴别的准确度，同时对于评估胃周淋巴结性质有一定的价值。此外，近年来 PET-MRI 检查技术逐渐成熟，它融合了 PET 对病灶的敏感检测优势和 MRI 的多序列成像优势，较常规 MRI 检查敏感度更高，准确度更好，对早期胃癌的发现和诊断具有明显的优势。胃癌的 MRI 表现和 CT 相似，早期癌由于胃壁不增厚或增厚不明显，MRI 显示能力有限。一般如果肿瘤直径小于 2cm，MRI 的检出率明显下降。进展期胃癌表现为胃壁的不规则增厚，肿块和胃腔的变形和狭窄。快速动态增强扫描胃癌病灶多数早期不规则强化，且在延迟期持续强化。

PET-CT 检查对于胃癌的诊断和分期、疗效评价、瘤灶残余与复发的监测具有明显的优势。然而由于其价格昂贵，不推荐作为常规检查，医师需通过把握适应证适时采用。如 CT 怀疑有远处转移可应用 PET-CT 评估患者全身情况，对于胃部原发肿瘤的检测，1.5cm 以上病灶检出率良好，可达 83% ～ 90%；对胃癌的分期总准确率可达 89%。另外，研究显示 PET/CT 对于放化疗或靶向治疗的疗效评价也有一定价值，但亦不做常规推荐。此外，在治疗结束后随访与再分期时，尤其对于肿瘤标志物升高而 CT/MRI 检查阴性者，PET-CT 对于复发的检出率可达 90% 以上。在部分胃癌组织学类型中，肿瘤葡萄糖代谢并无明显增高，如黏液腺癌、印戒细胞癌、低分化腺癌通常是 ^{18}F-FDG 低摄取的，故此类患者应慎重应用。

（五）胃癌的病理诊断

病理诊断的组织标本来源包括内镜胃黏膜活检标本、内镜黏膜切除术 / 内镜黏膜下剥离术（EMR/ESD）和根治切除标本（近端胃切除标本、远端胃切除标本和全胃切除标本）。

应注重对标本的规范化前处理，并进行规范的大体描述。取材时，应核对基本信息，如姓名、性别、年龄、送检科室、床位号、住院号、标本类型等。对于活检标本，应描述及记录送检组织的大小及数目，对送检黏膜全部取材，建议每张玻片含 6 ～ 8 个连续组织片，便于连续观察。对于 EMR/ESD 标本，应测量并记录标本大小［最大径（cm）× 最小径（cm）× 厚度（cm）］，记录黏膜表面的颜色，是否有肉眼可见的明显病变，病变的轮廓是否规则，有无明显隆起或凹陷，有无糜烂或溃疡等；记录病变的大小［最大径（cm）× 最小径（cm）× 厚度（cm）］、大体分型及病变距各切缘的距离（至少记录病变与黏膜侧切缘最近距离）；对标本应全部取材，垂直于最近侧切缘取材，记录组织块对应的部位（建议附照片或示意图并做好标记）。对于根治术标本，应根据幽门及贲门的特征来正确定位，测量胃大弯、小弯长度、胃网膜的体积；检查黏膜面，应描述肿瘤的部位、大小、外观、浸润深度、浸润范围、肿瘤与两侧切缘及环周切缘的距离；应观察除肿瘤以外的胃壁黏膜是否有充血、出血、溃疡、穿孔等改变；观察浆膜面有无充血、出血、渗出、穿孔、肿瘤浸润等；肿瘤周围胃壁有无增厚及弹性情况；如有另送的脾、十二指肠等，依次描述。

1. 病理组织学诊断　胃癌的组织学分型推荐同时使用 WHO 分类（消化系统肿瘤）和 Laurén 分类（肠型、弥漫型、混合型，未分型）（表 12-6）。多数胃癌是腺癌，但结构、生长、细胞分化、组织发生、分子发病机制具有异质性，这部分解释了组织病理学分类的多样性。最常采用的是 Laurén 分类和 WHO 分类。Laurén 分类将胃癌分为弥漫型、肠型、混合型和无法分类型。弥漫型分化差，肿瘤细胞黏附性差，无腺体形成。肠型多为中高分化，形成腺体结构，与结直肠腺癌相像。

WHO 分类包括 5 种组织病理类型：管状、乳头状、黏液性、黏附性差和少见组织型，某种病理类型中多会伴有其他组织成分（表 12-6）。

WHO 中管状和乳头状相当于 Laurén 分类中的肠型、黏附性差型（部分或全部为印戒细胞）相当于 Laurén 分类中的弥漫型。

表 12-6　胃癌 WHO 组织细胞学类型（参照 2010 版消化系统肿瘤 WHO 分类）

组织学类型	ICD–O 编码
癌	
腺癌	8140/3
乳头状腺癌	8260/3
管状腺癌	8211/3
黏液腺癌	8480/3
低黏附性癌（包括印戒细胞癌及其他变异型）	8490/3
混合型腺癌	8255/3
腺鳞癌	8560/3
伴有淋巴样间质的癌（髓样癌）	8512/3
肝样腺癌	8576/3
鳞状细胞癌	8070/3
未分化癌	8020/3
神经内分泌瘤（NET）	
NET G1	8240/3
NET G2	8249/3
神经内分泌癌（NEC）	8246/3
小细胞癌	8041/3
大细胞神经内分泌癌	8013/3
混合性腺神经内分泌癌	8244/3
EC 细胞分泌 5- 羟色胺的 NET	8241/3
分泌胃泌素的 NET（胃泌素瘤）	8153/3

不同组织学分型的胃癌具有明显不同的免疫组化特征。普通型腺癌不同程度地表达 CK、CK-L、CK7、CK20、Villin（部分）、CK19、CDX2、CEA（部分）、HER-2；不表达鳞癌标记（如 CK-H、P63、TTF-1 等）；常出现肠上皮（表达 MUC2、CDX2 和 CD10 等）或小凹上皮（表达 MUC1、MUC5AC 和 MUC6 等）表型特征。腺鳞癌建议检测 CK5/6（或加做 34βE12、P63、P40），CK8/18 和 CK7 等免疫标志物。伴淋巴细胞间质的癌浸润的淋巴细胞以 CD8$^+$ T 细胞为主，进展期可出现较多 B 淋巴细胞和浆细胞。肝样腺癌常不同程度阳性表达 HepPar-1、AFP、CK19 和 CDX2 等。鳞状细胞癌不同程度表达 CK-H、P63、TTF-1 等。未分化癌弥漫表达 CK、CAM5.2、EMA，少数 Vimentin 阳性。

2. 分子病理学诊断　胃癌的分子分型是指基于肿瘤组织染色体、基因组、转录组及表观遗传学水平的改变，对胃癌进行亚型分类。目前较为完善且具有代表性的胃癌分子分型包括新加坡 - 杜克分型、TCGA 分型、ACRA 分型和麻省总医院分型。

新加坡 - 杜克分型将胃癌分为 3 种亚型。①增殖型（proliferative subtype）：基因组不稳定，TP53 突变率高，DNA 低甲基化；②间充质型（mesenchymal subtype），基因表达具有肿瘤干细胞、上皮间质转化（epithelialmesenchymal transition,EMT）的特征，TP53 突变率低，E-cadherin 低表达，对 PI3K-AKT-mTOR 信号通路抑制剂敏感；③代谢型（metabolic subtype），其基因表达特征与正常胃黏膜类似，TP53 突变率低，相较其他两型对于氟尿嘧啶（5-FU）化疗敏感度高，术后应用 5-FU 方案辅助化疗预后较好。

TCGA 分型将胃癌分为 4 个亚型：① EB 病毒（epstein-barr virus，EBV）阳性型，约占 9%，临床好发于胃底和胃体，多见于男性，该型具有 DNA 超甲基化、PIK3CA 高频突变，以及 PD-L1/PD-L2 过表达等特征，且通常伴随免疫相关信号通路的激活；②微卫星不稳定（microsatellite instability，MSI）型，约占 22%，临床好发于胃窦或幽门，多见于女性，初诊年龄较高（中位年龄 79 岁），该型 MLH1 启动子区域高度甲基化，基因组突变负荷高；③基因组稳定（genomically stability，GS）型，约占 20%，初诊年龄偏低（中位年龄 59 岁），多对应 Laurén 弥漫型，该型 *CDH1*、*RHOA* 基因突变率高，且常见 CLDN18-ARHGAP 融合现象；④染色体不稳定（chromosomal instabilty，CIN）型：约占 50%，好发于胃食管交界处和贲门，通常对应 Laurén 肠型，该型 TP53 突变率高，伴随标志性的异倍染色体的出现和 RTK-RAS 通路的激活。

ACRG 分型是由亚洲癌症研究组织（Asian Cancer Research Group，ACRG）提出，将胃癌分为 4 种亚型。① MSI 型：多为 Laurén 分类中的肠型，临床上多分期较早（Ⅰ或Ⅱ期），预后最佳；②微卫星稳定（microsatellite stability，MSS）/ EMT 型：较其他亚型发病年龄明显偏低，细胞

黏附基因 *CDH1* 表达缺失，多对应 Laurén 分类中的弥漫型，且分期较晚（Ⅲ 或 Ⅳ 期），4 种亚型中预后最差；③ MSS/TP53+ 型；④ MSS/TP53- 型。MSS/TP53+ 型和 MSS/TP53- 型均好发于男性，多对应 Laurén 分类中的肠型，预后介于 MSI 型和 MSS/EMT 型之间。但 MSS/TP53+ 型较其他亚型 EBV 阳性率明显偏高。

麻省总医院分型采用免疫组织化学、原位杂交技术等常规病理技术，通过对 EBER、p53、MLH1、PMS2 等 14 项指标的检测和评价，将胃癌分为 5 种亚型。① EBV 阳性型胃癌，约占 5%，以 EBER 核染色阳性为标志，具有 DNA 泛甲基化、淋巴细胞浸润增多及 PD-L1 高表达等特点；② MSI 型，约占 16%，特征为 MLH1 和（或）PMS2 表达缺失，伴随 DNA 高度甲基化，TP53 高频突变，多对应 Laurén 分类中的肠型；③ E-cadherin 异常型胃癌，约占 21%，*CDH1* 基因高频突变，E-cadherin 表达缺失或不表达，Laurén 分类以弥漫型为主，相当于 TCGA 分型的基因组稳定型；④ P53 异常型胃癌，约占 51%，TP53 高频突变，相当于 TCGA 分型的染色体不稳定型；⑤ P53 正常型胃癌，P53 正常表达，对 5-FU 敏感可能性大。

3. 胃癌分子分型对临床治疗的意义　以上胃癌分子分型系统虽然在样本人群、分析方法、检测指标等方面均存在差异，不能相互取代，但在具体的亚型划分和特征描述方面又有一定程度上的重叠，客观反映出胃癌部分基因及分子表达与临床特征的相关性，对胃癌的预后评估、疗效预测和个体化治疗方案的选择具有一定的指导价值。近年来，以 PD-1 单抗为代表的免疫检查点抑制剂在不同实体瘤的临床治疗中均取得了一定疗效，并于 2017 年 9 月正式被美国 FDA 批准用于晚期复发或转移性胃癌的治疗。然而，PD-1 单抗在胃癌中的有效率较低，同时考虑到其昂贵的价格和可能存在的副作用，PD-1 单抗治疗适用人群的筛选显得尤为重要。

多项研究显示，EBV 病毒相关抗原及微卫星不稳定导致的高频肿瘤突变抗原均有望成为胃癌免疫治疗的理想靶点；基于上述胃癌分子分型，MSI 型胃癌和 EBV 阳性型胃癌患者均有望成为免疫治疗的潜在获益人群。

（1）MSI 型胃癌：微卫星稳定性是胃癌分子分型的一项重要指标。TCGA、ACRG 分型及最近提出的基于蛋白和 mRNA 表达的麻省总医院分型，均将 MSI 型胃癌独立分为一个型别。MSI 型胃癌中，错配修复基因的突变导致肿瘤组织总体突变负荷高，且常伴随着有丝分裂通路的激活。然而 MSI 型胃癌在 ACRG 分型及麻省总院分型中均显示与较好的预后相关。研究显示，MSI 型胃癌具有较高水平的淋巴细胞浸润，提示 MSI 型胃癌相对良好的预后可能与机体免疫相关。另外，研究证实 PD-1/PD-L1 及 CTLA-4 等免疫检查点抑制剂在高突变负荷的肿瘤，如恶性黑色素瘤、非小细胞肺癌中更容易取得好的疗效，而低频至中频突变负荷的肿瘤通常对其不敏感。目前，由肿瘤基因突变产生的新抗原已被证实是成功免疫治疗的主要作用靶点，与良好的临床免疫治疗疗效密切相关。MSI 型胃癌因其高突变负荷、高新抗原频率的特征，有望成为包括免疫检查点在内的临床免疫治疗潜在的获益群体。与之相对应的是，早在被 FDA 批准应用于胃癌之前，免疫检查点抑制剂 PD-1 单抗已于 2017 年 5 月被批准用于多种实体瘤微卫星不稳定亚型的治疗。

（2）EBV 阳性型胃癌：EBV 感染在胃癌的发生发展中具有重要作用，全球 EBV 相关胃癌（EBV-associated gastric carcinoma，EBVaGC）约占胃癌总患者人数的 10%。TCGA 分型和麻省总医院分型均将 EBV 阳性胃癌独立分为一个型别；而 ACRG 分型中也明确提示 MSS/TP53+ 亚型的 EBV 阳性率较其他亚型高。多种分型系统中，EBV 阳性均与良好的预后相关。有研究表明 EBVaGC 与其他亚型相比有更好的预后，且预后与淋巴细胞浸润相关，提示机体免疫状态与 EBVaGC 发生发展的过程密切相关。

EBVaGC 具有如下特征：①肿瘤组织 PD-L1 高表达，EBVaGC 常伴有免疫相关基因扩增，其中编码 PD-L1、PD-L2 的基因都有明显扩增；②局部高水平淋巴细胞浸润，EBVaGC 伴有明显的细胞趋化因子水平的改变，能更多地吸引 T 淋巴细胞浸润至肿瘤局部；③高频基因突变，EBVaGC 具有以 *PIK3CA*（10%～80%）、*ARID1A*（47%～55%）及 *AKT2*（38%）为主的特征性高频基因突变。肿瘤组织的高 PD-L1 表达、高水平淋巴细胞浸润及高突变负荷均为免疫检查点阻断治疗获益的生物标志，提示 EBVaGC 有望成为胃癌中免疫检查点阻断治疗的优势人群。

4. 分子分型及临床治疗相关靶标的检测

（1）HER-2：HER-2 阳性胃癌是一类独特的疾病亚型，HER-2 阳性晚期胃癌患者可从抗 HER-2 治疗中获益，*HER-2* 基因扩增可预测晚期胃癌患者对曲妥珠单抗治疗的反应和生存获益。目前，胃镜活检标本和手术标本均适用于 HER-2 检测，通过免疫组化（IHC）和原位杂交（FISH）方法检测。此外，研究显示基于血液中 ctDNA 靶向测序的 *HER-2* 基因体细胞拷贝数结果与荧光原位杂交数据高度一致，对于无法获取的活检组织的患者，液体活检 *HER-2* 扩增情况是一种有效的补充手段。基于 ctDNA 的 *HER-2* 扩增情况还可用于胃癌患者曲妥珠单抗治疗反应的监测。

（2）PD-L1：对临床上拟采用 PD-1/PD-L1 抑制剂治疗的患者，推荐检测 PD-L1 表达。适合进行 PD-L1 检测的标本中肿瘤细胞必须至少 100 个。CPS=PD-L1 染色细胞（包括肿瘤细胞、巨噬细胞与淋巴细胞）的总数/镜下肿瘤细胞总数（×100）。由于 PD-L1 阳性判断标准和评分系统在不同研究中使用不同的检测抗体，如 IHC 22C3（Dako）、IHC 28-8（Dako）、SP263（Roche）、SP142（Roche）等存在不一致性，导致目前在确定肿瘤组织中 PD-1/PD-L1 阳性表达阈值以帮助识别可能对免疫治疗有效患者方面存在较大的不确定性。

（3）MSI/dMMR：对临床上拟采用 PD-1/PD-L1 抑制剂治疗的患者，推荐检测 MSI/dMMR 状态。此外，研究显示在 MSI-H/dMMR 胃癌中，与单纯手术患者相比，接受术前化疗＋手术的患者预后不佳；在 MSI-H/dMMR 胃癌中，与单纯手术患者相比，接受手术＋术后辅助化疗患者生存无明显获益；提示 MSI/dMMR 状态检测可帮助筛选是否需要术前化疗及术后辅助化疗的胃癌患者。

目前检测 *MMR* 基因缺陷的最常用方法是免疫组化检测 MMR 相关蛋白（MLH1、PMS2、MSH2 和 MSH6）和 PCR 检测多个微卫星位点（BAT25、BAT26、D5S346、D2S123 和 D17S250）判断有无 MSI。

（4）EBV：对临床上拟采用 PD-1/PD-L1 抑制剂治疗的患者，推荐检测 EBV 感染状态。EBV 阳性主要通过 EB 病毒编码的 RNA（EBER）原位杂交进行检测，阳性者约占胃癌总数的 9%，主要通过 MSI-H 和 EBV 阳性两者相互排斥。在 MSI-H 的 mGC 接受帕博利珠单抗治疗后，ORR 为 85.7%；在 EBV 阳性 mGC 中，ORR 高达 100%。

（5）NTRK：*NTRK* 基因融合涉及 *NTRK1*、*NTRK2* 或 *NTRK3*，是多种类型肿瘤的致癌驱动因子。这些靶点可使用多种方法进行检测，包括肿瘤 DNA 与 RNA 测序，以及血浆游离 DNA。TRK 抑制剂（如 larotrectinib 或 entrectinib）可用于治疗 NTRK 融合阳性的肿瘤患者，而且具有很高的应答率（＞75%）。FDA 已批准 NTRK 基因融合阳性的实体瘤患者使用 TRK 抑制剂靶向治疗。

（六）胃癌患者的全面评估

1. 基于多学科综合治疗的总体评估原则 胃癌的治疗应采取综合治疗的原则，即根据肿瘤病理类型及临床分期，结合患者一般状况和器官功能状态，采取多学科综合治疗（multidisciplinary team，MDT）模式。胃癌 MDT 的学科组成包括胃肠外科、肿瘤内科、消化内科、放射治疗科、诊断科室（病理科、影像科、超声科、核医学科等）、内镜中心、护理部、心理学专家、营养支持及社会工作者（临终关怀）等，进行有计划、合理地应用手术、化疗、放疗和生物靶向等治疗手段，达到根治或最大幅度地控制肿瘤、延长患者生存期、改善生活质量的目的。首先，MDT 讨论可以提高胃癌分期的准确率。由于胃癌分期不同，治疗效果有较大的差异，而准确的诊断对于选择患者的治疗方案有着至关重要的作用，如对于不适宜单纯手术切除的胃癌患者，如果诊断不准确而贸然地采取手术实在是非常糟糕的措施。在 MDT

中，内镜专家可以发现早期可疑病灶，对于临床上高度怀疑胃癌的病例，病理学专家对组织取材，并在显微镜下对结构进行仔细观察和分析，必要时组织病理学专家会诊和进行免疫组化或基因检测，从而早期做出正确的诊断。胃癌术前分期，不仅有赖于影像学专家，而且需要内镜超声的专家共同分析，从而做出合理的术前分期，为制订临床方案奠定坚实的基础。最后各学科在 MDT 会议时综合以上各学科资料做出最终的胃癌临床分期判断。

此次，MDT 团队还将对肿瘤患者的诊断和分期进行讨论，并结合患者个体情况制订最适宜的个体化的治疗方案，有望获得最佳的治疗效果。外科专家提出手术时机和手术方式等方面的建议，肿瘤内科专家提出新辅助或转化化疗等治疗方案，放射治疗专家和病理学专家、消化科专家从各自专业的看法提出合理的建议等，最终共同制订最佳的治疗方案。据文献报道，经 MDT 讨论后，早期胃癌诊断率由 7.0% 提升至 14.8%，进展期胃癌 5 年生存率由 32.8% 提升至 48.0%，R0 切除率由 47.5% 提升至 59.5%。

MDT 科室成员组成包括医学领域成员（核心成员）和相关领域成员（扩张成员）。

医学领域成员（核心成员）：胃肠外科医师 2 名、肿瘤内科医师 1 名、消化内科医师 1 名、放射诊断医师 1 名、组织病理学医师 1 名、其他专业医师若干名（根据 MDT 需要加入），所有参与 MDT 讨论的医师应具有副高级以上职称，有独立诊断和治疗能力，并有一定学识和学术水平。

相关领域成员（扩张成员）：临床护师 1 ～ 2 名和协调员 1 ～ 2 名。所有参与 MDT 的人员应进行相应的职能分配，包括牵头人、讨论专家和协调员等。

2. 胃癌分期评估　目前，胃癌的分期推荐美国癌症联合会（AJCC）和国际抗癌联盟（UICC）联合制定的分期（表 12-7）。临床医师根据影像、病理检查结果进行分期评估，即临床分期（表 12-8）、病理分期（表 12-9）和新辅助治疗后分期（表 12-10）。

表 12-7　AJCC/UICC 胃癌 TNM 分期（第 8 版）

原发肿瘤（T）	
Tx	原发肿瘤无法评估
T0	无原发肿瘤的证据
Tis	原位癌：上皮内肿瘤，未侵及固有层，高度不典型增生
T1	肿瘤侵犯固有层，黏膜肌层或黏膜下层
T1a	肿瘤侵犯固有层或黏膜肌层
T1b	肿瘤侵犯黏膜下层
T2	肿瘤侵犯固有肌层 *
T3	肿瘤穿透浆膜下结缔组织，而尚未侵犯脏层腹膜或邻近结构 **, ***
T4	肿瘤侵犯浆膜（脏层腹膜）或邻近结构 **, ***
T4a	肿瘤侵犯浆膜（脏层腹膜）
T4b	肿瘤侵犯邻近结构
区域淋巴结（N）	
Nx	区域淋巴结无法评估
N0	区域淋巴结无转移
N1	1 ～ 2 个区域淋巴结有转移
N2	3 ～ 6 个区域淋巴结有转移
N3	7 个或 7 个以上区域淋巴结有转移
N3a	7 ～ 15 个区域淋巴结有转移
N3b	16 个或 16 个以上区域淋巴结有转移
远处转移（M）	
M0	无远处转移
M1	有远处转移
组织学分级（G）	
Gx	分级无法评估
G1	高分化
G2	中分化
G3	低分化，未分化

注：*. 肿瘤可以穿透固有肌层达胃结肠韧带或肝胃韧带或大小网膜，但没有穿透覆盖这些结构的脏腹膜。在这种情况下，原发肿瘤的分期为 T3。如果穿透覆盖胃韧带或网膜的脏腹膜，则应当被分为 T4 期。**. 胃的邻近结构包括脾、横结肠、肝、膈肌、胰腺、腹壁、肾上腺、肾、小肠及后腹膜。***. 经胃壁内扩展至十二指肠或食管的肿瘤不考虑为侵犯邻近结构，而是应用任何这些部位的最大浸润深度进行分期

表 12-8　胃癌的临床分期（cTNM）

0 期	Tis	N0	M0
Ⅰ 期	T1	N0	M0
	T2	N0	M0
Ⅱ A 期	T1	N1 ～ 3	M0
	T2	N1 ～ 3	M0
Ⅱ B 期	T3	N0	M0
	T4a	N0	M0
Ⅲ 期	T3	N1 ～ 3	M0
	T4a	N1 ～ 3	M0
Ⅳ A 期	T4b	任何 N	M0
Ⅳ B 期	任何 T	任何 N	M1

表 12-9　胃癌的病理分期（pTNM）

0 期	Tis	N0	M0
Ⅰ A 期	T1	N0	M0
Ⅰ B 期	T1	N1	M0
	T2	N0	M0
Ⅱ A 期	T1	N2	M0
	T2	N1	M0
	T3	N0	M0
Ⅱ B 期	T1	N3a	M0
	T2	N2	M0
	T3	N1	M0
	T4a	N0	M0
Ⅲ A 期	T2	N3a	M0
	T3	N2	M0
	T4a	N1	M0
	T4a	N2	M0
	T4b	N0	M0
Ⅲ B 期	T1	N3b	M0
	T2	N3b	M0
	T3	N3a	M0
	T4a	N3a	M0
	T4b	N1	M0
	T4b	N2	M0
Ⅲ C 期	T3	N3b	M0
	T4a	N3b	M0
	T4b	N3a	M0
	T4b	N3b	M0
Ⅳ期	任何 T	任何 N	M1

表 12-10　胃癌的新辅助治疗后分期（ypTNM）

Ⅰ 期	T1	N0	M0
	T2	N0	M0
	T1	N1	M0
Ⅱ 期	T3	N0	M0
	T2	N1	M0
	T1	N2	M0
	T4a	N0	M0
	T3	N1	M0
	T2	N2	M0
	T1	N3	M0
Ⅲ 期	T4a	N1	M0
	T3	N2	M0
	T2	N3	M0
	T4b	N0	M0
	T4b	N1	M0
	T4a	N2	M0
	T3	N3	M0
	T4b	N2	M0
	T4b	N3	M0
	T4a	N3	M0
Ⅳ期	任何 T	任何 N	M1

注：①要达到准确分期，区域淋巴结的数目应该≥16 个，最好≥30 个。②若肿瘤累及食管胃交界部，肿瘤中心在食管胃交界部食管侧者或在胃侧 2cm 之内者（Siewert 分型 Ⅰ 型和 Ⅱ 型），按食管癌分期；肿瘤中心在近端胃 2cm 之外（Siewert 分型 Ⅲ 型）按胃癌分期。肿瘤中心虽在近端胃 2cm 之内但未累及食管胃交界部者，按胃癌分期。③胃的神经内分泌瘤（NET）分期参照胃神经内分泌瘤的 TNM 分期。④本分期不适用于非上皮性肿瘤，如淋巴瘤、肉瘤、胃肠道间质瘤等

3.营养代谢状态评估　目前普遍认为，肿瘤患者经常会发生营养摄入不足和体重减轻。其原因较为复杂，可能与很多因素有关，如原发性厌食症、放化疗相关的食欲减少等。而与肿瘤患者摄入不足直接相关的原因包括口腔溃疡、口干症、牙列不良、肠梗阻、吸收不良、便秘、腹泻、恶心、呕吐、肠道蠕动减弱、化学感应改变、疼痛和放化疗副作用等。以上原因在适当的医学营养管理下是可逆的。

根治性胃切除术是最目前胃癌治疗的方法之一，但可能会在胃切除术后导致意外体重丢失。研究发现胃癌患者术后体重减轻 10% ～ 20%。体

重减轻也可能会降低生活质量，严重的体重减轻会导致营养不良，并在短期或长期内对胃癌预后产生不利影响。

研究发现，肿瘤患者包括胃癌患者体内经常会发生全身炎症综合征，虽然这些炎症反应在程度上有所不同，但会影响营养相关的代谢途径。例如，全身炎症反应促进脂肪含量减少，并且能够改变蛋白质周转，并与肌肉质量及急性期蛋白质的产生增加有关；全身炎症反应也与胰岛素抵抗和糖耐量减低有关；在全身炎症综合征的情况下，肿瘤患者的脂质氧化能力可能增加，从而导致疲劳、体力活动受损、厌食和消瘦。而即使通过常规营养支持使能量摄入正常化，这种炎症综合征也会阻止骨骼肌质量的恢复。研究表明，癌症患者的体重减轻和全身炎症综合征都与不良预后、抗癌治疗的毒性增加独立相关，从而导致治疗计划的减少或中断，严重影响患者的生存质量。

对胃癌患者的营养状况评估应参照以下标准和方法。

（1）营养不良的诊断标准：2018 年全球（营养）领导人发起的营养不良诊断（GLIM）共识对营养不良的标准（global leadership initiative on malnutrition，GLIM）在线发表，确定了营养不良诊断的两步法。第一步，使用经过临床有效性验证的筛查工具进行营养筛查，明确患者是否有营养风险或营养不良的风险，第二步是在筛查阳性的基础上，需要至少符合表现型指标（非自主性体重降低、低 BMI、肌肉量丢失）之一和病因学指标（食物摄入或吸收降低、炎症或疾病负担）之一，即可诊断营养不良。

（2）肌肉蛋白损耗评估肿瘤相关营养不良：研究发现，肌肉蛋白损耗是肿瘤恶病质的标志之一，严重影响生活质量，并对身体功能和治疗耐受性产生负面影响。对肿瘤患者身体成分的研究表明，骨骼肌的丧失（伴随或不伴随脂肪的丧失）是肿瘤相关营养不良的主要方面，可预测肿瘤患者身体损伤、术后并发症、化疗的风险毒性和死亡率。针对肌肉质量的消耗，目前能够被普遍接受的值是绝对肌肉强度低于第 5 个百分位。欧洲肠外肠内营养学会（ESPEN）建议可以利用下面几种方式来对肌肉蛋白损耗进行评估：通过测量上臂中部肌肉面积（男性 < 32cm^2，女性 < 18cm^2）；利用双能 X 线吸收法测量四肢骨骼肌指数（男性 < 7.26kg/m^2；女性 < 5.45kg/m^2）；利用肿瘤 CT 成像确定腰椎骨骼肌指数（男性 < 55cm^2/m^2；女性 < 39cm^2/m^2）；通过生物电阻抗测定全身无脂肪质量指数（男性 < 14.6kg/m^2；女性 < 11.4kg/m^2）。低于这些值的肌肉质量与癌症死亡率密切相关，因此营养和代谢治疗的目标必须重视维持或增加肌肉质量。

（3）胃癌患者营养风险筛查：欧洲肠外肠内营养学会建议营养风险筛查旨在提高认识并允许早期的识别和治疗。为了提高效率，筛查应该是简短、廉价和高度敏感的，并且有很好的特异性。筛查可以通过 BMI［体重指数 = 体重 / 身高 m²］、体重减轻和食物摄入指数来直接获得，也可以通过经过验证的营养筛查工具获得，如营养风险筛查 2002（NRS-2002），营养不良通用筛查工具（MUST），营养不良筛查工具（MST），Mini 营养评估简表修订版。针对胃癌患者，可以选择上述工具，也可以选择专门用于肿瘤患者的主观整体营养状况评量表 PG-SGA。国内也有学者建议使用 PG-SGA 联合 NRS-2002 进行胃癌患者的营养风险筛查与评估。

基于营养评估，可以对胃癌患者进行针对性的营养支持治疗，主要包括胃癌患者营养治疗的"五阶梯疗法"和胃癌手术患者的营养支持。

（4）胃癌患者营养治疗的"五阶梯疗法"：在给予患者营养支持的过程中，应考虑到患者每天能量需求的短缺程度（如 30%、50% 或 70%），预期能量摄入不足持续的时间，以及身体储备消耗的程度。由于消化系统肿瘤患者较其他系统肿瘤患者更容易发生营养不良，因此中国抗癌协会推出的《营养不良的五阶梯治疗》方案也适用于胃癌患者。

第一阶梯：饮食 + 营养教育，鼓励肿瘤患者均衡饮食，正常吃饭。

第二阶梯：饮食 + 口服营养补充（ONS），当"吃饭"不能满足机体营养需要时，首先选择"口服营养补充"。

第三阶梯：完全肠内营养（TEN），在饮食 + 口服营养补充不能满足目标需要量，或完全不能饮食的条件下，如合并食管癌发生完全梗阻、吞咽障碍、严重胃瘫，完全肠内营养是比较理想的选择。完全肠内营养实施多数需要管饲，常用的喂养途径有鼻胃管、鼻肠管、胃造瘘、空肠造瘘 4 种途径。

第四阶梯：部分肠内营养 + 部分肠外营养（PEN+PPN），在完全肠内营养不能满足目标需要量的条件下，应该选择部分肠内营养 + 部分肠外营养（PEN+PPN），即补充性肠外营养。对于 NRS-2002 ≤ 3 分或 NUTRIC 评分 ≤ 5 分的低营养风险患者，如果肠内营养未能达到 60% 目标能量及蛋白质需要量超过 7 天时，需要启动补充性肠外营养支持；NRS-2002 ≥ 5 分或 NUTRIC 评分 ≥ 6 分的高营养风险患者，如果肠内营养在 48 ～ 72 小时无法达到 60% 目标能量及蛋白质需要量时，推荐早期实施补充性肠外营养。当肠内营养的供给量达到目标需要量 60% 时，停止补充性肠外营养。值得一提的是，由于胃癌患者本身疾病和治疗反应等原因，有厌食、早饱、肿瘤相关性胃肠病相关症状的患者非常多，严重影响胃癌的放化疗、手术等治疗。因此，在临床实际工作中，部分肠外营养或补充性肠外营养是上述情况下胃癌患者较为现实的选择。

第五阶梯：完全肠外营养（TPN），在胃肠道完全不能使用的情况下，应选择完全肠外营养，例如，胃癌患者伴有完全肠梗阻、腹膜炎、顽固性呕吐、严重腹泻、高流量肠瘘、短肠综合征、严重吸收不良等疾病时，可使用完全肠外营养支持方式。

（5）胃癌手术患者的营养支持：针对即将接受手术的胃癌患者，有学者建议 NRS-2002 ≥ 3 分或 PG-SGA 评分在 2 ～ 8 分的患者，应在术前给予营养支持。对于 NRS-2002 ≥ 3 分 PG-SGA 评分 ≥ 9 分的择期手术患者，应给予至少 10 ～ 14 天的营养支持。

对于即将接受开腹大手术患者，无论其营养状况如何，均推荐手术前使用免疫增强型营养制剂 5 ～ 7 天，并持续到手术后 7 天或患者经口摄食 > 60% 需要量时为止。免疫增强型肠内营养应同时包含 ω-3PUFA、精氨酸和核苷酸三类底物。

中度营养不良计划实施大手术患者或重度营养不良患者建议在手术前接受营养治疗 1 ～ 2 周，即使手术延迟也是值得的。

预期胃癌术后 7 天以上仍无法通过正常饮食满足营养需求的患者，以及经口进食不能满足 60% 需要量 1 周以上的患者，应给予术后营养治疗。术后营养支持方式也首选肠内营养，可在术中放置鼻空肠营养管给予鼻饲营养，并鼓励患者尽早恢复经口进食。

4. 疼痛评估　疼痛是癌症患者的常见症状。近期对 40 年文献的回顾显示：64% 的晚期或转移性癌症患者报告疼痛，正在接受抗癌治疗的患者中有 59% 报告疼痛，1/3 的患者在完成治疗后仍有疼痛。2018 年发布的 ESMO 成年人癌痛管理指南同样指出，晚期癌症患者的癌痛患病率超过 70%。目前为止，未有研究分析发现疼痛患病率与癌症类型之间存在明显相关性，但是，头颈部癌症患者的癌痛发病率最高（70%），胃肠道癌症患者的癌痛发病率约为 59%。

胃癌相关疼痛包括与癌症受累部位有关的胃癌相关性疼痛，以及手术、化疗和放疗等胃癌治疗相关性疼痛。

胃癌相关性疼痛由多方面因素引起，主要是胃癌细胞浸润或侵犯邻近血管、神经和内脏，对其压迫刺激，引起的疼痛。其特点主要表现为以下 4 点：①大部分早期胃癌患者多无明显疼痛感，但也有一部分患者早期表现为胃炎的症状，如进食后饱胀感、嗳气、恶心、消化不良、胃部隐痛等。这时候的胃癌相关性疼痛多无节律性，且症状不很明显，常被误认为是胃炎或者胃溃疡。②随着胃癌的进展，部分患者会表现出刺痛、胃部痉挛性疼痛等间歇性上腹部隐痛并伴有上腹部不适、腹胀等。疼痛会逐渐加重并持续，不易缓解。如果胃癌发生在贲门部位，可有胸骨后疼痛和进食梗阻感。③溃疡性及隆起性胃癌引起的腹痛，其特征类似于良性胃溃疡，可通过应用质子泵抑制剂、胃黏膜保护剂及中和胃酸的碳酸类铝镁制剂，达到明显的止痛效果。④若肿瘤继续发展发生破溃，可出现急性穿孔，引起腹部突发剧烈疼痛；如果发生腹腔转移，出现癌性梗阻，会表现为牵扯样内脏痛。⑤晚期胃癌患者，胃癌发生转移也可引起相应转移部位的疼痛，如后背肩部或肩胛骨等部位的放射痛。

胃癌术后、放化疗后，消化道粘连，可引起不全性或完全性肠梗阻。梗阻相关疼痛是较为常见的胃癌治疗相关性疼痛的表现形式。

疼痛管理与癌症患者的生存及症状控制情况相关，是癌症治疗的一个重要的必要组成部分。虽然胃癌相关性疼痛通常只是美国国家综合癌症网络（NCCN）、欧洲 ESMO 等各大胃癌相关诊疗指南的一小部分，甚至只有几句话，但疼痛的存在与否及其严重程度具有重要的临床意义。疼痛会让胃癌患者感到疲倦、疯狂、紧张、孤独、焦虑和沮丧，疼痛是影响健康相关生活质量（health-related quality of life，HRQOL）的一个变量，与患者的生存、预后密切相关。癌痛治疗不足会延续癌症患者的痛苦，损害患者的生活质量，反之，妥善的癌痛管理有助于提高患者生活质量。

充分的疼痛评估和管理对于改善癌症患者的生活质量和预后至关重要。准确的癌痛评估是合理、有效进行镇痛治疗的前提。NCCN、ESMO 等多个肿瘤学小组已经认可了筛查和治疗疼痛的重要性。我国《卫生部癌症疼痛诊疗规范》指出，癌性疼痛的评估需遵循"常规、量化、全面、动态"四个原则，这与 NCCN 指南基本吻合，且对疼痛评估的时间方面有了更具体的要求。

具体而言，疼痛评估主要包括以下几点。

1）患者的主诉是疼痛评估、诊治的基础。

2）所有胃癌患者在每次与医生接触时，都必须筛查疼痛情况，排除肿瘤急症。

3）医护人员需常规量化和记录患者口头描述的疼痛强度和疼痛性质。疼痛强度的评估可采用数字分级法（NRS）、面部表情评估量表法或主诉疼痛程度分级法（VRS）。此外，医护人员还应注意患者当前使用的治疗疼痛的药物、方法及其对疼痛控制的效果、患者对疼痛缓解满意情况、疼痛造成的影响等。

4）患者如果出现新的疼痛或疼痛恶化，必须重新进行全面的疼痛评估，且持续的定期进行动态评估。

5）全面疼痛评估的目标是找出疼痛的原因并确定最佳的治疗方案。例如，韩国胃癌指南等指出，姑息性放疗可以减轻胃癌转移引起的疼痛。

疼痛专科评估包括疼痛的部位、传导路径和放射；疼痛的强度（静息时和活动时）；疼痛对活动的影响；疼痛的时间（发作时间、持续时间、持续性或间歇性）；疼痛的性质（如酸痛、刺痛、搏动性疼痛、压迫性疼痛、绞痛、刀割样痛、烧灼样痛、电击样痛等，不同性质的疼痛与躯体性、内脏性或神经性疼痛相关）；疼痛加重或缓解的因素；其他疼痛相关症状；目前的疼痛管理计划（药物和非药物）及其疗效等。

"疼痛日记"可以帮助患者记住上述疼痛细节，是一种很好的疼痛自我评估和管理方式。医护人员应该帮助肿瘤患者建立疼痛日记，指导其自我记录，并从中获益。

尽管人们对疼痛的治疗越来越感兴趣并努力改进，但近 50% 的癌症患者的疼痛控制仍然不佳，该情况在过去数几十年中几乎没有变化。疼痛评估和管理方面的培训有限、对医护疼痛管理的技能的过高估计，以及未能将患者及时转诊给疼痛专家，都可能导致癌痛管理不理想，对癌痛患者的生活质量、身体功能和心理痛苦产生毁灭性影响。因此，对于胃癌的疼痛管理和治疗，需要包含消化道肿瘤医师、疼痛专科医师在内的 MDT 的持续努力。

三、整合模式下的胃癌全程管理及综合治疗原则

为提高我国胃癌诊疗水平，应针对当前胃癌诊疗中存在的主要问题，从临床实际需求出发，积极开展相关的基础研究、转化研究、临床试验和整合医学研究，从"防、筛、诊、治、康"5 个方面入手，全程管理，精准施策。

（一）从病因预防入手，实施胃癌危险因素控制行动，降低胃癌患病风险

预防胃癌，首先要合理膳食，把好"进口"关。第一，日常的饮食一定不能吃太烫、不要吃太快等，不要吃太多盐、不要吃霉变食物、不要吃烟熏烧烤类食物等，要三餐按时吃，要细嚼慢咽，还要食物多样、谷类为主，多吃新鲜蔬菜水果等富含

维生素 C 和胡萝卜素的食物,多吃奶类大豆等富含优质蛋白的食物。第二,要避免吸烟,限制饮酒。烟草和乙醇会破坏胃黏膜导致黏膜糜烂或慢性胃炎,这样致癌物质更容易和胃接触诱发癌变。第三,要避免不良情绪,保持心理平衡。要减少精神紧张、忧郁、烦躁等不良情绪,避免爱生闷气、思虑过多等负面情绪,努力保持开心、快乐的好心情,好的情绪可以保护机体免疫力,负面情绪会抑制机体免疫力。第四,要控制幽门螺杆菌感染。饭前便后要勤洗手,避免经口喂食,提倡分餐制,用公筷,保持饮食卫生,积极预防幽门螺杆菌感染。对已经感染幽门螺杆菌者,要科学诊治,定期复查。第五,要积极治疗胃癌的癌前病变,如慢性萎缩性胃炎、胃溃疡、胃息肉等。

(二)狠抓"三早",降低"两率",提高胃癌治愈率

胃癌的发病率随着年龄的增长而升高,发病高峰年龄在 50 ~ 80 岁,但我们也面临一个严峻的现实,胃癌正在向青年人逼近,19 ~ 35 岁患者的比例已从 40 年前的 1.7% 升至 3.3%。胃癌治疗效果好坏与病期早晚及诊治手段关系密切,早发现是改善疗效、提高生存的关键。早期胃癌治疗后 90% 以上能生存 5 年以上或治愈。日本是世界上最长寿的国家之一,但是日本和中国一样,却是胃癌的高发国家。尽管日本和韩国的胃癌发病率高,但是韩国和日本胃癌的生存率却名列前茅,其中日本胃癌的 5 年生存率高达 80%,而我国胃癌的生存率却只有 20% ~ 30%,日本是我国的 4 倍。其实,日本和中国治疗胃癌的办法差异不大,日本胃癌生存率高,最主要的原因是日本胃癌早期诊断率高。日本大力普及胃镜检查,将胃镜检查纳入 40 岁以上人群的国民体检项目中,使得日本早期胃癌的比例高达 50% ~ 70%,而我国胃癌的早诊率只有 10% ~ 20%。早期胃癌的治疗效果是非常好的,这也解释了为什么日本胃癌的生存率排在全球第一。因此,做好早诊、早筛,势在必行。年龄≥ 40 岁,且符合下列任意一条者,应视为胃癌的高发人群,应定期接受胃癌筛查:胃癌高发地区人群;幽门螺杆菌感染者;既往患有慢性萎缩性胃炎、胃溃疡、胃息肉、手术后残胃、肥厚性胃炎、恶性贫血等胃的癌前疾病;胃癌患者一级亲属;存在胃癌其他风险因素(如摄入高盐、腌制饮食、吸烟、重度饮酒等)

(三)实施基于整合理念的 MDT 2.0 诊疗模式,提高胃癌整合治疗的最佳疗效

随着内镜诊疗、影像分期、微创手术、精准放疗、靶向治疗及免疫治疗等新技术新药物的发展,传统单一学科诊疗模式显然已不能满足临床的需要,目前胃癌的治疗主要采取以外科手术为基础的多学科综合治疗协作组(MDT)诊疗模式。樊代明院士提出的 MDT to HIM (MDT 2.0)诊疗模式充分体现了整合的理念,胃肠外科、影像科、肝胆外科、肿瘤内科、放疗科、病理科等多个学科通力合作,共同制订胃癌的治疗方案。通过 MDT 2.0 可以提高术前分期的准确度、促进患者接受规范化的综合治疗、提高手术切除率等,最终使患者受益。为达到最佳治疗效果,医师同时要有从局部治疗到全身整体治疗的整合医学思维理念,通过调动人体的自然力,提高自身免疫力,从而帮助患者早日康复。

从全程管理的角度来看,将治疗前移,从筛查入手,制定统一规范的胃癌筛查和早诊早治技术指南,试点开展胃癌早期筛查和早诊早治能力提升工程。在胃癌诊疗领域的优势单位选择胃癌高发地区作为胃癌机会性筛查的示范地域,加强筛查后续诊疗连续性,提高筛查和早诊早治效果;加强全国性的胃癌治疗临床大数据收集、分析平台的建设,完善临床标本库的建立,加强多中心临床医疗数据的交流与共建共享。进一步建立基于整合理念的 MDT 2.0 模式,突出胃癌的中国诊疗特色,坚持中西医相结合、基础医学与临床实践相结合、医疗与护理相结合、医疗与管理相结合,制定统一的符合中国特色的标准诊疗方案及指南,以期实现大幅度提高胃癌治愈率,减少病死率。从"分而析之"到"合而治之",从"合力治之"到"合理治之",只有建立多学科整合诊疗团队,制定个体化整合诊疗方案,才能实现效益最大化的整合诊治效果。

（四）加强胃癌的基础、转化和临床紧密结合的链条式创新研究，推动胃癌规范化精准诊疗发展

在大数据和精准医疗时代，要推动胃癌的精准诊疗发展，需要进一步提高胃癌的整合诊疗水平，积极整合胃癌领域基础医学、转化医学、临床医学的成果。大数据与精准医疗时代下的胃癌整合诊疗应在充分推广诊疗规范的基础上，通过对数据的分析，筛选手术、化疗、放疗及靶向治疗的获益人群，根据精准的诊断分期控制手术指征与范围，减少不必要的创伤及过度治疗。精准医疗是指以基因、生物标志物、表型或心理、社会特点为基础将相似临床表现的患者加以区分，在获得最佳疗效的同时降低不必要的不良反应。

精准治疗，诊断先行；精准诊断，检测先行；精准检测，分析先行。精准治疗离不开精准诊断，尤其对于恶性肿瘤而言，精准的诊断、合理的分期、准确的分型将与治疗方案、疗效及预后密切相关。

胃癌的诊疗未来应继续聚焦以下热点：精准诊断，继续寻找优势通路和有驱动作用的靶点，进一步优化胃癌的分子分型研究；精准治疗，进一步优化靶向治疗、放射治疗与化疗的最佳配伍方案；精准预测，进一步针对抗 PD-1/PD-L1 治疗为首的免疫靶向治疗，根据生物标志物建立疗效精准预测模型，富集精准治疗获益优势人群等。

在大数据与精准医疗的时代下，胃癌整合治疗的基础仍然是规范化治疗。通过大量病例的规范化治疗，积累临床数据、肿瘤样本后，通过大数据分析，对规范化治疗中出现的"特异性"病例进行基因组、mRNA 组、蛋白质组分析探究，才能获得高精准医疗的数据基础，进而指导临床治疗。

肿瘤的分子影像技术逐渐在胃癌的精准诊断与治疗中发挥越来越重要的作用。在胃癌的辅助治疗方面，重点在于如何早期识别术后容易出现复发、转移的病例。通过分子生物学的深入分析，对高危患者进行识别，进而对这些患者适合接受的治疗模式、药物等进行评估，根据评估结果针对性地选择个体化的最佳治疗组合及随访方案，以达到最佳疗效，同时减少不必要的术后治疗。

而对于识别出的低危患者，则需要根据大数据积累制定的个体化随访方案进行定期复查。对于按照既定方案治疗及随访过程中出现的异常病例，进行更深入的临床、病理及其分子分型的研究分析，发现并验证胃癌的新的分子靶标，结合日益成熟的肿瘤分子影像技术，以实现对胃癌早期诊断和精准治疗，从而达到提高早诊率、降低死亡率的目标。

（五）医工整合，将改变胃癌未来的诊疗模式

医学不是纯粹的自然科学，自然科学、社会科学、哲学等深度融合的整合医学才是未来。传统医学是建立在解剖和化学（有机化学、生物化学等）两大基础学科之上，随着科技不断进步，单纯医学专业知识对行业发展的推动力持续减弱。未来的医疗行业将伴随医学与工程科学的结合（即医工结合）而向前发展。以晚期胃癌的腹膜转移临床诊治为例，已有文献报道的 20% 的此类患者用普通的影像学检测是检查不到的。北京大学肿瘤医院季加孚教授团队与中科院自动化所、中科院分子影像重点实验室田捷研究员团队等合作，开展了基于 CT 影像组学的胃癌隐匿性腹膜转移多中心、回顾性临床研究，发现整合 CT 表型和 Laurén 分型建立影像组学列线图，有助于胃癌隐匿性腹膜转移早期发现，减少患者接受不必要的手术，在诊断效果方面取得了明显的突破。这种影像组学特征，以及基因组学、蛋白质组学及其他各类组学的整合，将为精准医疗的实现提供宝贵信息，有望指导我们的临床实践。虽然这些研究成果还没有得到普遍的应用，但也引起了众多研究者极大的兴趣。在医工结合的大背景下，人工智能对医疗产业的渗透越来越深入，并不断创造新的应用场景和商业机会。

但医工结合也存在如下现实问题。从医院角度出发：①目前国内人工智能医疗存在研发与应用障碍：研发缺乏有效数据，应用没有反复的临床试验进行支撑；②政府最新出台的人工智能类医疗产品评价监管政策尚需要时间去进行验证；③医疗临床现场对人工智能最大的需求是改变基层医疗公共服务能力，本质还是具有丰富经验的

肿瘤医师稀缺。因此从人工智能医疗角度出发，现需认识到以下问题：①针对慢性病和传染病的智能预测，以及针对影像科医师的智能筛查有望最先实现商业化落地。②现阶段，人工智能不是替代医师，而是成为医师，尤其是基层医师诊疗的好帮手。人工智能的目标不是自动驾驶，而是成为好的导航系统。③未来的医疗绝不仅是医师一个人做决定，一定要有社会、家属，特别是患者自主的参与到诊疗过程中来，给他提供信息的平台，同样也应该是非常尊重人的工具。④人工智能给未来医疗提供的最大附加值应该是打破门槛，让患者、家庭、社会等多方共同参与最终实现人性关怀。随着产业链条更多相关方的积极参与，部分实用化的人工智能技术，如疾病预防、影像结果分析将赋能海量智慧医疗诊断基础平台，并逐步演变为社会的基础能力。与此同时，技术至上的创新型企业也需要颠覆式创新以改变现有的肿瘤诊疗模式。

立足现实，回顾过去，放眼未来。胃癌的诊疗要取得突破性的进展，需要做到四大转变：从基础研究成果向临床转化，非肿瘤专科治疗向肿瘤专科治疗转变；从单一手段走向多学科综合治疗；从经验医学走向循证医学指导的个体化。以人为本，做到"身""心""社""灵"全人疗护，坚持"整体观念、全程管理、科学决策、人文服务"十六字方针，做到抗癌与姑息治疗相结合、躯体与心理治疗并重，探索胃癌诊疗的中国特色诊疗模式，实现中国特色肿瘤由中国人来治的目标，为胃癌的未来诊疗树立中国标准。

四、内科治疗

（一）MDT 诊疗模式指导下的整体肿瘤分期评估

胃癌的分期检查对肿瘤的治疗和预后的判断至关重要。目前 CT 检查仍是胃癌肿瘤分期的基本手段，但由于胃与周围脏器关系密切，存在多种转移模式，MRI、PET-CT、超声内镜及腹腔镜探查为判断胃癌分期及转移部位的备选和重要方式。

胃癌的 T 分期是决定肿瘤是否为早期胃癌，以及是否可手术切除或是否需要联合脏器切除的关键因素。但由于胃是空腔脏器，侵犯深度的判断常受到胃腔本身蠕动的影响，临床的 T 分期与术后的病理 T 分期存在较大的差异。尤其是对于 T3 ～ T4b 的患者，临床分期与病理分期的不一致性更为明显。在一项纳入 2254 例局部进展期胃癌患者的临床研究中，仅有 34.4% 的患者临床 T 分期与病理 T 分期完全一致，50.4% 的患者被过度分期，而 15.2% 的患者存在分期不足的现象。分期不准确可能导致患者 R0 切除率的下降和生存时间的缩短。在一项纳入 2636 例胃癌患者的临床研究中，术前 CT、超声内镜，对术后病理 T 分期的判断的准确率分别为 69.4% 和 70.4%，而对于 T3 ～ T4 的胃癌患者，CT、超声内镜，以及两者结合的方法对于 T 分期判断的阳性预测价值分别为 73.8%、79.3% 和 85.6%。在 CT 检查的基础上完善超声内镜可在一定程度上提高临床分期的准确性。

腹膜转移为胃癌常见的转移部位之一，主要分为两种类型：第一类为仅腹腔游离细胞阳性，无肉眼可见的转移灶，记录为 CY1P0；第二类为具有肉眼转移病灶，记录为 P1。虽然单纯的腹腔细胞学阳性患者技术上可根治性切除肿瘤，但是仍属于Ⅳ期胃癌的范畴，预后比 CY 阴性的患者更差。单纯 CY 阳性的患者在 CT 影像上通常无特殊表现，在临床诊断过程中常需要影像科医师进行专业评估。而有时即使通过特殊的 CT 检测手段（检查前使胃腔充盈）和影像科医师判断仍有部分患者在进行腹腔镜或开腹手术探查时出现腹腔游离细胞学阳性。单纯游离细胞学阳性患者在接受术前化疗后细胞学转阴与长期生存存在显著相关性。腹腔灌注化疗和腹腔冲洗也对 CY1P0 的患者生存起到一定积极作用，相比于单纯手术，术中给予腹腔灌注化疗的患者 2 年和 5 年生存率明显提高，而在此基础上增加腹腔冲洗生存时间可进一步延长。对存在腹腔细胞学阳性的患者，以系统性全身化疗、手术为基础的综合治疗模式逐渐被人们接受，并且系统性化疗通常先于手术。由于腹膜转移的隐匿性，外科腹腔镜探查对胃癌的分期及整体治疗及预后的判断起关键作用。

肿瘤的分期检查和转移部位的判断对患者治疗和预后至关重要。胃腔扩张状态下的增强 CT

检查、超声内镜等检查手段可对胃癌原发灶进行评估，尤其对于临床判断为 T4 肿瘤，术前检查决定了患者是否具有局部切除或转化治疗的机会。而转移部位的判断，尤其是腹膜转移，有时需要 PET-CT 或外科腹腔镜探查进一步明确。详细的胃癌分期离不开影像科、放射科、核医学科、内镜中心的多学科协作模式。

（二）胃癌内科治疗主要矛盾评估

在对胃癌患者进行内科综合治疗之前，需评估患者当前治疗的主要矛盾。由于胃是空腔脏器，在肿瘤生长尤其是快速进展的过程中，由于其本身解剖学的特点容易出现消化道梗阻、穿孔和出血等并发症。对于胃食管结合部的肿瘤，进食哽噎为常见的临床表现之一，患者通常在短时间内出现消瘦、体力状态下降等表现；而胃远端，尤其是幽门管的肿瘤较易造成幽门梗阻，患者表现为进食后腹胀、恶心、呕吐等。存在消化道梗阻的患者无法正常经口进食，而充分的营养支持和较好的体力状态是胃癌药物治疗的基础。此时解决原发灶梗阻为治疗的主要矛盾，使用空肠营养管置入、支架植入术甚至胃造瘘等手段，可有效解决消化道梗阻的问题，使患者恢复肠内营养接受后续抗肿瘤治疗。除消化道梗阻以外，胃出血和穿孔也是摆在胃癌内科治疗之前的主要矛盾。一部分胃癌患者以黑粪、呕血起病，输血、质子泵抑制剂持续泵入为消化道出血常见的内科治疗方式。大部分患者经上述治疗后可得到较好的控制，在血红蛋白水平恢复后应尽快进行相应的全身系统性治疗。而仍有部分患者存在持续的消化道出血表现，此时消化道出血为胃癌综合治疗的主要矛盾，介入科进行出血血管栓塞或外科手术切除原发灶可进行有效止血。但值得注意的是，HER-2 阳性胃癌出现消化道出血的风险较高，及时核实患者的 HER-2 状态对整体治疗及预后具有积极意义。

腹膜转移是胃癌常见的转移部位，部分患者因持续腹胀、腹水首诊。合并大量腹水的患者通常具有血容量不足、营养状态低下的特点。在原发灶和其他转移灶不存在危及生命风险的情况下，控制腹水为内科综合治疗、改善患者生存质量的

关键问题。对合并腹膜转移的患者，仍应以标准全身系统性化疗为主，如 SOX、S-1 联合紫杉醇等，并可根据腹水量行腹水引流或腹腔灌注化疗。Yamada 等在 G-SOX 临床试验中发现，S-1 联合奥沙利铂方案非劣效于 S-1 联合顺铂方案，并且在合并腹膜转移的亚组中接受 SOX 方案的患者总生存期明显延长（HR=0.646，95%CI：0.433～0.964；P=0.032）。在 PHOENIX-GC 临床研究中，Hironori 等对比了静脉注射联合腹腔灌注紫杉醇加 S-1 和顺铂联合 S-1 在晚期胃癌患者中的安全性和有效性，虽然两组患者生存时间无显著性差异，但是在中等量腹水患者亚组中腹腔灌注紫杉醇组总生存时间延长（HR=0.38，95% CI：0.16～0.90；P=0.03）。而在治疗腹水的过程中需要注意维持患者的外周血管容量、补充蛋白、纠正电解质紊乱等支持治疗。腹腔灌注化疗通常持续数周，若患者采用持续腹腔穿刺置管引流，需要加强局部穿刺伤口的护理，避免腹腔感染。

肝转移好发于 HER-2 阳性胃癌及伴 AFP 升高的胃癌患者中，由于肝血供丰富，肿瘤生长速度较快，合并肝转移的患者预后较差。但对于部分胃癌合并肝转移的患者，在 MDT 指导下进行转移灶手术切除或局部治疗可延长患者的生存时间。而决定是否可进行肝转移灶手术切除与肝转移灶数量、大小、部位，以及原发灶浸润深度、淋巴结转移数量、是否合并其他部位转移密切相关。除手术治疗以外，有效的药物治疗也是治疗胃癌肝转移患者的关键因素之一。合并肝转移的 HER-2 阳性胃癌患者接受赫赛汀治疗后生存时间明显延长。而 AFP 阳性胃癌患者接受抗血管生成和免疫治疗的方案也可能使治疗有效率得到提高。

（三）基因、分子标志物检测在胃癌治疗中的价值

伴随人们对肿瘤发病机制了解的深入，以及基于 biomarker 的临床研究开展，胃癌的治疗逐渐走向精准。在目前的内科药物治疗环节中，以 MMR/MSI、TMB、PD-L1、EBV、HER-2 等为代表的基因、分子标志物的检测已经改变了目前整体胃癌治疗的现状。

抗 HER-2 治疗仍然是目前国内、国际指南

上唯一推荐的靶向治疗药物。ToGA 研究证实，在晚期 HER-2 阳性胃癌患者中一线化疗联合曲妥珠单抗治疗可有效延长患者生存，客观有效率达 47%。尤其是在 HER-2（3+）或 HER-2（2+）FISH 阳性的胃癌患者当中，总生存时间明显延长（16 个月 *vs.* 11.8 个月，HR=0.65，95% CI：0.51～0.83）。但在化疗的基础上加用曲妥珠单抗治疗后，HER-2 ADC 类药物成为晚期胃癌患者新的选择。新英格兰杂志报道 DS8201 作为一种以曲妥珠单抗为基础改造的 ADC 类药物可有效提高患者治疗有效率，其客观有效率达 51%，中位持续缓解时间 11.3 个月，可明显延长患者无进展生存时间（5.6 个月 *vs.* 3.5 个月，HR=0.47，95% CI：0.31～40.71）和总生存时间（12.5 个月 *vs.* 8.4 个月，HR=0.59，95% CI：0.39～0.88；*P*=0.01）。中国自主研发的迪维西妥单抗也在 HER-2 阳性胃癌末线治疗中达到 18.1% 的客观有效率，中位无进展生存时间达 3.8 个月，中位总生存时间为 7.6 个月。但值得注意的是，HER-2 阳性的胃癌患者在经历抗 HER-2 治疗后可出现 HER-2 转阴的现象，疾病进展后进一步核实 HER-2 状态可提高后线抗 HER-2 治疗的有效率。

Checkmate-649 研究报道在胃癌一线治疗中，纳武利尤单抗联合化疗对比单纯化疗可明显延长患者无进展生存时间（7.7 个月 *vs.* 6.0 个月，HR=0.68，95% CI：0.56～0.81；*P* < 0.000 1）和总生存时间（14.4 个月 *vs.* 11.1 个月，HR=0.71，95% CI：0.59～0.86；*P* < 0.000 1）。ATTRACTION-4 研究报道晚期胃癌患者一线使用纳武利尤单抗联合化疗对比化疗可显著延长无进展生存时间（10.5 个月 *vs.* 8.3 个月，HR=0.68，95% CI：0.51～0.90；*P*=0.000 7），客观缓解率显著提高（57.5% *vs.* 47.8%，*P*=0.008 8）。PD-L1 表达水平与免疫治疗疗效呈现一定正相关性，目前 PD-L1 的检测采用 CPS 评分评估，但是采用何种抗体进行检测尚无标准，DAKO22c3 为目前较为认可的检测抗体。由于 PD-L1 表达具有一定时空异质性，取材部位和不同病程中 PD-L1 检测的结果均可能不同，必要时可重复检测。除纳武利尤单抗以外，众多国产的 PD-1/PD-L1 抑制剂均在胃癌中展现出一定的疗效，但是不同 PD-1/PD-L1 抑制剂之间临床试验结果存在一定差异，需结合具体临床试验和真实世界数据、患者经济条件个体化选择相应的治疗药物。

错配修复蛋白的缺失可导致肿瘤出现微卫星高度不稳定的现象，而基因组的不稳定可导致肿瘤突变负荷和肿瘤相关新抗原的增加，进而介导免疫系统对肿瘤的识别和杀伤。新英格兰杂志和 Science 分别在 2015 年和 2017 年报道了 PD-1 抑制剂在 MSI-H 泛瘤种中的治疗效果，结果均显示客观有效率可在 50% 以上，患者生存时间得到延长。Keynote158 研究进一步验证了 PD-1 抑制剂单药治疗在 MSI-H 肿瘤中的有效性，24 例 MSI-H 胃癌患者在接受帕博利珠单抗单药治疗后其中 4 例患者达到完全缓解，7 例患者达到部分缓解，中位无进展生存时间为 11.0 个月。一项 Ⅱ 期单臂临床试验结果显示，7 例接受帕博利珠单抗单药治疗的患者中 3 例患者达到 CR，3 例患者达到 PR，客观有效率为 85.7%。dMMR/MSI-H 的肿瘤通常伴随 TMB 的增加，来自中国人群的数据也显示，TMB-H 的胃癌患者接受免疫治疗后总生存时间较 TMB-L 患者明显延长（14.6 个月 *vs.* 4.0 个月，HR=0.48，95% CI：0.24～0.96，*P*=0.038）。但目前也有研究显示，2 种指标的结合对免疫治疗疗效的判断更为有力。MMR 表达缺失存在一定假阳性可能，尤其是单纯 PMS2 或 MSH6 表达缺失，必要时需行一代测序或二代测序方法进行验证微卫星不稳定和肿瘤突变负荷状态。另外，在临床实践中部分患者存在 MSI/MMR 异质性现象，可能为免疫原发性耐药的机制，必要时可行多重切片染色明确。对于肿瘤负荷较大、存在转化治疗机会或单药免疫治疗效果欠佳的患者可采用联合免疫治疗，联合药物包括化疗、CTLA-4 单抗、抗血管生成类药物等，目前最佳联合治疗方案仍在探索之中。

TCGA 数据库根据多组学的测序结果将胃癌分为不同的分子病理亚型，EBV 感染相关胃癌（EBV associated gastric cancer，EBVaGC）是其中一种特殊的亚型，并具有淋巴细胞大量浸润、PD-L1 高表达的特征。基于这些临床病理特征，EBVaGC 作为免疫治疗敏感人群的观点被提出。但是由于 EBVaGC 发病率较低，目前针对

EBVaGC 免疫治疗的临床研究数据较为欠缺。来自韩国的Ⅱ期单臂临床研究显示纳入的 6 例患者在接受 PD-1 抑制剂单药治疗后全部达到缓解，ORR 为 100%。北京大学肿瘤医院的前瞻性观察研究结果也显示 EBV 感染为潜在的免疫治疗生物标志物，但是客观有效率与韩国临床研究数据存在一定的差异，EBVaGC 群体内部的异质性有待进一步揭示。

除以上生物标志物外，其他的生物标志物也逐渐走向临床实践中，如 FGFR、Claudin 18.2 等新型的靶点和治疗药物类型。虽然大多数情况下，不同的标志物的表达存在互斥的现象，如 dMMR/MSI-H 的肿瘤与 EBVaGC 基本不发生重合，EBVaGC 胃癌患者 HER-2 阳性的概率极低，但在特殊的病例中也存在两种标志物表达双阳的现象，HER-2 与 PD-L1 的共表达，HER-2 阳性同时合并 TMB-H 等情况也更为多见。介于不同标志物在治疗价值预测的强度存在差异，在具体的实践过程中需结合标志物表达强度，如 HER-2 扩增的倍数、PD-L1 CPS 评分的具体水平、TMB 的具体数值等进行具体化的分析。而不同治疗方式的联合也是目前治疗方式之一，Keynote-811 研究也证实赫赛汀联合 PD-1 抑制剂在 HER-2 阳性胃癌一线治疗中的有效性和安全性。

（四）营养状况评估

近年来，伴随免疫治疗在胃癌综合治疗中的快速推进，患者的营养体力状态与治疗疗效之间的关系更加凸显。2019 年发表在 *Clinical Cancer Research* 的文献报道，纳入 161 例接受免疫治疗的上消化道肿瘤患者，ECOG 0～1 分的患者中位 PFS 和 OS 时间均较 2 分及以上的患者明显延长。另外一项 Meta 分析也得出相应结论，体力状态为影响肿瘤整体预后尤其是免疫治疗疗效的重要因素。

外周血细胞计数比例在一定程度上反映了患者营养和免疫状态。一项纳入 154 例Ⅱ期和Ⅲ期胃癌患者的回顾性研究发现，中性粒细胞 - 淋巴细胞比例（neutrophil-to-lymphocyte ratio，NLR）较低组术后并发症、术中出血发生率明显较低，多因素分析结果也提示 NLR 为患者术后长期生存

的相关因素。而在晚期胃癌患者的免疫治疗方面，NLR 基线水平和动态变化均与患者单药 nivolumab 治疗的总生存期存在显著相关性。

由于肿瘤的快速生长，肿瘤细胞常处于缺氧状态，糖酵解是肿瘤代谢供能的主要途径。乳酸脱氢酶（LDH）参与糖酵解的最后一步，是肿瘤营养供给的关键环节。一项回顾性研究显示，胃癌患者血浆中 LDH 的水平为预后的独立危险因素，LDH 水平越高，患者 DFS（HR =2.209，95% CI：1.292～3.778，P=0.004）、OS 时间越短（HR= 2.48，95% CI：1.45～4.22，P < 0.001）。

（五）胃癌治疗并发症的管理

肿瘤治疗并发症的出现通常为急性事件，在恶性肿瘤相关急症中，约 40% 与消化系统相关，患者常表现为恶性肿瘤相关急腹症。胃癌治疗相关的并发症无论从病因、临床表现、诊疗策略还是后期管理均需要多学科参与，如胃肠外科、ICU、麻醉科、影像科、内镜、病理科等。

在治疗胃癌相关并发症之前，需要先对疾病进行有效评估。而疾病的评估包括不同方面，第一，肿瘤的评估，评估内容包括临床分期及特征、可切除性、特殊标志物、既往抗肿瘤治疗疗效、肿瘤负荷、急腹症病因等。第二，围术期器官功能状态的评估，急腹症患者可合并生命体征异常、器官衰竭、重症感染等情况，在进行治疗前除治疗策略外需要评估患者的脏器功能是否可以耐受相应治疗。胃癌相关并发症的治疗是以外科为主的治疗，在明确诊断后需要尽早进行外科手术、介入治疗前的评估。

消化道梗阻通常由原发性或转移性恶性肿瘤导致，或与药物治疗相关。胃癌患者出现消化道梗阻风险较高，除原发灶较大引起的上消化道梗阻以外，由于腹膜转移病灶引起的小肠、结肠的梗阻并不少见。而胃癌术后腹腔粘连所致的机械性梗阻也是导致肠梗阻的常见原因之一。手术治疗是治疗消化道梗阻的主要手段，除了进行肿瘤切除，在肿瘤范围较广、组织水肿明显、切除难度较大的情况下，旁路和造口也是外科手术可选择的方法。部分患者由于器官功能障碍，尤其是合并骨髓移植、感染等无法耐受手术治疗，此时

内镜和介入治疗展现出较大的优势，如肠梗阻导管有时可有效解决消化道梗阻问题。

胆道系统梗阻也是胃癌常见的并发症。胃小弯、肝门部的淋巴结压迫肝门部胆管或肝转移灶对肝内胆管的压迫可造成胆道梗阻并继发胆管扩张及胆红素、肝酶升高。而肝功能异常为全身系统性治疗的相对禁忌证，黄疸状态下难以耐受较强的药物治疗。并且胆道梗阻患者较易继发胆道感染，影响患者预后。PTCD 为短期内缓解胆道梗阻、降低胆红素水平的有效方法。

（六）生活质量改善

疼痛为胃癌患者常见主诉，主要是肿瘤浸润、器官受累引起的。在排除外科急性并发症的前提下，可积极遵循 WHO 三阶梯止痛原则进行评估和处理。镇痛药物以阿片类药物、非甾体抗炎药为主，给药途径常为口服，若患者合并肠梗阻，可于皮下注射、静脉注射或肌内注射等途径给药。在口服镇痛药物期间，由于阿片类药物可导致胃肠道蠕动减慢，需保证大便通畅，高度警惕肠梗阻的发生，尤其是对于合并腹膜转移的患者，可加用通便药物以保证排便。

肿瘤本身及化疗药物的使用均可导致乏力。在经过有效的抗肿瘤治疗之后，由于肿瘤本身所导致的乏力症状通常可以得到缓解。但随着治疗的进行，尤其是化疗药物的持续输注，骨髓毒性不断积累，患者体力状态下降明显。对于胃癌患者，若前期药物治疗有效，可进入维持治疗阶段，一方面保证治疗效果，另一方面减轻药物带来的毒性，提高生活质量。肿瘤的综合治疗应权衡疗效、不良反应和患者生活质量等多个方面进行权衡。

五、外科治疗

（一）胃外科手术发展史

西方对于胃的认识，源于解剖学的发展。随着医学家对胃的生理功能、毗邻关系、血液供应、淋巴回流等认识的逐步深入，胃外科得以建立并不断发展。胃外科内容丰富，但目前以胃癌为代表的恶性肿瘤的治疗最为复杂，争议也最多。

可以说，胃外科的发展史也是一部胃癌治疗的探索史。

Billroth Ⅰ和 Billroth Ⅱ是最初的经典术式，之后又相继发展出了 Hofmeister-Finsterer 胃切除术、Roux-en-Y 消化道重建方式。有关淋巴结清扫，日本胃癌研究会在 1962 年出版的《胃癌处理规约》中将淋巴结分为 N1、N2、N3 和 N4。N1 和 N2 淋巴结完全切除被称为"D2 淋巴结清扫"。随着肿瘤转移研究的不断深入，淋巴结清扫的范围开始由程式化向个体化转变，在此过程中伴随产生了一些新的技术手段。Keiichi Maruyama 和 Elfriede Bollschweiler 分别在 1989 年、1996 年开发出计算机软件，用于评估区域淋巴结转移的风险。Toshio Takahashi 和 Akio Hagiwara 于 1991 年研发了一种细小的活性炭颗粒（平均直径为 190nm），它对淋巴组织有很强的亲和力，纳米碳的示踪有助于淋巴结特别是在主动脉旁淋巴结的彻底清扫。近年来，胃周淋巴结荧光染色技术成为研究热点，FUGES-012 研究表明，在吲哚菁绿引导下进行腹腔镜胃癌手术，可以比在常规技术条件下解剖出更多的淋巴结。在以上新技术的支持下，淋巴结清扫区域进一步扩大到肝十二指肠韧带、胰头的后表面、主动脉旁区域和纵隔。但是，主动脉旁淋巴结清扫的生存获益并不高。有研究显示，主动脉旁淋巴结阳性患者的 5 年生存率为 11%～23%。纵隔淋巴结转移在晚期近端胃癌中并不罕见，大部分发生于食管旁下部淋巴结（16.1%）和后纵隔淋巴结（3.2%）。但是目前上述淋巴结的清扫相对比较困难，术后并发症发生率仍然较高，患者远期获益尚不明确。

此外，随着"前哨淋巴结导航"理念在乳腺癌、黑色素瘤、头颈部肿瘤等领域的成功应用，许多学者在胃癌邻域也进行了积极的探索。Yuko Kitagawa 在 2002 年发表了一篇关于前哨淋巴结的详细的临床研究报道。他应用（放射性 ^{99m}Tc 锡胶体）作为示踪剂，在 210 例 cT1 和 cT2 胃癌患者中进行检测，发现检测率、敏感度和准确率都很高，分别为 97%、94% 和 99%。由此他认为，通过前哨淋巴结导航可以避免不必要的淋巴结清扫。而 Isozaki 等在 2004 年报道，进展期胃癌前哨淋巴结活检诊断淋巴结转移的假阴性率达 44%，考虑是转移淋巴结增大后阻塞淋巴引流通道所致，因此推荐前哨淋巴结导航技术应限定于早期胃癌。

（二）胃外科新趋势

1995年以来，出现了一个新的趋势：从"扩大和标准化的根治性手术"转向"注重安全和生活质量的合理和个体化的手术"。出现这一转变的背景是：①早癌发病率明显增加；②对安全和生活质量的需求提高；③技术和仪器的进步；④知识和经验的增加。

1. 保功能手术　日本外科医师Maki Tetsuo在1967年发表的文章中介绍了"保留幽门的胃切除术"。该手术的初衷是为了减少因上消化道溃疡等良性疾病行远端胃切除术后发生倾倒综合征、胆石形成及消化功能障碍的概率。日本奈良医科大学的Tsuneo Shiratori于1991年将此术式应用于胃癌。目前该术式已广泛应用于发生于胃中1/3且不伴幽门周围淋巴结转移的小胃癌。此外，早期胃癌还应考虑神经功能的保护，最重要的神经是迷走神经的肝胆支。它在清扫肝十二指肠韧带附近的淋巴结时易受损，受损后会导致胆囊收缩功能紊乱、胆囊结石。日本金泽大学的Koichi Miwa在1996年就提出在保留幽门的胃切除术中注意保留幽门周围和腹腔的神经。

针对早期胃癌，手术方式除了保留幽门的胃切除术，还有腹腔镜下胃楔形切除术（iaparoscopic wedge resection，LWR）、腹腔镜下胃内黏膜切除术（intragastric mucosal resection，IGMR）等。1990年日本Ohashi等报道了首例IGMR，随后1992年日本Ohgami等报道了首例LWR。这两种术式都有严格的适应证，由于近年来内镜下黏膜剥离术（endoscopic submucosal dissection，ESD）的不断成熟，LWR和IGMR在胃癌方面的应用已逐渐被淘汰，但在部分胃肠间质瘤等良性肿瘤方面仍然有一定的应用价值。

2. 微创手术　日本山口大学的Mashiro Tada在1988年应用内镜息肉切除术切除小的黏膜内癌。东京国立癌症中心的内镜团队改进了这一方法，开展了内镜下黏膜切除术（EMR）和内镜下黏膜下剥离术（ESD）。它能够避免开放性胃切除术的缺点和风险，并获得快速恢复。这种治疗方法适用于没有淋巴结转移的早癌。具体适应证包括：①黏膜内癌；②高位或平坦的病变；③分化的腺癌；④直径＜3.0cm。

腹腔镜手术具有促进快速康复、减少疼痛、具有美容效果等优点。自1994年Kitano等施行了世界上首例腹腔镜辅助远端胃切除术治疗早期胃癌后，腹腔镜外科治疗早期胃癌在日本和韩国得到了蓬勃发展。Ichiro Uyama和Cristiano G. Hüscher创新了腹腔镜操作流程。日本腹腔镜胃肠外科研究组在2007年报道了1294例远端胃、近端胃和全胃切除患者的治疗结果。术后并发症发病率为14.8%，死亡率为0.0%，仅有6例（0.6%）出现复发。日本JCOG0912研究证实，以腹腔镜胃癌根治术治疗临床ⅠA期或ⅠB期（T1N1或T2N0）胃癌患者的总生存率不低于开放手术，5年总生存率为99.8%，无病生存率为98.7%。韩国腹腔镜胃肠手术研究组的KLASS 01研究也得出相似的结果。上述研究奠定了腹腔镜胃癌根治术在早期胃癌治疗中的重要地位。

与日本和韩国相比，我国腹腔镜胃癌根治术起步稍晚，1995年上海长海医院进行了首例腹腔镜胃大部切除术。中华医学会外科分会腹腔镜与内镜外科学组2007年制定了腹腔镜胃恶性肿瘤手术操作指南，在全国建立了27个腹腔镜手术培训中心，并成立了中国腔镜外科培训联盟（Chinese Endoscopic Task Force，CETF），使我国形成了相对统一的腹腔镜胃癌根治术的手术方法。2009年11月，中国腹腔镜胃肠外科研究组（CLASS）成立，并就腹腔镜进展期胃癌根治手术展开研究。2012年启动的CLASS-01试验具有里程碑式的意义，其证实了腹腔镜手术治疗局部进展期胃癌不仅与开腹手术一样安全有效，而且在术后快速恢复方面有明显的优势。该项研究将腹腔镜胃癌根治术的适应证从早期胃癌扩展到进展期胃癌。2016年发布的《腹腔镜胃癌手术操作指南（修订版）》和2017年发布的《中国腹腔镜胃癌根治手术质量控制专家共识》从手术指征、手术入路、淋巴结清扫、消化道重建等方面更新并规范了我国腹腔镜胃癌手术。

2002年，日本Hashizume等首次报道利用达芬奇机器人手术系统成功实施胃癌根治术。此后，机器人手术系统在胃癌领域的应用逐步推广。但相关循证医学证据较少，韩国的多中心前瞻性队列研究结果表明，机器人胃癌手术与腹腔镜胃癌手术的淋巴结清扫数目、手术中转率、并发症发生率及住院时间差异均无统计学意义。日本的多中心前瞻性单臂研究结果显示，机器人胃癌手术较腹腔镜手术能够降低术后 Ⅱ 级以上并发症发生率。我国余佩武等于 2010 年率先报道了达芬奇机器人胃癌根治术。2015 年，中国研究型医院学会机器人与腹腔镜外科专委会牵头制定了《机器人胃癌手术专家共识》，推动了我国机器人胃癌手术的发展。临床研究方面，前述 2 项国外研究主要针对早期胃癌患者，我国则针对进展期胃癌机器人与腹腔镜手术开展了多中心研究，其结果值得期待。

3. 高清腹腔镜手术　随着外科手术技能的提升，术者对于微细结构的显露提出了更高的要求，传统的 2D 腹腔镜逐渐由标清发展为高清，但仍然不能满足当前的需求。基于这一矛盾，3D、4K 腹腔镜应运而生。Hanna 等于 1998 年首次开展了针对 3D 腹腔镜手术的随机对照（RCT）研究。与传统 2D 腹腔镜相比，3D 腹腔镜可提供手术视野的三维立体感和手术操作的空间纵深感，弥补二维图像在空间定位和辨认解剖结构等方面的不足。2008 年，Dodgson 等首次报道了无须佩戴眼镜的"裸眼"3D（Glass-es-free 3D）技术应用于外科手术。国内学者于 2015 年发布了《3D 腹腔镜手术技术专家共识（2015）》，并于 2019 年进行了修订，从而对 3D 腹腔镜的应用进行了规范。4K 腹腔镜在清晰度、颜色分辨能力、视觉细腻程度等方面均高于传统高清腹腔镜系统。2018 年，Abdelrahmana 等对 2D、3D 及 4K 系统在模拟器中的应用开展前瞻性对照研究，该结果提示 4K 与 3D 腹腔镜操作的速度和精准性均较 2D 系统更佳，而 4K 系统在操作的失误率方面较 3D 系统更少。微创外科领域应用推广超高清的手术设备是大势所趋，期待更多先进的技术设备应用于胃外科领域。

（三）胃癌根治性手术

1. 根治性手术的理论依据和原则　根据 2020 年 12 月博鳌外科周期间中国胃肠肿瘤联盟公布的数据，2014 ～ 2019 年收集的 196 680 例胃癌数据显示，早期胃癌占 21.7%，局部进展期胃癌占 70.1%。对于局部进展期胃癌而言，根治性合理的淋巴结清扫是提高胃癌患者生存的决定性因素，局部进展期胃癌的合理清扫范围主要参考日本胃癌学会胃癌诊疗指南，结合国内的临床研究结果制定的国内卫生部和中国临床肿瘤学会（CSCO）胃癌诊治指南规定的范围进行。

根据第 5 版日本胃癌学会胃癌诊治指南，全胃切除淋巴结清扫 D1 包括 No1 ～ No7 组；D1+包括 No8a 组，No9 组；D2 包括 D1+No8a 组，No9 组，No11p 组，No12a 组。如果肿瘤上界侵犯食管，D1+ 包括清扫 No110 组；D2 包括清扫 No19 组，No20 组，No110 组，No111 组淋巴结。远端胃切除淋巴结清扫 D1 包括 No1 组，No3 组，No4sb 组，No4d 组，No5 组，No6 组，No7 组；D1+ 包括 No8a 组，No9 组；D2 包括 No8a 组，No9 组，No11p 组，No12a 组。保留幽门的胃切除术淋巴结清扫 D1 包括 No1 组，No3 组，No4sb 组，No6 组，No7 组；D1+ 包括 D1+No8a 组，No9 组。近端胃切除淋巴结清扫 D1 包括 No1 组，No2 组，No3a 组，No4sb 组，No4d 组，No7 组；D1+ 包括 D1+No8a 组，No9 组，No11p 组。如果肿瘤上界侵犯食管，D1+ 清扫 No110 组淋巴结。

2. 远处转移的界定与手术策略　胃癌远处转移包括两个概念，第一个是传统意义的远处转移，即胃以外脏器的转移，如肝、卵巢、腹膜、大网膜、肺、骨等；第二个是所谓三站淋巴结转移，如腹主动脉旁（No16a2/b1 组）、肠系膜上静脉旁（No4v 组）、胰头后（No13 组）组淋巴结等。但是这部分一直存在争议。日本胃癌诊治指南将 No16a2/b1 组、No14v 组、No13 组组淋巴结转移视为远处转移。建议当临床考虑幽门下（No6 组）淋巴结转移时 D2+No14v 组淋巴结清扫；当远端胃癌累及十二指肠时，建议 D2+No13 组淋巴结清扫；针对临床可以腹主动脉旁淋巴结转移时，建议先采取术前化疗，如果影像评估有效时，在采取 D2+ 腹主动脉旁淋巴结清扫。

3. Krukenberg 瘤　胃癌卵巢转移（Krukenberg 瘤）占卵巢恶性肿瘤的 10% ～ 25%，其中胃是最常见的原发部位，包括同时性和异时性卵巢转移。

文献报道胃癌卵巢转移的发生率为 0.3%～6.7%，部分尸检报告的发生率高达 33%～43.6%。

卵巢转移是一种特殊的胃癌转移类型，预后差，中位生存期为 7～14 个月。应采取多学科协作模式进行综合治疗，制订个体化治疗方案，以获得最佳疗效。影像学考虑有卵巢转移时，应评估患者的全身状态。如果患者一般状态好，胃局部影像评估可以根治切除，建议腹腔镜探查。如果腹膜没有明确转移灶，卵巢转移灶可以切除。可以采取原发病灶 + 卵巢转移灶同期切除，术后辅助化疗，可以使患者得到生存获益。如果腹膜有明确转移或存在恶性腹水，建议采取日本 PHOENIX-GC 研究方案，进行转化治疗。具体方法是紫杉醇 $20mg/m^2$，腹腔注射，d1、d8；紫杉醇 $50mg/m^2$，静脉注射，d1；口服替吉奥：60mg，口服，bid，d1～14，休息 7 天，每 21 天为 1 个疗程。笔者经验，在腹腔镜探查时，同时切除卵巢转移瘤可能会提高转化成功率。

4. 胃癌术前新辅助治疗　2006 年 MAGIC 研究的发表开创了局部进展期胃癌新辅助治疗的先河，采取围术期 ECF 方案化疗，与单纯手术相比，5 年 OS 获得了显著提高（36% vs. 23%，$P=0.009$）。2010 年发表的来自欧洲的 EORTC-40954 研究，比较了新辅助化疗（DDP/LV）与单纯手术，虽然辅助化疗明显提高了 R0 切除率，但是患者的中位总生存时间分别为 64.6 个月和 52.5 个月，没有统计学差异（$P=0.466$），作者认为主要原因是近端胃癌比例高（＞50%），以及行 D2 手术比例高（分别为 95.7% 和 92.6%），提高了肿瘤的局部控制率。2011 年发表的来自法国的 FFCD/FNCLCC 研究采取了与 EORTC-40954 相同的研究方案，两组患者的 5 年总生存率分别是 38% 和 24%（$P=0.02$）。但是该研究的 R0 切除率偏低，分别为 87% 和 74%。2017 年公布的来自欧洲的 FLOT4 研究确立了局部进展期胃癌围术期治疗的新模式，该研究对比了多西他赛 / 奥沙利铂 / 氟尿嘧啶 / 四氢叶酸（FLOT）4 种与传统的 ECF/ECX 方案。以多西他赛为基础的三药化疗的效果优于传统的 ECF/ECX 方案，5 年总生存分为 45% 和 36%。

由于局部进展期胃癌治疗模式的差异，以日本和韩国为代表的东亚地区强调 D2 手术的必要性。CLASSIC 研究证实术后 XELOX 辅助化疗可以提高采取 D2 根治术后患者的远期生存率，因此术后辅助化疗一度成为东亚地区局部进展期胃癌治疗模式。2019 年 RESOLVE 研究结果在 ESMO 公布，结果证实与标准的术后 XELOX 辅助化疗比较，SOX 围术期化疗可以进一步提高患者的远期生存率，3 年总生存率分别是 62.02% 和 54.78%（$P=0.045$）。同样，在 2019 年发表的来自韩国的 PRODIGY 研究对比了 DOS 新辅助化疗及 S-1 辅助化疗，对于 S-1 辅助化疗，结果显示两组患者的 3 年 PFS 分别是 66.2% 和 60.2%（$P=0.023\,0$）。该研究的不足之处在于对照组没有采取 CLASSIC 研究标准的术后 XELOX 辅助化疗方案。2020 年 ASCO 发表的来自中国的 RESONANCE 研究结果显示，采用接受 SOX 围术期化疗患者的 R0 手术切除率明显高于对照组（96.9% vs. 84.7%，$P=0.013$）。新辅助化疗组患者的病例完全缓解率（pCR）高达 23.6%。

5. Ⅳ期胃癌的转化治疗　近年来随着药物治疗的进步，局部进展期胃癌的围术期治疗逐步成为临床医生的共识，在临床实践中发现一部分无法行根治手术的Ⅳ期胃癌经过以静脉化疗为基础的综合治疗后，可以获得降期，从而达到根治手术的标准，而化疗联合手术可以使部分患者获得长期生存的机会。基于上述原因，Ⅳ期胃癌的转化治疗被越来越多的胃肠外科医师所关注，近年来在Ⅳ期胃癌的转化治疗方面也取得了可喜的进展。

姑息手术 + 化疗不能提高Ⅳ期胃癌的远期生存。2015 年 ASCO 年会期间发表的 REGATTA 研究随访结果表明，该研究在日本、韩国和新加坡的 44 个研究机构招募了 175 名具有单一不可治愈因素的晚期胃癌患者，包括肝转移、腹膜转移和腹主动脉旁淋巴结转移。随机分成单纯化疗组和胃切除术 + 化疗组。化疗方案采取 S-1 口服 80mg/（$m^2 \cdot d$），d1～d21，顺铂 $60mg/m^2$，d8，每 5 周重复 1 次。随访结果发现，单纯化疗组与胃切除术 + 化疗组患者的中位生存期分别为 16.6 个月和 14.3 个月。分层分析后发现，与单纯化疗比较，远端胃切除术 + 化疗似乎可改善患者预后。而全

胃切除术 + 化疗患者的预后最差。从随访结果得出的结论是，与单纯静脉化疗比较，胃切除术 + 化疗的治疗模式不能改善一个具有不可治愈因素的晚期胃癌患者的预后。特别是胃上部癌，患者的不良预后与胃切除术 + 化疗相关。分析原因，采取全胃切除术的患者，术后化疗的耐受性明显降低，与单纯化疗的患者比较，全胃切除术术后患者接受化疗的周期数将减少 1/2。因此，笔者建议，对于 Ⅳ 期胃癌患者，胃切除术 + 化疗的治疗模式不可取，而单纯化疗是明智的选择。该研究的不足之处是，手术仅采取了 D1，没有切除任何转移病灶。值得注意的是，采取远端胃切除术 + 化疗的病例与单纯化疗比较似乎有生存获益的倾向，因此其结论也受到质疑。

Phoenix 研究为 Ⅳ 期胃癌的转化治疗提供了新思路。新辅助腹腔 - 静脉化疗（neoadjuvant intraperitoneal-systemic chemotherapy，NIPS）是近年来针对伴有腹膜转移 Ⅳ 期胃癌的全新尝试。Imano 等针对 PTX 腹腔化疗开展的药代动力学研究显示，PTX 腹腔 AUC：血浆 AUC 为 1065 : 1，充分显示出 PTX 腹腔化疗的药代动力学优势。Ishigami 等报道了 100 例 P1 或 CY1 胃癌病例，采取腹腔注射（IP）PTX 结合口服 S-1、静脉 PTX 化疗后。经过腹腔镜探查，针对 CY（-），腹膜转移灶消失或明显改善的病例，采取根治手术，结果显示 64 例采取了手术治疗，其中 44 例获得了 R0 切除（69%），有 2 例患者发生吻合口瘘和胰漏，没有手术相关死亡病例。采取手术治疗的患者中位生存期（MST）为 34.6 个月，没有手术治疗的患者中位生存时间为 14.3 个月。笔者认为对于 P1 和 CY1 的胃癌患者，腹腔结合系统化疗后有效的病例采取手术治疗安全可靠且能延长患者的中位生存时间。

在 2016 年 6 月召开的美国临床肿瘤学会（ACSO）年会上，Ischigami 分享了 PHOENIX 研究的最终随访结果。该研究入组 180 例胃癌腹膜转移的病例，其中治疗组 120 例，采取静脉 PTX+ 口服 S-1/ 腹腔 PTX（IP 组）；对照组 60 例，采取口服 S-1/ 静脉顺铂（SP 组）。分析发现，IP 组与 SP 组患者的中位生存期分别为 17.7 个月和 15.2 个月（P=0.080）。PHOENIX 研究的随访结

果并未显示出 IP 方案的生存优势。但在亚组分析中，如果以中等量以上腹水作为指标，IP 组和 SP 组患者的中位生存期分别是 13.0 个月和 6.8 个月（P=0.007 9）。可见，在矫正腹水的偏倚影响后，两种方案的差异具有统计学意义，进一步证明了控制腹水对胃癌腹膜转移患者预后的意义。对于无或少量腹水患者，IP 方案的意义有待进一步验证，基于现有的数据，建议采取以 S-1 为基础联合系统化疗；而对于中度腹水患者则建议采取 IP 方案，以达到控制腹水、缓解症状、改善生活质量和延长生存时间的目的。

腹腔内热灌注化疗（hyperthermic intraperitoneal chemothertapy，HIPEC）可以作为预防腹膜癌复发的有效措施。笔者团队以往的回顾性研究证实，对于 Ⅲ b 期及不同 Borrmann 分型胃癌患者 D2+HIPEC 较单纯手术可明显提高 5 年存活率（40.9% *vs.* 27.3%，$P < 0.05$）。对于已发生腹膜转移的胃癌患者，如果 PCI ≤ 6，CRS+HIPEC 可提高其远期存活率；而如果 PCI > 6，则采取全身化疗 + 新辅助腹腔化疗（NIPEC），对于降期的病例再采取 CRS+HIPEC。由笔者单位发起的 HIPEC-02 研究是针对有腹膜转移的病例，经腹腔镜分期后，治疗组先采取 HIPEC，随后利用置入腹腔的化疗港按照 PHOENIX 研究方案进行双路径化疗（腹腔 + 静脉 + 口服），对照组直接采取 PHOENIX 方案。如果达到 R0 标准，再采取手术治疗。主要研究终点是 HIPEC+PHOENIX 方案可以提高有腹膜转移胃癌的转化手术切除率。

以紫杉醇为基础的三药化疗是 Ⅳ 期胃癌转化治疗的基石。德国 AIO-FLOT3 前瞻性 Ⅱ 期临床研究对新辅助化疗结合手术治疗的局限性转移胃癌和胃食管结合部癌患者进行疗效观察，化疗方案采取 FLOT（奥沙利铂 + 多西他赛 + 氟尿嘧啶 + 四氢叶酸）。其从 52 家医疗中心共纳入符合条件的 238 例患者，分为 3 组：A 组 51 例，可切除，4 周期化疗 + 手术 + 化疗 4 个周期；B 组 60 例，局限转移，化疗 4 个周期 [+ 手术（再分期提示原发灶可 R0 切除，转移灶至少有 1 处肉眼 R0 切除)]+ 化疗 4 个周期；C 组 127 例，广泛转移，化疗 8 个周期 + 姑息手术。B 组的入组标准包括单一器官转移，伴或不伴腹腔淋巴结转移。接受 FLOT 4

个周期后，重新评估，如果可以达到原发灶 R0 切除 + 转移灶 R0 切除则接受手术治疗。结果显示，接受手术治疗患者的中位生存期为 31.3 个月，明显优于未手术患者的 15.9 个月。该研究中 B 组病例基本符合Ⅳ期胃癌中的 Yoshida 3 型和部分 4 型。术前行 FLOT 三药化疗，再评估后筛选出可达 R0 切除的患者，其本质是实现转化治疗，而成功达到转化治疗的患者有望获得生存获益。

Yamagushi 等回顾分析了 259 例Ⅳ期胃癌采取综合治疗的病例，其中 84 例随后接受了手术治疗。接受 R0 手术患者的中位生存期为 41.3 个月，接受 R1/R2 手术患者为 21.2 个月；两者的总生存时间分别为 56.2 个月和 16.3 个月。Seto 等报道了一项多中心回顾性分析结果，100 例无法手术切除的晚期胃癌病例，采取 DOS（多西他赛、顺铂、S-1）方案化疗，转化手术定义为 R0 手术，结果 33 例接受手术治疗，其中 28 例（84.8%）为 R0 手术，完成转化治疗病例的中位总生存时间（OS）为 47.8 个月，5 年生存率超过 10%。

抗血管生成靶向治疗用于转化治疗的新思路。2017 年 ASCO 年会期间，程向东教授以壁报的形式报道了化疗联合阿帕替尼对不能切除的晚期胃癌病例进行转化治疗的经验，28 例可评估疗效的病例中，总反应率达 75%，疾病控制率达 92.9%，18 例获得 R0 切除。证明 VEGFR2 酪氨酸激酶抑制剂阿帕替尼与化疗联合一线治疗用于晚期不可切除胃癌的有效性。

笔者所以单位采取上述方案于 2017 年 3 月至 2018 年 6 月完成 33 例，其中针对伴有腹膜转移的病例采取紫杉醇 IP+Ⅳ、S-1、阿帕替尼口服；非腹膜转移病例采取 SOX+ 阿帕替尼治疗。经 MDT 评估达到 R0 手术时，停用 1 个疗程阿帕尼尼。经转化治疗后，临床评效部分缓解（PR）21 例，疾病稳定（SD）4 例，进展（PD）8 例。ORR 为 75.7%。22 例患者采取了手术治疗，R0 手术切除率 63.6%。接受手术组患者的中位无疾病进展生存期（mPFS）为 10.5 个月，中位总生存期（mOS）16.5 个月；未手术组 mPFS 为 2.5 个月，mOS 为 5.5 个月。该小样本单中心研究结果提示 IVB 期胃癌化疗联合抗血管生成靶向药安全可靠，可以获得较高的 R0 手术率，延长患者的 PFS 和 OS。

免疫治疗时代免疫抑制剂在转化治疗中的应用前景。2019 年 ASCO GI 期间，Janjigian 等报道了既往未接受治疗的 HER-2（+++）/FISH（+）的晚期食管胃结合部腺癌病例，所有患者接受曲妥珠单抗 + 帕博利珠单抗 +XELOX 化疗，研究入组 37 例，总 ORR 达 87%。该研究结果最近发表在 *Lancet Oncology*。自 2019 年以来国内陆续上市了多家自主研发的 PD-1 制剂，笔者有幸参加了数场肿瘤内科医师有关 PD-1 在胃癌领域应用前景的研讨会，大家一致认为：PD-1 单药二线治疗后治疗有效率在 12% 左右，CPS 评分越高可能越有优势，一线联合化疗显示初步优势，联合抗血管可能效果更佳，HER-2 阳性患者联合靶向 + 化疗更理想。基于上述共识，设计了白蛋白紫杉醇 +S-1+ 阿帕替尼 +PD-1 四药联合用于Ⅳ期胃癌的转化治疗的探索研究方案。目前已经入组 20 例，平均治疗 7 个周期，除 1 例服用阿帕替尼出现严重皮肤反应外，没有发生抗 PD-1 单抗相关的严重毒副反应。初步评估疗效：临床完全缓解（cCR）2 例，cPR 14 例，cSD 3 例，cPD 1 例，ORR 超过 90%。另一项单中心小样本注册研究探讨了 SOX 联合抗 PD-1 单抗在局部进展期胃癌新辅助治疗中的价值，已经接受手术 10 例，病理完全缓解率为 30%。患者手术安全性良好。

Ⅳ期胃癌分期需要完善肿瘤生物特性等内容。Yoshida 等于 2016 年根据Ⅳ期胃癌的转移程度，将其分成 4 型，对于 1 型、2 型及部分 3 型病例，经过转化手术治疗有望使患者生存获益。而对于其他患者而言，临床应该侧重于改善患者症状，提高生活质量。2019 年 5 月在布拉格举办的第 13 届世界胃癌大会期间，Yoshida 教授报道了日本、韩国和中国大陆的多中心回顾性研究结果：一共筛选了 1902 个病例，符合入组标准的 1206 例，均为Ⅳ期胃癌采取转化治疗并接受手术。没有腹膜转移者 789 例（1 型 206 例，2 型 583 例），伴有腹膜转移者 417 例（3 型 300 例，4 型 117 例）。1206 例患者总中位生存为 36.7 个月，接受 R0 手术患者的中位生存期达 56.6 个月，5 年生存率为 50%，R1 和 R2 手术患者中位生存期分别是 25.8 个月和 21.7 个月。而按照 Yoshida 分型，Ⅰ型、Ⅱ型、Ⅲ型、Ⅳ型患者的中位生存期分别是 42.4 个月、38.7 个月、33.4 个月和 34.1 个月，组间并无统计学差异，因此单纯按照影像学分型似乎不能完全反映肿瘤的生物学特性。李子禹等将Ⅳ期胃癌分成可切除型与不可切除型，《胃癌肝转移诊治中国专家共识》将胃癌肝转移分成可切除型、潜在可切除型和不可切除型。笔者所在研究中心在 PDTX 裸鼠模型药敏实验方面做了初步探索，结果发现，裸鼠成瘤的病例预后差，没有成功建模的病例预后好，直观反映了肿瘤的侵袭性。而笔者所在研究中心初步探讨的转化治疗病例中也不乏 Yoshida Ⅳ型、不可切除的Ⅳ期胃癌及不可切除肝转移的胃癌，因此哪些Ⅳ期胃癌病例适合转化治疗，可能还需要更多的临床实践，通过基因检测进行分子分型，结合肿瘤的生物学行为制订合理的Ⅳ期胃癌分类法。

PHOENIX 系列研究使伴有腹膜转移的胃癌患者的治疗初现曙光，HIPEC 联合 PHOENIX 方案有望进一步提高腹膜转移胃癌病例的转化切除率，以紫杉醇为基础的三药静脉化疗为Ⅳ期胃癌的转化治疗奠定了基础，阿帕替尼一线联合化疗提高了晚期胃癌患者的手术转化率，化疗 + 抗血管靶向药物 + 免疫治疗有望在胃癌的转化治疗中发挥更重要的作用。Ⅳ期胃癌的科学分类方法还应该包括肿瘤生物学特性在内的精准医学内容。在精准分类的基础上制订个体化转化治疗方案，提高患者的远期生存率。

（四）保存功能的胃部分切除手术

长期以来，外科医生在施行胃癌根治术的过程中注重肿瘤的根治程度，并在不断探索中逐渐确立了胃癌根治术的标准术式，明显改善了患者生存，而早期胃癌生存率的改善并不明显，且标准 D2 手术对于早期胃癌存在过度治疗的可能。随着人们对生活质量要求的不断提高，以及整合医疗理念的发展，临床医疗工作越来越重视社会、心理、环境等因素的融合，以及患者全身、全生命周期的状况；加之早期胃癌比例升高，胃癌的手术范围经历了标准化阶段后正在步入个体化的精准时代，力求根治的前提下尽量保留胃功能，减少对生活质量的不良影响。《中国胃癌保功能

手术外科专家共识（2021 版）》对功能保留胃切除术（function-preserving gastrectomy，FPG）的定义为：早期胃癌在保证根治性切除的前提下，缩小手术范围，合理选择重建方式，尽可能保留胃的功能。FPG 主要手术方式包括缩小范围的术式（保留幽门胃切除术、节段胃切除术、胃局部切除、内镜下切除）及近端胃切除。其中近端胃切除及保留幽门胃切除术（pylorus-preserving gastrectomy，PPG）属于获得验证的规范术式，具有较为明确的适应证。此处将阐述 FPG 的生理基础，并以保留幽门及迷走神经胃切除术、近端胃切除术后双通路重建为例，来呈现胃切除术中整合医疗理念的实践。

1. 功能保留胃切除术的生理基础 讨论胃的功能重建或保留手术，首先需要明确胃的生理功能。胃的生理功能主要包括生理通道、储存食物、初步消化食物、吸收部分营养元素和内分泌等。

（1）生理通道功能的保留：胃的生理通道功能是指胃连接食管和十二指肠，作为消化道的一部分维持其连续性。同时，贲门的食管下括约肌和幽门的幽门括约肌起到了该生理通道的"阀门"作用，保证了食物和消化液的单向通行，避免食糜和消化液的反流。

十二指肠和近端空肠在脂肪、蛋白质的消化，以及对钙、铁等元素的吸收中具有不可替代的作用。因此，手术时保留食管和十二指肠的连接功能，对改善患者术后的营养状态具有重要作用。在功能保留手术中，PPG、近端胃切除食管残胃吻合手术和双通道重建手术都成功保留了食管和十二指肠的连接。

生理通道的单向通行功能主要是通过贲门和幽门来保证，对该功能的保留可以改善患者术后的反流症状、减少胆汁反流性胃炎和食管炎的发生。PPG 手术仅进行中段胃的切除，同时保留贲门和幽门，这样可以最大程度地减少反流的出现，但是在手术中要注意保留幽门血管和支配神经，以免出现幽门功能障碍，产生胃排空延迟等并发症。近端胃切除术保留了部分远端胃，使幽门的功能得以保留。

（2）储存功能的保留：胃的储存功能主要体现在两方面，一是储存食糜，二是对食糜的逐

步排空。保留胃储存功能主要是对胃的残余容量和排空节律的保留。通过保留胃的容量可以增加患者术后的进食量，进而改善患者的营养状态。对排空节律的保留，可以避免食糜过多、过快地进入小肠，进而避免倾倒综合征等术后并发症的出现。

对胃容量的保留主要通过缩小胃切除范围的方式来实现。与标准手术相比，近端胃切除术、PPG 及部分胃切除术等都可以达到保留胃容量的目的。胃排空节律的保留主要在 PPG 手术中得以体现。在 PPG 手术中，通过保留迷走神经肝支及幽门分支，可保留部分幽门的节律性排空功能。近端胃切除术后间置空肠重建有助于减慢食糜通过的速度，在一定程度上重建了食糜的排空节律。

（3）初步消化及其他功能的保留：胃的初步消化功能主要分为物理性和化学性两类，前者是通过胃壁的蠕动对食物进行初步的研磨和混合，后者则主要是通过胃酸和胃蛋白酶的分泌得以实现。胃的物理性消化功能的保留与储存功能的保留是相辅相成的，对容量功能和排空节律功能的保护都可以达到保护物理性消化功能的目的。化学性消化功能依赖于具有分泌功能的细胞，因此相应功能只能通过缩小胃切除范围的方式进行保留。

2. 保留幽门及迷走神经胃切除术　标准的远端胃切除术远端需至十二指肠，并清扫幽门上下区的第 5、6 组淋巴结。由于切除了幽门，患者术后可能出现倾倒综合征、胆汁反流性胃炎等并发症。研究表明，早期胃中部癌患者第 5、6 组淋巴结转移率低，可以考虑进行缩小范围的手术，保留幽门、幽门下血管及第 5 组淋巴结，同时保留迷走神经肝支、幽门支和腹腔支（可能情况下），进而改善残胃的储存功能及抗胆汁反流的效果，兼顾根治及功能，被称为 PPG。

PPG 可以在一定程度上提高患者术后的生活质量，对于其术式的认识仍处于不断发展中。早期研究发现部分患者 PPG 术后会有餐后腹上区饱胀感，残胃食物潴留较常见，这提示保留迷走神经幽门支可能不足以维持幽门正常功能，后来有研究者尝试通过增加胃切除线与幽门的距离（即袖管的长度）来改善症状，《日本胃癌治疗指南》

关于 PPG 适应证中肿瘤距幽门＞ 4cm 的推荐有待进一步验证。Tsuji 等于 2003 年报道了保留迷走神经腹腔支可改善术后胃肠道动力，包括残胃动力，建议尽量保留迷走神经腹腔支。步入微创时代后，腹腔镜自身的特点进一步助力了 PPG 的发展。Masahide 等的研究结果显示，腹腔镜辅助保留迷走神经及幽门的胃切除术在手术时间、术中出血量、术后并发症等方面与腹腔镜辅助远端胃切除术比较无差异，因此腹腔镜辅助保留迷走神经及幽门的胃切除术安全可行。韩国关于比较腹腔镜辅助 PPG 和腹腔镜辅助远端胃切除的多中心 RCT（KLASS-04）正在进行中，有望为我们解答更多的问题。

该手术的适应证如下。胃中部 1/3 的早期腺癌（cT1N0M0），建议超声内镜及多层螺旋 CT 评估；肿瘤远端距离幽门＞ 4cm。此外，处于上述位置的胃体早期腺癌内镜治疗后需行补救手术，或非手术治疗疗效不佳的良性溃疡等也可以考虑行 PPG。

3. 近端胃大部切除术后双通路重建　根据日本胃癌协会的治疗指南，近端胃切除是适用于胃上部早期胃癌的一种标准手术方式。近端胃切除、食管胃吻合术后易出现反流性食管炎，严重影响部分患者的生活质量；因此会考虑选择全胃切除，但术后可能面临慢性营养不良、贫血等并发症。1988 年 Aikou 报道了双通路吻合术在近端胃切除后消化道重建中的应用，并取得了良好的效果。顾名思义，双通路吻合保留了食管空肠通路及十二指肠通路，更加接近消化道的正常生理结构；同时减少食管反流，保留的远端残胃可以增加进食量，减少术后远期营养不良及贫血的发生。Nakamura 的荟萃分析显示，近端胃切除双通路手术较传统的食管胃吻合术可明显降低术后反流性食管炎的发生率。而 Nomura 等的研究提示，双通路吻合与更为复杂的间置空肠吻合相比，虽然在术后体重维持方面并无优势，但是其餐后血糖及胰岛素分泌更加平稳，提示双通路吻合可能更优，尤其适合于糖耐量受损的患者。微创时代下腹腔镜胃癌手术也已成为早期胃癌的合理选择之一，腹腔镜近端胃切除及双通路消化道重建术充分体现了微创与功能保留的结合。

该手术的适应证如下：早期胃癌位于胃上 1/3 或胃食管结合部；保证下切缘 2cm，预期可留存至少 50% 的胃；术前检查（CT 及超声内镜）未发现淋巴结转移；肿瘤最大直径 ≤ 4cm；内镜治疗后的补救手术。

（五）术中肿瘤减灭术

胃癌腹膜转移的治疗发展历程，经历了由全身而局部，再到整合的过程，与整合医学的发展很有相关意义。

1. 胃癌腹膜转移的初始——全身治疗　胃癌腹膜转移最初的概念是全身广泛转移的一部分，因此系统性化疗顺其自然地成为其最初的治疗方式。

胃癌腹膜转移常继发于中晚期胃癌，原发灶经血行、淋巴或肿瘤突破浆膜层直接种植于腹膜而形成。腹膜转移复发通常是造成晚期胃癌患者死亡的首要原因，转移程度越高，预后越差。

既往研究中，晚期胃癌的治疗方式主要是全身系统化疗，可以控制病情进展，缓解症状，达到降低分期，增加手术切除率，在提高患者总体治疗效果方面发挥重要作用。接受全身化疗后的患者 OS 明显延长，其中 SP 方案的晚期胃癌患者平均 OS 为 13 个月，比替吉奥单药（S-1）平均 OS 的 11 个月明显延长，但对于腹膜转移患者获益率有限。传统的化疗在正常和肿瘤组织中提供类似的细胞毒性药物水平。由于明显的剂量限制性毒性，可能使药物在肿瘤组织内达不到有效的控制癌细胞生长的药物水平。那些残存的 FCC 便被相对缺乏血供的腹腔粘连隔离。这种现象至少部分解释了单纯的全身治疗对局部晚期胃癌收效甚微的原因。由于常规化疗通常效果不佳，最终治疗目标不得不进入最佳支持治疗模式，即主要以减轻疾病痛苦、改善生活质量为主，难以延长患者的生存期。直到一个新的治疗方式的出现，改变了传统的认知，这就是腹腔热灌注化疗。

2. 腹腔热灌注治疗的发展——腹膜转移的局部化　1980 年，Spratt 最早设计并应用了第一个原始腹腔热灌注装置治疗腹膜假黏液瘤伴腹水，减瘤手术后，灌注 2.5L 林格液，1.5 小时后升温至 42℃，注射化疗药物，8 天后重复 1 次，结果腹水消失，随访 8 个月未复发，由此开启了腹腔热灌注化疗的新纪元。腹腔热灌注联合腹腔化疗简称腹腔热灌注化疗（HIPEC），是根据肿瘤细胞与正常组织细胞对温度耐受性的不同及热疗化疗协同效应原理，结合腹腔解剖学特点设计的一种新型化疗技术。

HIPEC 是将化疗药物与灌注液体混合加热到一定温度，灌注到恶性肿瘤患者的腹腔中。近年来，国内外学者对 HIPEC 技术方法进行了不断的探索，从简单的灌注液加热后直接灌入法到腹腔灌注液内加热法、恒温水浴箱或微波持续升温灌注法，再逐渐演变为目前高精度控温的持续循环腹腔热灌注技术方法。腹腔热灌注化疗是根据腹腔特有的解剖学特点设计的选择性区域化疗，综合了温热效应、化疗药物及腹腔灌洗三方的作用，以杀灭癌细胞。温热效应对癌细胞的直接杀伤作用。

腹腔灌注除了通过机械灌洗作用可以清除腹腔内残留的癌细胞，从而减少种植的概率之外，还可以促使腹腔所有脏器和腹膜表面都能与抗癌药物直接接触，从而使化疗药物对肿瘤细胞的杀伤范围最大化。延长化疗药物的作用时间由于存在"腹膜-血液屏障"作用，化疗药物腹腔内给药在腹膜表面所达到的浓度要远高于血管给药所达到的浓度。由于腹膜-血液屏障，腹膜内给药的化疗药物在腹腔内的水平要比血浆水平高 20 ~ 1000 倍。而由于存在腹膜-血液屏障，腹腔直接给药细胞毒性药物可以增加局部暴露，减少全身毒性反应。由于腹膜超强的吸收能力，即使腹腔灌注液体排出后仍有部分药物留在体内发挥作用。

癌细胞主要以无氧酵解为获能方式，加热条件下细胞内乳酸堆积，增加了癌细胞对热的敏感度，同时癌细胞含水量明显高于一般软组织，蓄热潜能大，导致恶性肿瘤细胞比正常细胞更容易受到热损伤。适当的温度可达到杀伤肿瘤细胞及保护正常组织的目的。热疗具有通过抑制 DNA 复制、转录和修复必不可少的核基质介导的有选择性地杀伤肿瘤细胞的作用。同时，热疗联合化疗可以发挥出 1+1 > 2 的效果，实验证明，由于温热效应促进药物和癌细胞的结合，并能改变癌细胞的通透性，有利于一些化疗药渗入肿瘤细胞内发挥作用，丝裂霉素、顺铂、5-FU 等化疗药物在加温条件下（＞41℃）抗癌作用明显增强，即区域的剂量集约化和热疗的直接细胞毒性作用的药代动力学优势。

腹膜总厚度约 90μm，包括单层的间皮细胞，基底膜及 5 层纤维结缔组织。结缔组织层包括间质细胞和胶原蛋白，透明质酸和蛋白聚糖组成的矩阵。细胞成分包括成纤维细胞、周细胞、实质细胞和毛细血管。药物通过从腹膜弥散或吸收穿过腹膜淋巴孔而进入体循环。另外，药物也会通过覆盖肝、脾、胃、小肠和大肠，以及肠系膜表面腹膜脏层被吸收而进入门静脉血液。这个途径提供了对潜在的肝微转移灶的治疗，临床数据 META 分析也证实了腹腔热灌注治疗术后患者肝转移发生率下降。

HIPEC 传统上用于治疗腹膜癌，并与肿瘤细胞减灭术（cytoreductive surgery，CRS）配合使用。CRS 和 HIPEC 最初被用作阑尾恶性肿瘤和恶性腹膜间皮瘤的治疗。在 2006 年，基于一项 III 期研究结果，这个方法被 NCI 宣布为卵巢癌治疗标准之一。Verwaal 和他的同事进行的 CRS 和 HIPEC 与全身化疗的随机临床试验以治疗有结直肠癌腹膜转移癌的患者。该研究报道的 CRS + HIPEC 组 OS 明显获益：中位生存期从对照组的 12 个月提高到 22 个月。CRS + HIPEC 和对照组的 2 年生存率分别为 44% 和 22%。

CRS+HIPEC 在胃癌中的应用效果已经多个临床试验结果证实，可以明显提高患者的生存率。有研究显示，行 CRS+HIPEC 治疗后，胃癌腹膜转移患者 1 年和 5 年 OS 分别为 43% 和 11%，中位生存期为 10.3 个月。前瞻性的研究表明，CRS+HIPEC 治疗组患者的中位生存期明显延长，为 11.0 个月，而对照组中位生存期仅为 6.5 个月。

2019 年 *Journal of Clinical Oncology* 报道了法国一项关于胃癌腹膜转移患者的临床研究显示，CRS+HIPEC 组患者的中位生存期为 18.8 个月，5 年 OS 达 19.87%，明显优于对照组的中位生存期（12.1 个月）及 5 年 OS（6.43%）。2020 年，国内报道的多中心临床试验显示，HIPEC 可将胃癌腹膜转移患者中位生存期从 10.8 个月提升至 15.9 个月，3 年 OS 提高了 8.3%。

随着对腹膜转移机制研究及治疗实践的深入，对于胃癌的腹膜转移的认识也发生了变化，由最初的全身广泛转移的一部分变成了局部转移，也就是说：腹膜作为一个器官的概念得以确立，腹膜转移可以通过局部治疗得以控制，这就是 CRS+HIPEC。HIPEC 治疗胃癌腹膜转移有着较好的效果，常选用多西他赛、紫杉醇、奥沙利铂、顺铂、伊立替康和氟尿嘧啶（5-FU）作为灌注药物。

3. 由局部治疗再次回到系统治疗——整合的进展　HIPEC 的一个主要问题是对腹膜癌的渗透力有限，一般认为，热疗联合化疗联合作用深度小于 2.5mm，不同的药物与作用温度之间也存在差异。因此，积极的肿瘤细胞减灭术（CRS）是成功的关键。CRS 是指以手术方式清除腹膜转移结节及腹膜，使患者的肿瘤负荷尽量减少，尤其是残余肿瘤结节的厚度越小，HIPEC 的治疗效果越好。目前 CRS 的清除指标以 CC 评分来评估。

满意的 CRS 一般对于 PCI 指数较小的胃癌腹膜转移（目前认为 PCI ＜ 12），即早期侵犯区域较小或转移病灶较为局限的胃癌腹膜转移，更容易达到手术效果。因此，提高胃癌腹膜转移的早期检出率，对于胃癌腹膜转移是否能够得到更满意的手术治疗效果极为重要。但是在临床中，很多患者发现胃癌腹膜转移时，病灶通常是弥漫性的，较难达到满意的清除，合并其他脏器转移时更是如此。因此，采取综合治疗，使患者肿瘤降级、降期，以获得满意 CRS 手术效果是有意义的方向，早期手术治疗通常更多采用的是姑息性手术，以达到减轻肿瘤负荷，缓解症状，降低出血、穿孔等并发症风险，为综合治疗争取机会的目的。

随着研究进展，一些新的治疗方式开始出现，免疫检查点抑制剂纳武利尤单抗联合化疗获批成为胃癌一线治疗药物。研究显示，纳武利尤单抗和帕博利珠单抗治疗复发性胃癌，能明显降低死亡风险，随访数据提示明显生存获益。而纳武利尤单抗、帕博利珠单抗等更多应用于治疗 PD-L1 联合阳性分数（combined positive score，CPS）≥ 5 的复发或转移性胃或胃食管结合部腺癌。因此基因检测显示，MSI-H 及 dMMR 的胃癌腹膜转移患者，可以使用帕博利珠单抗、纳武利尤单抗进行一线、二线或三线治疗。其他患者则应在严格把控适应证的条件下，进行免疫治疗，以增加肿瘤治疗疗效。

应用于胃癌腹膜转移主要作为全身化疗等治疗手段的补充治疗方式。曲妥珠单抗以 HER-2 为靶点，可诱导肿瘤细胞死亡，抑制肿瘤细胞增殖。Ⅲ期随机对照试验显示曲妥珠单抗联合化疗能够提高有效率及增加生存获益，联合治疗组患者中位总生存期为 13.8 个月，较单独化疗组患者的 11.1 个月明显延长。目前，曲妥珠单抗联合化疗方案（如奥沙利铂 / 顺铂 +5-FU/ 卡培他滨）是 HER-2 阳性患者的一线治疗方案。

（六）胃恶性肿瘤的外科姑息治疗

姑息治疗（palliative care）源于临终关怀运动，是医师在晚期肿瘤患者面对疾病和死亡的困扰下，对其在精神和生理层面施加的一系列以人文关怀为特征的治疗。晚期肿瘤的患者在治疗上几乎没有任何标准化方案可循，它需要临床医师权衡利弊、辩证思维，慎重选择最适合患者的个体化治疗方案。无论选择哪种治疗方式，都不能只从那些冰冷的研究数据去考虑，而要从患者的角度出发，全面考虑社会因素和心理因素，充分尊重患者的知情权和选择权，使患者能体会到真正的尊重与帮助。"整合医学"要求医师在姑息治疗中要以"生命健康"这一理念作为伦理选择的出发点，要集各专业力量对患者进行综合全面的考量，将医学各领域最先进的知识理论和临床各专科最有效的实践经验分别加以有机结合，并根据社会、环境、心理的现实，以人体全身状况为根本，进行修整、调整，使之成为更加符合和适合人体健康和疾病治疗的新的医学体系。晚期胃恶性肿瘤的外科姑息治疗中也应遵循"生命健康"原则，"生活质量"而非"生存期"是衡量姑息治疗的最重要的目标。

在胃癌晚期，病灶常已发生扩散和转移，失去手术的机会。随着病情的进展，患者通常会出现出血、疼痛、消化道梗阻、营养不良等并发症，严重影响患者的生活质量；同时，现有针对肿瘤的治疗手段对于这些患者多已无效，只能通过姑息治疗来延缓恶性肿瘤的发展速度，改善出血、梗阻等并发症状，减轻患者痛苦，再辅以心理干预、精神支持等措施，以改善患者的生活质量。

1. 出血　胃癌是我国常见的消化道肿瘤之一，发病率是消化道恶性肿瘤的首位。虽然外科手术切除肿瘤病灶是其首选疗法，但患者一旦被确诊，约有 60% 的患者已属晚期而不能手术，根治性切除术术后患者的 5 年生存率不高。

出血是晚期胃癌等胃恶性肿瘤患者常见的并发症之一，在整个胃癌患者中的发生率为 1% ～ 8%，出血的原因主要有肿瘤表面糜烂导致的慢性失血和血管受侵蚀导致的急性失血。胃组织的血液供应较丰富，一旦出血，常因流速快、失血多致病情危急。在晚期胃癌患者中，由于肿瘤局部的不可切除性和患者预期生存期较短，因此在选择止血方式时，创伤较大且不能做到 R0 切除的姑息性胃切除术通常不作为首选止血方案。但在一些具体病例中，依据患者的个体状况，外科手术仍然是一种可靠、高效的止血手段。

目前认为，内镜治疗胃癌出血是有效的一线治疗方式，具体方法包括肾上腺素、凝血酶、纤维蛋白胶等注射治疗，止血夹、球囊填塞等机械治疗，以及热凝法、电凝法、APC 氩离子凝固术等消融治疗。文献报道，以电凝止血为主的内镜治疗实现了晚期胃癌患者上消化道出血的高效率止血，出血患者通过内镜治疗止血率达 92.9%，虽然有 41% 的患者出现二次出血，但再次应用内镜止血成功率仍有 88.9%。尽管该研究结果令人鼓舞，但要看到，目前评估内镜止血治疗安全性及术后再出血率的研究十分有限。内镜下的止血治疗不但考验操作者的经验与心理，对患者的身体状况也是一个考验，因此有关这一方法的更多研究仍需进一步进行。内镜下止血失败的风险因素包括：①出血部位表面没有直接暴露的血管；②肿瘤最大直径 > 2cm。一些内镜难以进行操作部位的出血也是导致内镜下止血失败的重要因素。

目前介入导管栓塞术也是晚期胃癌相关性出血的一种治疗手段，特别是对于急性出血具有明显的优势，已成为一种较好的治疗选择。其方法是以合适规格的导管行选择性或超选择性腹腔动脉造影，投照范围包括胃、十二指肠等部位，重点检查区域是高度怀疑出血部位，必要时行食管固有动脉、肠系膜上动脉等相关邻近血管造影，以明确出血部位及血管走行情况，并做相应处理。根据出血部位和靶血管情况，可以选择明胶海绵颗粒、PVA 颗粒、钢圈或微钢圈等材料进行栓塞，即使对于造影未发现阳性出血征象的病例，也可以根据内镜检查结果试行胃左动脉、胃十二指肠等相关血管的栓塞治疗。有研究表明，介入栓塞治疗针对急性出血的临床有效率可达 43% ～ 75%。以往人们对于胃等空腔脏器的介入栓塞治疗，尤其是碘油栓塞抱有疑虑，主要是担心栓塞缺血会导致空腔脏器穿孔。近年来的研究表明，胃部组织丰富的侧支循环使得此区域的栓塞治疗相对安全，即便碘油栓塞对胃组织造成了一定损伤，也很容易短时间内恢复，不会引起穿孔等严重的并发症。介入栓塞治疗在止血的同时，还可以减少肿瘤的血供，抑制肿瘤的生长。目前，已有学者将介入栓塞联合化疗药物的灌注用于胃癌的新辅助治疗及转化治疗中，相对于全身化疗，可以减轻患者的不良反应。但是在晚期胃癌的止血治疗中是否可以加用化疗药物尚无定论，与化疗药物的浓度与种类相关的安全性也未得到充分的证实，远期疗效有待进一步观察。

近年来，放射治疗不仅普遍用于提高手术切除率、局部控制率和长期生存率，在姑息治疗方面也可减轻出血、梗阻、疼痛症状。姑息性放疗作为一种非侵入性的治疗手段，对患者一般情况的限制相对较少，较易为医患双方所接受。放疗诱导的止血机制尚不清楚。目前研究多认为放疗可以损伤血管内皮细胞，聚集血小板，同时也被证明可以在体外和体内诱导血管栓塞。目前，放疗已被普遍用于治疗肺癌、宫颈癌、膀胱癌和皮肤癌等肿瘤的出血，但是对于不能手术的晚期胃癌伴肿瘤出血的患者进行姑息性放疗止血的研究并不多，姑息性放疗作为一种胃癌止血的手段尚未被临床医师广泛了解与应用。在一些有限的研究结果中，放疗对出血的控制率在 50% ～ 90%，止血起效时间约为 2 天，再出血时间超过 3 个月，治疗中无明显不良反应。研究表明，止血效果与放射剂量相关，文献报道中采用的照射剂量在 30 ～ 41Gy，有约 2/3 的患者可以从这一治疗中获益，对放疗有反应的患者大多也显示了更好的生存期。目前临床上最常采用的有效且安全的姑息性放疗剂量分级方案是 30Gy/10f 的短程放疗方案。更大剂量的照射可以获得更好的局部控制率及预后，同时也会带来更高的不良反应率，因此需要进一步的临床研究来评估能够满足不同症状缓解要求的最佳照射剂量分级方案，也需要进一步明确放射治疗与患者生活质量改善之间的关系。目前，姑息性放疗更多的是用于胃癌的慢性出血，在急性失血中使用受限。

2. 梗阻 是晚期胃癌患者的常见临床表现之一，根据梗阻部位可分为胃输出道梗阻和胃输入道梗阻。症状包括恶心、呕吐、腹胀、疼痛和经口摄入量减少，进而可导致患者内环境紊乱、营养不良，严重影响患者的生活质量。目前对于输出道梗阻的治疗，主要有 3 种方法，即外科胃空肠旁路手术、腔内支架植入术和内镜超声引导下的胃空肠造口吻合术。在决定采用哪种治疗方式之前，我们需要首先明确以下几点：晚期肿瘤患者已失去手术机会，方案选择要着眼于姑息治疗，即以改善生活质量为目标。内镜下腔内支架植入技术的发展为解除消化道梗阻提供了一个微创的手段，同时经皮内镜下胃/空肠造瘘技术能够解决梗阻患者的营养支持与消化液引流，这些技术同传统的外科手术相比在死亡率和并发症发生率方面显然更具有优势，尤其是面对预期生存较短的晚期肿瘤患者，这点尤为重要。即使是以往需要外科手术解决的胃空肠吻合手术，现在也可以通过内镜超声引导下的胃空肠造口吻合术这一新技术来实施。更多新技术的出现为治疗提供了更多的选择，但每种技术同时也存在不足。

外科胃空肠吻合手术是最经典的治疗方式，它可以处理一些内镜无法处理的复杂状况，在有消化道穿孔等并发症发生时，仍需要选择外科手术处理。传统手术方法不管开放手术还是腹腔镜手术，虽然可以长时间解除梗阻，但是对患者的创伤较大，大部分恶性肿瘤引起的梗阻患者身体状况较差，无法耐受手术。相较于较短的预计生存期，患者从手术中的获益并不明显。

对于晚期或不能接受手术的梗阻患者，内镜下的支架植入为第一选择。目前临床上常选择内镜下放置自膨式金属支架（self-expandable metal stent，SEMS），这也是肿瘤晚期或无法手术的癌性肠梗阻患者的一种姑息治疗手段。有研究显示，SEMS 可以作为非手术治疗胃输出口梗阻的一项安全、有效的姑息治疗手段，通过相对安全的内镜手术，肠内支架可以快速缓解梗阻症状并缩短住院时间。但随着肿瘤的生长，支架经常会被肿瘤堵塞或移位，从而需要反复放置支架。如何长期有效微创地改善梗阻症状，是目前治疗的难点。即便如此，支架植入术仍然是晚期胃癌梗阻姑息治疗的一线选择。

对于因不同原因而无法经内镜成功放置 SEMS 的患者，可以选择内镜或手术下置入胃空肠营养管以解决营养摄入及改善梗阻的症状。有研究表明经皮内镜下胃造口术（percutaneous endoscopic gastrostomy，PEG）或经皮内镜下空肠造口术（percutaneous endoscopic jejunostomy，PEJ）置管行胃肠内营养，操作简便，创伤小，患者耐受性良好，可以为晚期肿瘤患者提供充足的营养和水分，并引流潴留的胃液，有助于提高患者的生活质量，是一种可供选择的胃输出口梗阻的姑息治疗手段。PEG/PEJ 的主要并发症是造口部位的皮肤损伤，常需精心护理。需要注意的是，无论是腔内支架植入还是 PEG/PEJ，当操作导丝无法通过梗阻部位时，这两种操作都无法完成，此时仅剩的选择就是行胃空肠吻合术。

2012 年，国际上出现了一种新的治疗方法来代替外科开腹手术进行胃空肠吻合，即内镜超声引导下的胃肠吻合术（endoscopyultrasonagraphy guided gastrojejunostomy，EUSGJ）。这种技术既能长时间改善梗阻症状，同时又兼有创伤小的特点。具体方法是在超声内镜的引导下，选择合适的穿刺点并尽可能远离肿瘤，经胃壁穿刺入近端空肠并放置导丝，扩张穿刺孔后迅速沿导丝释放特殊的双蘑菇头全覆膜金属支架，借助于全覆膜支架建立起胃空肠之间的通路，完成胃空肠的吻合术。这一技术耗时短，创伤小，恢复快，前景令人期望。不过，此项技术难度高，技术还不成熟，所需器械及支架设计仍待完善，也缺乏标准化和规范化的操作流程，因此目前该技术仅限于在超声引导方面具有丰富经验的中心开展，关于其安全性及远期疗效的评估尚无明确结论。

整合医学，强调的是整合，不但要整合医学各领域的知识和经验，还要整合哲学、社会学、心理学等各学科的知识与经验，其目的是为患者服务，强调以人为本，因此需要格外重视 MDT 的作用，做到集思广益，兼收并蓄。整合医学的内涵其实是人文关怀，随着近年来医学模式从传统的生物医学模式向新医学模式即生物 - 心理 - 社会医学模式的转化，人们对晚期肿瘤治疗的认识也在逐渐转变，应以"生命健康"作为姑息治疗选择的出发点，"生活质量"而非"生存期"是衡量姑息治疗的最重要的目标。

（七）胃术后主要并发症的原因与防治

1. 并发症的定义、分类及分级　胃癌术后并发症本身的定义仍然存在一定争议。传统上，外科医生习惯于把外科手术直接导致的术后不良事件定义为术后并发症。但这一定义并不能完全满足临床实践的需求。例如，动脉斑块的患者胃癌术后发生心肌梗死，长期吸烟、肺功能较差的患者术后肺炎合并呼吸衰竭等，这些情况是否算作"手术直接导致"？类似情况有很多，实际上一再苛求"与手术直接相关"，既脱离了临床实践，也不符合整合医学之理念。并发症领域的国际最为重量级的两位教授 Clavien 和 Dindo 医师在 2008 年发表社论，再次明确了他们对于并发症的定义——"相较于正常术后恢复阶段，任何不良事件所导致的异常情况"。这是对于并发症传统定义的一次有力拓展，从而使得包括其他系统的术后不良事件也被整合入并发症范畴，这与整合理念不谋而合。后续越来越多的国际共识也把包括心血管系统、神经系统等多系统不良事件纳入到并发症的范畴。

我国在 2018 年由中国胃肠肿瘤外科联盟、中国抗癌协会胃癌专业委员会组织国内领域相关专家撰写了《中国胃肠肿瘤外科术后并发症诊断登记规范共识》（以下简称《共识》）。《共识》在制定过程中梳理了目前国际上主流的并发症分类标准，结合我国临床实践成文，填补了我国针对胃肠外科手术并发症规范化诊断登记方面的空白。本部分也根据我国临床实践特点，采用《共识》作为主要依据。

除了定义本身，并发症的分类、具体并发症

的定义、诊断标准以及严重程度分级等也存在大量的整合工作。胃外科术后可能出现的并发症种类繁多。日本临床肿瘤学组（JCOG）相关规约对72种并发症都进行了相应的评级标准的阐述。这一分类方法尽管已经涵盖了绝大多数常见并发症，但仍缺乏系统性。《共识》制定过程中结合我国临床实践的特点，同时考虑到此共识的可操作性，采用了欧美指南的制定方式；通过胃肠联盟收集数据分析目前各中心最常见并发症，包括以下8个分类：胃肠道相关并发症、伤口相关并发症、呼吸系统并发症、心脑血管并发症、泌尿系统并发症、感染并发症、栓塞并发症及其他并发症。

并发症严重程度的分级同样也需要大量的统筹整合工作，对于并发症严重程度的分级，不同国家地区在不同领域曾有过，并且目前仍存在着诸多不同的分类方法。不同类型并发症其表现、特点、干预措施等均不相同，因此想要把不同并发症采用统一或类似标准评估严重程度并非易事。从西方的经验中我们发现术后并发症的诊断在各中心之间的标准化、统一化存在一定难度，需经过长时间多轮次的讨论逐步成形。如欧洲食管癌工作小组的并发症分级，国际结直肠工作小组对结直肠吻合口漏的三分类定义，国际胰瘘学组对胰瘘的三级分类，而日本则很长时间内使用通用不良事件术语标准对并发症进行分类等。

目前国际上最常用的并发症分级标准是CD（Clavien-Dindo）分级标准，上文提到的两位教授也正是CD分级标准的制定者。他们通过并发症干预措施的轻重程度对并发症进行分级，从而实现了对于并发症的"客观"分级。同时，该分级标准避免了类似于"主要、中等、次要并发症"等"主观"词汇在科研论文中的出现。除了更为严谨之外，对于不同国家、不同中心的并发症分类、登记、比较有着至关重要的作用。因此目前越来越多的国家采用CD分级作为胃癌术后并发症的分类标准，并结合胃外科手术特点发布了相应的改良CD分级标准。《共识》同样沿用了CD分级的基本原则，同时参考了国内外针对消化道术后的CD分级标准并结合我国临床实践的特点，进行讨论后最终确定相应分级标准。我国胃肠道术后常见并发症的诊断要点、分级标准可详见

《共识》。

2. 胃癌术后并发症的共同危险因素　有大量的研究提示胃癌术后并发症的高危因素，其种类、影响各不一致，系统梳理后至少可包含两方面。一方面是患者因素，如肥胖、吸烟、男性、基础肺病、手术史等，另一方面包含肿瘤、手术相关因素，如食管胃结合部及胃上部癌、联合脏器切除、急诊手术等。当然，如果我们把维度进一步拓展，就能够发现更多与手术安全相关的系统因素。我国胃肠联盟曾对全国近10万名患者的手术安全数据进行医院水平的分析，发现中低收入地区、年手术量小、急诊手术、高男性患者比例、高肝转移比例的医院围术期死亡率较高。

3. 胃癌术后常见的并发症　胃癌术后并发症较为常见，一些欧洲国家数据库所汇报的并发症发生率总体在20%～30%，而亚洲国家文献中的汇报发生率相对较低。韩国KLASS-02研究发现常见并发症包括切口处理问题（4.70%）、肺炎（2.40%），腹水（2.20%），肠梗阻（22%）、吻合口瘘（1.8%）等。日本国家数据库中远端胃术后并发症发生率要低于全胃手术，常见并发症包括手术部位感染（4.3%）、脏器感染（2.7%）、吻合口漏（2.1%）、肺炎（2.0%）及胰瘘（1.6%）等。我国胃肠道术后并发症的流行病学数据一直缺乏大范围的全国性流行病学数据，PACAGE研究的最终研究结果有望给予补充。而我们在前期综述中汇总过国内多中心临床研究的并发症数据，也有助于对我国胃外科术后并发症发生情况的了解：CLASS-01开放组中常见并发症包括肺炎（4.8%）、腹腔脓肿（1.3%）、淋巴漏（1.3%）、术后胃瘫（1.2%）及切口处理问题（1.0%）等，腹腔镜组术后并发症发生种类及发生率类似。在此就以《共识》为蓝本，对我国胃癌术后常见并发症的原因及应对策略进行简单梳理。

4. 常见并发症的原因及应对

（1）腹腔感染：是胃肠外科术后外科医师最为关心的并发症。其包括两大类，胃肠道吻合口漏相关感染及其他腹腔感染（如残端漏、远离腹腔脓肿等），整体发生率为2%～16%。

胃癌手术中的消化道重建过程中外科医师需通过手工缝合或器械重新建立起胃肠道的连续性，

吻合口漏在远端胃术后的发生率约为 2%，而在全胃术后，特别是高位食管空肠吻合，鉴于张力、血供等原因，其吻合口漏的发生率更高。而肿瘤位置、分期等肿瘤学因素及合并症等一些患者因素也同样影响着吻合口漏的发生。腔镜手术已经广泛应用于胃癌治疗，我国的 CLASS-01/02 及韩国的 KLASS-02 研究均证明了腹腔镜手术在局部进展期胃癌根治术中的安全性。但值得注意的是，包括日本全国数据库在内的部分数据仍提示腹腔镜全胃手术的术后吻合口漏等并发症发生率更高。因此，腔镜胃手术仍需在具有相应资质及诊疗能力的中心谨慎开展。

吻合口的愈合依赖于很多因素，如充分的血供、恰当的张力、健康的肠管及状态良好的切缘等。对于胃手术，特别是全胃手术而言，手术入路与并发症之间也有着密切联系。如 Siewert Ⅱ型肿瘤全胃切除术时，胸腹联合入路吻合口漏发生率高于经食管裂孔入路（13.8% vs. 9.2%），但需注意，并非手术入路直接决定了并发症的关系，很多时候入路的选择仍然取决于肿瘤位置等因素，因此一方面我们需要评估患者整体状况，另一方面需术前借助影像学等检查全面分析、制订精细化手术方案，准确预判是否需胸腹联合、消化道重建方式及相关风险等是必不可少的。

典型的吻合口漏诊断并不困难，对比剂的吻合口外渗、引流管出现肠内容物等典型征象能够协助医师迅速判断。但胃肠术后患者通常存在伤口区域疼痛、血象异常等情况，因此简单地把包括吻合口漏在内的术后腹腔感染统一按照外科急腹症进行处理通常会导致漏诊、误诊或是有效干预滞后。

尽管不同干预措施会使并发症 CD 分级出现一定差异，但术后腹腔感染的治疗原则始终在于充分的引流联合敏感抗生素。无论是术中引流管的合理安置，或是术后超声、CT 引导下穿刺引流，或是二次手术重新置管引流，充分的引流配合敏感抗生素治疗一直是治疗术后腹腔感染的关键。临床上我们常见到部分吻合口漏尽管存在明显的肠内容物通过引流管外溢，但因为引流通畅，患者并无腹痛发热等症状，其治疗也可通过待窦道形成后逐步退管而实现。

除了吻合口漏，胃癌术后还存在其他类型的腹腔感染，如十二指肠残端漏及不合并吻合口漏的腹腔感染、脓肿等。十二指肠残端漏的发生率在胃癌术后并不高，临床表现同吻合口漏等腹腔感染存在一定相似性，但也具有疼痛部位、胆红素变化、引流液变化等特点。尽管部分残端漏需要进行二次手术置入"蘑菇头"引流或"黎氏"引流等，可冲洗引流管等以实现局部引流通畅，但其治疗原则与腹腔感染类似，在此不再赘述。少数情况下我们能够遇到术后非手术区域的腹盆腔感染、脓肿等，在排除了吻合口漏、残端漏等情况下，可诊断为"其他腹腔感染 / 脓肿"。由于其处理原则类似，我们也不再赘述。

（2）腹水：胃癌术后腹水几乎是每个患者都会经历的过程，但其中大部分是生理性的。当然，胃癌手术淋巴结清扫过程可能对腹腔淋巴管造成一定损伤，从而导致淋巴漏或乳糜漏。其诊断本身根据引流液性状即可大致加以判断，也可以通过乳糜试验进一步明确；治疗方面既往理念多以肠外营养、引流为主，而近些年随着循证医学证据的积累，逐渐认识到可通过拔除引流管、适当恢复肠内饮食等手段增加腹腔压力，使淋巴管得以自然封闭。除了淋巴漏，还有一些病理性腹水与腹腔感染、晚期肿瘤等因素有关，需要临床医师加以鉴别。

（3）胰瘘：胰腺系胃的毗邻器官，胰漏也是胃癌术后常见的并发症之一。其诊断并不复杂，可通过术后第 1 天、第 3 天检测引流液中淀粉酶浓度对其进行判断，其发生率与手术范围密切相关，联合脾及胰体尾切除术后发生率为最高。胰瘘发生的原因可能与术中对胰腺及周围区域的按压、解剖有密切关系，因此术中尽量减少接触胰腺的操作方法可降低胰漏发生率，如何更好控制术后胰瘘发生率也是目前腔镜手术的关注热点。大部分胃癌术后的胰漏通过抑制胰酶等非手术治疗可以取得较好疗效。当然，仍需综合判断患者全身情况及血淀粉酶等指标，并加以鉴别诊断。

（4）出血：外科医师的手术技术、使用器械的熟练程度，以及对解剖层面的正确把握是预防胃癌术中、术后出血的重要条件。胃癌术后出血，按照其发生部位，通常分为腹腔出血及消化道出血，其整体发生率为 1% ～ 4%。术后急性大出血通常症状较为典型，诊断并不困难。但及时、有效的干预治疗则非常依赖外科团队乃至多学科团队的综合水准。事实上，针对出血的有效干预对于患者康复有着至关重要的影响，部分及时二次手术止血的患者，其出院时间较正常患者并无明显延长。相反，急性大出血治疗延迟可能导致无法挽回的结局。其中部分诊疗流程可以参考恶性肿瘤急腹症专家共识。而对于临床中更常遇到的手术区域渗血，其相应的评估及应对策略更能够体现手术团队的术后管理能力。

对于出血并发症的干预首先必须强调对于患者整体状态的评估。如患者出现循环障碍、休克表现，需立即给予抗休克治疗，包括二次手术在内的"快速通道"能够迅速建立。而对于一般状态平稳的患者，包括药物治疗、输血等非手术治疗常作为首选方式。需要注意的是部分出血可合并腹腔感染，需应用抗生素；此外，除了外科手术探查之外，内镜、介入等也是应对出血的有效手段，可结合实际情况进行合理选择。

（5）梗阻类型并发症：大致可分为功能性梗阻及机械性梗阻。胃癌术后胃排空功能障碍（如胃无力症）、麻痹性肠梗阻等并发症并不少见，主要以无法恢复、耐受肠内营养及肠道功能的恢复延迟为主要表现。腹腔镜手术由于相对损伤较小，其术后麻痹性肠梗阻发生率较低。功能性梗阻并发症对于手术团队的整体管理能力有巨大的挑战，需要及时鉴别出适合快速康复出院患者与术后功能性肠梗阻患者。相较而言，机械性肠梗阻在胃癌术后并不常见，需二次手术干预者较为少见。术后粘连是导致机械梗阻的主要原因，除此之外，内疝所致肠梗阻尽管少见，但有时其可能引发严重后果，因此现在越来越多的研究中心术中会行预防性关闭系膜裂孔。

（6）吻合口狭窄：胃癌术后吻合口狭窄的诊断不难，其通常表现为患者术后恢复肠内营养时出现不耐受、呛咳、恶心、呕吐等症状，结合影像学检查结果可获得诊断，文献报道发生率为 4% ～ 6%。吻合口狭窄与缝合技术、吻合器械的使用密切相关。圆形吻合器术后狭窄发生率要高于线型吻合器，而过度的内翻加固缝合同样可能导致狭窄。与此同时，如发生吻合口漏，其愈合纤维化、瘢痕化后同样可能导致狭窄的发生。其治疗多采用内镜扩张等方式，但不少患者需多次扩张后方能获得较好的疗效。

（7）切口相关并发症：切口并发症在腹部手术后较为常见，包括切口液化、感染、裂开等，特别是在开放手术中，其发生率可高达 10%。除了切口愈合延迟相关并发症，引流管置入部位感染、愈合延迟等也是常见的相关并发症。随着腹腔镜手术应用日益广泛，切口长度已经明显缩短，其切口并发症发生率也相应减少，但与腹腔镜操作孔（trocar 孔）相关的并发症包括出血、窦道感染、愈合延迟等仍不少见。切口并发症的发生与患者皮肤切口愈合条件有关，血糖控制不佳的糖尿病、肥胖、水肿、污染等因素能够明显增加切口并发症的发生率。但与此同时，正确的解剖层次、合理的关闭方法及恰当的针线选用，都有助于避免相关并发症的发生。

（8）呼吸系统并发症：实际上胃癌术后，特别是全胃术后呼吸系统并发症同样常见，其发生率可高达 15%。对于食管 - 空肠 / 胃高位吻合患者，术后管理一定需同时兼顾腹腔与胸腔的并发症防治。术后呼吸系统并发症包括肺不张、肺炎、胸腔积液、脓胸及呼吸衰竭等，而术后肺不张、胸腔积液等情况非常常见，这主要与手术操作过程中对于膈肌及下纵隔区域等的刺激相关，大多可通过术后肺部功能锻炼得以康复。而术后肺炎等情况的发生，通常与患者既往肺部情况即合并症有关，如长期吸烟、肺气肿、通气弥散功能障碍等，加之围术期肺部功能锻炼不到位、未戒烟等情况，则更容易进一步加重其严重程度。少部分患者术后可能因为反流等原因造成吸入性肺炎，应积极纠正其相关诱因。脓胸在胃癌术后并不常见，一旦出现需积极寻找病因加以处理。全胃术后食管空肠吻合口漏的首发表现并不一定在腹腔，患者很可能以发热伴胸痛、呼吸困难、胸腔积液甚至脓胸等为主要临床表现，需注意积极鉴别。

（八）微创技术在胃手术中的应用

在过去的几十年中，以腹腔镜、机器人为代表的微创技术在胃癌治疗中迅速发展。1994 年，日本 Kitano 教授首次报道了应用腹腔镜手术治疗早期胃癌。1997 年，新加坡 Goh 教授应用腹腔镜对进展期胃癌患者进行 D2 根治术。1999 年，我国郑民华、余佩武等教授率先开展腹腔镜胃癌根治术以来，开创了腹腔镜微创手术治疗胃癌的新纪元，现已成为胃癌治疗的常规方法。越来越多的高质量 RCT 研究证实，胃癌腹腔镜手术的安全性和有效性，与传统开腹手术相比，腹腔镜手术具有创伤小、失血量少、疼痛轻、恢复快、住院时间短、生活质量好等优点和满意的肿瘤控制效果。随着机器人系统的研发及临床应用，2002 年日本 Hashizume 教授等开展了机器人辅助胃切除术，我国 2006 年引进达芬奇手术机器人系统，到目前为止已经完成各种机器人胃癌手术 1 万余例。《腹腔镜胃癌手术操作指南（2007 版）》及《机器人胃癌手术专家共识（2015 版）》的问世，为我国腹腔镜、机器人胃癌手术的发展提供了理论依据和技术支持。目前早期胃癌腹腔镜、机器人手术临床应用已经有诸多设计良好的 RCT 研究证实，但是进展期胃癌仍然未达成共识（韩国 KLASS-01、日本 JCOG0912 研究），尤其是肿瘤控制效果，是否增加腹腔种植及远处转移，机器人与腹腔镜应用学习曲线、疗效、安全性、经济学比较等方面，仍需要高质量 RCT 研究验证。

腹腔镜和机器人胃癌手术适应证及禁忌证类似。手术适应证如下。①胃癌肿瘤浸润深度 ≤ T4a 期；②胃癌术前、术中分期为 Ⅰ、Ⅱ期者；③对于胃癌手术经验丰富、腹腔镜和机器人操作熟练的医师，可用于分期为 Ⅲ 期患者。手术禁忌证如下。①淋巴结转移灶融合并包绕重要血管者；②有严重心、肺、肝、肾疾病，不能耐受手术或麻醉者；③腹腔内广泛严重粘连者；④胃癌穿孔、大出血等急症手术；⑤严重凝血功能障碍者；⑥妊娠期患者。

腹腔镜、机器人胃癌手术的适应证相同，有经验的外科医师开展腹腔镜及机器人早期胃癌手术能够获得与开腹手术相同的临床结局及肿瘤控制效果，但进展期胃癌尚需更多的循证医学证据加以证实。机器人胃癌根治术虽然引进费用昂贵及高于普通腹腔镜手术的价格，但较普通腹腔镜手术在学习曲线、淋巴结清扫、控制出血、手术精准程度、狭窄空间操作、肥胖患者应用、手术恢复快等方面仍具有明显的优势。另外，新的辅助技术手段不断涌现，如术中淋巴结荧光影像定位、术前血管造影重建手术模拟，以及术中内镜和医学影像相结合的实时动态导航逐步被大家接受，能够大幅度减少副损伤，提高手术的精准性。丰富的开腹手术及腹腔镜手术经历、密切的团队合作、严格的动态管理和培训及建立质量控制体系是安全、有效、高质量开展机器人胃癌手术不可或缺的保障。机器人系统的不断完善和研发，如逆反馈技术、一体化单孔机器人手术系统、体外遥控的体内手术机器人及高智能化机器人必定问世并用于临床。机器人胃切除术的未来发展方向是平台创新、触觉反馈、柔性器械的改进，以及荧光显像导航手术或 TileproTM 功能等多种新兴技术的应用。5G 技术的广泛应用，可以真正实现远程机器人手术的常态化。

（九）胃恶性肿瘤的精准外科手术

1. 4K 技术在腹腔镜胃癌根治术中的应用 最新推出的 4K 腹腔镜系统具有重要的研究价值及应用前景。应用 4K 腹腔镜系统进行手术操作可为操作者提供更加清楚的手术视野及生动画面，明显增强的真实度与充分的放大倍数可为操作者带来更加良好的定位、定向力，能提供视场角大、分辨率高、更加清晰，更真实的色彩还原。4K 高清显像技术下细腻的解剖成像可协助提高操作者的解剖辨识程度，提高手术精确性，从而更加顺利地完成精细解剖。例如，腹腔镜视野对神经、血管、系膜、淋巴及脂肪组织等的辨识度增加，在此基础上的精细解剖游离可减少术中出血、保护重要神经功能、精确淋巴结清扫范围及界限等，有助于微小淋巴结的清扫，提高患者淋巴结清扫率。因此，4K 腹腔镜系统较传统高清腹腔镜系统辨识度更高，发生操作错误的概率更低，可协助手术医师轻易辨认重要解剖结构与周围组织关系。由于更加清晰的画面，血管和黏膜对比更明显，更容易发现转移灶，提高转移灶的诊出率。亮度的提升，即便在出血较多的情况下，也不影响正常手术，快速找到出血点。优越的图像存储传输性能具有以下特点：数字高清，具备 SDI 传播；

模拟信号高清 RGB 等多种信号通道，可获得更好的图像存储和广播级的手术转播质量。主机广泛兼容性，可连接高清电子腹腔镜、高清摄像头、标清腹腔镜等几乎覆盖所有外科科室镜种，最大程度提高设备的有效利用率，升级容易。此外，4K 腹腔镜可以实现大画面显示，操作者及学习者身临其境感受腹腔镜技术的细致与精湛，使手术演示、远程培训等在更高的影像质量下进行，对腹腔镜手术在新时代的推广将起到推波助澜的作用。

此外，4K 腹腔镜的放大优势可使眼疲劳程度较传统高清腹腔镜有所缓解。4K 腹腔镜系统采用一体化构造，术中可通过对术者操作的距离加以识别，从而进行自动对焦。在大多数手术过程中，术者的视野通常稳定放置于手术解剖区域，但在行腹腔内吻合重建、探查周围组织等操作时，通常需要镜头配合在纵深方向进行反复变换，此时自动对焦功能可能对操作者造成"困扰"，扶镜手须对观察区域重新辨识定位、重新微调焦距，可能会在一定程度上延长手术时间，增加操作者视觉不适或疲劳度。此外，4K 腹腔镜系统的超高清显示特性，可能使操作者对腹腔内热量或超声刀烧灼组织产生的气雾感受更为明显，可导致更为频繁地擦洗镜头。故建议使用热水加热镜头，或使用镜头加热装置，以及使用排气装置增强气腹的气体流动等，以减少镜头气雾化的影响。

4K 腹腔镜系统在胃癌手术中具有明显的优势。由于 4K 腹腔镜系统下的清晰度、颜色分辨能力、视觉细腻程度等指标均高于传统高清腹腔镜系统，这一特性可协助操作者实施更为精细的手术操作：在行幽门下区淋巴结清扫时提高对胃系膜与横结肠系膜融合部的辨识，使得层面的分离更为精准，避免结肠系膜血管损伤影响结肠血供；对位于胃网膜右静脉后方、胰腺表面的胰十二指肠上前静脉分支可更为清晰地辨认和预判，在处理胃网膜右静脉时可避免这些分支不必要的损伤；处理胃网膜右动脉根部，并清扫 No.6 组淋巴结时，对胰腺组织与淋巴脂肪组织之间的辨别更加清晰确切，有助于避免对胰腺的误损伤；在清扫 No.7 组、No.8 组及 No.9 组淋巴结时，可充分辨识与保护肝总动脉表面迷走神经分支；在清扫 No.9 组淋巴结时，对于胰腺上缘的 Gerota 筋膜，即该组淋巴结的后界，能有更为清晰的辨别，从而使该组淋巴结的清扫达到更为标准的边界要求；在清扫 No.12a 组淋巴结时，4K 的放大效果可使边界更加清晰，避免对解剖组织误判后造成门静脉的损伤。实施经食管裂孔入路清扫下纵隔淋巴结时提高该解剖区域内各重要脏器、筋膜的辨认及识别。此外，4K 腹腔镜系统手术视野色彩层次更为丰富，可有助于分辨胰腺组织、脂肪组织的细微差别。

2. 3D 技术在腹腔镜胃癌根治术中的应用　与传统 2D 腹腔镜相比，3D 腹腔镜可为操作者提供三维立体的手术视野及手术操作的景深感。目前，国内外学者关于 3D 腹腔镜技术应用于腹腔镜胃癌根治术的报道日益增多。在手术时间和淋巴结清扫方面，有学者报道相比于 2D 腹腔镜，3D 腹腔镜胃癌根治术可增加淋巴结清扫总数，并缩短手术的总时间。《3D 腹腔镜手术技术中国专家共识（2019 版）》亦指出 3D 腹腔镜对于缩短胃癌根治术手术时间、增加淋巴结清扫数量等存在一定价值。此外，在全腹腔镜下胃切除术后消化道重建时，3D 腹腔镜的三维立体感有助于操作者对缝合组织距离的判断，使操作者更准确地判断缝针的位置和方向，提高缝线的抓持、换手等操作的流畅性，增加缝合的准确性，在一定程度上缩短手术时间。

不少回顾性研究表明 3D 腹腔镜胃癌根治术短期疗效与 2D 手术组相当。福建协和医院胃外科黄昌明教授团体在掌握 2D 腹腔镜胃癌根治术的前提下，开展了国内首个Ⅲ期前瞻性随机对照试验，对比接受 2D 或 3D 腹腔镜胃癌根治术胃癌患者的术后短期疗效。该研究结果亦证实了 3D 腹腔镜系统用于胃癌根治术是安全可行的，术后并发症与 2D 手术组相当，并且可以明显减少术中大出血（术中失血量＞ 200ml）的发生率。腹腔镜胃癌手术解剖层面复杂，且血管变异较多，术中出血风险较高。传统 2D 腹腔镜提供的平面视野使操作者对胃周血管组织的定位较为困难，降低了手术过程的精准操作。而 3D 腹腔镜对局部术野的放大倍数较 2D 腹腔镜更高，并且其良好的立体视觉和解剖景深感使操作者更容易寻找到正确的解剖层面，如分离胰腺被膜进入胰后间隙过程中，三维视觉可以很好地辨认胰腺组织与被膜之间的间隙，避免胰腺组织的损伤和出血。此外 3D 腹腔镜视野下血管水平界限更清晰，操作者对操作距离的把握更精准，降低技术性失误的发生（如组织抓取、结扎等），使得各项手术操作更为精细，降低了手术难度，可以避免血管误损伤，减少了术中出血的可能。

3D 腹腔镜系统作为一种相对新兴的腹腔镜技术平台，已日益被外科医师接受。3D 腹腔镜通过构建景深及三维立体结构还原真实的手术视野，提供精准的空间定位，使组织解剖层次更为清晰，有利于腹腔镜下胃周血管裸化、淋巴结清扫及消化道重建等操作。尽管如此，由于 3D 腹腔镜技术自身的固有缺陷（偏振式眼镜降低图像分辨率等）以及缺乏远期肿瘤疗效的证据，裸眼 3D 腹腔镜技术的发展及更多前瞻性临床试验的开展将有利于 3D 腹腔镜技术的进一步普遍应用。

3. 膜解剖在胃癌根治术中的应用　基于胃系膜和系膜间隙的外科手术研究，不少学者都做了大量具体而深入的工作，极大地推动了本领域的进步。但不同于相对成熟的结直肠膜解剖，现阶段胃的膜解剖概念仍然具有抽象化、难理解、易混淆等问题，尚未形成广为接受的理论体系，而是正处于"百家争鸣"的时代，有 D3+CME、全胃系膜切除（enbloc mesogastric excision，EME）、胃肠系膜切除（gastric mesenteric excision，GME）、系统性胃系膜切除（Systematic mesogastric excision，SME）等多种手术范式。但是胃癌"膜解剖"的理念已逐渐走入胃癌外科领域，尤其是腹腔镜技术的发展和可视化的特点，为胃癌的膜解剖提供了更多的实用工具和实践技术。

4. 分子影像手术导航在胃癌根治术中的应用　胃癌的有效治疗有赖于以手术为中心的综合治疗，而肿瘤的完整切除及根治性淋巴结清扫是手术的重点。近年来随着腹腔镜及机器人胃癌根治术的飞速发展和普及，胃癌外科逐渐进入了精准胃癌微创外科的新纪元。胃癌相关分子影像手术导航技术的兴起为精准外科手术提供了新的途径。精准医学时代又对不同阶段的胃癌患者微创手术治疗提出了新要求。对于早期胃癌患者，追求根治肿瘤的同时，应最大限度避免过度淋巴结清扫造成的手术创伤，改善患者术后生活质量。对于进展期胃癌患者，不增加手术并发症的同时，如何精准有效地实现系统性的淋巴结清扫是精准外科追求的目标。近年来，随着纳米碳示踪和吲哚菁绿（indocyanine green，ICG）荧光成像技术在微创外科设备上成功运用，学者们发现纳米碳引导和 ICG 荧光成像引导的腹腔镜或机器人胃癌淋巴结清扫逐渐成为微创外科时代个体化、精准化治疗的一个新的探索方向。虽然国内开展此项技术的时间较晚，但随着技术进步及经验的不断积累，纳米碳和 ICG 荧光成像技术在我国微创胃癌根治术中应用逐渐增多。

分子影像手术导航技术的兴起为胃恶性肿瘤的精准外科手术打开了一扇新的大门。然而，由于缺乏长期生存资料，纳米碳和 ICG 示踪淋巴结清扫在微创胃癌根治术中，特别是进展期胃癌手术的应用是否能够改善患者的远期预后仍需要含有多中心、长期随访的研究结果进一步评估。另外，我们发现纳米碳和 ICG 荧光成像引导淋巴结清扫在运用上仍存在一些局限，如对于拟行 D1+ 或 D2 淋巴结清扫的患者出现清扫范围外的淋巴结显影时（如 No.13 组、No.14v 组或 No.16a 组），操作者将面临是否需要一并切除显影淋巴结的艰难抉择。FUGES-012 研究对于 ICG 组患者术中出现 No.14v 组显影的，操作者亦将其清扫并送检，有趣的是，研究者发现在 No.14v 组显影患者中，淋巴结转移率高达 33.3%，提示后期研究可能可以通过 ICG 显影指导有争议的 No.14v 组清扫。此外，纳米碳或 ICG 荧光显影的淋巴结只能说明该淋巴结接受来自肿瘤周围组织的淋巴回流，但不一定是转移淋巴结，其准确率文献报道为 62.2%～97.2%；同时，ICG 显影存在假阴性，即患者 ICG 荧光上无淋巴结显影，但术后病理学检查提示存在转移淋巴结的情况，其发生率为 46.4%～60%，其假阴性结果的原因可能是癌细胞阻塞淋巴管或淋巴结的大规模癌侵袭，在这种情况下，我们所使用的示踪剂不能积累到转移性淋巴结中。我们期待未来通过前瞻性多中心的研究进一步探讨能确切示踪转移淋巴结的分子影像手术导航使用适应证。

六、放射治疗

对于局部进展期胃癌，美国 NCCN 指南或欧洲 ESMO 指南均推荐围术期放化疗的治疗模式，使局部进展期胃癌的疗效取得了提高。随着 D2 手术的开展和广泛推广，放疗的适应证及放疗的范围都成为学者探讨的热点。越来越多的学者关注术前同步放化疗后手术的治疗模式，相关临床研究正在进行中，有望进一步改善进展期胃癌患者的预后。

（一）放疗指征

1. 一般情况好，KPS ≥ 70 分或 ECOG 在 0 ～ 2 分。

2. 术后辅助放疗：①无远处转移。②非根治性切除术后，有肿瘤残存或切缘阳性。③< D2 手术，术后病理提示 T3、T4 和（或）淋巴结转移。④ D2 手术，术后病理提示淋巴结转移。

INT-0116 研究是胃癌术后辅助放疗具有里程碑意义的临床研究，该研究是欧洲多中心，随机对照Ⅲ期研究，入组了 556 例患者，随机分为术后辅助放化疗组和观察组。研究的主要终点为总生存率（overall survival，OS），放化疗组中位 OS 为 36 个月，对照组为 27 个月（P=0.005）。该研究对照组为观察，不是目前的标准治疗化疗，且 D2 手术占比仅为 10%。因此，INT-0116 的结果仅对非 D2 手术后的人群有参考意义。韩国的一项单中心随机对照研究 ARTIST 入组了 458 例 D2 手术后的胃癌患者，随机分为术后辅助放化疗组和单纯化疗组。该研究主要研究终点 3 年无病生存率（disease-free survival，DFS），试验组为 78.2%，对照组为 74.2%（P=0.086 2）。亚组分析提示淋巴结阳性或 Laurén 分类肠型患者放化疗可获益。为了进一步研究淋巴结阳性的胃癌 D2 根治术后患者辅助放疗是否获益，韩国研究者发起了一项胃癌 D2 根治术后辅助放化疗的多中心随机对照研究 ARTIST2，以中位 DFS 为主要研究终点，预计纳入 900 例病理Ⅱ～Ⅲ期伴淋巴结阳性的患者，随机分为替吉奥（S-1）辅助化疗 12 个月、SOX 辅助化疗 6 个月或 SOXRT 辅助放化疗 3 组。最终分析了 546 例患者的资料，结果显示 3 组患者 3 年 DFS 率分别为 64%、78% 及 73%；SOX/SOXRT 较 S-1 单药 DFS 更优（HR=0.648），但 SOXRT 辅助放化疗较 SOX/S-1 组并未改善 DFS（HR=0.859）。ARTIST2 的阴性结果提示，伴淋巴结转移的胃癌 D2 根治术后辅助放化疗不能进一步改善生存。本研究 Laurén 分类肠型仅占 30%，Ⅱ期患者占比高，可能对放化疗获益较小。目前，2021 版 CSCO 指南对于进展期胃癌 D2 根治术后辅助治疗，已删除术后同步放化疗的Ⅲ级专家推荐。对于胃癌术后辅助放化疗的意义，还是要根据本单位的手术情况等因素综合考虑，给予患者个体化治疗。

3. 局部进展期胃癌的术前放化疗：①对于可手术切除或者潜在可切除的局部进展期胃癌，采用术前放疗同步化疗或联合诱导化疗可提高 R0 手术切除率及 pCR 率，改善长期预后。②无远处转移。③临床诊断 T3、T4 和（或）局部区域淋巴结转移。

一项单中心单臂Ⅱ期研究 RT9904 研究开启了胃癌术前放化疗的先河，该研究获得了 26% 的病理完全缓解（pathology completed response，pCR）率，以及 77% 的 R0 切除率。目前术前放化疗最有利的循证医学依据来自荷兰的多中心随机对照研究 CROSS，该研究入组食管癌和食管胃结合部癌，对比术前放化疗和单纯手术的生存率，两组的食管胃结合部癌的比例分别为 22% 和 26%。两组的 5 年 OS 为 47% 和 34%，显示术前放化疗明显获益。但该研究主要入组的是食管癌患者。复旦大学肿瘤医院开展了一项单中心回顾性倾向配比评分研究，纳入了 82 例胃癌术前放化疗和 463 例术后放化疗患者。两组 3 年 OS 率分别为 72.6% 和 54.4%（P = 0.002 1），复发率也是术前放化疗组更低（2.4% vs. 8.5%）。胃癌和其他癌种如直肠癌、软组织肉瘤类似，为了术前放化疗有更好的前景，目前正在进行的临床研究较多，中山大学肿瘤防治中心，复旦大学肿瘤医院，中国医学科学院肿瘤医院等单位均开展多中心随机对照研究，国内外学者也在做术前放化疗联合免疫治疗的尝试，我们期待这些研究的结果发布，给胃癌术前放化疗临床实践提供更好的依据。

4. 不可手术切除的胃癌：①无远处转移。

②外科评估临床诊断：T4b。

5.拒绝接受手术治疗或因内科疾病原因不能耐受手术治疗的胃癌。

6.进展期胃癌的减症放疗：远处转移的胃癌患者，推荐可通过照射原发灶或转移灶，实施缓解梗阻、压迫、出血或疼痛为目的的减症治疗，以提高患者生存质量。仅照射原发灶及引起症状的转移病灶，照射剂量根据病变大小、位置及耐受程度判定给予常规剂量或高剂量。

（二）放疗技术

IMRT 技术包括容积旋转调强放疗（VMAT）技术及螺旋断层调强放疗（TOMO）等，比三维适形放疗（3D-CRT）拥有更好的剂量分布适形性和均匀性，结合靶中靶或靶区内同步加量（SIB）放疗剂量模式，可在不增加正常组织受照剂量的前提下，提高胃肿瘤照射剂量。

1.放疗靶区　对于未手术切除的病变，常规分割剂量放疗范围包括原发肿瘤和转移淋巴结，以及对高危区域淋巴结进行预防照射（表 12-11）。

表 12-11　高危选择性照射淋巴引流区

原发灶部位	需照射淋巴引流区
近端 1/3	7，8，9，11p，16a2，16b1*
中段 1/3	7，8，9，11p，12a，13，14#，16a2，16b1*
远端 1/3	7，8，9，11p，12a，13，14#，16a2，16b1*

注：#.如 6 区淋巴结转移，则须包括 14 区；*.如 7 ~ 12 区淋巴结转移或者 N2/3 病变，则须包括至 16b1

术后辅助治疗的病变放疗范围包括原发肿瘤和转移淋巴结，以及对高危区域淋巴结进行预防照射，如切缘＜ 3cm 应包括相应吻合口，如 T4b 病变应包括瘤床侵犯区域（表 12-12）。

表 12-12　术后靶区选择性照射范围

分期	吻合口	瘤床及器官受累区域	淋巴引流区
T4bNany		是	是
T1 ~ 4aN+	切缘≤ 3cm 则须包括	否	是
T4aN0		否	是
T3N0		否	是

姑息治疗的病例可仅照射原发灶及引起症状

的转移病灶。

2.放疗剂量　三维适形照射和调强放疗应用体积剂量定义方式，常规照射应用等中心点剂量定义模式。同步放化疗中常规放疗总剂量为 45 ~ 50Gy，单次剂量为 1.8 ~ 2.0Gy；不可手术者，在保护好周围正常组织的前提下，放疗剂量推荐同步或序贯加量至 56 ~ 60Gy。①术后放疗剂量：推荐 CTV DT 45 ~ 50.4Gy，每次 1.8Gy，共 25 ~ 28 次；有肿瘤和（或）残留者，大野照射后局部缩野加量照射 DT 5 ~ 10Gy。②术前放疗剂量：推荐 DT 41.4 ~ 45Gy，每次 1.8Gy，共 23 ~ 25 次。③骨转移、脑转移放疗剂量：30Gy/10f 或 40Gy/20f 或立体定向放射外科治疗（stereotactic radiosurgery，SRS）。

3.照射技术　根据医院具有的放疗设备选择不同的放射治疗技术，如常规放疗、三维适形放疗、调强放疗、图像引导放疗等。建议使用三维适形放疗或调强放疗等先进技术，更好地保护周围正常组织如肝、脊髓、肾和肠道的照射剂量，降低正常组织毒副作用，提高放疗耐受性。胃癌放疗常用正常组织限量值见表 12-13。

表 12-13　正常组织限量一览表

器官	限量
肺	V20 ＜ 25%
心脏	V30 ＜ 30%
脊髓	$D_{max} \leq 45Gy$
肾	V20 ＜ 25%
小肠	V45 ＜ 195cc
肝	D_{mean} ＜ 25Gy 低于 15Gy，体积＞ 700cc

应用原则如下。①模拟定位：推荐 CT 模拟定位。如无 CT 模拟定位，必须行常规模拟定位。体位固定，仰卧位。定位前 3 小时避免多食，口服对比剂或静脉应用造影有助于 CT 定位和靶区勾画。②建议 3 野及以上的多野照射。③如果调强放疗，必须进行计划验证。④局部加量可采用术中放疗或外照射技术。⑤放射性粒子植入治疗不推荐常规应用。

4.同步化疗　同步化疗方案单药首选替吉奥或卡培他滨。有条件的医院可开展联合静脉化疗的临床研究。

七、康复治疗及随访观察

胃癌患者在经历了艰辛的手术、化疗和（或）放疗等综合治疗后，其身体和心理均受到了严重的打击，不仅身体各项功能受到损伤，而且心理上亦会出现悲观失望、抑郁、焦虑、恐惧，甚至出现自杀念头，亟需医护人员的疏导。胃癌患者在以外科为主的综合治疗后，药物毒性、营养失衡、胃肠功能、睡眠障碍等一系列并发症均影响患者的正常生活，需要医护人员认真处理。

患者在患病全过程中负性情绪变化很大。已有研究表明，癌症患者普遍存在抑郁、焦虑和绝望等心理障碍，而且负性情绪越重，生存时间越短；又由于患癌症后，患者存在明显的心理问题，生活质量（躯体功能、心理功能、社会功能等方面）明显降低，因此全程心理辅导十分重要。

胃癌患者在手术后，应遵循健康的生活方式，平衡饮食，适当运动或体力活动，戒烟控酒，保持体重，防止肥胖，这有助于减少肿瘤的复发和转移，是另类的、非药物的辅助治疗，可使患者的预后更佳。因此，通过依靠多学科团队施行最适当的诊治及良好的康复治疗，将达到最佳的效果和更好的生活质量。

随访/监测的主要目的是发现尚可接受潜在根治为目的治疗的转移复发，更早发现肿瘤复发或第二原发胃癌，并及时干预处理，以提高患者的总生存，改善生活质量。目前尚无高级别循证医学证据来支持何种随访/监测策略是最佳的。随访应按照患者个体化和肿瘤分期的原则，为患者制订个体化、人性化的随访/监测方案（表12-14）。

表12-14　胃癌治疗后随访要求及规范

目的	基本策略
早期胃癌根治性术后随访	随访频率 开始前3年，每6个月1次，然后每1年1次，至术后5年
	随访内容（无特指即为每次）： a）临床病史 b）体格检查 c）血液学检查（CEA和CA19-9） d）（PS）功能状态评分 e）体重监测 f）每年1次超声或胸、腹CT检查（当CEA提示异常时）
进展期胃癌根治性术后及不可切除姑息性治疗随访	随访/监测频率： 前2年每3个月1次，然后每6个月1次，持续3年
	随访/监测内容（无特指即为每次）： a）临床病史 b）体格检查 c）血液学检查（CEA和CA19-9） d）功能状态评分（PS） e）体重监测 f）每6个月1次超声或胸、腹CT检查（当CEA提示异常时）
症状恶化及新发症状	随时随访

第四节　胃神经内分泌肿瘤

神经内分泌肿瘤（neuroendocrine neoplasm，NEN）是一类来源于神经内分泌细胞的异质性肿瘤，可发生于人体各个器官或组织，其中胃是NEN相对常见的发病部位。胃NEN异质性较高，其正确诊治相对复杂，不同肿瘤分级、分型、分期、功能状态等均对治疗方案和随访策略的选择有重要影响。因此，随着胃NEN的发病率逐渐上升，如何整合各学科领域的研究成果并为患者制订合适的诊治方案日益重要。

一、胃NEN的流行病学

近年来，各国流行病学研究均提示，NEN的发病率呈明显上升趋势。来自美国的流行病学调查显示，美国NEN的发病率从1973～2012年40年间增加了6.4倍，达6.98/100 000，小肠是胃肠道NEN最常见的发病部位，其次为直肠和胃。来自日本和我国台湾地区的流行病学数据显示，尽管亚洲人群NEN发病率较欧美人群低，但NEN的发病率也在不断上升。此外，与美国的流行病学特征不同，亚洲人群小肠 NEN 相对罕见，直肠和胃 NEN 则更为多见。

二、整合理念下的胃 NEN 精准诊断

（一）胃 NEN 诊断的基本原则

胃 NEN 的诊断重点在于准确分型，这离不开整合患者临床表现、内镜表现、实验室检查、病理及影像学检查。内镜检查有助于明确胃 NEN 所在部位及分布情况，通过内镜活检病理学检查可确定胃 NEN 诊断并明确肿瘤分级及胃黏膜背景，进一步结合患者临床表现及实验室检查，基本可确定胃 NEN 分型。在明确分型后，包括 CT 在内的影像学检查有助于明确胃 NEN 肿瘤分期，及时发现转移病灶。

（二）胃 NEN 的临床表现

胃 NEN 本身绝大部分不具备激素分泌功能，常缺乏典型的临床表现，患者可能会因为某些功能性胃肠病症状就诊，如早饱、腹胀、腹痛等；少部分患者的临床表现与肿瘤增大引起的占位效应有关，部分患者因为肿瘤表面的溃疡可能出现消化道出血。有极少部分胃 NET 具有激素分泌功能，包括来自分布于全胃的肠嗜铬细胞（EC 细胞）的 NET，因为可分泌 5- 羟色胺等激素导致类癌综合征，临床表现为潮红和腹泻；来自胃窦的 G 细胞的胃泌素瘤因为分泌大量胃泌素，临床导致卓 - 艾综合征，表现为腹痛、腹泻、反复发作的消化性溃疡及胃食管反流等症状，多在服用后明显好转，停用 PPI 后复发。

（三）病理检查

胃 NEN 的病理诊断要点包括首先通过细胞形态、细胞排列情况及神经内分泌标志物突触素（Synaptophysin，Syn）和嗜铬粒蛋白 A（Chromogranin A，CgA）的免疫组化染色确定肿瘤是否为神经内分泌瘤，并根据分化程度，确定是高分化的神经内分泌瘤（neuroendocrine tumor，NET）还是低分化的神经内分泌癌（neuroendocrine carcinoma，NEC）。对于神经内分泌瘤，尚需根据肿瘤的增殖活性明确肿瘤的分级。具体分类分级标准如表 12-15。

表 12-15　WHO 2019 年第五版胃肠胰神经内分泌瘤病理分类分级标准

命名	分化程度	分级	核分裂象数 [a]（/2mm^2）	Ki-67 指数 [b]
NET，G1	高分化	低	< 2	< 3%
NET，G2		中	2 ～ 20	3% ～ 20%
NET，G3		高	> 20	> 20%
NEC，小细胞型（SCNEC）	低分化	高 [c]	> 20	> 20%
NEC，大细胞型（LCNEC）			> 20	> 20%
混合性神经内分泌 - 非神经内分泌肿瘤（MiNEN）	高或低分化	多样的 [d]	多样的 [d]	多样的 [d]

注：LCNEC. 大细胞神经内分泌癌；MiNEN. 混合性神经内分泌 - 非神经内分泌肿瘤；NEC. 神经内分泌癌；NET. 神经内分泌瘤；SCNEC. 小细胞神经内分泌癌。a. 核分裂象数表示为核分裂象计数 /2mm^2（该面积等于 40 倍放大倍数及每个视野直径 0.5mm 情况下的 10 个高倍镜视野），通过计数 50 个 0.2mm^2 的视野获得；b. 通过计数高染色区域（即热点区）至少 500 个细胞获得；最终分级采用 2 种增殖指数所对应的分级中较高的分级。c. 低分化 NEC 并无正式分级，但根据其定义，一般考虑为高分级；d. 在大部分 MiNEN 中，神经内分泌肿瘤和非神经内分泌肿瘤成分均为低分化的，并且神经内分泌肿瘤成分的增殖指数与其他 NEC 一致，但这一概念分类允许这两种成分均可能是高分化的，并且这两种成分在适用的情况下均应分别进行分级

（四）胃 NET 分型诊断

与其他部位的 NEN 不同，除了病理分类和分级外，胃 NET 尚需要进行分型。胃神经内分泌肿瘤来自胃内分布的 4 种不同类型的神经内分泌细胞，包括分布于胃底胃体的分泌组胺的肠嗜铬样细胞（ECL 细胞），分布于胃窦的分泌胃泌素的 G 细胞，分布于全胃的分泌生长抑素的 D 细胞以及分泌 5- 羟色胺的肠嗜铬细胞（EC 细胞）。其中来源于 ECL 细胞的胃神经内分泌瘤占绝大部分，ECL 细胞会因为胃泌素的滋养刺激而增生瘤变（表 12-16，表 12-17）。临床上胃 NET 根据其细胞起源、发病机制和背景疾病可分为 3 型。1 型胃 NET 最

为常见，占 80% ～ 90%，其次为 3 型胃 NET，占 10% ～ 15%，2 型胃 NET 最少见，占比仅 5% ～ 7%。1 型和 2 型胃 NET 均来自 ECL 细胞，3 型胃 NET 则可来自所有胃内的神经内分泌细胞。不同分型的胃 NET 发病机制及诊断要点不同，具体而言：1 型，由于患者体内产生抗壁细胞抗体、抗内因子抗体等自身抗体，导致自身免疫性萎缩性胃炎，使得胃内胃酸匮乏，反馈性引起胃窦 G 细胞分泌胃泌素，在长期升高的胃泌素作用下，ECL 细胞增生并逐渐转变为 1 型胃 NET。因此，1 型胃 NET 的诊断要点包括血清胃泌素水平升高，胃内 pH 上升，壁细胞或内因子抗体阳性，胃镜下可见慢性萎缩性胃炎背景下胃底胃体多发息肉样或黏膜下隆起病变，肿瘤分级通常为 G1 级，极少发生转移（转移率为 1% ～ 3%）；2 型，由原发于胰腺、十二指肠等部位的胃泌素瘤，通常为 MEN-1 相关胃泌素瘤所分泌的大量胃泌素，促进胃黏膜壁细胞增生及 ECL 细胞增生形成 2 型胃 NET。因此，2 型胃 NET 的诊断要点包括血清胃泌素明显升高（多升高至正常值 10 倍以上），胃内 pH 明显下降，原发于胰十二指肠等部位的胃泌素瘤，胃镜下胃底胃体泌酸黏膜粗大水肿，充血糜烂甚至溃疡形成，在此基础上胃底胃体多发息肉样或

黏膜下隆起病变，肿瘤分级也多为 G1 级，转移率 10% ～ 30%；3 型胃 NET 相对少见，其发生与胃泌素无关，也不存在特定的背景疾病，具体发病机制尚不明确。3 型胃 NET 的诊断要点包括血清胃泌素水平正常，肿瘤可分布于全胃，胃镜下通常单发，可表现为黏膜下肿物、带蒂大息肉、火山口样病变等多种形态，肿瘤分级多为 G2 级，远处转移率约为 50%。

表 12-16　WHO 2019 版胃神经内分泌肿瘤的病理亚型

神经内分泌瘤（NET）
1 型 ECL 细胞 NET
2 型 ECL 细胞 NET
3 型 NET
分泌生长抑素的 D 细胞 NET
分泌胃泌素的 G 细胞 NET
分泌 5- 羟色胺的肠嗜铬细胞（EC 细胞）NET
神经内分泌癌（NEC）
小细胞神经内分泌癌（SCNEC）
大细胞神经内分泌癌（LCNEC）
混合性神经内分泌 - 非神经内分泌肿瘤（MiNEN）
混合性腺癌 -NEC 或混合性腺神经内分泌癌（MANEC）
混合性腺癌 -NET

表 12-17　1 型、2 型、3 型胃神经内分泌肿瘤的临床病理特征

特征	1 型 ECL 细胞 NEN	2 型 ECL 细胞 NEN	3 型 NEN
男女比例	0.4：1	1：1	2.8：1
相对频率	80% ～ 90%	5% ～ 7%	10% ～ 15%
高胃泌素血症	是	是	否
胃窦 G 细胞增生	是	否	否
胃酸分泌	低或缺乏	高	正常
黏膜病变	萎缩性胃炎	壁细胞肥大 / 增生	无特征性改变
ECL 细胞增殖	是	是	否
分级	G1 G2（罕见） G3（极罕见）	G1 G2（罕见）	G1（罕见） G2 G3（罕见）
分期	Ⅰ～Ⅱ（95%） Ⅲ（4%） Ⅳ（1%）	Ⅰ～Ⅱ（70%） Ⅲ（20%） Ⅳ（10%）	Ⅰ～Ⅱ（38%） Ⅲ（32%） Ⅳ（30%）
转移率	1% ～ 3%	10% ～ 30%	50%
5 年生存率	100%	60% ～ 90%	＜ 50%

不同分型胃 NET 之间的关键区别如下。1 型和 2 型均来源于 ECL 细胞，主要分布于胃底和胃体；3 型来源于所有类型的胃神经内分泌细胞，全胃均可分布；1 型和 2 型胃 NET 是受胃泌素刺激滋养形成的瘤，生长缓慢，生物学行为较为惰性；3 型胃 NET 的发生与胃泌素无关，生物学行为较为恶性；1 型、2 型与 3 型之间的关键区别在于是否存在高胃泌素血症；1 型与 2 型之间的关键区别在于血清高胃泌素血症的原因：1 型是自身免疫性萎缩性胃炎胃酸缺乏导致的继发性高胃泌素血症；2 型是胃泌素瘤（绝大部分为 MEN-1 相关）自主分泌大量胃泌素所致，2 型胃 NET 的实质是 MEN-1 相关胃泌素瘤基础上继发的第二肿瘤。

（五）胃 NEN 的实验室检查

1. 通用标志物　胃 NEN 的标志物和其他 NEN 类似，各自在患者的敏感度和检出率比较低，同时因为 NEN 的细胞类型的多样性和同一个患者细胞的异质性，在检测肿瘤标志物时要相关多指标联合检测，同时重视和传统病理整合分析。更应仔细考虑检测试剂盒的质控问题，因为 NEN 的检测试剂盒受众小，抗体和试剂成本高，试剂盒的稳定性值得重视。① CgA：血清 / 血浆 CgA 是目前最常用的神经内分泌瘤通用标志物，可用于功能性和非功能性胃 NEN 的诊断、治疗反应及预后评估。血清 / 血浆 CgA 诊断敏感度和特异度在 60% ～ 95%。②全血 RNA 多基因标志物（NETest）：是目前用于神经内分泌肿瘤的诊断、治疗反应及预后评估的新型标志物，其检测血液中 51 个与神经内分泌肿瘤相关的特定基因的转录产物水平，并构建基于数学模型的积分系统（0 代表低活动性，100% 代表疾病高活动性）。研究报道 NETest 诊断胃肠胰神经内分泌肿瘤的敏感度和特异度分别达 80% ～ 98% 和 93% ～ 97%。NETest 较 CgA 在敏感度和特异度方面均有较大提升，且不易受质子泵抑制剂等因素影响，因此 NETest 有望取代 CgA 作为神经内分泌肿瘤的通用标志物。③其他：神经元特异性烯醇化酶（NSE）主要用于低分化神经内分泌癌的病情评估，在高分化神经内分泌瘤中价值较低。此外，胰抑素、嗜铬粒蛋白 B、胃泌素释放肽前体、降钙素原等标志物在神经内分泌瘤诊断及疾病评估方面均有一定价值。

2. 激素相关标志物检测　除了 CgA 等通用肿瘤标志物，功能性神经内分泌肿瘤还可以通过检测其分泌的特定激素或激素代谢产物来提示诊断。具体而言，胃泌素瘤可以检测血清胃泌素水平；5- 羟基吲哚乙酸（5-HIAA）是 5- 羟色胺的代谢产物，检测尿液中 5-HIAA 水平有助于伴有类癌综合征的神经内分泌肿瘤的诊断及疾病评估。

（六）影像学检查

相比胃癌，胃 NEN 同样因为 NEN 细胞类型的多样性和同一个患者细胞的异质性，影像学检查的选择原则更应该体现临床整合思维的理念，根据患者的具体情况选择最适合的影像学检测手段，如内镜、超声内镜、超声、CT、PET-CT、MRI、生长抑素受体显像（somatostatin receptor scintigraphy，SRS）等，是对神经内分泌瘤进行定位和定性诊断的重要手段。和常规胃癌不同的是，多模态分子影像学在 NEN 格外突显其优势，不但可以辅助诊断，而且可以协助患者选择更为特异性的靶向药物，如生长抑素受体显像。

1.CT/MRI 检查　有助于胃 NEN 的定位诊断。胃 NEN 血供相对丰富，在 CT 动脉增强期多强化明显。因此，在无 CT 增强对比剂禁忌情况下，均应采用增强扫描。

2. 超声检查　具有无放射性、可重复性和可动态观察等优点。普通超声与操作者的经验有关，内镜超声（EUS）、术中超声（IOUS）和腹腔镜超声等技术提高了胃 NEN 的检出率。而经腹超声结合细针肝活检有利于判断肝转移灶性质。

3. 生长抑素受体显像（somatostatin receptor scintigraphy，SRS）　70% ～ 90% 的胃 NEN 表达多种生长抑素受体亚型，其中主要为 2 型及 5 型受体。因此，采用合成的生长抑素短肽（奥曲肽或喷曲肽）与放射性核素（^{111}In）结合的核素显像检查极大提高了肿瘤的定位诊断率，其敏感度为 81% ～ 96%。

4. PET/CT　^{18}F- 脱氧葡萄糖（FDG）-PET/CT（^{18}F-FDG PET/CT）对高分化的神经内分泌瘤敏感度相对不高，但其能在一定程度上反映肿瘤糖酵解水平，对于评估患者预后具有一定价值。采用 68- 镓标记的生长抑素（^{68}Ga-DOTANOC/ DOTATATE）PET/CT 可更为有效地检出胃 NEN，是目前检测胃 NEN 敏感度最高的功能成像手段。

5. 胃镜检查 作为消化道常用的检查手段，内镜的使用日渐普遍，有利于提高胃 NEN 的检出率。胃镜检查虽然不能直接确诊 NEN，但结合活检可以明确病理诊断。此外，胃镜检查尚能为胃 NEN 分型提供参考依据，1 型胃 NET 常具备萎缩性胃炎的背景，胃黏膜较薄，可轻易见到黏膜下血管，肿瘤常为多发，分布于胃底和胃体，胃窦不受累。2 型胃 NET 由胰十二指肠胃泌素瘤引起，胃黏膜肥厚增生，多伴有溃疡糜烂，肿瘤常为多发，分布于胃底和胃体，胃窦不受累；但十二指肠黏膜通常可见多发黏膜下隆起，活检多半病理提示为胃泌素瘤。3 型胃 NET 肿瘤常为单发，形态多样，全胃均可分布，没有特殊的背景黏膜表现。

三、整合医学模式下的胃 NEN 全程管理及综合治疗原则

胃 NEN 由于其相对罕见性，需要在整合模式下进行全程管理。首先，需要在多学科讨论的基础上，根据病理检查结果确定神经内分泌肿瘤的诊断，以及肿瘤的分化程度及分级。其次，根据患者临床表现及实验室检查结果，确定患者肿瘤是否为功能性神经内分泌瘤，并确定分型。最后，结合患者影像学检查结果，明确患者肿瘤分期。此外，对于伴有肝转移的患者，需结合影像学检查明确患者肝转移的类型。在明确以上所有问题后，才能完善 NEN 临床诊断。在此基础上，多学科讨论制订综合治疗策略。

（一）胃 NET 的整合诊断流程

具体见图 12-2。

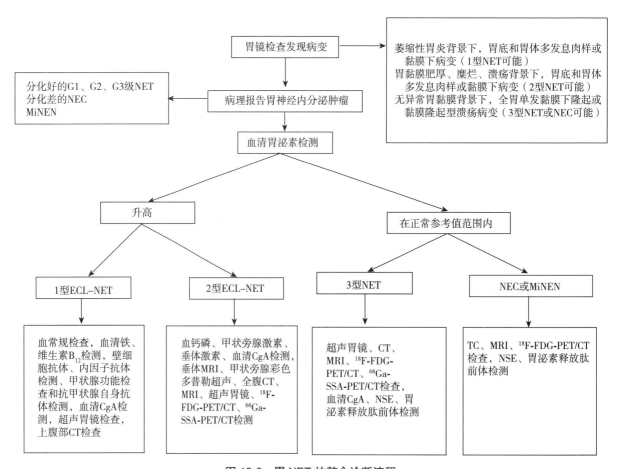

图 12-2 胃 NET 的整合诊断流程

引自中华消化杂志，2011，41（1）：76-87

（二）基于整合理念下的动态多学科讨论

胃 NEN 的诊断、评估与治疗方案制定需要 MDT 讨论确定。MDT 人员组成包括消化内科、内分泌科、胃肠外科、胆胰外科、肿瘤内科、放射治疗科、诊断科（病理科、影像科、超声科、核医学科等）、内镜科、肿瘤介入科、护理、心理学专家，以及营养支持及社会工作者（临终关怀）等。针对不同的患者，MDT 成员的组成有所不同。即使是同一患者，在不同疾病状态所需要的 MDT 成员组成也有所不同。因此，MDT 的成员组成不是一成不变的，而是动态变化的。MDT 应在患者诊断及治疗策略制订或变动的重要节点上开展，以期为患者提供最佳诊治方案。

（三）鉴别诊断

不同分型胃 NET 内镜下表现不同。1 型胃 NET 需与炎性息肉、增生性息肉、腺息肉等相鉴别；2 型胃 NET 胃黏膜增生肥厚，需与肥厚性胃炎、Borrmann Ⅳ型胃癌等相鉴别；Ⅲ型胃 NET 需与胃间质瘤或胃癌相鉴别。

（四）功能状态、分级、分期及分型评估

胃 NEN 的诊断需同时明确肿瘤的功能状态、病理分化程度及分级、肿瘤分期和分型。功能状态对于患者的后续治疗方案的制订具有重要作用。例如，伴有晚期转移的功能性肿瘤，其局部治疗选择上需更加积极地进行减瘤，以减少激素的释放。肿瘤病理分化程度及分级与肿瘤的恶性度密切相关，决定了患者药物治疗反应及总生存。肿瘤分期提示患者所患 NEN 的疾病阶段，是患者术后选择随访策略及是否需要后续抗肿瘤药物治疗的主要参考因素。由于 NET 与 NEC 生物学行为相差较大，美国癌症联合 AJCC 第 8 版分期系统在神经内分泌瘤部分，主要针对 NET 进行分期，而 NEC 则根据相应部位腺癌的标准进行分期。表 12-18 仅为 AJCC 第 8 版针对高分化胃神经内分泌瘤分期的定义及标准，低分化胃神经内分泌癌的分期定义及标准请参考相应部位腺癌的分期标准。

表 12-18　AJCC 第 8 版胃神经内分泌瘤 TNM 分期

TNM 定义	
T1	侵犯黏膜固有层或黏膜下层，且肿瘤直径 ≤ 1cm
T2	侵犯固有肌层，或肿瘤直径 > 1cm
T3	穿透固有肌层至浆膜下层，未突破浆膜层
T4	侵犯脏层腹膜或其他器官或邻近组织
N0	无区域淋巴结转移
N1	区域淋巴结转移，数量不限
M0	无远处转移
M1	有远处转移

分期	T	N	M
Ⅰ 期	T1	N0	M0
Ⅱ 期	T2、T3	N0	M0
Ⅲ 期	T4	N0	M0
	任何 T	N1、N2（空回肠）	M0
Ⅳ 期	任何 T	任何 N	M1

（五）肝转移类型

肝是胃 NEN 最常见的远处转移部位。从解剖学方面看，肝转移可分为 3 种类型：简单型、复杂型和弥漫型。简单型占 20% ～ 25%，表现为肝转移局限于 1 个肝叶或相邻 2 个可完整切除的肝脏节段；复杂型占 10% ～ 15%，多表现为一侧肝叶较大的肿瘤灶，伴对侧肝叶多发较小的子灶，这类肝转移仍有完全切除的可能；弥漫型占 60% ～ 70%，表现为肝弥漫多发转移灶，通常已不适合手术切除。不同类型肝转移反映了患者肝肿瘤负荷，同时也是影响患者治疗方案选择的关键因素。

（六）综合治疗策略

胃 NEN 患者异质性较高，多数患者的诊断及治疗方案选择均需从疾病特征出发，整合各种检查检验结果及多学科意见，进而制订个体化治疗方案。对于高分化的胃 NET，尤其是 G1、G2 级的肿瘤，即使肿瘤发生远处转移，仍应考虑局部治疗的可行性，包括外科手术、TAE 等，尤其是对于功能性 NEN。无法通过局部治疗完全根除可见肿瘤的胃 NET 患者，均应使用全身治疗。而对

于低分化的胃 NEC，如已为进展期或晚期疾病，应以全身治疗为主，一般不选择局部治疗。

四、治疗

（一）局部治疗选择

1. 手术治疗　适用于早期局限性神经内分泌瘤根治治疗，以及进展期，尤其是功能性肿瘤的局部姑息减瘤治疗。对于局限性肿瘤，根治性手术切除是首选治疗方式。对于 T1 期胃 NET，可采取内镜下切除的方式，尤其是 1 型胃 NET，内镜下切除通常是最主要的治疗方式。值得注意的是，2 型胃 NET 的手术治疗重点在于切除引起 2 型胃 NET 的胃泌素瘤。对于进展期肿瘤患者，部分也可以通过外科减瘤手术进行姑息治疗，尤其是对于伴有远处转移的功能性肿瘤，应尽可能降低肿瘤负荷，因此姑息性手术治疗具有重要地位。对于仅伴有肝转移的 G1/G2 级胃 NET，不少研究表明对原发灶及肝转移灶进行根治性切除能为患者带来生存获益，因此对于这部分患者任何时候都应该考虑根治性切除。一般而言，应完整切除原发灶，以及切除 90% 以上肝转移灶。如胃泌素瘤等功能性 NET 能分泌过多激素引起相应的症状或综合征，并且这类肿瘤原发灶或转移灶均能分泌激素，因此减瘤手术，包括原发灶及肝转移灶减瘤手术更加重要。对于伴肝转移的原发灶可切除的高分化 G1/G2 级胃 NET，在仔细排除其他部位转移后，也可考虑肝移植。对于已有远处转移的胃 NEN，是否采取手术治疗及采取何种手术方式主要从以下方面进行考虑，包括肿瘤病理分级、是否存在肝外转移、肿瘤的功能状态，以及肿瘤原发灶及转移灶的可切除性。对于存在肝外转移或 NEC 肝转移的患者，总体而言并不推荐手术治疗。

2. 消融治疗　包括射频消融（radiofrequency ablation，RFA）、微波消融、激光诱导热治疗和冷冻消融等，其中 RFA 是最常用的消融治疗方式。RFA 单用或与手术治疗联合应用可实现部分患者根治性治疗，目前主要用于肝转移灶数量相对较少（< 5 个）且转移灶直径 < 3.5cm 的 G1 级、G2 级 NET 简单型或复杂型肝转移患者。在简单型肝转移患者中，RFA 主要用于有手术禁忌者，而对于复杂型肝转移患者，RFA 联合手术治疗可用于无法手术完整切除的高分化 NET 肝转移瘤。

3. 经动脉栓塞治疗　常用的为经导管动脉栓塞（transcatheter arterial embolization，TAE）和经导管动脉化疗栓塞（transcatheter arterial chemoembolization，TACE），其中 TACE 常用的化疗药物为多柔比星和链佐星。NET 肝转移且肝转移灶血供丰富的患者均可考虑 TAE/TACE。具体而言，对于简单型和复杂型肝转移的患者，TAE/TACE 用于有手术禁忌证且不满足 RFA 指征的患者；而对于弥漫型肝转移患者，在全身治疗的基础上可考虑 TAE/TACE。关于 TAE 和 TACE 的选择目前尚无定论，有研究提示，与 TAE 相比，TACE 未能使患者获益明显增加，但副作用却明显增加，因此肝转移患者选择 TAE 可能更加合适。

（二）全身治疗选择

1. 生物治疗　包括生长抑素类似物（somatostatin analogs，SSA）及 α 干扰素（interferon-α，IFN-α）。SSA，如奥曲肽、兰瑞肽等，是当前用于功能性 NEN 的一线治疗药物。同时，SSA 也具有抗肿瘤增殖的作用，可作为高分化胃 NET 的一线治疗药物，主要用于 Ki-67 指数在 10% 以下且肿瘤表达生长抑素受体的患者。而 IFN-α 为功能性 NEN 的二线治疗药物，主要用于 SSA 难治性的功能性 NEN 激素过度分泌所引起的症状的控制，可单独使用，也可联合 SSA 使用。

2. 靶向治疗　目前可用于胃 NEN 靶向治疗药物有依维莫司和索凡替尼，这两个靶向药物的适应证均为进展期或晚期 G1 级或 G2 级胃 NET，一般作为二线治疗方案，用于 SSA 治疗后病情进展的或不适用于 SSA 的胃 NET。对于肿瘤不表达生长抑素受体的胃 NET 患者，也可以作为一线治疗药物。

3. 化疗　目前可用的化疗方案有替莫唑胺单药或联合卡培他滨，以及以铂类为基础的化疗方案（如顺铂联合依托泊苷，即 EP 方案），前者主要适用于高分化的 NET 患者，包括 G2/G3 级、SSTR 表达阴性而肿瘤生长迅速的患者，而后者是 NEC 的一线化疗方案。

4. 核素治疗　肽受体放射性核素治疗（peptide receptor radionuclide therapy，PRRT）是用于晚期 NET 治疗的有效手段，其利用放射性核素（目前常用的主要为 ^{90}Y 及 ^{177}Lu）标记的生长抑素类似物，杀伤表达 SSTR 的肿瘤细胞，一般用于一线药物治疗失败的晚期 NET 患者。最新研究表明，与大剂量长效奥曲肽相比，PRRT 可明显延长晚期中肠 NET 患者的无进展生存时间。目前欧美指南推荐 PRRT 用于晚期 G1/G2 级肠道 NET 患者，可作为 SSA 或靶向治疗失败的二线治疗方案。回顾性研究提示了 PRRT 对于胃 NET 的有效性及安全性，对于多线治疗失败的胃 NET 患者，也可尝试使用。

五、随访

对于低分化 NEC 患者，根治性手术后应行辅助化疗，并密切随访以监测肿瘤复发情况，一般每 3 个月随访 1 次。对于高分化 NET 患者，已行根治切除术者，因目前尚无支持术后辅助治疗的高质量证据，需要规律地定期随访以监测疾病复发的可能。总体而言，行根治切除术的患者，建议术后每 6～12 个月随访 1 次，随访 10 年，若出现症状，随时复查。有远处转移的患者，应每 3～6 个月随访 1 次，接受治疗的患者随访时间应适当缩短，一般为每 3 个月 1 次。

第五节　功能性胃病

功能性胃病是指除消化性溃疡、肿瘤及其他器质性疾病外，主要表现为上腹部不适、烧灼感、嗳气或反刍等胃部或上腹部症状，多由生理、精神心理和社会因素相互作用导致胃动力紊乱、局部内脏高敏感度、黏膜屏障和免疫功能异常，以及中枢神经系统调节功能异常而引发的疾病。按其临床表现不同，罗马Ⅳ将其分为功能性消化不良（functional dyspepsia，FD）、嗳气症、恶心和呕吐症、反刍综合征及未分类的功能性胃病 5 种亚型，由于其症状多样、发病率高、易反复发作、慢性迁延等特点，常对患者的生活质量和身心健康造成明显负面影响。

一、危险因素及病理生理机制

功能性胃病通常由生理、精神心理和社会因素共同作用引起的，随着社会进步和科技发展，人们生活方式、工作方式发生巨大变化，面临的各种压力明显增大，使功能性胃病的发病率逐年增高，给患者的心身健康带来严重困扰。调查发现其发病的危险因素主要有性别（女性易发）、年龄（中年人多发）、经济地位、文化程度、幽门螺杆菌感染、使用 NSAID 药物、婚姻状态等多个方面，且部分功能性胃病与遗传因素或使用毒品有关，如周期性呕吐综合征患者多有偏头痛或

偏头痛家族史，大麻素剧吐综合征与大麻素长期或过量使用有关。因其危险因素多样、病理生理机制复杂，考虑主要由食物、压力和社会心理共病等因素触发，可能机制主要包括心理障碍、胃局部运动、感觉功能异常、黏膜完整性受损、免疫功能紊乱及脑 - 肠轴双向调节异常等。

各种因素导致胃局部运动和感觉功能异常时，可引起胃底容受性受损、胃内容物分布异常、胃窦过度扩张及胃排空能力下降，进而引发餐后饱胀或早饱症状；功能性胃病患者的胃对扩张、酸及其他腔内刺激高敏感的具体机制不明，可能是胃相关感受器敏感度及传入通路相关功能上调的结果；幽门螺杆菌感染、胃黏膜低度炎症及部分食物抗原可影响黏膜屏障及免疫功能，肥大细胞及其他黏膜免疫细胞激活后分泌的前炎性细胞因子可能参与胃内食物消化及排空，进而影响胃的感知和运动功能，而十二指肠局部胃酸、胆汁、食物抗原等刺激导致的低度炎症及黏膜通透性改变，也可通过胃 - 结肠反射影响胃部运动及排空，同时在应激状态下，脑 - 肠轴功能失调也可通过下丘脑 - 垂体 - 肾上腺轴内分泌系统及自主神经系统引起患者的相关症状；除上述因素外，社会心理因素在功能性胃病的发病中扮演重要角色。研究发现焦虑和抑郁患者，功能性胃病患病率明显提高，激惹抑郁及情绪应激、长期慢性压力等可

破坏大脑边缘系统与下丘脑间的平衡，引起自主神经系统功能紊乱，交感神经兴奋，迷走神经张力降低，通过自主神经及胃局部神经丛影响胃的感觉及排空，导致患者出现胃排空能力下降或不协调的胃十二指肠运动，进而引发功能性胃病，而功能性胃病患者躯体症状的反复持续发作同样影响患者的生活质量及睡眠质量，久之可引起或加重患者焦虑或抑郁情绪。

二、分类、临床表现及诊断标准

（一）功能性消化不良

消化不良是功能性胃病的最常见及最具有代表性的症状（表 12-19），而功能性消化不良（FD）是指近 3 个月出现餐后饱胀不适、早饱、中上腹痛或烧灼不适等症状，总不适时间超过 6 个月，且无可以解释症状的器质性疾病的证据。根据其具体的临床表现又可分为 2 个亚型。①餐后不适综合征（postprandial distress syndrome，PDS）：表现为餐后饱胀不适和早饱感，可伴随上腹烧灼感、胀气、恶心、过度嗳气等症状；②上腹痛综合征（epigastric pain syndrome，EPS）：表现为餐后上腹痛或烧灼感，空腹时也可发生且多于进食后缓解，可伴随上腹胀气、恶心、过度嗳气等症状。两者可单独出现，也可重叠发生，无典型表现时多不易区分，主要特点为进餐诱发的消化不良和上腹痛或烧灼感。

表 12-19 功能性消化不良常见症状的定义

症状	定义
餐后饱胀	餐后食物较长时间存留胃内的不适感
早饱	进食后即感胃内饱胀不适，不能进一步进食，且与进食量无明显关系，严重时不能达到正常餐量
上腹痛	中上腹部强烈的、主观的不舒服感觉，患者常认为存在组织损伤
上腹烧灼感	中上腹灼热不适的主观感觉

1.诊断标准

（1）PDS 的诊断标准：①餐后饱胀不适（影响日常生活）；②早饱不适感（不能完成平常餐量的进食）。诊断前症状出现至少 6 个月

且近 3 个月符合以上诊断标准，常规检查未发现可解释上述症状的器质性、系统性或代谢性疾病的证据。

（2）EPS 的诊断标准：①中上腹痛（影响日常生活，疼痛可因进食诱发或缓解，或发生于空腹时）；②中上腹烧灼不适（影响日常生活）。诊断前症状出现至少 6 个月且近 3 个月符合以上诊断标准，常规检查未发现可解释上述症状的器质性、系统性或代谢性疾病的证据。

2.中医对 FD 的分型和诊断标准 中医理论认为 FD 是感受外邪、饮食不节、情志失调、劳倦过度、先天禀赋不足等多种因素共同作用的结果，根据其症状的不同可分为脾虚气滞型、肝胃不和型、脾胃湿热型、脾胃虚寒（弱）型及寒热错杂型 5 种类型。

（二）嗳气症

嗳气是指间断出现气体从食管或胃逸出，并在咽部发出声音，多发生于生理状态下，胃底集聚的大量气体可通过嗳气排出，降低胃内压力，防止胃因过度扩张而损伤，但嗳气过多引发不适时多考虑处于嗳气症病理状态。按照反流气体起始的部位不同，嗳气可分为胃上嗳气及胃嗳气。胃上嗳气是指吞入气体在食管腔内快速运动，未达到胃，再经口嗳出，罗马Ⅳ标准虽将其归于胃十二指肠功能性疾病中，但其本质上属于食管嗳气。胃嗳气是指气体来源于胃内，经食管传导后由口嗳出的行为，发作时通常伴随有一过性食管下段括约肌松弛。胃嗳气的发生机制为胃内气体积聚，胃过度扩张可通过神经反射触发食管下段括约肌一过性松弛，气体进入食管后又使近端食管扩张，触发上段食管平滑肌松弛，气体快速经口排出。

在生理情况下，每咽下一口液体食物，伴随 18ml 气体吞入，生理性嗳气可避免胃底过度扩张。嗳气患者常伴随焦虑，在应激状态下胃上型嗳气加剧。强迫症、贪食症和脑炎患者也有嗳气表现。分散注意力能减少胃上型嗳气。

1.诊断标准 令人不适的嗳气源自食管（胃上型嗳气）和胃（胃嗳气），影响日常生活且症状持续每周 3 天以上。支持诊断标准：①观察到

频繁、反复嗳气，支持胃上型嗳气；②胃嗳气尚无明显关联；③必要时需要腔内阻抗检测区分胃上型嗳气和胃嗳气。诊断前症状出现至少 6 个月且近 3 个月符合以上诊断标准，常规检查未发现可解释上述症状的器质性、系统性或代谢性疾病的证据。

2. 中医对嗳气症的分型和诊断标准　中医理论认为嗳气是由于胃失和降，脾升胃降功能紊乱，胃气不降反升，胃中浊气上逆，而经口排出的病症。根据其症状的不同可分为胃中寒冷型、胃火上逆型、气机郁滞型、脾胃阳虚型及胃阴不足型 5 种类型。

（三）恶心和呕吐症

恶心与呕吐是人的主观感觉，是胃部疾病的一种外在表现形式，恶心是指咽喉部体验到胃内容物即将经口而出的不适感；呕吐是指腹部或胸部肌肉强烈收缩，使胃肠内容物经口排出；有恶心感觉伴呕吐动作，却无胃内容物排出者，称为干呕。根据诱因不同及症状的表现不同，可将其细分为慢性恶心呕吐综合征、周期性呕吐综合征和大麻素剧吐综合征。

1. 诊断标准

（1）慢性恶心呕吐综合征的诊断标准：① 令人不适的恶心（影响日常生活）每周至少出现 1 天和（或）每周发作呕吐 1 次以上，症状至少持续 6 个月，且近 3 个月符合以上诊断标准；② 不包括自行诱发的呕吐、进食障碍、反刍；③ 常规检查无可解释上述症状的器质性、系统性或代谢性疾病的证据。

（2）周期性呕吐综合征的诊断标准：①呈周期性的固定模式急性发作性呕吐，单次持续时间短于 1 周，且近 1 年间断发作至少 3 次，近 6 个月发作至少 2 次，间隔时间至少 1 周；② 发作间期无呕吐；③ 常规检查无可解释上述症状的器质性、系统性或代谢性疾病的证据，但患者常有偏头痛史或偏头痛家族史。

（3）大麻素剧吐综合征的诊断标准：① 症状与发作模式及周期性呕吐类似；② 患者常有长期使用大麻史，大麻戒断后，呕吐发作减轻或消失。

通过明确的症状发作时间特点可对周期性呕吐综合征及慢性恶心呕吐综合征进行准确区分，慢性恶心呕吐综合征症状长期反复发作，无明显规律性，而周期性呕吐综合征常表现为典型的 4 个阶段。①前驱期：表现为恶心、出汗、面色苍白、心率加快等症状；②剧烈呕吐期：每天发作次数多达 30 次，并伴有腹泻、腹痛等症状；③恢复期：恶心及呕吐症状逐渐减轻，直至消失；④间歇期：无呕吐症状的发作间期。

2. 中医对恶心与呕吐的分型和诊断标准　中医理论认为恶心与呕吐是胃失和降，胃气上逆，经口排出的病症，根据其症状的不同可分为外邪犯胃饮型、食积滞型、痰饮中阻型、肝气犯胃型及脾胃虚弱型 5 种类型。

（四）反刍综合征

反刍综合征是指患者进食一段时间后，将咽下的从胃里反入口腔的食物进行再次咀嚼，并咽下或吐出，通常于进食后 15 ～ 30 分钟出现，持续 1 ～ 2 小时，长期发作时，常导致患者出现上腹饱胀、胃灼热、反酸、恶心、呕吐、口臭及不明原因的体重下降等症状，儿童发病时可导致生长发育迟缓，而各项检查结果正常。由于其症状不典型及未受重视，临床上易被误诊为胃食管反流病、原因不明的呕吐等。

诊断标准：① 进食后持续或反复将食物反入口腔进行再次咀嚼，症状至少持续 6 个月，且近 3 个月符合以上诊断标准；② 反刍之前无恶心、干呕等症状。

（五）未能明确分类的功能性胃病

未能明确分类的功能性胃病是指临床上常表现为上腹部不适、疼痛、消化不良等症状、无可解释症状的器质性、系统性或代谢性疾病的证据、但又不能归于上述 4 类功能性胃病者。

三、功能性胃病的精准诊断及综合临床评价

（一）功能性胃病的常用辅助诊断措施

功能性胃病的诊断多采取排除诊断的方法，即在完善一系列常规检查仍未发现可解释症状的

器质性、系统性或代谢性疾病的证据的基础上做出诊断。目前常规的相关检查主要包括胃镜及镜下幽门螺杆菌检查和必要时的胃十二指肠活检、血常规、血生化、便常规及隐血、肿瘤标志物等生化检查措施、胸部 X 线片、腹部超声、心脏彩超等常规检查，以及食管测压、^{13}C 或 ^{14}C 尿素呼气试验、胃张力测定、胃排空检查等消化专科检查措施，必要时可行上腹部 CT 扫描检查。

其中，内镜检查可明确胃溃疡、胃癌、糜烂性胃炎或胃炎急性活动期等常见引发上腹不适症状的胃部疾病，对于功能性胃病的诊断具有极高的排除意义；生化检测手段可明确患者血清学、体液等变化情况，可除外部分电解质及酸碱失衡、高钙血症、甲状腺功能低下等情况，且对于进一步检查措施的选择具有指导意义；常规检查措施对于排除可能干扰功能性胃病诊断的肺部疾病、心脏病及肝胆胰局部疾病等具有重要作用，而消化专科检查对于诊断具有明确的指导意义。同时对于明确怀疑由胃肠外疾病或全身性疾病引起的功能性胃病患者，应完善相应的检查，以利于病因诊断。

（二）功能性胃病的综合临床评估

在完成一系列辅助检查的基础上，对于功能性胃病的发病危险因素、症状、临床证据、积极准确的鉴别诊断措施及试验性治疗效果的评价等进行全面的综合评估，对于准确诊断功能性胃病具有极其重要的意义，对患者后期治疗措施的选择也有明确的指导作用。

1. FD 的临床评估　对于初次接诊的 FD 患者，应积极收集最可能来源于上消化道症状的临床证据、明确症状发作的具体规律及有无加重或减轻的刺激因素和是否存在诱发 FD 的高危因素等情况，并积极排除如不明原因的体重减轻、消化道出血及进行性吞咽困难等存在器质性疾病的报警征象，以及服用 NSAID 类药物或其他药物引起消化不良的可能性，在此基础上，再结合患者其他检查结果，综合评估患者病情，准确做出诊断，并对其症状严重程度做出评估。具体标准见表 12-20 及表 12-21。

表 12-20　症状发作频率评定标准

症状	0 级（0 分）	Ⅰ级（1 分）	Ⅱ级（2 分）	Ⅲ级（3 分）
餐后饱胀不适	无	每周 3 天	每周 4～5 天	每周 6～7 天
早饱感	无	每周 3 天	每周 4～5 天	每周 6～7 天
中上腹痛	无	每周 1～2 天	每周 3～4 天	每周≥5 天
中上腹烧灼感	无	每周 1～2 天	每周 3～4 天	每周≥5 天

表 12-21　症状严重程度评定标准

症状	0 级（0 分）	Ⅰ级（1 分）	Ⅱ级（2 分）	Ⅲ级（3 分）
餐后饱胀不适	从未有过	轻度，不影响日常生活	中度，尚能够忍受，已经部分影响日常生活	重度，难以忍受，明显影响日常生活
早饱感	从未有过	轻度，不影响日常生活	中度，尚能够忍受，已经部分影响日常生活	重度，难以忍受，明显影响日常生活
中上腹痛*	0	1～3	4～6	≥7
中上腹烧灼感	从未有过	轻度，不影响日常生活	中度，尚能够忍受，已经部分影响日常生活	重度，难以忍受，明显影响日常生活

注：*. 参照视觉模拟评分（VAS）。应用视觉模拟测评卡对研究对象的疼痛剧烈程度进行评分，评测卡共有 10 个刻度，数值越高表示疼痛越剧烈。

对于如何选择辅助检查，罗马Ⅳ诊断标准建议对有上消化道症状患者在未使用抑酸药时进行胃镜检查是有必要的，可排除重要的器质性或结构性疾病，并检查幽门螺杆菌，必要时行胃十二指肠黏膜活检；对于胃镜检查禁忌的患者，可选择上消化道钡剂或碘油造影等手段，但其敏感度及特异度明显劣于内镜检查。如临床症状、临床特点及生化检查均不提示心脏、胆系、胰腺疾病时，腹部及心脏超声无须列为常规检查。25%～35% 的 FD 患者存在胃排空延迟，在具备检查设备的情况下，可进行放射性核素标记的鸡蛋胃排空检查，其阳性结果对于 FD 的诊断具有积极的提示作用。

2. 嗳气症的临床评估 病史特别是症状的详细了解是诊断的基础依据，观察到吞咽困难对诊断具有重要意义，频发的嗳气（20 次 / 分以上）多为胃上嗳气，明显影响患者生活时，可进行食管压力监测，进一步明确嗳气起源部位，用于指导治疗药物的选择；同时应积极了解患者的心理特征，胃嗳气患者普遍存在焦虑症或处于焦虑状态，在精神紧张、失眠或心理应激状态下，症状通常明显加重。结合患者的典型症状、常规检查结果及心理状态评价结果，胃嗳气诊断相对简单，但仍需特别注意与胃上型嗳气进行准确区分。

3. 恶心与呕吐症的临床评估 根据典型症状可进行初步诊断并选择合适的检查方法，对伴随腹部压痛、呕吐胆汁、神经系统异常等情况的患者应给予积极检查，胃镜、小肠镜、小肠造影、CT/MRI 小肠成像可用于评估有无胃十二指肠及小肠梗阻，通常不推荐使用胶囊内镜，生化检查能排除电解质及酸碱失衡、高钙血症、甲状腺功能低下等情况，怀疑有大麻类药物使用史时，还应积极进行药物检查。如上述检查结果均正常，可进一步选择胃排空检查及胃窦 - 十二指肠压力测定，有助于确定诊断。

由于恶心与呕吐症状常见，多种疾病均可引起，在积极进行相应全面辅助检查的基础上，应与其他疾病进行鉴别诊断。如胃轻瘫、幽门梗阻、小肠梗阻及部分代谢性疾病，以及卟啉病、脂肪酸氧化障碍性疾病等，均可表现出反复发作的恶心和（或）呕吐症状；颅脑损伤及部分神经系统疾病也可通过影响颅内压或神经反射导致恶心和（或）呕吐发生。

4. 反刍综合征的临床评估 反刍综合征作为单一疾病，在诊断前应对具有广谱消化系统症状的患者进行进一步检查，食管阻抗联合高分辨率

测压系统或胃窦 - 十二指肠压力测定可提供典型的临床特点。研究发现，89% 的反刍事件为液体向食管 - 口腔推进前或同步出现胃内高压，且76% 的患者反刍均表现为经典的腹 - 胃缩紧产生的压力高于下食管括约肌的屏障压，腹压多高于30mmHg。

四、整合模式下的功能性胃病个体化、中西医结合及心身同治治疗原则

功能性胃病多无器质性病变，且个体症状多变，治疗多是针对诱因和症状及伴随的不良精神状态采取相应的个体化心身综合治疗措施，在针对症状给予干预治疗的同时，加强心理共病的治疗，以期达到祛除诱因、缓解症状、预防复发、提高生活质量的目的。

（一）针对病因和危险因素，积极指导患者进行生活方式和饮食结构调整

由于功能性胃病的发生无器质性胃部因素参与，患者日常不良的饮食习惯和生活方式在诱发及加重患者不适症状方面扮演着重要角色，因此在使用药物干预之前及干预过程中，在建立良好医患关系的基础上（具体策略见表 12-22），必须加强对生活方式和饮食结构进行调整的积极指导。患者应少食、多餐，避免高脂饮食及暴饮暴食，尽量减少咖啡、乙醇、油炸食品及 NASID 药物的摄入，严格戒烟。嗳气患者应避免食棒棒糖或咀嚼口香糖，进食时需细嚼慢咽，避免饮产气型碳酸饮料等，以减少气体摄入或产出。大麻素剧吐综合征患者应积极进行大麻戒断，加强教育引导，停用大麻后，症状多明显减轻甚至消失。而对于对牛奶、大豆、蛋清蛋白过敏或不耐受而发生恶心或呕吐症状的患者，应尽量减少甚至不进食以上的食物及其制品，也可有效减轻甚至避免恶心或呕吐症状的发作。

表 12-22　建立良好医患关系的策略

1. 学习如何改善患者的满意度，在接诊中切合患者，建立良好就医环境
2. 通过委婉的、非主观臆断的、以患者为中心的交流方式询问病史
3. 了解患者就诊的即刻原因，并对患者的言语及非言语性的交流做出评价
4. 进行详细的体格检查，并选择性价比高的辅助检查方法
5. 确认患者对疾病的了解程度及其所关心的问题
6. 打探患者对其症状的理解，随之针对患者的认识对疾病做出充分的解释，打消其疑虑
7. 了解患者对疾病治疗的预期值并做出现实的答复
8. 如果存在应激刺激时，根据患者的理解情况指出应激刺激和症状的关联
9. 设定前后一致的限制，特别是某些药物的使用情况
10. 让患者参与治疗方法的选择
11. 提出与患者想法一致的建议
12. 帮助患者与自己或周边医院的医师建立和保持长期的联系

（二）针对患者躯体症状，进行对症的常规药物治疗

针对患者不同的躯体症状选择不同的药物进行治疗，既可缓解患者的不适感觉，取得患者的信任，积极参与治疗，又能减轻不适症状引起的心理负担，改善患者睡眠，对改善患者的精神状态也有积极作用，进而可减少中枢神经调节药物用量或心理干预程度及次数。

1. 抑酸药物　由于胃酸在功能性胃病多种症状的发生中均发挥重要作用，PPI、H$_2$RA 等抑酸药物的使用可通过减少胃酸分泌达到缓解上腹痛及上腹烧灼感的目的，但对餐后饱胀、早饱及嗳气效果不佳，存在加重反流、延长反流时间的风险。

2. 根除幽门螺杆菌治疗　FD 的相关指南及幽门螺杆菌感染处理指南均推荐在存在幽门螺杆菌感染时，必须进行根除治疗，可使上腹痛为主或动力障碍为主的 FD 患者从中受益，幽门螺杆菌根除成功后，患者可获得症状的长期缓解。

3. 促动力治疗　增强胃收缩的促动力药，如莫沙必利、西沙必利等 5-HT$_4$ 受体激动剂，以及多潘立酮、甲氧氯普胺、伊托必利等多巴胺 D$_2$ 受体拮抗剂等，已广泛用于功能性胃病的治疗，可明显促进胃蠕动，加速胃排空，改善上腹饱胀、反流等症状，治疗效果肯定，且多巴胺 D$_2$ 受体拮抗剂还具有中枢镇吐作用，可用于治疗恶心与呕吐症状；除此之外，红霉素、阿奇霉素和克拉霉素等胃动素受体激动剂也可通过激活胃平滑肌胃动素受体和胆碱能神经，增强胃的收缩，促进胃排空。根据胃排空试验结果进行导向治疗，可使药物的选择更有针对性，可有效避免不存在胃排空延迟的患者不当使用促动力药物情况的发生。

4. 胃底舒张药物　胃底舒张功能受损导致胃部食物分布异常，近端胃储存能力下降，胃窦存留食糜过多，是 FD 症状产生的一个重要病理生理机制，因此可作为治疗 FD 药物的作用靶点。坦度螺酮、丁螺环酮等 5-HT$_1$A 激动剂可抑制胆碱能，进而松弛近端胃，改善胃底容受性，从而改善餐后饱胀和早饱等症状。此外，阿考替胺作为一种胰腺胆碱酯酶抑制剂，目前也已被证明可松弛胃底及促动力，用于胃底舒张功能受损患者的治疗，对餐后饱胀、上腹胀及早饱症状疗效明显。

5. 其他药物　随着功能性胃病研究的不断深入，利福昔明、多种益生菌类药物也逐渐用于临床治疗，可通过改善肠道菌群失衡状态、增加益生菌丰度，进而影响菌群代谢、免疫等功能发挥治疗作用；孟鲁司特、白三烯等抗嗜酸性粒细胞制剂，法莫替丁、西咪替丁等组胺 H$_2$RA，以及少量激素等也可通过改善十二指肠局部炎症，进而通过影响胃-结肠反射调节胃的运动与排空，发挥治疗餐后上腹胀、上腹不适、嗳气等症状的作用。此外，GABA 受体激动剂巴氯芬、饥饿激素激动剂、新型胃动素受体激动剂、胆囊收缩素受体激动剂、辣椒素类制剂及大麻素等也在逐渐开展临床研究，发现它们可通过刺激胃排空、中枢镇吐等机制改善患者症状。

（三）针对精神心理因素，选择心理治疗和中枢神经调节药物治疗

心理干预治疗的一般原则是基于生物 - 心理 - 社会综合因素在功能性胃病发生发展中的重要作用的理解，重点干预心理因素并注重恢复肠 - 脑轴的功能（表 12-23）。对合并焦虑或抑郁状态的功能性胃病患者可进行积极地心理疏导治疗，首先应积极引导患者进行自我调节，鼓励患者建立正常的社会交往，依托周围环境缓解个人压力；在自我调节效果不明显时，可采用心理疗法。常用的心理疗法有认知行为疗法、放松疗法、催眠疗法、正念减压、压力管理和心理动力疗法，积极引导患者减轻或消除心理负担，缓解精神和心

理压力，促进症状改善。部分研究发现催眠疗法和认知 - 行为治疗可有效缓解 FD；且有研究发现，经验丰富的语言治疗师可通过演讲训练指导患者了解嗳气的产生机制，声门训练、习惯性的呼吸和发声训练可明显减轻胃上型嗳气的症状，膈肌呼吸训练通常也能获得相同的治疗效果，而对于反刍综合征患者，可通过行为训练来改善反刍症状，主要是基于反刍和呼吸方式不能同时发生的原理使用膈肌呼吸来对抗反流，研究发现此方法可有效缓解约 50% 患者的反刍症状；此外，生物反馈疗法对部分嗳气、反刍综合征患者有效，但仍缺乏大规模临床数据支持，医疗条件允许时可尝试使用。

表 12-23　治疗功能性胃病的循证学心理治疗策略

治疗策略	具体内容描述
认知治疗	通过教会患者系统地识别认知错误或逻辑错误，改变消极的思维方式，从情感和心理上改变患者感觉
行为治疗	通过实践、角色扮演、反馈和榜样行为，改变强化疾病行为的因素
放松训练	针对加重症状的生物学行为开展渐进性肌肉放松训练、呼吸锻炼、催眠、冥想等方式训练
催眠	通过策略性的言语暗示感觉、知觉、思想或行为的改变，诱导出一种深度放松和（或）集中的催眠状态
正念冥想	通过自我引导练习，强调专注于呼吸，将意念集中于一些他别选择的词汇。语句或对象从思维过程中抽离，达到一种平静、躯体放松和心理平衡的状态
精神动力人际心理治疗	通过提高人际功能及理解自身和他人的能力来获得症状的缓解
暴露治疗	通过系统暴露的方式帮助患者学会面对，减轻对疾病的灾难化认知，对症状的过度敏感、恐惧，以及对不愉快内脏感受或情境的过度回避，帮助患者发现其能够忍受的负性感受和相关痛苦，降低消除负性情绪的影响

对心理疏导及自我调节无效的患者可选择能够安定情绪反应，具有抗抑郁和焦虑，兼有胆碱能拮抗而协调胃肠道功能的中枢调节药物，如三环类抗抑郁药（阿米替林、丙米嗪、多塞平等）、选择性 5-HT 再摄取抑制剂（帕罗西汀、氟西汀等）、非三环类选择性 5-HT 和去甲肾上腺素双重再摄取抑制剂（文拉法辛、度洛西汀等），以及黛力新等具有类似作用的中枢神经调节药物，除轻微的中枢改善焦虑、抑郁等功能外，尚可通过发挥药物的外周作用，影响胃部局部神经末梢的 5-HT、组胺、去甲肾上腺素的摄取、代谢及其受体功能，调节胃的感知、运动等功能，达到缓解相关症状的目的。应用时应注意减量，一般为正常剂量的 1/2 或 1/4，可逐渐加量，由于用量小，药物副反应轻微，效果不明显时可适当延长使用时长。

（四）基于中西医结合治疗观念，辨证施治进行中医中药治疗

中医理论认为，功能性胃病属于中医学"胃脘痛""胃痞"及"吞酸"等范畴，多由情志因素引起，肝失疏泄，脾失运化，脾胃运化不良，胃失和降，胃气上逆，产生一系列不适症状，因此中医在辨证论治的基础上多采取疏肝健脾、补脾益胃、理气和胃的方法来缓解功能性胃病的不适症状。

1. FD 的中医治疗　脾虚气滞型治疗以香砂六君子汤健脾和胃，理气消胀；肝胃不和型治疗以柴胡疏肝散疏肝理气，和胃止痛；脾胃湿热型治疗以连朴饮清热化湿，理气和中；脾胃虚寒（弱）型治疗以理中丸健脾和胃，温中散寒；寒热错杂型治疗以半夏泻心汤辛开苦降，和胃开痞。

2. 嗳气的中医治疗 胃中寒冷型以丁香散温中散寒，降逆止呃；胃火上逆型以竹叶石膏汤清热和胃，降逆止呃；气机郁滞型以五磨饮子顺气解郁，降逆止呃；脾胃阳虚型以理中汤温补脾胃，和中降逆；胃阴不足型以益胃汤益胃养阴，和胃止呃。

3. 恶心与呕吐的中医治疗 外邪犯胃以竹心石膏汤清热和胃降逆；饮食积滞型以保和丸消食导滞，和胃降逆；痰饮中阻型以二陈汤化痰除湿，和胃降逆；肝气犯胃型以四逆散合半夏厚朴汤疏肝理气，和胃止呕；脾胃虚弱型以小半夏汤加异功散健脾和胃。

此外，运脾行气汤、加味六君子汤、桂枝加厚朴杏子汤及四磨汤等多种中药组合型汤剂，以及温胃舒颗粒、胃肠舒颗粒、三九胃泰及屈曲花提取物等中成药物，还有针灸、针刺法等治疗方法均能达到缓解上腹部不适症状、调理肠胃的目的。

（韩　伟　赵曙光　陈小兵　刘　坤
高先春　韩　宁　赵娓娓　闫君雅
陈　玲　潘　妍　吴　琼　顾　南
张小田　何显力　高　鹏　王　楠
杨　莹　梁　寒　李子禹　薛　侃
彭　正　晏　阳　乔　庆　杨学文
吴舟桥　周岩冰　黄昌明　郑朝辉
李　平　谢建伟　陈起跃　李剑平
陈　洁　陈　敏　王　新　时永全
聂勇战　李孟彬）

参考文献

崔云, 陆诗媛, 陈萦晅, 等, 2019. 慢性胃炎的病理诊断. 临床荟萃, 34(5): 399-402, 前插 1 页.

樊代明, 2016. 整合医学: 理论与实践. 北京: 世界图书出版公司.

樊代明, 2021. 整合医学: 理论与实践 7. 北京: 世界图书出版公司.

樊代明, 2021. 整合肿瘤学·基础卷. 北京: 世界图书出版公司.

樊代明, 2021. 整合肿瘤学·临床卷. 北京: 科学出版社.

黄昌明, 郑朝辉, 陈起跃, 2020. 吲哚菁绿近红外光成像在腹腔镜胃癌根治术中应用中国专家共识 (2019 版). 中国实用外科杂志, 40(2): 139-144.

黄昌明, 郑朝辉, 陆俊, 2018. 完全腹腔镜胃癌手术消化道重建专家共识及手术操作指南 (2018 版). 中国实用外科杂志, 38(8): 833-839.

季加孚, 沈琳, 徐惠绵, 等, 2017. 胃癌腹膜转移防治中国专家共识. 中华普通外科学文献 (电子版), 11(5): 289-297.

李雁, 许洪斌, 彭正, 等, 2019. 肿瘤细胞减灭术加腹腔热灌注化疗治疗腹膜假黏液瘤专家共识. 中华医学杂志, (20): 1527-1535.

李子禹, 吴舟桥, 季加孚, 2018. 中国胃肠肿瘤外科术后并发症诊断登记规范专家共识 (2018 版). 中国实用外科杂志, 38(6): 589-595.

梁寒, 2021. Ⅳ期胃癌转化治疗的研究进展. 中华胃肠外科杂志, 24(2): 107-111.

林果为, 王吉耀, 葛均波, 2017. 实用内科学. 第 15 版. 北京: 人民卫生出版社.

刘洁, 张剑, 韩川, 等, 2020. 羔羊胃提取物维 B_{12} 胶囊治疗慢性萎缩性胃炎伴肠化生的病理效果及其影响因素. 胃肠病学, 25(2): 90-95.

徐惠锦, 季加孚, 梁寒, 等, 2020. 胃癌诊治难点中国专家共识 (2020 版). 中国实用外科杂志, 40(8): 869-904.

郑民华, 马君俊, 蔡正昊, 等, 2019. 3D 腹腔镜手术技术中国专家共识 (2019 版). 中国实用外科杂志, 39(11): 1136-1141.

中国腹腔镜胃肠外科研究组（CLASS）, 中国抗癌协会胃癌专业委员会, 中华医学会外科分会腹腔镜与内镜外科学组, 2019. 腹腔镜局部进展期远端胃癌 D2 根治术标准操作流程: CLASS-01 研究共识. 中华胃肠外科杂志, 22(9): 807-811.

中国抗癌协会腹膜肿瘤专业委员会, 广东省抗癌协会肿瘤热疗专业委员会, 2020. 中国腹腔热灌注化疗技术临床应用专家共识 (2019 版). 中华医学杂志, 100(2): 89-96.

中国医师协会外科医师分会, 中国医师协会外科医师分会肿瘤外科医师委员会, 中国医师协会外科医师分会多学科综合治疗专业委员会, 2020. 恶性肿瘤相关急腹症多学科管理中国专家共识. 中华胃肠外科杂志, 23(5): 421-437.

中华医学会外科学分会胃肠学组, 中国医师协会外科医师分会肿瘤外科学组, 中国医师学会外科医师分会上消化道学组, 等, 2021. 中国胃癌保功能手术外科专家共识 (2021 版). 中华胃肠外科杂志, 24(5): 377-382.

中华医学会消化病学分会, 2017. 中国慢性胃炎共识意见 (2017 年, 上海). 中华消化杂志, 37(11): 721-738.

中华医学会消化病学分会幽门螺杆菌和消化性溃疡学组, 全国幽门螺杆菌研究协作组, 2017. 第五次全国幽门螺杆菌感染处理共识报告. 中华消化杂志, 37(6): 364-378.

Ahn JC, Teng PC, Chen PJ, et al, 2021. Detection of circulating tumor cells and their implications as a biomarker for diagnosis, prognostication, and therapeutic monitoring in hepatocellular carcinoma. Hepatology, 73(1): 422-436.

An JY, Min JS, Hur H, et al, 2020. Laparoscopic sentinel node navigation surgery versus laparoscopic gastrectomy with lymph node dissection for early gastric cancer: short-term outcomes of a multicentre randomized controlled trial (SENORITA). Br J Surg, 107(11): 1429-1439.

Ba M, Cui S, Long H, et al, 2021. Safety and effectiveness of high-precision hyperthermic intraperitoneal perfusion chemotherapy in peritoneal carcinomatosis: a real-world study. Front Oncol, 11: 674915.

Bonnot PE, Piessen G, Kepenekian V, et al, 2019. Cytoreductive surgery with or without hyperthermic intraperitoneal chemotherapy for gastric cancer with peritoneal metastases (CYTO-CHIP study): a propensity score analysis. J Clin Oncol, 37(23): 2028-2040.

Chen QY, Xie JW, Zhong Q, et al, 2020. Safety and efficacy of indocyanine green tracer-guided lymph node dissection during laparoscopic radical gastrectomy in patients with gastric cancer: a randomized clinical trial. JAMA Surg, 155(4): 300-311.

Greally M, Chou JF, Chatila WK, et al, 2019. Clinical and molecular predictors of response to immune checkpoint inhibitors in patients with advanced esophagogastric cancer. Clin Cancer Res, 25(20): 6160-6169.

Halpern AL, McCarter MD, 2019. Palliative management of gastric and esophageal cancer. Surg Clin North Am, 99(3): 555-569.

Hyung WJ, Yang HK, Park YK, et al, 2020. Long-term outcomes of laparoscopic distal gastrectomy for locally advanced gastric cancer: the KLASS-02-RCT randomized clinical trial. J Clin Oncol, 38(28): 3304-3313.

Imai S, Ooki T, Murata-Kamiya N, Komura D, et al, 2021. Helicobacter pylori CagA elicits BRCAness to induce genome instability that may underlie bacterial gastric carcinogenesis. Cell Host Microbe, 29(6): 941-958.e10.

Janjigian YY, Maron SB, Chatila WK, et al, 2020. First-line pembrolizumab and trastuzumab in HER2-positive oesophageal, gastric, or gastro-oesophageal junction cancer: an open-label, single-arm, phase 2 trial. Lancet Oncol, 21(6): 821-831.

Janjigian YY, Shitara K, Moehler M, et al, 2021. First-line nivolumab plus chemotherapy versus chemotherapy alone for advanced gastric, gastro-oesophageal junction, and oesophageal adenocarcinoma (CheckMate 649): a randomised, open-label, phase 3 trial. Lancet, 398(10294): 27-40.

Joshi SS, Badgwell BD, 2021. Current treatment and recent progress in gastric cancer. CA Cancer J Clin, 71(3): 264-279.

Kamada T, Satoh K, Itoh T, et al, 2021. Evidence-based clinical practice guidelines for peptic ulcer disease 2020.J Gastroenterol, 56(4): 303-322.

Katai H, Mizusawa J, Katayama H, et al, 2020. Survival outcomes after laparoscopy-assisted distal gastrectomy versus open distal gastrectomy with nodal dissection for clinical stage IA or IB gastric cancer (JCOG0912): a multicentre, non-inferiority, phase 3 randomised controlled trial. Lancet Gastroenterol Hepatol, 5(2): 142-151.

Kilgour E, Rothwell DG, Brady G, et al, 2020. Liquid biopsy-based biomarkers of treatment response and resistance. Cancer Cell, 37(4): 485-495.

Kim HH, Han SU, Kim MC, et al, 2019. Effect of laparoscopic distal gastrectomy vs open distal gastrectomy on long-term survival among patients with stage I gastric cancer: the KLASS-01 randomized clinical trial. JAMA Oncol, 5(4): 506-513.

Lei Z, Wang J, Li Z, et al, 2020. Hyperthermic intraperitoneal chemotherapy for gastric cancer with peritoneal metastasis: a multicenter propensity score-matched cohort study. Chin J Cancer Res, 32(6): 794-803.

Marabelle A, Le DT, Ascierto PA, et al, 2020. Efficacy of Pembrolizumab in patients with noncolorectal high microsatellite instability/mismatch repair-deficient cancer: results from the phase Ⅱ KEYNOTE-158 study. J Clin Oncol, 38(1): 1-10.

Melcarne L, García-Iglesias P, Calvet X, 2016. Management of NSAID-associated peptic ulcer disease. Expert Rev Gastroenterol Hepatol, 10(6): 723-733.

Ota Y, Takahari D, Suzuki T, et al, 2020. Changes in the neutrophil-to-lymphocyte ratio during nivolumab monotherapy are associated with gastric cancer survival. Cancer Chemother Pharmacol, 85(2): 265-272.

Papageorge MV, de Geus S, Zheng J, et al, 2021. The discordance of clinical and pathologic staging in locally advanced gastric adenocarcinoma. J Gastrointest Surg, 25(6): 1363-1369.

Park SH, Lim DH, Sohn TS, et al, 2021. A randomized phase III trial comparing adjuvant single-agent S1, S-1 with oxaliplatin, and postoperative chemoradiation with S-1 and oxaliplatin in patients with node-positive gastric cancer after D2 resection: the ARTIST 2 trial(☆). Ann Oncol, 32(3): 368-374.

Quénet F, Elias D, Roca L, et al, 2021. Cytoreductive surgery plus hyperthermic intraperitoneal chemotherapy versus cytoreductive surgery alone for colorectal peritoneal metastases (PRODIGE 7): a multicentre, randomised, open-label, phase 3 trial. Lancet Oncol, 22(2): 256-266.

Shitara K, Bang YJ, Iwasa S, et al, 2020. Trastuzumab deruxtecan in previously treated HER2-positive gastric cancer. N Engl J Med, 382(25): 2419-2430.

Sugarbaker PH, 2021. Prevention and treatment of peritoneal metastases from gastric cancer. J Clin Med, 10(9): 1899.

van Stein RM, Aalbers A, Sonke GS, et al, 2021.Hyperthermic intraperitoneal chemotherapy for ovarian and colorectal cancer: a review. JAMA Oncol, 7(8): 1231-1238.

Wang X, Li S, Sun Y, et al, 2021. The protocol of a prospective, multicenter, randomized, controlled phase III study evaluating different cycles of oxaliplatin combined with S-1 (SOX) as neoadjuvant chemotherapy for patients with locally advanced gastric cancer: RESONANCE-II trial. BMC Cancer, 21(1): 20.

Zhang X, Liang H, Li Z, et al, 2021. Perioperative or postoperative adjuvant oxaliplatin with S-1 versus adjuvant oxaliplatin with capecitabine in patients with locally advanced gastric or gastro-oesophageal junction adenocarcinoma undergoing D2 gastrectomy (RESOLVE): an open-label, superiority and non-inferiority, phase 3 randomised controlled trial. Lancet Oncol, 22(8): 1081-1092.

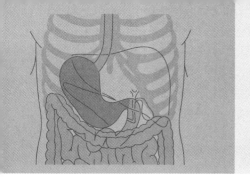

第13章　胃手术对机体的影响

一、胃肿瘤手术对患者的影响

（一）概述

胃肿瘤分为良性肿瘤及恶性肿瘤。良性肿瘤约占所有胃肿瘤的 2%，常见的胃良性肿瘤包括胃腺瘤、腺瘤样息肉、平滑肌瘤、纤维瘤、脂肪瘤、血管瘤等，以平滑肌瘤最为常见。胃良性肿瘤的主要治疗手段是手术切除。患者的预后远优于胃恶性肿瘤。但患者术后也可能出现吻合口瘘、吻合口出血、感染、倾倒综合征及消化道梗阻等术后并发症，对患者术后的恢复时间及生活质量造成影响。

胃恶性肿瘤即胃癌，是全球最常见的恶性肿瘤之一，是我国第二高发的消化道恶性肿瘤。目前，以外科手术为主的综合性治疗是治疗胃癌的主要手段。手术可分为姑息性手术和根治性手术。姑息性手术主要是在原发灶无法切除的情况下，针对肿瘤本身引起的梗阻、出血、穿孔等并发症而采取的手术方式，常见的胃癌姑息性手术方式包括胃穿孔修补术、胃切除术、胃空肠吻合术。胃癌根治性手术是指彻底切除原发灶，根据肿瘤大小及侵犯范围，手术方式可分为根治性远端胃切除术、根治性全胃切除术、根治性近端胃切除术。不同的临床分期，胃周围淋巴结清除的标准也不尽相同。

无论是姑息性手术还是根治性手术，患者术后都有可能出现并发症。术后并发症包括近期并发症及远期并发症。

1. 近期并发症　主要是吻合口瘘、吻合口出血、吻合口狭窄、输入袢梗阻及输出袢梗阻等，影响患者术后康复。

（1）吻合口瘘：发生率为 1% ～ 6%。吻合口瘘发生于术后 1 ～ 14 天，其发生原因包括局部因素及全身因素。常见的局部因素包括胃壁炎症、水肿及局部感染等。全身因素一般包括年龄大、营养不良、体质差、贫血、糖尿病、低蛋白血症、长期使用糖皮质激素及伴有心、肺、肝、肾脏疾病等。

（2）吻合口出血：发生率为 0% ～ 2%。吻合口出血分为术后早期出血及延迟性出血。前者发生在术后 24 小时内，后者发生于术后 24 小时以后。早期吻合口出血一般是吻合组织水肿、手工吻合缝合结扎不准确、吻合口周围血管处理不当、吻合器选择或使用不合理等造成的。延迟性出血是局部感染、吻合口黏膜坏死脱落及吻合口瘘对吻合口血管造成腐蚀等引起的。

（3）吻合口狭窄：发生率为 1.2% ～ 4.9%。吻合口狭窄可分为膜性狭窄和瘢痕性狭窄，膜性狭窄可能是吻合方式及吻合操作引起的，而瘢痕性狭窄在吻合口瘘发生后出现。

（4）输入袢梗阻和输出袢梗阻：急性输入袢梗阻多因输出袢系膜过短对输入袢产生压迫，或因输入袢过长穿入横结肠与输出袢间的孔隙形成内疝。常发生于毕 II 式结肠前输入段对胃小弯的吻合术式。

2. 远期并发症　胃癌手术的常见远期并发症主要包括倾倒综合征、餐后血糖过低症、吻合口溃疡、残胃癌等。

（1）倾倒综合征：常发生于饭中或饭后，多在暴饮暴食或摄入甜食后发生，主要表现为突然出现上腹部饱胀感，伴有心悸、头晕、恶心呕吐、出汗、乏力、四肢麻木等症状，持续时间约为 1

小时。

（2）餐后血糖过低：是指患者餐后 1～2 小时出现低血糖的症状。

（3）吻合口溃疡：亦称为复发性消化性溃疡，类似于消化性溃疡的症状，主要表现为上腹痛，进食和服用 PPI 后症状可缓解，可伴有上消化道出血。

（4）残胃癌：临床表现类似于胃癌，在胃癌手术后多年出现上腹部无规律疼痛、饱胀不适、疲乏无力、上消化道出血、贫血、食欲减退、体重减轻等症状。手术改变了胃肠正常的生理解剖关系，使患者丧失了正常的幽门功能，胆汁、胰液大量反流入残胃，使胃黏膜受到强烈的刺激和损害；由于幽门及胃窦部均被切除，缺乏 G 细胞分泌胃泌素，胃黏液分泌减少，腺体萎缩，残胃处于低酸或无酸状态，因而胆汁等碱性反流液更易损伤胃黏膜，尤其是胆汁中的脱脂酸卵磷脂对胃黏膜屏障机制有较强的损害作用；胃内长时间低酸，有利于细菌生长繁殖，尤其是含有硝酸盐还原酶的细菌量增多，产生大量致癌物质——亚硝胺，也增加了残胃癌发生的概率。

（二）根治性远端胃切除术

研究表明，根治性远端胃切除术胆汁反流性胃炎及残胃癌的发生率要高于根治性近端胃切除术。

（三）根治性全胃切除术

根治性胃癌切除术是目前治疗胃癌的最主要方法。有研究表明，相比于根治性近端胃切除术，接受腹腔镜下全胃切除治疗的胃上部癌患者术后并发症少。但由于根治性全胃切除术将胃全部切除，患者对营养物质的吸收功能受到影响，常导致患者术后营养状况差，更容易出现贫血、体重减轻等症状。

（四）根治性近端胃切除术

由于近端胃大部切除术切除了食管下括约肌，保留了胃窦，相比于根治性远端胃切除术或根治性全胃切除术更容易引起胃食管反流和吻合口溃疡等。此外，由于根治性近端胃切除术无法彻底

清除淋巴结，患者术后存在较高的复发率。

二、胃减重手术对患者的影响

（一）概述

目前常用的胃减重手术方式主要有腹腔镜袖状胃切除术（laparoscopic sleeve gastrectomy，LSG）、Roux-en-Y 胃肠短路手术（Roux-en-Y Gastric Bypass，RYGB）、胆胰旷置术和十二指肠转位术（BPD&BPD-DS）及可调节胃绑带术（LAGB）等，以 LSG 及 RYGB 为主。

目前认为，并非直观的机械性减少胃容积引起摄食减少对减肥起到了唯一作用，手术对人体各激素水平的调节，尤其是胃肠道激素、脂肪相关激素的外科干预调节，也起到了巨大的作用。最近较为热门的手术减重机制之一是脂肪组织相关激素在减重中起作用。脂肪组织相关激素又称脂肪因子，它们产生或作用于脂肪组织。脂肪组织有着与内分泌器官极其相似的功能，且脂肪组织的全身性炎症的发生与肥胖及胰岛素抵抗等代谢性疾病有关。因此，与脂肪组织内炎症应答细微调节相关的激素可能具有潜在的治疗作用。减重手术后，可以观察到很多脂肪相关激素的改变，包括瘦素、脂联素等。瘦素是一种能抑制食欲、减轻体质量的激素，进而能改善餐后的血糖代谢，甚至恢复肝及外周组织对胰岛素的敏感度。而脂联素可以通过作用于内脏、脂肪等外周组织，改善它们的胰岛素抵抗，促进外周组织对葡萄糖的利用，使糖尿病症状得到缓解。

（二）减重与糖尿病

美国东开罗莱纳大学的 Pories 对 608 例结束胃旁路术的病态肥胖患者的观察发现，手术后分别有 82.9% 的糖尿病肥胖患者和 98.7% 的糖耐量受损肥胖患者血糖、胰岛素和 HbA1c 长期控制在正常水平。减重与代谢手术可以明显减轻患者体重，通常可以减掉患者多余体重的 50%～80%；手术可以迅速、持久的缓解或改善肥胖合并的糖尿病，在严格选择适应证的前提下，术后糖尿病的完全缓解率高于 80%，有效率在 90% 以上；对肥胖合并的睡眠呼吸暂停综合征、高血压、冠心病、

脂肪肝、高脂血症、痛风、多囊卵巢综合征和女性不孕症、糖尿病眼病、肾病等均有明显的疗效。虽然减重与代谢手术对 T_2DM 有肯定的治疗效果，但是手术改善糖代谢的机制仍不明确。研究表明，减重与代谢手术改善糖尿病的作用主要包括两方面：①手术引起的摄食减少和体重下降。②手术不依赖于减重效果改善糖尿病的作用。其中，减重与代谢手术不依赖于手术的减重效果的抗糖尿病作用是减重与代谢外科的研究热点，具体机制尚不清楚。

（三）减重与吸收和摄入

　　减重手术可引起胃肠道解剖改变，进而导致热量吸收不足、营养物质缺乏，是患者体重下降、代谢改善的根本原因。食物消化和吸收的主要部位是小肠，RYGB 并没有改变功能性小肠的长度和食物在小肠内的停留时间。研究发现，糖类的吸收并未减少，而术后粪便脂肪含量升高，提示存在脂肪吸收障碍，尤其是在 BPD/DS 表现更明显。进一步分析发现，RYGB 术后 4 ～ 15 个月，人体对热量的吸收减少了 124 ～ 172 kcal/d，但对热量的摄入减少了 1418 ～ 2062 kcal/d。综合以上数据，发现热量吸收不足对术后疗效所做的贡献不到 10%，因此不是主要机制。相反，在摄入食物、吸收时间、吸收面积明显较少的情况下，热量吸收减少并不明显，说明减重手术后胃肠道吸收能力增强。热量摄入的减少在减重手术后即已开始，一项纳入 41 例患者的 RYGB 前瞻性研究，患者 BMI 介于（44.6±6.3）kg/m²，结果显示，热量摄入从术前的 3000kcal/d 减少至术后 6 个月时的 1000kcal/d，其他研究发现 RYCB 术后 1 年患者热量摄入只有 1000 ～ 1800kcal/d，低于普通人群的平均值。术后热量摄入量减少一般会持续至术后第 4 年，这是一段较长时间的健康恢复期，至于术后是否在碳水化合物、蛋白质、脂肪等营养素摄入上存在比例的差别仍存在争议，这与文化、饮食习惯等诸多因素有关，有待进一步的研究。热量摄入减少主要是术后小胃囊、呕吐、反流等原因引起食物摄入减少，也有学者认为，减重手术对患者味觉、嗅觉的改变也起着关键作用。

（四）减重与胃肠道激素

　　胃肠道激素在食欲调节、热量摄入、胰岛素分泌等方面发挥重要作用，如胰高血糖素样肽 -1（glucagon-1ike peptide-1，GLP-1）、YY 肽（peplide YY，PYY）、生长激素释放肽（又称饥饿素，ghrelin）等。肠道激素的研究进行的时间相对较早，已经有很多研究成果、临床产品出现，但由于其调节机制的复杂性，目前尚无明确定论。GLP-1 是回肠 L 细胞分泌的一种多肽，肠道内营养物质可刺激 GLP-1 的分泌。GLP-1 能够抑制胃排空，减少肠蠕动，故有助于控制摄食，减轻体重。GLP-1 还能够增加葡萄糖依赖的胰岛素分泌，CLP-1 类似物对治疗 2 型糖尿病和肥胖效果明显，如利拉鲁肽于 2010 年 1 月由美国 FDA 批准上市，并于 2011 年 10 月在中国正式上市。Dar 等的临床研究表明，RYGB 术后第 2 天即监测到空腹及餐后 GLP-1 分泌增多的现象，且这种现象可维持到术后第 10 年。同样，LSG 术后第 6 周监测发现 GLP-1 分泌增多至术前的 1.7 倍，但空腹 CLP-1 无变化。上述研究结果可能与减重手术加速食物通过胃肠道有关。值得注意的是，GLP-1 在减重手术术后的作用并未得到动物实验的进一步证实。一项动物实验设立 RYGB 手术组和假手术组，静脉注射 GLP-1 抑制剂 exendin-9，术后两组小鼠进食量和体重均增加，而对照 GLP-1 受体基因敲除小鼠和野生型小鼠 RYGB 术后的效果，发现进食量和体重下降程度均无差异。因此，GLP-1 在减重手术疗效中的作用有待进一步的研究。

　　PYY 由远端小肠和结肠 L 细胞分泌，具有收缩血管、减少胰腺外分泌、抑制胃肠运动和胃酸分泌、降低食欲等作用，正常人一般于餐后分泌增加。PYY 主要通过调节大脑边缘系统的饱中枢和食物奖赏通路、下丘脑和脑干的稳态通路发挥功能。研究表明，RYGB 术后血液中 PYY 浓度在空腹状态下增加约 20%，餐后状态增加约 3.5 倍，在术后 1 年的随访中，观察到类似的变化。并且动物实验进一步证实了 PYY 在减重术后的关键作用。Chandarana 等对比 PYY 基因敲除小鼠和野生型小鼠 RYGB 术后体重下降的程度，发现基因敲除小鼠体重下降更少。由此可见，PYY 能够促进减重手术后代谢的改善。

生长激素释放肽主要由胃底部的 P/D1 细胞和胰腺的 Σ 细胞产生，引起饥饿感，呈饭前升高、饭后降低趋势。其作用机制与调节稳态通路、食物奖赏通路有关。多项研究表明 RYGB 术后生长激素释放肽水平未见变化，而 SG 术后生长激素释放肽水平下降，说明胃、十二指肠在 RYGB 术后虽然没有食物的刺激，但仍能分泌并维持血液中生长激素释放肽水平，提示我们除了有食物刺激，还存在其他因素调节生长激素释放肽的分泌。普遍认为 SG 术后生长激素释放肽水平的下降与切除大部分胃组织相关，进一步开展动物实验也发现 SG 术后生长激素释放肽水平下降，但体重下降、葡萄糖耐受改善程度与假手术组相比无差异。从目前的证据来看，生长激素释放肽在减重手术疗效方面并不起决定性作用。

（五）减重与胆汁酸代谢

胆汁酸是脂质吸收的关键因子，胆汁酸在调节代谢方面也发挥着重要作用。胆汁酸能激活回肠细胞内的核受体法尼酯 X 受体（farnesoid X recepto，FXR），促进其下游的 ANGl、iN0、IL-18 和 FGF-19 生成增多，这些因子均与改善代谢密切相关。胆汁酸与回肠 L 细胞内的 G 蛋白偶联胆汁酸受体（G protein coupled bile acid receptor Gpbarl，TGR5）结合，促进 GLP-1 的分泌。实验证明，增加小鼠体内的胆汁酸浓度，可使小鼠体重下降。关于减重手术后对胆汁酸影响的进一步研究表明，RYGB 和 BPD/DS 术后空腹及餐后胆汁酸增加至术前的 2 ~ 3 倍，与其有关的代谢产物也同步发生变化。而 LSG 术后空腹及餐前胆汁酸同样增加，但增加幅度不如 RYGB 和 BPD/DS。考虑 3 种手术分属不同的类型，推测胆汁酸的变化不仅与解剖的改变有关，还与肝肠循环改变有关。RYGB 术后胆胰支内细菌的过度生长能够影响次级胆汁酸生成及种类，它们与 FXR 和 TcR5 有不同的亲和力，发挥不同的代谢功能。另外，从理论上分析，无论是限制摄入型手术还是减少吸收型手术，均加快了食物到达回肠末端的速度，缩短了肝肠循环的周期，影响胆汁酸的代谢。

（六）减重与肠道菌群

随着近年来微生物组学的兴起和发展，目前研究认为，进入人体血液的小分子约有 1/3 的物质是由肠道菌群产生，这些产物在机体免疫、代谢等重要过程中发挥作用。首先，研究发现，肠道菌群在肥胖症及其合并症发生、发展过程中起重要作用。肥胖小鼠的肠道细菌移植到正常小鼠，被移植的小鼠与没有移植的小鼠比较，体内脂肪含量明显增多。而收集瘦体型患者的粪便，移植到合并代谢综合征患者体内，胰岛素抵抗得到缓解。Sonnenburg 等认为肠道菌群调节代谢的机制可能与影响脂肪储备、改变脂肪酸结构等有关。其次，减重手术后抗生素的使用、饮食的改变、胃肠道解剖结构的改变及术后体重的改变等因素亦可引起肠道菌群改变。Liou 等在小鼠的动物实验中发现，RYGB 术后 1 周可观察到厚壁菌数量减少，而变形菌、拟杆菌、肠杆菌和疣微菌数量增多，在 RYBG 术后人群也可观察到类似的结果。

（卫江鹏　王伟东　季　刚　李孟彬）

参考文献

董昶三，2015. 近端胃切除和远端胃切除术后远期并发症的对比观察. 中国卫生标准管理，6(12): 167-168.

樊代明，2016. 整合医学：理论与实践. 北京：世界图书出版公司.

樊代明，2021. 整合医学：理论与实践 7. 北京：世界图书出版公司.

李立伟，2019. 腹腔镜下全胃切除与近端胃切除治疗胃上部癌效果比较. 中国实用医刊，46(18): 74-76.

刘晓文，龙子雯，蔡宏，等，2017. 表柔比星联合奥沙利铂及氟尿嘧啶的化疗方案提高局部进展期胃癌根治性手术机会的研究. 中国癌症杂志，27(11): 890-895.

陆云飞，2018. 胃癌手术并发症的处理. 腹部外科，31(1): 5-8,14.

杨聪，黄谦，吴彦民，2008. 胆汁反流与胃癌的关系研究现状. 东南国防医药，37-39.

张建民，李作安，钱长春，等，2018. 胃良性肿瘤行腹腔镜下胃局部切除术治疗的预后分析. 系统医学，3(23): 81-82, 85.

Kim SH, Son SY, Park YS, et al, 2015. Risk factors for anastomotic leakage: a retrospective cohort study in a single gastric surgical unit. J Gastric Cancer, 15(3): 167-175.

Lee S, Ahn JY, Na S, et al, 2017. Clinical features of postoperative anastomotic bleeding after gastrectomy and efficacy of endoscopic hemostasis: a case-control study. Surg Endosc, 31(8): 3210-3218.

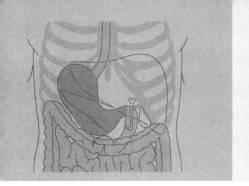

第14章 整合胃病学的展望

整合医学的关键既在于整体观和整合观，也在于发展观。医学和生命科学，以及相关学科仍在飞速发展，新的发现和新的成果也必将为整合医学注入新的血液。从胃病学的角度来讲，本书阐述了胃的起源和进化、胃的结构和功能，以及各种胃病的特点和诊治，相当于探明了胃和胃病的昨天和今天。那么，胃和胃病的明天将会是怎样的呢？

功能性胃病应该受到更多的关注和研究。功能性胃病的核心关键词是"功能性"，是指胃的功能发生了变化。然而，胃的功能是复杂的。除了研磨和初步消化食物，胃至少还具有和大脑、肠道、胆道交互调节的功能。我们目前对功能性胃病的认识仍局限在胃的消化功能上。功能性胃病除了发生消化功能降低，对身体还有什么样的影响仍需我们研究。此外，罗马标准Ⅳ认为，功能性胃肠病的发病机制是肠脑互动异常，具体包括5个方面：胃肠道动力异常、内脏高敏感、胃肠道分泌和免疫功能紊乱、肠道菌群紊乱，以及中枢神经处理功能紊乱。这五方面交织成一个复杂的肠脑互动网络。在此基础上，精神心理因素和饮食因素分别通过大脑和胃肠道作用于这个网络。随着经济发展和社会进步，压力也如影随形地深入到每一个人的学习、生活和工作中，甚至包括中小学生和独居的高龄老年人，无一人例外。在压力破防和导致自杀或恶性社会性事件之前，它对胃肠道的影响应该十分突出，但似乎整个社会和医学界对此仍缺乏深入的认识和明确的干预定位。饮食因素是一个不断演变的因素。一方面，我们的食谱在不断变化之中；另一方面，我们的烹调方式也在不断变化之中。我们已经知道，食物可以调节胃肠道功能，以及精神与情感，但我们对如何利用食物治疗功能性胃肠病仍缺乏有效方案。网络上有一句话："心比身体走得快"，这种心身不协调似乎更能准确描绘功能性胃肠病。毕竟，人类的生物体演变速度相对较慢，而社会快速发展带来的精神心理因素和饮食因素的演变速度相对较快，两者之间这种撕裂的关系终会显现并促进功能性胃肠病的发生。在精神医学领域有一个名词为"心身障碍"，其核心是被躯体症状掩盖的焦虑或抑郁。在临床表现上，心身障碍既有多系统的躯体症状，又有多变的心理症状，但相关检查却通常并无阳性发现。"功能性胃肠病"概念的重点是病的部位，"肠脑互动异常"概念的重点是胃肠道和大脑的交互紊乱，"消化心身障碍"概念的重点是心理影响了躯体。这三个概念相互补充，使我们能够更好地认识抗焦虑和抗抑郁药物在该病的合理应用。

慢性胃炎应该受到更多的关注和研究。"慢性胃炎"实质上是一个病理概念，是指胃黏膜的慢性炎症状态，轻者可见以淋巴细胞为代表的炎性细胞在胃黏膜内的浸润，重者可见黏膜腺体的萎缩，伴有或不伴有肠化生或假幽门腺化生。然而，在临床实践中，慢性胃炎的诊断大多是基于胃镜。对于接受胃镜检查的成年人，内镜医师似乎从来不做"胃黏膜未见异常"的诊断，即使是胃黏膜未见明确充血、水肿和糜烂等病变，内镜诊断依然是"慢性非萎缩性胃炎"。难道每个成年人都有"慢性胃炎"，或是说成年人不存在正常的胃吗？从绝对的概念上来讲，正常胃黏膜指的是胃黏膜结构正常并且没有急慢性炎性细胞浸润。如果不存在黏膜充血、水肿或萎缩，内镜下能否确定黏膜内有无炎性细胞浸润？内镜与病理的对比研究可能有助于回答这一问题。与之相关的是，胃每天都要接触各种食物和调料，并受到饮食的物理和化学损伤。这种理化损伤会不会导致胃黏膜内炎性细胞浸润呢？换言之，正常的胃黏膜是否本身就有一定数量的炎性细胞浸润呢？这也需要内镜与病理的对比研究。从疾病治疗的角度来看，慢性胃炎有两个临床难点，一是慢性胃炎患者的症状多变且反复发作，临床上难以治愈；二是慢性胃炎有逐渐加重并向胃癌演变的趋势，临床上难以阻断。慢性胃炎患者的症状与胃黏膜病变的程度并不相称，有的患者黏膜病变轻微而症状明显，有的患者黏膜病变明显却毫无症状。这当然可以用精神心理因素的影响来解释，但是否可以把前一种情况看作是功能性胃病呢？罗马标准Ⅳ是倾向于这一观点的。如此一来，慢性胃炎和功能性胃病就有可能部分重叠。为了解决这一疾病重叠的问题，罗马标准Ⅳ提出，功能性胃肠病的诊断不是排他性诊断。也就是说，诊断功能性胃病时，不需要排除慢性胃炎这一诊断。这为临床实践带来了较好的指导性，但仍需更多的临床实践来验证。慢性胃炎向胃癌的逐步演变过程称为 Correa 模式，是肠型胃癌的发展规律。大量临床观察显示，在胃癌高发的国家和地区，肠化生的检出率为 20% 左右。如此计算下来，肠化生的人群数量显然是非常庞大的。但胃癌发生率是有限的。美国胃肠病学会在 2020 年发布的荟萃分析表明，肠化生患者的年癌变率仅为 1% ~ 2%。什么样的肠化生会癌变？有没有高风险肠化生患者的癌变标志物？目前尚没有明确的结论。此外，对肠化生患者进行定期随访监测虽然有助于发现早期胃癌，但无法降低胃癌发病率。阻止甚至逆转肠化生等癌前病变的进展，对于降低胃癌发病率意义重大。羔羊胃提取物维 B$_{12}$ 胶囊、摩罗丹和塞来昔布等药物在逆转胃黏膜萎缩和肠化生方面显现出一定的效果，为胃病治疗带来了希望，也为胃和胃病的研究提供了新的方向。

胃微生态应该受到更多的关注和研究。胃微生态的组成及其与疾病的关系已经有较多研究涉及，但其与胃功能及肠道功能的相关研究却相对匮乏。人体的胃内是高酸环境，其胃内 pH 与腐食性动物接近。显然，人类并不是食腐动物。从进化史上看，至少从十几万年前的智慧人类开始，人类便是以采集和狩猎的方式获取食物。直至今日，人类的食谱仍然是植物性食物为主、动物性食物为辅。这样的食谱并不需要胃内过低的 pH。唯一能解释这一矛盾现象的是，我们凭借旺盛的胃酸防止外来微生物对肠道微生态的干扰。但在这样一个高酸的严酷环境中，仍有以幽门螺杆菌为代表的微生物群生存并生活。它们对肠道微生态有无影响？人体允许它们在胃内生存的原因和意义是什么？一个极端的研究模型是胃大部切除术后患者，尤其是全胃切除术后患者，他们的胃肠道微生态发生了什么样的变化？他们的消化功能发生了什么样的变化？他们的脏器功能和精神心理状态又发生了什么样的变化？这都需要详细探究和谨慎分析。但需要注意的是，这样的患者通常是胃癌患者，胃癌本身对患者的影响应在分析中予以甄别。此外，胃微生态显然会受到食物和药物的影响。现代社会不断演变的食物会对胃微生态产生什么样的影响？这样的影响是否会改变胃病谱？还有药物，尤其是根除幽门螺杆菌的药物。既往认为，根除幽门螺杆菌的药物对肠道微生态的影响是短暂的、可逆的。2019 年，我国台湾地区的学者的大样本长期随访研究发现，三联根除治疗方案对肠道微生态的影响是短暂和可逆的，但铋剂四联和伴同四联方案对肠道微生态的影响是显著的和长期的，根除治疗后 1 年仍难以恢复到治疗前的状态。这种长期影响既可能是抗生素带来的，也可能是铋剂带来的。临床上应对此给予足够的重视。但直至目前，仍未有大样本研究探究根除治疗对胃微生态的影响及其对胃功能和消化功能的长期效应。

整合医学强调从知识到知识论。一方面，要通过各个学科的相关研究获取胃和胃病的各种知识；另一方面，更要重视以整合医学的观点和方法对胃和胃病知识进行有机整合和适时调整，最终形成整合胃病学，指导胃病的防诊治。这是唯一正确的胃病学发展之路，也是我们孜孜追求的胃病学发展之路！

（时永全）

参考文献

樊代明, 2016. 整合医学：理论与实践. 北京：世界图书出版公司.

樊代明, 2021. 整合医学：理论与实践 7. 北京：世界图书出版公司.

樊代明, 2021. 整合肿瘤学·基础卷. 北京：世界图书出版公司.

樊代明, 2021. 整合肿瘤学·临床卷. 北京：科学出版社.